護文守
化時綻
根脉放
芳華代

中國古代科學瑰寶

中醫藥文化智慧

主编

谢英彪　黄衍强　顾　宁　许宏兵

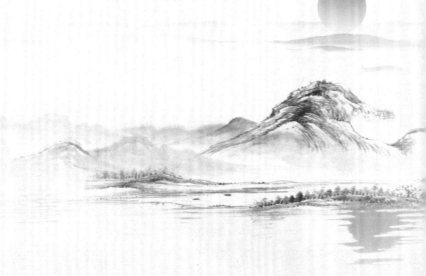

西北大学出版社
·西安·

图书在版编目（CIP）数据

中国古代科学瑰宝：中医药文化智慧／谢英彪等主编. — 西安：
西北大学出版社，2023.8
ISBN 978 - 7 - 5604 - 5209 - 8

Ⅰ．①中… Ⅱ．①谢… Ⅲ．①中国医药学—文化—普及读物
Ⅳ．①R2 - 05

中国国家版本馆 CIP 数据核字（2023）第 165242 号

中国古代科学瑰宝：中医药文化智慧

ZHONGGUO GUDAI KEXUE GUIBAO：ZHONGYIYAO WENHUA ZHIHUI

主　　编	谢英彪　黄衍强　顾　宁　许宏兵
出版发行	西北大学出版社
地　　址	西安市太白北路 229 号
邮　　编	710069
电　　话	029 - 88303310　029 - 88302590
网　　址	http：//nwupress.nwu.edu.cn
电子邮箱	xdpress@nwu.edu.cn
经　　销	全国新华书店
印　　刷	陕西博文印务有限责任公司
开　　本	710mm×1000mm　1/16
印　　张	24
彩　　页	8
字　　数	435 千字
版　　次	2023 年 8 月第 1 版　2023 年 8 月第 1 次印刷
书　　号	ISBN 978 - 7 - 5604 - 5209 - 8
定　　价	75.00 元

如有印装质量问题，请与本社联系调换，电话 029 - 88302966。

传承岐黄医技
续书百年辉煌

周仲瑛
壬辰年四月

毗陵古都　龙幡虎踞

医林俊杰　咸集于斯

赓续而今墨

绝承弘扬　振兴中医

中流砥柱

九五夏朱良春书题

国医大师朱良春题字

凤翥龙蟠　捍卫中医事业

锺灵毓秀　培植英才莘千

繁荣学术　弘扬岐黄文化

沧桑巨变　金陵特色更艳

壬辰　徐景藩书贺

国医大师徐景藩题字

道气具散人
之气具散人
生生之之故
生生生生
循生生
助生生
用禄

陆广莘

国医大师陆广莘题字

中国古代科学瑰宝
中医药文化智慧

■ 作者简介 ▼

谢英彪

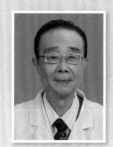

　　东晋宰相谢安第61代嫡孙，南京中医药大学附属南京中医院金陵名医馆主任中医师，教授，从事医教研工作60年，全国著名老中医，全国著名养生专家，全国著名科普专家。现兼任国家级重点学科"中医养生学"学术带头人，江苏省非物质文化遗产代表性项目"张简斋中医温病医术"代表性传承人，南京中医药大学丰盛健康学院高级顾问，世界中医药学会联合会中医治未病专业委员会、世界中医药学会联合会药膳食疗研究专业委员会、中华中医药学会药膳分会学术顾问，江苏省中医养生学会学术顾问兼中医养生科普分会名誉主任委员，江苏省保健养生业协会常务理事兼养生保健科普专业委员会主任委员，南京自然医学会常务理事兼营养食疗专业委员会主任委员，江苏省科普作家协会名誉理事，南京科普作家协会副理事长，南京金陵医派研究中心学术顾问，南京市金陵医派中医文化遗产研究中心副理事长等职。曾获全国突出贡献科普作家、全国首届百名中医药科普专家等称号，是全国首届百名中医药科学普及金话筒获得者、全国优秀中医健康信使、全国最美基层科普工作者、江苏省科普作家协会突出贡献奖获得者。获市级以上科技进步奖7项，研发上市创新养生产品20余款。担任主编，出版学术著作90余部、科普著作500余部，发表学术论文70篇。

黄衍强

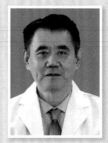

　　山东省淄博延强医院院长、主任中医师、山东省基层名中医、山东理工大学兼职教授。从事临床工作近50年，擅长诊治白血病、恶性淋巴瘤、多发性骨髓瘤、再生障碍性贫血等疑难杂病，对中医药传统文化有深入研究。现兼任中国抗癌协会会员、山东省中医药学会民间中医传承工作委员会副主任委员。自主研发中药制剂10种，并获山东省药监局正式审批注册。担任主编，出版《癌症放疗化疗毒副反应中医特色疗法》《我治白血病30年》等学术著作10余部；发表学术论文10余篇。"祛白胶囊及滋阴生血胶囊联合化疗治疗急性白血病疗效评价研究"获山东省科技进步奖。

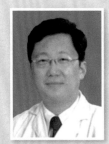

江苏省名中医，首届国医大师周仲瑛带教医学博士，南京中医药大学附属南京中医院心血管病科主任，主任中医师、教授、博士研究生导师，江苏省中医药领军人才。从医近40年，擅长运用中医药及中西医结合诊治高血压、冠心病、心力衰竭、心律失常、血脂异常等心血管系统疾病。现兼任中华中医药学会心血管病分会常务委员、江苏省中医药学会心系疾病专业委员会副主任委员、南京中医药学会副会长等职。主持国家自然科学基金项目2项及省、市级各类科研项目20余项，获国家发明专利3项。担任主编或副主编，出版《冠心病中医特色疗法》《高血压病中医特色疗法》等学术著作10余部；以第一或通讯作者发表学术论文100余篇。获江苏省"六大人才高峰"高层次人才培养对象、南京市有突出贡献中青年专家、全国第二届百名杰出青年中医、中华中医药学会科技之星等荣誉称号。

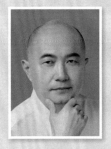

2009年中央民族大学硕士研究生毕业，2013年华东理工大学硕士研究生毕业。从事健康长寿文化的研究与长寿产业的开发，尤其擅长城市新项目和新品牌的策划、定位与拓展。对道家文化及其对中医药文化的影响有独到见解。现任国际自然医学会副会长兼秘书长、世界长寿乡科学认证委员会副主任、江苏省道教协会副秘书长。

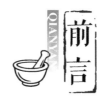

前言

文化是一个国家和民族精神的延续，而优秀的传统文化更是一个国家和民族文化与精神层面的集中表达。中国拥有五千多年的文明史，是人类历史上四大文明古国中唯一的一个文化不断层的国家。中华民族在长期生活实践中形成的传统文化，为其生息、发展和壮大提供了丰厚的精神滋养。中国传统文化不仅内容丰富，其表现形式也多姿多彩。但并不是每一种都能够适应当今社会的发展、满足人们的需要，只有那些能与当代社会相适应、与现代文明相协调、具备民族特征和时代特点的传统文化才最终得以留存并被赋予优秀的称号。作为中华优秀传统文化一部分的中医药传统文化根植于中华大地，为中华民族的繁衍生息做出了不可磨灭的贡献。

中医药文化不仅与中医发展相关，还与人类社会发展息息相关。中医药文化以中医学和中药学为主体，以中国传统文化为精神内涵，兼具自然科学属性和人文属性。中医药文化的内涵既体现在中华民族的活动方式中，也体现在中华民族的精神生产、观念形态和思维方式中。中医药文化的哲学基础为《周易》，中医药文化的发展过程中同时吸收了儒、释、道三家学说。此外，中医药文化还强调大医精诚、天人合一，这充分反映了中华优秀传统文化的"人文精神"，即始终将"人"放在第一位。中国传统文化对中医药文化产生了非常深远的影响，中医药文化也在思维模式、表达方式、价值观念等方面深刻地影响了中国传统文化，两者相互渗透、相互交融。

中华文明建立在文化长期的积累和传承之上，没有文化的积淀，断不会有今日之中国。因此，传承与弘扬中华优秀传统文化，必须重视中国传统文化的教育作用。学习中医药文化既有助于人们加深对中国传统医学的认识，又有助于提升全社会对中医药的认可度。近年来，党和政府高度重视中医药文化建设。在中共中央办公厅、国务院办公厅《关于实施中华优秀传统文化传承发展工程的意见》指导下，2022年12月13日，国家中医药局、中央宣传部、教育部等八部委联合下发了《"十四五"中医药文化弘扬工程实施方案》，要求深入挖掘中医药文化的精神内涵和时代价值，充分发挥其作为中华文明宝库"钥匙"的独特作用，加大中医药文化保护传承和传播推广力度，推动中医药文化贯穿国民教育，融入群众生产生活，为中医药振兴发展厚植文化土壤，为健康中国建设注入源源不断的文化动力，为铸就社会主义文化新辉煌贡献力量。在各级各类文件指导下，全国各地都紧锣密鼓地展开了振兴中医药文化工作，本书就是落实中医药文化建设要求的极佳著作。第一章从中医药与中国传统文化的关系谈起，简要阐述了中医药文化的核心价值和特征以及中医药文化的传承与发展的脉络。第二章详述了《周易》与中医药文化的发展关系，以及河图、洛书对中医药文化的影响。第三章阐述了儒家学说、佛教学说、道家学说对中医药文化传承的影响。第四章谈及了中国传统哲学对中医药文化的形成与传承、发展的影响。第五章从思维方式上讨论了中医药文化。第六章讨论了中医药文化与中国传统伦理道德的关系，以及中医传统医德的内涵与特点和在当代的传承、发展。第七章主要介绍了十多种当下流行的中医药养生文化。本书是普及和深度挖掘中医药文化知识的著作，可供相关机构及中医药文化爱好者细细品读。

本书择要汇编了古今中医药文化知识，引用文献资料范围较广，加上编著者水平所限，如有疏漏、错误之处，还请读者批评指正。

编　者

2023年1月19日

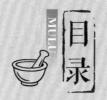

目录

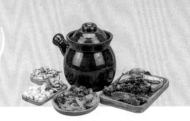

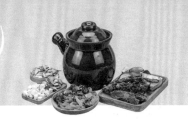

第一章 | 中医药与中国传统文化

文化的概念非常广泛，据统计，从 1871 年到 1951 年八十年间出现的各种"文化"定义多达一百六十四种。文化的概念含义较为混乱和复杂，涵盖了社会生活的所有领域，几乎没有什么不可以纳入文化研究的范围。在中国语言系统中，距今三千余年的《周易·系辞下》记载："物相杂，故曰文。""刚柔交错，天文也；文明以止，人文也。观乎天文，以察时变；观乎人文，以化成天下。""人文"与"化成天下"紧密联系，"以文教化"的思想已十分明确。从哲学角度来看，文化是人的本质对象化的产物。人与动物的区别在于人具有自觉自主的意识，能够依靠劳动对客观世界和主观世界进行改造。因此，文化就是人类在改造客观世界的过程中，也在不断改造主观世界，以使主观世界更好地适应变化发展的客观世界的需要。

一般认为，中国传统文化是民族文明、风俗、精神的总称。中医药文化则是中国传统文化的一部分，在几千年的发展过程中，不断汲取历代中国传统文化的精华，形成了人文与生命科学相融合的系统知识体系，不仅升华了中国传统文化的内涵，也形成了鲜明的中医药文化特色。

第一节 中国传统文化的基本精神及特征

文化是一个国家和民族精神的延续，而优秀的传统文化更是一个国家和民族文化与精神层面的集中表达。中国拥有五千多年的文明史，是人类历史上四大文明古国中唯一的一个文化不断层的国家。中华民族在长期生活实践中形成的传统文化，为其生息、发展和壮大提供了丰厚的精神滋养。而中医药文化的内涵既体现在中华民族的活动方式中，也体现在中华民族的精神生产、观念形态和思维方式中。

一、中国传统文化的起源

"文化"一词古已有之。"文"的本义是指各色交错的纹理，有文饰、文章之义。东汉许慎在《说文解字》中说："文：错画也，象交文。"其引申为包括语言文字在内的各种象征符号，以及文物典章、礼仪制度等。"化"字的本义为变易、生成、造化,"万物化生"其引申义则为改造、教化、培育等。

中国传统文化以儒家文化、佛家文化、道家文化为主干,三者相互依存、相互渗透、相互影响,构筑成中国传统文化的整体。中国传统文化起源可追溯至远古文化时期的神农氏时代之前,经历了有巢氏、燧人氏、伏羲氏、神农氏炎帝、轩辕氏黄帝、尧、舜、禹等时代,形成了丰富多彩的灿烂文化。儒家文化多主张"积极进取、建功立业",道家文化多主张"顺其自然、自我完善",佛家文化则主张"慈爱众生、无私奉献"。儒、佛、道三家文化高扬道德,为国人提供了立身处世的行为规范和精神归宿。

中国的传统文化是中华文明演化而汇集成的一种反映民族特质和风貌的民族文化,是民族历史上各种思想文化、观念形态的总体表征,是指居住在中国地域内的中华民族及其祖先所创造的、为中华民族世世代代所继承发展的、具有鲜明民族特色的、历史悠久的、内涵博大精深的、传统优良的文化。简单来说,就是通过不同的文化形态来表示的各种民族文明、风俗、精神的总和。中国传统文化是中华民族特定价值体系、思维方式、社会心理以及审美情趣等方面内在特质的基本风貌,属于精神文明的范畴,与"武力""野蛮"等相对应,其本身包含着一种正面的理想主义色彩,体现了治国方略中"阴"与"柔"的一面,既有政治内容,又有伦理意义。另外,古代在很大程度上是将"文化"作为动词使用,是一种治理社会的方法和主张,既与武力征服相对立,但又与之相辅相成。中国的传统文化也还包括小吃、风俗等。

中国传统文化具有以下几个特征:一是世代相传,即使在某些短暂的历史时期有所中断,或在不同的历史时期有或多或少的改变,但总体上没有中断和改变过;二是具有中华民族的特色,为中国所特有,与世界上其他的民族文化不同;三是历史悠久,中国传统文化有着五千多年的悠久历史;四是博大精深,博大是说其内容丰富多彩,精深则是说中国传统文化所具有的深度;五是三教合一,儒、释、道共存共荣,长时间支配和影响着中华民族的精神生活。

儒家思想也称为儒学,奉孔子(前551—前479,图1-1)为宗师,所以又称为孔子学说。公元前5世纪由孔子创立并为孟子进一步发扬,脱胎自周朝礼乐传统,以仁、忠、诚、孝为其核心价值,着重君子的品德修养,强调仁与礼的相辅相成,重视五伦(忠、孝、悌、忍、善)与家族伦理,提倡教化和仁政,抨击暴政,力图重建礼乐秩序。孔子的儒学是入世之学,追求的是仁义,仁

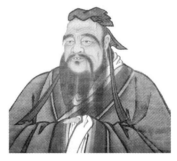

图1-1　孔子

是内心的仁厚,是个人的道德圆满;义是责任,对家庭的责任,对家族的责任,对社会的责任,对国家的责任,对天下的责任。孔子学说之前,古代社会的贵族和自由民分别通过"师"与"儒"来接受传统的六德(智、信、圣、仁、义、忠)、六行(孝、友、睦、姻、任、恤)、六艺(礼、乐、射、御、书、数)的社会化教育。这种教育是基于中华民族在特定生活环境中长期形成的价值观、习惯、行为规范和处世准则等文化要素进行的。儒学全盘吸收了这些文化要素,并将其上升到理论高度。儒学是中国古代自汉代以来大多数朝代的主流意识流派,正统的官方思想,是一种以人为文明核心、为主体的思想。

道学是由老子(图1-2)创立并为庄子进一步发扬的学派。道家以"道"为核心,认为大道无为,主张道法自然,提出道生法、以雌守雄、刚柔并济等政治、经济、治国、军事策略,具有朴素的辩证法思想。道家的起源可追溯到春秋战国时期,道家思想的形成以总结、发展、著典籍为主要路径,每一次思想的跳跃都经历了长时间的众人积累。"道家"一词初见于汉初,如

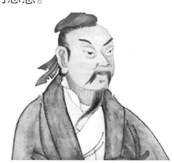

图1-2 老子

《史记·陈丞相世家》始陈平曰:"我多阴谋,是道家之所禁。"汉人所谓的"道家"至少要分为两类:一类是包括黄老、老莱子在内的道家,黄老是道家中最有影响者;一类是外延更大的兼综各家之长的道家。道家侧重以个体观念思考人生,倾向于"感性"的情感模式。中国传统思想文化中存在着一种"穷则独善其身,达则兼善天下"的情感模式,这是儒、道互补的具体体现。

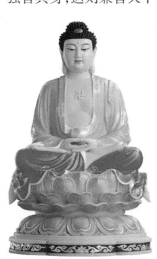

图1-3 释迦牟尼

佛家与儒家、道家构成中国传统文化三大精神支柱。佛教创始人释迦牟尼(图1-3)生于今尼泊尔境内的蓝毗尼,是释迦族的一个王子。东汉初期,佛教自古印度传入中国,经过了四百余年,直到魏晋南北朝才真正被中国人接受。这是因为中国自古以来的哲学思想深入人心,文化自信,华夷观念根深蒂固。此后,佛教在各种因缘的配合下,各类佛学思潮不断涌现。至隋唐时代,已进入实质性的综合创新时期,信教人数开始处于明显的优势地位,从而有了问鼎思想以至政治地位的资本。佛教传入中国后,为了依附中国传统的思想文化,为了调和与儒、道的矛盾,不断地援

儒、道入佛，论证三教的一致性。从历史中可以看出，儒、释、道三教在魏晋南北朝时期有过互相靠拢、互相吸收、互相融合的情况，但这种"一致""合流"并不能掩饰彼此之间的排斥和斗争。

约在公元6世纪中后期，中国传统文化逐渐形成儒、释、道三足鼎立之势。经过隋唐时期的三教讲论与融通，三教合流在北宋已经大致成型，明代以后则成为社会主流思想。儒家的主要功能当然是"治世"，确立了中国传统社会的礼仪规范与典章制度。道教的功能主要是"治身"，长生不老的神仙生活是许多人的梦想。佛教的功能主要是"治心"，在消除烦恼的心性修养方面有着明显优势。唐高祖李渊曾下诏，称"三教虽异，善归一揆"。宋孝宗著《原道论》，提倡"以佛修心，以老治身，以儒治世"。明太祖朱元璋在《三教论》中说："于斯三教，除仲尼之道祖尧舜，率三王，删《诗》制典，万世永赖；其佛仙之幽灵，暗助王纲，益世无穷，唯常是吉……三教之立，虽持身荣俭之不同，其所济给之理一。然于斯世之愚人，于斯三教，有不可缺者。"

中国传统文化的范围广泛，诗、词、曲、赋、民族音乐、民族戏剧、曲艺、国画、书法、对联、灯谜、射覆、酒令、歇后语、武术、棋类、禅宗文化、饮食文化、孝贤文化、慈善文化、中医药文化、节日、民俗等都属于传统文化的范畴。传统文化与我们生活息息相关，融入我们的生活，我们享受它而不自知的东西。比如春节、端午节、中秋节等节日和各种民俗活动，包括传统历法在内的中国古代自然科学，以及成长、生活在中华民族大家庭中的各地区的各少数民族的传统文化等，均为中国传统文化的组成部分。

中国传统文化博大精深、源远流长，儒家文化可以说是人类文明尤其是东方文明的源头之一，至今仍发挥着重要作用。从思想内涵来看，中国传统文化的基本精神既是历史发展的内在动力，也是建设特色社会主义中国的宝贵资源。在建设中国特色社会主义文化的进程中，应该始终重视提炼和汲取中国人民所创造的优秀精神财富。如果没有文化的提升，没有民族精神的继承和发展，要实现社会主义现代化是不可能的。

在改革开放和现代化建设的新形势下，我们对传统文化要做全面而科学的分析，既不能采取民族虚无主义的态度，也不能厚古薄今。正确的态度是批判地继承，在继承中创新，重在创造性转换。社会结构的变化同时带来了思想观念方面的进步和民族精神的提升，发展成为以爱国主义为核心的团结统一、爱好和平、勤劳勇敢、自强不息的伟大民族精神，这是我们国家、我们民族永远自立于世界民族之林最为坚实可靠的保证。面对当今世界各种思想文化的相互激荡,要理直气壮地把弘扬传统文化与培育民族精神紧密结合在一起,作为精神文明建设的重要任务。

二、中国传统文化的基本精神

"精神"是指人的意识、思维活动和一般的心理状态,为物质运动的最高产物。在现代汉语中,"精神"也就是"宗旨"的意思,文化的基本精神是文化发展过程中的精微的内在动力,是指导民族文化不断前进的基本思想,是相对于文化的具体表现如社会器物、制度、行为、观念等而言的。文化的基本精神必须具有广泛的影响,能为大多数人民所领会,同时要具有激励进步、促进发展的积极作用。文化精神也是民族文化中占主导地位的基本思想、基本观念,它是相对于文化的具体表现而言的。从实质上看,中国传统文化的基本精神就是中华民族的民族精神。

2014年4月1日,习近平总书记在比利时布鲁日欧洲学院的演讲中指出:"中国是有着悠久文明的国家。在世界几大古代文明中,中华文明是没有中断、延续发展至今的文明,已经有5000多年历史了。我们的祖先在几千年前创造的文字至今仍在使用。2000多年前,中国就出现了诸子百家的盛况,老子、孔子、墨子等思想家上究天文、下穷地理,广泛探讨人与人、人与社会、人与自然关系的真谛,提出了博大精深的思想体系。他们提出的很多理念,如孝悌忠信、礼义廉耻、仁者爱人、与人为善、天人合一、道法自然、自强不息等,至今仍然深深影响着中国人的生活。中国人看待世界、看待社会、看待人生,有自己独特的价值体系。中国人独特而悠久的精神世界,让中国人具有很强的民族自信心,也培育了以爱国主义为核心的民族精神。"这段话说的就是中国传统文化的精神,可从以下几个方面来理解。

(一) 以人为本的主体精神

以人为本,是把人类的生存作为根本,或者是把人当作社会活动的成功资本。"以人为本"中的"人",是描述"人"这一物种,或者是描述群体中的"人"的个体。在哲学上,"人"常常与"神"或"物"相对而言,"以人为本"要么是相对于以神为本,要么是相对于以物为本。中国历史上的人本思想强调人贵于物,《论语》记载:马棚失火,孔子问伤人了吗,不问马。说明在孔子看来,人比马重要。"本"在哲学上可有两种解释,一是世界的"本原",一是事物的"根本"。"以人为本"的"本"是指后者,它与"末"相对。提倡以人为本,说明与神、与物相比,人更重要。中国传统文化的"以人为本"落实在政治上是"以民为本",即民本思想。中国历史上民本思想源远流长,从春秋战国时期一直到封建社会末期的进步思想家、政治家,几乎都主张和宣传"民本"思想,并使之成为中华文化中影响最广的一种哲学和政治思想。

"以人为本"的思想可追溯到周代,是对殷商时代占统治地位的天命神学的一种反对。真正把"人"从天命神学中解放出来的是儒学;儒家思想以"仁"学为中心,孔子说"仁者,人也",孟子说"仁者爱人"等,"爱人"是"仁"学思想的重要构成;"仁者,人也"是指人的本质是"仁",具有"仁"的道德本性。因此,"仁"学就是"人"学;而这种"以人为本"的思想得到了后世儒家和其他学派的继承和发扬光大,使之成为中国传统文化基本精神之一。

中国传统文化中的这种追求和谐社会的理想主义的倾向是以人本主义为前提的。"人"为什么要有理想,要追求建立一种和谐的理想社会?因为只有"人"才有理想,只有"人"才能"为天地立心,为生民立命,为往圣继绝学,为万世开太平"(张载《横渠语录》),所以孔子说:"人能弘道,非道弘人。""道"(天道)是客观存在的,但"道"要人来发扬光大,要人在实践中体现它。"天人合一""知行合一""情景合一"就是一种做人的最高境界,也就可以把其美好的理想凝聚心中,而求实现于人间世界。

在中国历史上,"人"和人本是讲人与物、人与神的关系,而民本则是讲人与人的关系,民是相对于官而言的。传统中国是一个权力绝对主宰的国家,但在儒家主导历史发展的过程中,又是一个温和专制、权威主义的社会。也就是说,政权并不绝对使用刑罚与暴力,适度给予民众一定的生存权利,并在国家治理哲学中,赋予民众以较高的地位,形成民本主义的治理哲学与国家政策。《孟子·尽心下》中"民为贵,社稷次之,君为轻"就是中国儒家政治哲学的集中表述。

中国传统文化中的"人本主义"是一种"道德的人本主义",它把"人"放在一定的关系中来讲述一个人应该如何负起自己的责任。例如,"五伦"是社会基本的五种人伦关系,即父子、君臣、夫妇、兄弟、朋友五种关系。伦是人与人之间的道德关系。孟子认为,父子之间有骨肉之亲,君臣之间有礼义之道,夫妻之间挚爱而又内外有别,老少之间有尊卑之序,朋友之间有诚信之德,这是处理人与人之间关系的道理和行为准则。《孟子·滕文公上》说:"使契为司徒,教以人伦:父子有亲,君臣有义,夫妇有别,长幼有序,朋友有信。"人伦中的双方都要遵守一定的"规矩":为父要慈祥,为子要孝顺;为君要以礼给臣子相应的待遇,为臣要忠于职守;为夫要主外,为妇要主内;为兄要照顾兄弟,为弟要敬重兄长;为友要讲信义。

"以人为本"注重伦理道德,强调个人的主体性、自觉性,这种主体性是"道德观念"下的主体性,这种自觉性是在一种没有认识自己独立性下的自觉性,只在所限定的范围内具有主动性。只有冲破所限定的社会关系,使"人"得到真正的"自由","人"才能成为有主动性和自觉性的人,才能建立起合乎人性要求的社会关系,"人"才能成为"天地的核心"。这种"人本主义"把"人"作为核心,来探讨"人"和"天"(宇宙)的关系,强调"天"和"人"的统一性。它一方面用"人事"去附会"天命"(天道),要求人去体现"天道"之流行,另一方面又往往把"人"的道德行加之于"天",使"天"成为理性的、道德的化身,而"天理"的基本内容是仁、义、礼、智等至善的德行。这样一来,"天"虽然作为客体与"人"对立,而又带有"人"的主体性。

(二)天人合一的整体精神

中国传统文化相信人类社会始终有一个终极化的世界,并赋予所有道德、权威终极判断的权力,这就是"天"。在中国传统文化中,"天"不是一个物质实体,而是一个寄托人类所有期望的精神本体,是现实世界所有文化、文明要素的来源与终结。

在中国古代哲学中,天人与古今总连在一起,这种把自然哲学与历史哲学混合起来的现象,是中国哲学的一个重要特点。中国传统文化从源头上,就把天(宇宙)看作一个整体,强调自然和社会的统一性。先秦时期的《周易·序卦》在本体论上主张"太极阴阳论",认为:"有天地然后有万物,有万物然后有男女,有男女然后有夫妇,有夫妇然后有父子,有父子然后有君臣,有君臣然后有上下,有上下然后礼义有所错。"肯定了人类是万物发展的产物。北宋张载则明确提出了"天人合一",认为人和天地构成统一体,人与天地之间可以协调,但不能互相取代。《礼记·中庸》说"致中和,天地位焉,万物育焉",强调人与自然的统一,人与自然的协调,人的道德理性与自然理性的一致。

天人合一思想首先指出了人与自然的辩证统一关系;其次表明了人类生生不息、则天、希天、求天、同天的主义和进取精神;再次体现了中华民族的世界观、价值观的思维方式的全面性和自新性。天与人各代表了万物矛盾间的两个方面,即内与外、大与小、静与动、进与退、动力与阻力、被动与主动、思想与物质等等对立统一要素。用天和人来代表万事万物中的矛盾,其主要原因是,如无人,一切矛盾运动均无法觉察;如无天,一切矛盾运动均失去产生的载体;唯有人可以运用万物的矛盾;唯有天可以给人运用矛盾的资源。总之,以天与人作为宇宙万物矛盾运动的代表,才能最透彻地表现天地变迁的原貌和功用。

天人合一的医学内涵主要是指人作为"小宇宙"是如何与天地这个大宇

宙相应的。其中，人天同构是《黄帝内经》天人合一观的最粗浅的层次，人天同象与同类则是中医取象比类思想的具体体现，人天同数则是人与天气运数理的相应。总之，这是将生命过程及其运动方式与自然规律进行类比，是以自然法则为基质、以人事法则为归宿的系统理论。

（三）刚健有为的自强精神

《周易·乾》说："天行健，君子以自强不息。"天的运行刚强劲健，永不停息，君子应效法天的运行，要不停地发愤图强，积极进取，刚健有为。这是中国人的积极人生态度的理论概括。《论语》也说："士不可以不弘毅，任重而道远。仁以为己任，不亦重乎？死而后已，不亦远乎？"孔子周游列国，宣传自己的思想主张，虽屡屡碰壁，但仍"知其不可而为之"。《道德经》说："胜人者有力，自胜者强。知足者富。强行者有志。不失其所者久。"墨子也认为，国家的安危治乱、个人的荣辱富贵，都取决于人们自己的努力。中华民族在改造自然与社会的历史过程中，从来都没有被艰难险阻所吓倒，反而是百折不挠，越挫越勇。

刚健有为、自强不息也是中国传统文化基本精神的主要内容。孔子就特别重视"刚"，他的生活态度是"为之不厌""发愤忘食，乐以忘忧"，这是一种积极有为的态度。孔子的这一思想在《易经》中有了进一步的发展，提出了"刚健"观念，赞扬刚健精神，"刚健而文明""刚健笃实辉光"，提出了"自强不息"的原则——"天行健，君子以自强不息"。《象传》倡导的"自强不息"精神在中国历史上产生了深远的影响。儒家的刚健思想与道家的柔静思想并行对峙，但刚健思想占据了主导地位。

知行合一是指中国古代哲学中认识论和实践论的命题，"知"主要指人的道德意识和思想意念。"行"主要指人的道德践履和实际行动。不仅强调要认识（知），尤其应当实践（行），只有把"知"和"行"统一起来，才是"善"。知的目的不仅在于通天解惑，更在于对现实世界苦难的拯救；知的过程是心动的过程，也是最终产生心念的过程，知就是行；行的过程也是知识积累的过程，也是完善知识的过程，行也是知。王阳明说："无善无恶心之体，有善有恶意之动，知善知恶是良知，为善去恶是格物。"这些话所表达的正是知行合一的思想。王阳明主张一举一动、一言一行均须谨慎、规矩，合乎儒家伦理道德，因为这个过程正是修行过程，也是人生旅程。从道德教育上看，王阳明极力反对道德教育上的知行脱节及"知而不行"，突出地把一切道德归于个体的自觉行动，这是有积极意义的。

"天行健，君子以自强不息"，强调了儒家对行的无止境、无穷尽、奋斗不息的立场与态度,成为中华民族刚健意识、刚正品格和刚直精神的写照。这种刚健、刚正、刚直在于无畏、精勇和仁义。"刚"在孔子《论语》中赋予仁的品德,"刚毅、木讷,近仁",性格刚强、刚直质朴、决断精勇、坚忍不拔、言语谨慎,是近乎仁的品格。《孟子·公孙丑上》说:"其为气也,至大至刚,以直养而无害,则刚塞于天地之间。其为气也,配义与道;无是,馁也。是集义所生者,非义袭而取之也。行有不慊于心,则馁矣。我故曰,告子未尝知义,以其外之也。必有事焉而勿正,心勿忘,勿助长也。"浩然正气伟大刚强,源于正义气质,充塞天地之间,无所不在,不得有任何伤害、妨碍。

儒家思想是主张积极入世的,它要求每一个人都要以天下为己任。当一个人通过系统学习和日常实践完成德的修养,并具备了治家的基本经验后,就要积极入世,投身仕途,通过自己的努力实现儒家的政治思想。子贡曾向孔子请教说:如果有一块美玉在这里,是放在匣子里收藏起来呢,还是找一个识货的商人卖出去呢? 孔子连忙说:卖出去,卖出去! 一个人的主张并不总能得到别人的赏识,因此儒家主张当自己被赏识时,就积极推行仁政,使天下的百姓都得到福庇;当不被赏识时,便洁身自好,保持清白的节操,进一步提高道德的自我修养,等待时机成熟后再积极入世。

儒学虽极力推崇积极进取的人生价值观,然而天下事未必尽如人愿。由于各种外界因素的干扰,人的努力往往会落空。人们很自然地将这种强大的外界力量解释为"神"或"天"的意志,于是一方面希望了解"神"或"天命"的内涵以便使自己的行为遵从天意,另一方面希望借助"神"或"天命"的力量达到自己的目的。强烈的现实态度和实用理性精神使儒家对彼岸世界采取"敬天命以尽人事"的态度。所以,孔子对"天命"总是采取敬而远之、避而不谈的态度。孔子认为人的努力是最重要的,神对人的态度完全取决于自身的表现,祷告是没有意义的,他说:"获罪于天,无所祷也。"积极入世,注重现实的人生态度较之空谈鬼神、大举祭祀更能对社会的发展和时代的进步产生巨大的作用。因此,在中国人心目中,神虽具有极大的威力,但神对人的态度取决于人对现实的态度,人与神的沟通方式是"天人感应"。中国人并没有塑造出大批人格化的神来干涉现实生活,而宁愿崇拜神格化的人,使帝王在现实中的绝对权威更具有感召力和凝聚力。

儒学注重现实,鼓励积极进取,主张谦虚谨慎。按照儒学思想培养出的人,才是品德高尚、谦逊好学、心胸坦荡、知错必改、虚怀若谷、胸存大志、勇于进取的坦荡君子。这种人格理想经过加工提炼,更为后人所推崇,成为中国传统文化的基本精神之一。通过对传统文化中自强不息精神的学习,可以不断开拓进取，积极为国家的繁荣富强贡献自己的力量。

（四）刚柔相济的坚忍精神

刚柔相济是中国人人生态度的理论概括和价值提炼，中华民族精神中最具有积极意义的内容。孔子创立的儒家重"刚"，但也不失"柔"。中国传统文化是强调"儒道互补"的，即阳刚必须与阴柔适当配合。

物极必反的道理世人皆知，但尺度的把握却是一门深奥的学问。刚强过度会适得其反，显得自己粗俗无脑。水因柔能冲毁万物，能够随意随容器的形状而充盈其中。倘若为人能像水一样善于适应环境，那么与人交往必定很融洽。

只有自立自强才能成就大事。历史上诸多圣王贤相、功臣名将、圣贤哲人，他们之所以能获得成功，就是因为身上不乏刚毅挺拔之气，这是一种超凡脱俗的气概，一种势不可当的力量，一种坚不可摧的自信。这就是人们常说的"刚"。有刚之人能克服大量的困难险阻，能超越常人，战胜恐惧、悲观、消极和畏难苟安的心理天敌，能使人体生命之潜能无限地释放出来。人若无刚则无以自立，若不能自立则无以自强。只有刚柔相济，才能成为一个充满活力的人。

"柔"不是软弱，而是最富生命力且使人挺立长久的力量。《庄子·山木》说："东海有鸟焉，其名曰意怠。""意怠"这种鸟非常柔弱，总是挤在鸟群中苟生，飞行时它既不敢飞行在鸟队的前边，也不敢飞到鸟队的后边，吃食的时候也不争先，只拣其他鸟吃剩的残食。所以，它既不受鸟群以外的伤害，也不引起鸟群以内的排斥，终日优哉游哉，远离祸患。这个故事说明柔并不是卑弱和不刚，而是一种安身处世的方法。应该把刚直不阿放进心里，刚柔互用体现在行为处事上。柔是手段，刚是目的，以柔克刚，以退为进，才能实现真正的自立自强。

在面临挫折和挑战时，有人会不知所措，或者一味地意气用事，结果碰得头破血流；而聪明的人懂得刚柔并济，能屈能伸，使事情向着有利于自己的方向发展。历史上勾践灭吴就是一则外柔内刚以求自强的故事。由此可知，"柔"的力量常是发自内心的，因而是强大和坚韧的。以"怀柔"的手段，以柔制刚，克敌制胜，降伏对手，才能达到自己的目的。"柔弱胜刚强"这句话出自《道德经》第三十六章，很多人不理解，柔弱怎么能战胜刚强呢？老子说：天下没有比水更柔弱的东西了，但是水可以冲击任何坚硬强大的东西，没有胜过它的，因为没有什么东西能够替代它。以柔制刚，以柔克刚，把这运用在自立自强上，往往会产生特殊的效果。万事万物都不可走极端，片面地依靠

"刚"而忽略"柔"或片面地依靠"柔"而忽略"刚"都将导致失败。

（五）贵和尚中的中和精神

中和是由"中"和"和"两部分构成的。"中"在中国传统思想中源远流长，相传尧传位于舜时已有"允执厥中"的传授，其后舜传位于禹时进一步发挥为"人心唯危，道心唯微，唯精唯一，允执厥中"的十六字箴言。"和"在中国传统思想中同样如此，早在《周易·乾·象传》中就有"保合大和，乃利贞"的说法，孔子曾说："君子和而不同，小人同而不和。""中"和"和"的思想不仅源远流长，而且在中国人的实际生活中也有着广泛深刻的影响。

"和"是中国古代哲学的一个重要范畴，在中国文化的发展过程中起着独特的作用，它不仅是一种思想观念，而且是中华民族的基本精神。中庸之道的主要内涵就是"中和"精神，《中庸》说："喜怒哀乐之未发，谓之中；发而皆中节，谓之和；中也者，天下之大本也；和也者，天下之达道也。致中和，天地位焉，万物育焉。""中和"思想重在传承，儒家传统是以夷制夷，德化怀柔，多采取羁縻政策。所谓羁縻政策，是历代中央王朝对社会发展落后的少数民族地区所采取的一种政策，源于秦汉，兴盛于唐宋。在中国古代封建专制的历史条件之下，中和确实存在着被扭曲为折中调和的现象，但是这与中和之道的基本内涵是大相径庭的。所谓中，意指无过无不及，既不过头，也不不够，而是各适其度，各尽其宜，诚如孔子所言"过犹不及"；所谓和，并非"同"，而是"不同"，意指不同事物或同一事物的不同要素按照一定的关系组合而成的一种和谐的状态。中和之道是对宇宙万物、人生万象的一个基本的规律性总结，是价值观和方法论的统一体。"和"是价值观，表征的是事物存在的最佳状态，它所具有的和谐、协调、平衡、秩序、协同、和合的性质体现了中华民族根本的价值取向和追求。

孔子说："礼之用，和为贵。"礼之运用，贵在能和。与"贵和"的思想联系在一起的是"尚中"。"和"是一种状态、一种理想，而达到"和"的手段和途径则是"持中"。这个"中"，是说凡事都有一个恰当的"度"，即做事应恰如其分，反对"过"与"不及"。孔子主张"执两用中""过犹不及"。《尚书》说"士制百姓于刑之中"，就是说执行刑罚要不偏不倚，才合乎标准。孔子认为，作为标准的"中"不是一成不变的，而是随着时间和条件的变化而变化的。《中庸》记载："君子之中庸也，君子而时中。"

和谐是中国传统政治文化的核心价值观念之一。春秋时期，诸子百家经常运用"和"的观念阐发他们的哲学思想和文化理念。儒家提倡"中和"，强调"礼之用，和为贵"，注重人与人之间的和睦相处，人与社会的和谐发展。

道家追求人与自然的和谐统一，提倡遵道以行，因势利导，合乎自然，从而建立起自然和谐的秩序。因此，和谐是中国传统文化的本质属性。今人所说的"政通人和""内和外顺""和谐社会"等都是这些思想的延伸。中华文化能够生生不息，中华民族能够自立于世界民族之林，与和谐精神有着密不可分的关系。

（六）和而不同的包容精神

《易经》说："地势坤，君子以厚德载物。"意即要人们以大地般宽广的胸襟承载万事万物，顺承天道。《中庸》中也讲"万物并育而不相害，道并行而不相悖"。这些都反映了中华民族那种无比宽阔的襟怀。海纳百川，有容乃大。正因为有了这种胸怀，汉唐时代汲取外来文化的气魄十分博大，显现出强大的汉唐雄风。近代中国在中西文化交流中对外来文化兼收并蓄，将西学中的优秀成分加以吸纳、摄取、涵化，使之成为中华民族文化的有机组成部分。

中国传统论中的"和而不同"的包容精神适于民族之间、宗教之间、国家之间的关系。包容精神是中国传统文化的核心理念与基本民族精神之一，既是儒家"中和"思想的体现，也是佛教、道教的共同主张。从历史上看，中国文化能够以"和而不同"的理念走和平共处、共同发展之路，对世界文明的多元发展颇有贡献。

包容首先是宽容，即认识到自己知识道德的缺陷，勇于学习，增强自己的知识厚度、思想深度，以学习为提升自己的必由路径；其次是宽厚，对于各种思想知识，承认各有存在的价值，即使是不认同的知识体系，亦须保障其生存与传播的权利，各家各派自由竞争，由社会选择、大众选择；再次是宽松，不能专断跋扈、独断专行，而应该是平和自信的心态，保证思想传播、文化传承的自由。

包容的首要含义是上对下的宽容，东汉班固在《汉书·五行志下》中说："上不宽大包容臣下，则不能居圣位。"其次是指一事物对另一事物或者主体对客体的容纳。包容与和合是密不可分的，与和合一起成就了中华文化的博大精深、源远流长。包容对中国传统文化的影响可从两个层面来分析：第一，包容是文化繁荣的前提。根据辩证唯物主义基本原理，对立的双方只有在统一体中才能斗争和发展。不同的文化流派只有相互包容，才能相互借鉴，共同进步。春秋战国时期是公认的中国文化发展最快的时期之一，众学派各抒己见又相互攻讦，最终却是不约而同地和合于探求治国安邦之谋，天地万物之道，善恶人文之德，由此奠定了中华文明的深厚根基和发展方向。相反，到了汉武帝时期，"罢黜百家，独尊儒术"，对于儒家以外的诸子百家及其著作，不是包之容之，而是坑之、焚之，交流学习借鉴的对象消失了，数百年间思想同一于儒教一门，后人在相当长的历史时期内也就只能在其上添添补补，再无跨越式的发展了。第二，包容是不同流派共存的条件。各个文化形态都是由无数个部分构成的，这些部分又分为外围、内围与内核。不同流派的交流，首先进行的是一些外围观念和衍生物的冲突，此后才会进行内围的和合运动。但是每一文化流派的内核，一般来说，始终保持其原有特征，这时只有相互包容，才能和谐相处、共同发展。

孔子主张"远人不服，则修文德以来之。既来之，则安之"。《中庸》说："柔远人"，指出要把境外民族当成朋友，"送往迎来，嘉善而矜不能"，与他们建立亲善友好的关系。当然，在中国古代也有内外之分、夷夏之辨，但这主要是地理上的远近、文化上的先进与落后，或伦理道德上的高低等方面的相对的差别，并不是种族或民族之间不共戴天、你死我活的绝对对立的关系。因此，古代中国在许多边境地区没有泾渭分明、壁垒森严的国界。随着历史的发展，原来的远近观念和文化伦理方面的差别逐渐消失，原先对立的民族也就逐渐融合为一个民族大家庭。

儒家主张文化包容，佛教亦是主张圆融各派、圆教各宗。佛家的圆融思想，包括"一心二门"的宇宙终极论，认为众生心、佛心都出于一心，只是有不同表现。"一心二门"的佛学解读，使佛教各派思想在佛心、大众心不同理解、不同修行方法上得到了通融，进而在"一念三千""三谛圆融"的教相一统上得到了教理通解，即佛教能够包容一切、融通一切。中国佛教华严宗认为，修行过程的不同阶段具有六相，一切缘起现象也具足六相，六相彼此圆融无碍，即称"六相圆融"。佛教的六相圆融得到儒家、道教的支持，至元代实现了三教合流、三教融通，中国传统文化出现包容万象、博大精深的壮观景象。

中国传统文化特别强调集体观念和协作精神，"和为贵"的思想早已为全民族所普遍认同，一切以大局为重、一切以社会的和谐安宁为重。中国传统和谐精神的继承，有利于实现国家经济的腾飞，它有利于国家的统一和民族的团结，有利于社会的稳定和发展，有利于形成"百花齐放，百家争鸣"的繁荣局面，也有利于人们合理借鉴其他民族的优秀文化成果，以更好地推动新时期精神文明建设的进程。一个真正有自信力的民族，不但要从民族文化中汲取积极的营养，还应善于从世界各地的外来文化中充分吸收可以滋养、丰富民族精神的一切优秀的文明成果。只有这样，才能使自己的国家民族兴旺发达，创造光明的未来。

（七）仁者爱人的人道精神

"仁者爱人"一词出自《孟子·离娄下》，所包含的意思比较多，第一是要具备仁爱之心，形成仁爱的品质，才能够爱别人；第二，仁爱是要从自爱开始，以自爱为起点（但不是以自爱为中心）不断进行扩展；第三，爱亲人，孔子非常重视孝悌，主张处理一切人伦关系，都要从孝悌做起；第四，"泛爱众"（爱一切人），孔子又将亲情之爱推广开来，要求人与人之间要充满爱心；第五，万物一体，即把仁爱之心推向天地万物，达到仁者与天地万物为一体的境界。

仁爱的实行是人人皆可为的，与阶级地位无关。所有人在仁者的眼中都是平等的，没有高下贵贱之分。这才是真正博爱的体现，仁者并非只会关怀比自己轻贱的人，仁者眼中只有贴近仁与远离仁的人。远离仁的祸害自己与身边的人，贴近仁的人能够成就别人同时成就自己。然而仁爱的实践又是任重道远的，在日常生活中必须严格遵循"礼"的规范，时时检束自己的身心，即便在没有人的地方也能够如同在大庭广众之下一样不懈怠放纵。

以孔子为代表的儒家学派建立了一套以"仁爱"为核心的伦理思想体系：首先是爱亲人，血缘是一切社会关系的最初点，也是社会成员生存的最基本单位，儒家思想主张把子女对父母的尊爱称为"孝"，把对兄长的敬重称为"悌"。孔子认为，孝敬父母、尊敬兄长，是人的思想根本，体现了儒家思想出对血缘关系的高度重视。其次是忠恕观念，"夫子之道，忠恕而已矣。"曾子认为，仁是忠与恕的合体，也是儒家思想的基本观点，是处理各种社会关系的道德准则。"忠"与"恕"都是从"仁爱"的基本思想中引申而来的。再次是泛爱，儒家"泛爱众，而亲仁"，主张广泛施恩于民间大众，主张"老吾老，以及人之老；幼吾幼，以及人之幼"，这些理论都是"仁爱"思想的集中体现。

孔子的视民为重是从"德治"和"仁政"的角度出发的："为政以德，譬如北辰，居其所而众星共之。"爱民胜于爱自己，这是孔子自己独到的政治主张，也是他所提供的治国方略。无论是"保民""裕民""爱民"从什么视角出发，所倡导的"博施于民而能济众"都渗透着"仁者爱人"的人道精神。在治国的方略上，孔子主张"为政以德"，用道德和礼教来治理国家是最高尚的治国之道。这种治国方略也叫"德治"或"礼治"。这种方略把德、礼施之于民，等级制严格，把贵族和庶民截然划分为治者与被治者。打破了贵族和庶民间原有的一条重要界限。孔子的仁说体现了人道精神，孔子的礼说则体现了礼制精神，即现代意义上的秩序和制度。

在《论语·颜渊》篇中，樊迟问什么是"仁"，孔子的回答是"爱人"。以"爱人"释仁，体现了"爱"之情怀的普遍性。对这一普遍性，最典型的表述就是孔子"泛爱众"的主张。仁者爱人就是广泛地爱大众、爱众人。但孔子不是只讲"泛爱众",还要求"亲仁","泛爱众,而亲仁"也。"亲仁"之"仁"与"众"相对,通常指有别于大众的特殊之人——有仁德的人。"有仁德的人"是一个相对的概念,不等于德行绝对完美的"仁人",因为后者事实上是一个难以企及的目标。"亲近有仁德的人"只是"亲仁"的一种理解,通常还有相关联的另一种理解,就是亲近的对象不是"人"而是"德"。"亲仁"就是指亲近"仁德"这种德行。人不论是处于顺境还是逆境,不论是贫还是富、是穷还是达,都需要安然坚守仁德而不动摇。

"泛爱众"要从观念变为现实,"远近大小如一",是很难办到的,因为这需要充分的物质条件的支撑。至于志向更为高远的"博施济众",正在于博爱的崇高理想总是要与现实可能的物质储备相衔接,圣人也因而感叹难以如愿,所以是"尧舜其犹病诸"。后来在中国社会形成的"远亲不如近邻"的说法,也在客观上显示了爱亲的实施会受到现实条件的制约。

儒家仁爱思想具有非常丰富的内涵,文化自信在一定程度上正是由儒家仁学的观念系统及其历史实践来充实和推动的。

(八)人格修养的崇德精神

中国传统文化认为,一个完美的人应该做到立德、立言、立功,而"德"是居首位的。中国古代先哲崇尚气节,重视情操,强调行为符合道德规范要求。"崇德"二字出自《尚书·武成》:"敦信明义,崇德报功。垂拱而天下治。"只要尊崇有德行的人、酬报有功劳的人,何愁国家不能治理?延伸到德育领域,亦不乏"明礼知耻、崇德向善"等倡导。儒家以人伦关系为出发点,强调知识与道德相统一,以树人立德为宗旨,强调教化的作用,以忠、孝为是非标准,强调家国观念。

育德是教育的灵魂。人类一踏入阶级社会的门槛,或者说自有文字以来,我们的祖先就懂得"以文化人,以德育人"的重要性,视教育为民族生存的命脉。《礼记·学记》说:"建国君民,教学为先。""君子如欲化民成俗,其必由学乎!"这就明确了治理国家的首要任务是教化民众。传统道德规范有许多基本要求,在立身方面:诚实守信、勤劳节俭、中庸平和;在家庭方面:父慈子孝、兄友弟恭、夫妻和爱;在社会方面:公忠、廉洁、仁政。儒家在提倡道德人本主义的同时,把道德实践提到至高地位,极大地促进了人们重情操、讲修养的自觉性。

儒家"崇德"思想的基本特征表现在以下几个方面:首先是强调伦理本位,提倡"三纲五常"这种由国到家再到身的训导,其层次由高到低,强调了治国必先修身，从整体效应上看待个体修养。其次是怀抱经世之志，历代知识分子怀抱以重政务为特征的"经世致用"思想，经过历代积淀，转化为普遍的社会心理，尤其是儒家知识分子那种以天下、国家为己任，有着深沉的爱国激情和浓厚的社会忧患意识。再次是注重道德修养，无论是儒家的诚意正心、格物致知，还是道家的少私寡欲、修道积德，佛家的超尘绝俗、去恶从善，无不以道德实践为第一要义。

在儒家"崇德"思想中，"仁"是最高德目，其下辅之"义、礼、智、信、忠、孝、悌、恭、宽、敏、惠"等具体德目，这些德目共同建构了儒家以"仁"为核心的道德规范体系。它告诉人们，应该怎样修行自身品德，应该怎样关爱他人，以达到"君子"境界，进而更好地维持社会关系、家庭关系的和顺。儒家致力于用仁爱之心唤醒人们内心深处的道德意识，具有完善自己、替人着想、善待他人的含义，含有朴素的"人本"思想。

儒家学者将道德分为"德性"与"德行"，德性乃内在之德，德行乃德见之于行。一个人高尚的德性，要通过良好的德行表现出来。儒家不仅提出了修身之道，而且身体力行，对"崇德"思想及其修养实践的发展起了不可忽视的作用，其中"慎独"是儒家创造出来的具有民族特色的自我修身方法。慎独最早见于《礼记·中庸》："道也者，不可须臾离也，可离非道也。是故君子戒慎乎其所不睹，恐惧乎其所不闻。莫见乎隐，莫显乎微。故君子慎其独也。"慎独指的是人们在个人独自居处时，也能自觉地严于律己，谨慎地对待自己的所思所行，防止有违道德的欲念和行为发生，从而使道义时时刻刻伴随主体之身。能否做到慎独，以及坚持慎独所能达到的程度，是衡量人们是否能够坚持自我修身以及在修身中取得成绩大小的标尺。

传统道德强调人的社会责任，突出个人的内在修养，意欲通过个人的内在修养达到道德的完善。这种强烈的道德观念及其理论筑就了中华民族价值意识形态的坚实内核，塑造了无数正直、有气节、刚正不屈的"民族的脊梁"。道德品质作为一种个体现象，每个人的道德品质所反映出的各种范畴，都有其活生生的内容。这些具体内容，体现了特定时代、社会、环境和阶级的道德原则和道德规范的要求，以义务、良心、荣誉、幸福、虚荣、自私、虚伪等形式提炼和概括出来，并表现在各种行为之中。"崇德"人格修养教育的一条路径就是这些将凡人善举故事具体化，培育人们知荣辱、讲正气、作奉献、促和谐的良好风尚，培养自强不息、厚德载物的思想，使之转化成为实现中国梦的精神力量。

三、中国传统文化的基本特征

不同民族的文化，产生并发展于不同的地理环境、经济土壤和社会结构之中,从而使不同民族的文化呈现出不同特征。中国传统文化在其长期发展过程中,经过中华民族生存发展的社会实践的检验和思想家们的概括提炼,逐步形成了一系列优秀的文化传统。这些优秀文化传统与世界文明有着共性,但它终究是在特定的中国文化生态环境中所孕育成长起来的,因而具有更鲜明的中国特征。

(一)人文性特征

中国传统文化的人文性属于古典人文主义的范畴,主要从思考人自身的存在为出发点,以人为中心,天地人合而为一。

中国传统文化特别重视人的伦理道德,重视修身、齐家、治国、平天下,具有积极进取、自强不息、勤俭仁爱、敬老扶幼等传统美德。中国传统文化主张顺应自然、适应自然,重视"天人合一"。老子说:"人法地,地法天,天法道,道法自然。"当然,主张道法自然,并不意味着人在自然面前只能被动顺受,中国文化主张积极面对自然,发挥人的主动性,认为虽然成事在天,但谋事却在人。孔子甚至主张"知其不可而为之"。想事成,不努力肯定不行,但光靠人的努力也同样不够,必须具备"天时、地利、人和"才可。

中国历史自周代以来,神权从未占据统治地位,王权始终高于神权。周代统治者鉴于殷商灭亡的历史教训,已经充分认识到民意的重要性,"重民轻神"的民本思想开始兴起,殷商时期颇为盛行的宗教意识受到很大程度的抑制,重民轻神的观念随着汉代以来儒学的勃兴又得到了进一步的发展。

作为中国传统思想长期居于主流的儒学,高度关注现世人生。"敬鬼神而远之""天道远,人道迩""未能事人,焉能事鬼……未知生,焉知死",这些都充分肯定人及其生命的重要性,在人与神之间,以人为本。这种重人道轻神道的非宗教思想倾向,很好地体现了人文性的特征。

由于非宗教性的思想倾向,中国传统文化不刻意要求人们去追求灵魂的不朽,而是重视人们关注现世人生,把内在的道德修养和外在的道德实践结合起来,即"内圣"与"外王"结合起来,努力去立德、立功、立言,从而实现"为天地立心,为生民立命,为往圣继绝学,为万世开太平"的理想人格。

中国文化的人文精神更表现在如何处理人的精神家园上。与其他文化将人的精神家园重心设置在彼岸世界不同,中国文化则是把人的精神家园放在此岸世界,认为只要努力,在现实世界中就可以实现精神圆满。孔子说:"未能事人,焉能事鬼?""未知生,焉知死?"这种"重人生轻鬼神"的修养方式自然更是一种充满现实精神的人文关怀。儒家强调"人皆可成尧舜",主张只要认真修行,人人皆可达到"圣人"境界。不但如此,即使本原于印度的佛教,自传入中国后也被改造得更有人文情怀。禅宗是在印度佛教影响下中国自产的佛教,它主张人性即佛性,认为修炼不必居于庙寺,在家亦可修炼,提倡顿悟成佛。中国文化这些特点自然构成了其他文化无法比拟的卓越,但与此同时也形成了其难以逾越的屏障。虽然中国文化尊重自然,但它却没有形成一套如何尊重自然特别是在尊重自然的同时改造自然的办法。

(二)宗法性特征

中国传统社会结构是以宗法制度为根本特征的社会结构。宗法制是指用血缘关系为纽带、尊崇共同祖先以维系亲情和在宗族内部区分尊卑等级,并确定继承权力和家族成员间不同权利和义务的法则。宗法制是由氏族社会父系家长制演变而来的,是王族贵族按血缘关系分配国家权力,以便建立世袭统治的一种制度。其特点是宗族组织和国家组织合二为一,宗法等级和政治等级完全一致。宗法制度确立于夏代,发展于商代,完备于周代,影响于后来的各封建王朝。按照周代的宗法制度,宗族中分为大宗和小宗。周王自称天子,称为天下的大宗。后来,各王朝的统治者对宗法制度加以改造,逐渐建立了由政权、族权、神权、夫权组成的封建宗法制。

以宗法制为基础的中国社会结构有以下几个特点:一是家国同构,任何一个王朝都实行家天下的原则,国就是皇帝的家业,可以传之子孙;二是建立在宗法制基础上的世卿世禄的官僚制度;三是君权至上的专制制度。君王以万民之父的身份君临天下,君权至上要求天下臣民绝对服从君王的权威,"普天之下,莫非王土;率土之滨,莫非王臣"。这种以血缘关系为纽带的宗法制度观念特别重视家庭成员之间的人伦关系,是中国传统文化最主要的社会根基,决定了当时中国社会的政治结构及其意识形态。孟子说"天下之本在国,国之本在家"。家国同构,家国一体,家是国的微缩,国是家的放大,形成中国传统文化重伦理、倡道德的特点。

家国同构是宗法社会最鲜明的结构特征,在中国封建社会被长期保留下来。家庭或家族与国家在组织结构方面具有共同性,也就是说不论国家或家族、家庭,其组织系统和权力结构都是严格的父权家长制。在家庭或家族内,父亲地位最尊,权力最大;在国内,君主的地位至尊,权力至大。因此,家长在家庭中就像君主一样,即"家人有严君焉,父母之谓也"。而君主就是全国子民的严父,各级行政长官也被百姓视为父母,"夫君者,民众父母也"。家国同构可以看作父亲为一家之君,君为国父,君与父互为表里,国与家是彼此沟通的。忠的内容和孝的一样,都是对权力的绝对顺从,所不同的仅仅在于他们所顺从的对象不一样。《孝经》称:"君子之事亲孝,故忠可移于君。"忠和孝成为中国的道德本位和伦理本位。

宗法制实际上是以种群为区分的缺乏自我存在意识的团体，这种结构至今还影响着现代中国包括社会、政治、文化诸多层面，如果将这些碎片拼凑起来，就不难发现诸多现象的精神根源。中华文化君、臣、父、子，看似经纬万端，无非就是一个"德"字，而这种"德"就始于宗法制。宗法制习惯依托于道德去组织和管理族群，因为他们发现在对族群的管理中法律显然过于迂腐和呆板，但往往在道德的干预下，许多事情的处理不但能变得高效，而且更灵活且具备相当的延续性。因此，社会成本最低的"道德"成为宗族制度的首选管理方式。在社会价值取向、伦理形态和生活方式诸多方面，形成的宗法礼仪文化及伦理性政治文化，成为中国传统文化的主轴。

在宗法观念的影响下，中国社会形成了讲究群体意识、注重家庭观念、忠君爱国、孝顺父母等优良传统。

（三）包容性特征

中国传统文化博大精深，绵延至今，在于它兼容并包的胸襟，在于对不同区域或民族文化的交汇与融合中求得顽强的生存与发展。中国是世界四大文明古国之一。中国传统文化是世界上公认的唯一长期延续而没有中断过的文化。但中国传统文化的发展道路并不平坦，既有异族文化的冲击，又有国内专制政治的压制和割据内乱的破坏。然而，这些冲击和破坏并没有使中国传统文化绝灭。中国传统文化之所以具有如此强大的生命力，是因为中国传统文化具有包容性特征。

中国大陆的特殊地理环境提供了中国文化相对比较独立和隔绝的生存状态，这是地理前提。中国传统文化属于内陆型文化，产生并成熟于与外界隔绝的东亚大陆，封闭性的地理环境是其赖以形成的不可忽视的重要因素。中国境内在汉民族以外的区域文化有黄河流域的中原文化，长江流域的巴蜀文化、楚文化和吴越文化，以及西域文化等。早在春秋战国时期，不同的区域文化之间就有着密切的交流，最后形成了以齐鲁文化为核心的汉民族文化。就汉族与境内其他少数民族的关系而言，民族间的文化在双向传播中互采各家之长。仅以魏晋南北朝为例：北迁诸族将畜牧生产的品种、技术传入中原，同时中原的汉族也将农耕技术、生产方式传授给他们，形成了一种南北文化交汇、融合的局面。

中国传统文化对外来文化能充分有效地采撷、吸纳和消化，使之成为中华文化的组成部分，从而丰富了中国传统文化的内涵。比如，来自南亚的佛教文化于两汉之际传入中国，至隋唐达到鼎盛。佛教思想对中国社会产生了广泛的影响,但它并未取代中国的传统文化。佛教文化在中国经吸纳、改造而日渐中国化,与儒、道互摄互融,成为中国思想文化的重要组成部分。中国文化在发展的历史进程中,曾屡遭南北方少数民族的军事侵略。如春秋之前"南蛮""北狄"的入侵,西晋的"五胡乱华",宋元时期党项、契丹、女真等先后南下,以至明代末年,满人入关等。这些勇猛彪悍的游牧民族虽然在军事上占据优势,甚至多次建立强有力的统治政权,但是,他们在文化方面都自觉不自觉地被先进的华夏农耕文化所同化。少数民族对中原进行军事征服的结果,不仅没有使中原的文化毁灭中断,反而使征服者的文化发生了变迁和归依,与原有的汉族文化、中国文化融为一体,如楚文化、吴文化、巴蜀文化,以及西域文化、佛教文化等,都先后成为中国文化不可分割的有机组成部分。此外,明代中后期,西方文化中的自然科学逐渐传入中国,即学界所称的"西学东渐",它对中国的知识界有启蒙和警醒的意义。

在中国传统文化发展的历程中,佛教文化的传入和中国化就是很好的例证。佛教起源于印度,1世纪前后传入中国。佛教传播的结果是,一部分完成了在中国的本土化,即中国化,成为中国式的佛教;一部分被宋明理学吸收、消化,成为中国传统文化的一部分。

中国传统文化历数千年从未中断,表现出顽强的生命力,这虽然与中国农业宗法社会所具有的顽强的延续力有关,与半封闭的大陆环境所形成的地理条件有关,也与中国传统文化本身所具有的包容性有很大关系。

(四)伦理型特征

伦理指在处理人与人、人与社会相互关系时应遵循的道理和准则,它不仅包含着对人与人、人与社会和人与自然之间关系处理中的行为规范,而且也深刻地蕴含着依照一定原则来规范行为的深刻道理。中国传统文化的生成背景是:半封闭状态的大陆性地域、以农耕经济为主的自然经济格局、宗法与专制相结合的社会组织结构。这些因素相互影响和制约,形成了一个稳定的生存系统,孕育了伦理型的中国传统文化。伦理型的中国传统文化不讲或少讲脱离伦常的智慧,齐家、治国、平天下皆以"修身为本"。伦理成为出发点和归结点,以至中国文学突出强调"教化"功能,史学以"寓褒贬,别善恶"为宗旨,教育以德育统驭智育,人生追求则以"贱利重义"为价值取向。

在中国传统的安身立命观念中,最注重的是个人的自我德行修养,而儒家的自我修养理论影响最为深远。在孔子看来,要变"天下无道"为"天下有道",就要求志士仁人在德行修养方面达到仁、智、勇的"三达德"的境界。一个人一旦达到了这一德行修养的境界,就能做到"知者不惑,仁者不忧,勇者不惧"。中国传统修养理论讲"格物、致知、诚意、正心、修身、齐家、治国、平天下",其中心环节是修身,齐家、治国、平天下是修身的必然结果;身修好了,那就家齐、国治、天下太平。所以说,修身是安身立命之本,也是安邦治国之道。

中国传统文化的伦理道德为适应家国一体的宗法社会需要而形成。宗法制社会结构以血缘关系为宗法组织的基石,家族或宗族的存在与巩固,离不开以血缘关系为纽带的长幼尊卑秩序。传统伦理道德的一个重要功能就是维护这种尊卑秩序,以家族为本位的宗法集体主义文化是由家族走向国家,以血缘纽带维系奴隶制度或封建制度,形成一种"家国同构""家国一体"的体制格局。

中国传统文化具有鲜明的伦理道德倾向,深刻久远地影响着传统社会心理和人们的行为规范。例如,孝亲敬祖、尊师崇古、修己务实、不信鬼神、乐天安命等。崇尚伦理道德是中国封建社会调和人际关系的准则,更是维系整个社会大厦的精神支柱。以人为本的伦理道德受到历朝统治者大力倡扬,也得到民众的重视。伦理道德在中国的强大威力和深远影响,是其他民族文化所不能比拟的。

历代统治者视道德感化为政治统治的重要手段,用有助于统治稳固、社会有序的道德规范去"教化"民众,达到规范社会成员的思想与行为的目的。古代思想家也多希望以"仁政"治理国家。孔子主张"为政以德"(《论语·为政》),而孟子主张统治者要行王道、施仁政。汉代以后,"三纲五常"被统治者奉为"治国之道"。中国传统伦理素有君臣、父子、夫妇、兄弟、朋友"五伦"之说。五种人际关系中,父子、夫妇、兄弟关系都属于家族关系范畴,君臣关系、朋友关系是以上三种关系的延伸和扩展,君臣如父子,朋友如兄弟。

强调个人的伦理义务,要求个人服从整体。中国传统文化不主张个人本性的张扬,而提倡个体与整体的融合,个体利益必须服从家庭、宗族乃至国家的利益,并以此为仁义道德之本。这种价值导向在实践中具有两重性。

一方面,倡导的子孝父、妇顺夫、弟敬兄、弟子敬师长、臣民忠国君,增进了人与人之间的依存关系,在一定程度上强化了家庭、家族、国家的凝聚力。中国的伦理型文化把上至天子、下及庶民都作为道德教育的对象,强调"为仁由己",突出个人道德修养的自觉性和主动性,旨在塑造"至美"的人格,培养具有理想品德的"君子"。按照《大学》所描绘的理想人格,内在的道德修养应为格物、致知、诚意、正心、修身;外在的道德实践则是齐家、治国、平天下。这种"内圣"与"外王"统一的人格模式,对中华民族的人格追求产生了重大影响。

另一方面，孝被视为一切道德规范的核心，忠君、敬长、尊上等都是孝道的延伸。"百善孝为先"教育、感染了一代又一代的中国人。此外，在强调个人责任和义务的同时，排斥了个人的权益。在中国传统文化中，臣对君要忠，子对父要孝，妇对夫要顺，弟对兄要恭，朋友之间要讲信义，伦理道德成为所有中国人安身立命的准则。修身作为立命的根本，仁人志士都要以修身、齐家、治国、平天下为己任，而修身必须从"正心""诚意"做起。《孟子》说："富贵不能淫，贫贱不能移，威武不能屈。此之谓大丈夫。"这种即使身处逆境也决不动摇信念，保持浩然之气，坚守刚正不阿气节的精神境界，在铸造中华民族的精神品格方面有着持久的影响。

（五）和谐型特征

中国地理环境虽然相对封闭，但幅员辽阔，气候宜人，具有优越的农耕生产条件，成就了中国内陆型的农耕文明。生活在这片土地上的中华民族，以农耕为主要生计方式，习惯于"顺天"——合规律的四季气候、昼夜寒暑和风调雨顺等对生产和生活的巨大作用，对天地自然怀有和产生了亲切的情感和观念。早熟的农业文明，形成了中华民族自古以来与天地自然和睦相处，积淀为"天人合一""天人合德"的民族心理，造就了中国传统文化的和谐精神。

中国传统文化把宇宙看成一个天人合一的和谐整体，人、自然、社会是一个有机的整体，即天地人三才一体的整体意识。天人合一整体观是中国传统文化基本精神中最根本的一条，重视人与自然的和谐统一，主张天与人、天道与人道、天性与人性是相类相通的。天人合一整体观的提出，体现了古代中国人试图辩证地认识人自身与其所在的宇宙自然即主体与客体的整体关系，努力寻求对自我命运的主动掌握，从而实现人生价值的独特而深刻的文化思考与探索。

"天人合一"的思想强调人与自然的协调，以及人与自然不可分割的关系，要求在不违背自然规律的条件下去利用自然。首先，肯定天地、万物、人是齐同的，同类相通，统一成一个整体。《庄子》"天地与我并生，而万物与我为一"，把"人"视为与天地自然相互依存的重要实体。《周易·序封》以"天""地""人"为"三才"，并认为"有天地然后有万物，有万物然后有男女，有男女然后有夫妇"，《道德经》以"道""天""地""人"为"四大"。其次，人是"天地之心"，为万物之灵长、宇宙之精华，人要爱万物。惠施提出："泛爱万物，天地一体也。"张载认为，万物都是人的朋友，都认为人要与自然亲和友善，宽厚容之。再次，人的活动要遵循自然法规，与自然环境和谐交融。

《道德经》提出"道法自然"，《易经》更明确了天人和谐的思想——"夫'大人'者，与天地合其德，与日月合其明，与四时合其序"，对人类赖以生存发展的自然环境的重视，与人类赖以生存发展的自然合而为一，体现了中国文化的鲜明特征。

人与人的和谐，体现在推己及人的思维方式形成的传统处世哲学上，通过人际间的情感交流，达到一种和谐的境地。"天人合一"不仅是处理人与自然关系的一种准则，而且是一种很高的人生境界。在中国传统文化中，"天"指一种"精神"，一种"义理"，一种"理想"。"天人合一"往往喻指人格的升华，从而达到一个崇高的境界。具体地讲，在儒家"天人合一"指人格的道德化，而在道家"天人合一"则指人格的自然化。

"天人合一"理论的推衍，使之不仅注重人与自然的协调，而且要注重人际关系的协调和人的身心的协调。"天人合一"的基本出发点就是创造一个和谐平衡的世界。中国传统文化中人与人之间的和谐，彰显了"仁者爱人""和为贵"的精神。人与社会的和谐，体现在倡导"不偏不党，王道荡荡"的"中庸"处世态度上，既积极入世，又注重自我约束和个人修养。如果说"天人合一"的思想根植于人与自然的关系，那么"中庸"思想则侧重于社会内部的关系，旨在寻求一种社会内部的平衡点，使社会保持一种稳定的状态。

中庸之道作为儒家最推崇的为人处事之道，一直贯穿于中国古代的传统观念之中。崇尚中庸，是安居一处、以稳定平和为旨趣的农业自然经济和宗法社会培育的人群心态。"极高明而道中庸"，"执其两端而用其中"，显示出中国智慧的特征。这种尚和谐、主平衡的中庸之道是一种顺乎自然节律的精神，它肯定变易，又认识规则，这显然是农耕民族从农业生产由播种、生长到收获这一周而复始现象中得到的启示。作为一种基本的处事之道，中庸之道使人们普遍地认识到自己的行为态度要适度，从而避免过激行为的出现，这使得中国社会有某种特殊的稳定性，但它又为折中主义、明哲保身的处世哲学提供了理论土壤，这在一定程度上阻碍了社会的向前发展。

（六）务实性特征

中国传统文化是一种农业文化，其务实性体现在民族性格上，在以农为本的长期社会实践中形成了"一分耕耘，一分收获"的共识。这种务实精神也使传统文化的价值取向定位于立足现实、安土乐天的生活情趣，倡导惜天时、尽地力、重本务，远离玄虚，鄙夷机巧奸伪的思想观念。

中国传统文化的务实精神，使之成为一种非宗教的注重现世的文化，把

"立德、立功、立言"作为实现人生价值的目标。中国传统文化走的是"经世致用"的路子,"用"就是参与社会生活和政治生活,学必有所用。儒家为人们提出了一条影响深远的人生公式——修身、齐家、治国、平天下。孔子的"学而优则仕","学"是学,"仕"则是用。《中庸》中的"博学之,审问之,慎思之,明辨之"是学,"笃行之"是用。因此,中国古代知识分子大体都是入世型的。

儒家的力行主张所体现的实践品质对于抑制、阻止、避免中国文化误入出世、超绝的宗教歧途,对于中国社会的进步与发展起到了十分积极的作用。儒家的力行思想其理论缺陷乃在于没有把认识和改造自然真正纳入"行"或实践的范畴,这是其阶级和历史的局限。

入世思想成为中国人的主导思想,务实精神避免了中国人陷入宗教迷狂。因为中国文化的伦理型特征,所以在中国文化系统内宗教色彩比较淡薄,未曾有哪个宗教成为国教。从西汉武帝开始,儒家学说占据了社会思想的主流地位,儒家基本上是反宗教、反出世的学说,入世精神是儒学的基本精神。中国文化不是把人生价值的实现寄托在天国或未来世界,而是建立在现世人生。务实理性的价值取向曾使古代中国在农学、天文、数学、医学等应用学科领域处于领先地位,但也导致了理论探讨和逻辑论证的相对忽视。这一传统的思维方式则阻碍了科技的进步。

四、中国传统文化的继承与发扬

中国传统文化既有民主性精华,也有封建性糟粕。今人应当弃其糟粕,取其精华,并赋予民族文化的优良传统以现代内涵,结合新的实践和时代的要求,结合人民群众精神文化生活的需要,在内容和形式上积极进行文化创新,注入新的时代精神,使之成为现代社会建设的精神动力。

中国传统文化素来强调以治国、平天下为最高目标,以大一统为社会理想状态,把国家和民族的前途、命运放在首位。这种爱国主义情怀深深积淀在中国传统文化之中,从范仲淹的"先天下之忧而忧,后天下之乐而乐"到文天祥的"人生自古谁无死,留取丹心照汗青",从顾宪成的"风声、雨声、读书声,声声入耳;家事、国事、天下事,事事关心"到顾炎武的"天下兴亡,匹夫有责",从林则徐的"苟利国家生死以,岂因祸福趋避之"到鲁迅的"我以我血荐轩辕"……这些格言无不熠熠生辉。中华民族自古以来就具有强大的向心力和凝聚力,与这种爱国主义精神密不可分。

人的精神需求的满足也需要付出辛勤的劳作,通常用修炼或修养的方式来完成。要想获得人的至高价值,做一个真正的、有意义的人,需要从"格物穷理"开始。"格物穷理"既要格物、致知,也要诚意、正心与修身。光有前者,没有后者,是知而不行;光有后者,没有前者,是行而无知。只有两者结合,做到知行合一,才算真正完成了人之为人的修养过程。道德是人行为的指导思想,按照道德的要求去行动是达到"良知"的功夫。在道德指导下产生的意念活动是行为的开始,符合道德规范要求的行为是"良知"的完成。修养是一个不断提升与演进的过程,做"真正的人"是起码标准,而达到"圣人"则是至高标准。孟子更是把人的修为分成"信、善、美、大、圣、神"六种人格。人的修养虽然注重的是道德境界,但它不只有"至善"的效果,更有"真""善""美"统一的意蕴。

儒家的精神修养说是以"仁"为基础的,因而它自然能促进人际关系的改善与社会风气的好转。孔子说"夫仁者,己欲立而立人,己欲达而达人",强调仁爱"必由亲始"。孟子更是提出"老吾老,以及人之老;幼吾幼,以及人之幼"的思想。儒家不仅重视一般人际关系,也十分重视君民关系以及人与物的关系,并把"仁爱"思想贯彻到底。孟子说:"君子之于物也,爱之而弗仁;于民也,仁之而弗亲。亲亲而仁民,仁民而爱物。"这种既爱他人又爱万物的"民胞物与"思想,可以使人与人之间、人与社会之间以及人与世界之间充满温情与感情。

儒家文化的"礼",既是一种修养,又是一种规范与秩序。作为修养,它要求人们待人接物要至诚至敬;作为规范,它要求人们对不同人与物要有不同礼数;作为秩序,它要求人们在不同领域遵守不同规则。所以,"礼之用,和为贵"。作为"礼"的外在形式,"仪"对"礼"的实现起着十分重要的作用。"仪"既可以强化"礼"的内容,亦可以强化"礼"的效果。一个人在待人接物时,既要注意自己的内心修养,也要注意自己的言谈举止与衣着修饰。儒家不仅提出了"仁爱"思想,更通过"礼仪"由近及远、由内到外将它落实落细落小,处处规范并影响着人的言行。

在中国优秀传统文化不断发展演变的过程中,除了与自身的继承性之外,同时有相应的历史局限性。举例来说,在中华传统文化里,有的观点与意识形态无法保持一致,因此要与传统文化自身特征进行结合,通过合理对策,全面推动文化的现代化改造。因此一定要认知到传统文化自身的双重性质,对其中的局限性加以优化,做好中国优秀传统文化的继承与发扬,不论是民族精神还是思想都要跟上时代的发展,对中国传统文化进行创新改造。这也是弘扬民族精神的一种内在需求。

第二节 中医药文化的核心价值

中医药文化是建立在中国传统哲学基础之上的,其产生与发展受到了中国传统哲学思想的影响和支配,其理论及临床是中国传统哲学和实践相结合的产物。它以其独特的理论体系和极强的实用性成为中国传统文化的一个有机组成部分,兼具科学文化及人文文化的双重属性,在形成发展的过程中也在一定程度上受到了中国传统文化思想的影响。中医药文化的核心价值是中医药文化的灵魂,决定着中医药文化的存在和发展,是中医药学几千年发展进程中积累形成的文化精髓,是中华民族深邃的哲学思想、高尚的道德情操和卓越的文明智慧在中医药中的集中体现。中医药文化的核心价值主要体现为以人为本、医乃仁术、天人合一、调和致中、大医精诚等理念,通常用仁、和、精、诚四个字来概括。

一、医心 "仁"

中医之"仁"表现在两个方面:一是医术之仁——"医乃仁术";二是医者之仁——"医者仁心"。"仁"的意思就是"爱",仁者爱人。"仁",体现了中医药文化中的仁者爱人、生命至上的伦理思想,以救死扶伤、济世活人为宗旨,表现为尊重生命、敬畏生命、爱护生命。中医药学从《黄帝内经》开始,就奠定了以人为本的传统,成为其历经两千余年而不衰的价值源泉。

(一)医乃仁术

医术不仅直接关乎人的生命,而且与天地相通相应。《素问·宝命全形论》说:"人以天地之气生,四时之法成。"《灵枢经·岁露论》说:"人与天地相参也,与日月相应也。""医"作为一种职业,其目的就是治病救人、救死扶伤,这一职业特点被称为"仁术"。"仁术"一词最早出现在《孟子·梁惠王上》,一开始并不是指治人、治病的医术,而是指一种仁爱行为,进而推广到治国之术。孟子针对齐宣王以羊易牛、不忍见其死的做法评价说:"无伤也,是乃仁术也。"就仁爱、无伤这一点来说,医术表现得最为明显。所以后世以"仁术"专指医术。仁爱之心通过医这一"术"得到最充分的体现。"仁"是"术"的前提,"术"是"仁"的体现。医术使爱人、爱己的"仁爱"思想得以具体落实。于是"医乃仁术"成为人们的共识。

战国时成书的《国语·晋语八》说,秦国的医和提出"上医医国,其次疾人,固医官也",第一次将治理国家与治疗疾病相提并论。《黄帝内经》中也总是将治国与治病相互类比。治国与治病除了理论原则上有相通之处外,更重要的都是为了人。圣人之治国，目的是国泰民安，为的是人的幸福；医人之治病，目的是增进健康，为的是人的健康。在济世救人这个高度上，良相与良医是相通的。"医乃仁术"，除出发原则上的济世救人外，还应包括医者对个体生命的关爱。"医乃仁术"是中医药文化中人文精神的集中体现。

人既是医学的出发点，也是医学的归宿，医学的全部内容和意义都是为了人。中医药学的奠基者深刻地认识到了这一点，一切论述都从人的高度出发，构建自己的理论体系。《素问·宝命全形论》说："天覆地载，万物悉备，莫贵于人，人以天地之气生，四时之法成。"《灵枢经·玉版》说："且夫人者，天地之镇也。"段注《说文解字》谓："镇，重也，安也，压也。"《黄帝内经》认为，人享天地之精气而生，天地之间，万物之中，人的生命是最重的、最可宝贵的，所以强调珍惜生命，养生保命。需要说明的是，这个"人"不仅指每一个具体的个体，而且包括整个人类群体。"使百姓无病，上下和亲，德泽下流，子孙无忧"就明确地表达了对整个人类的关怀，不仅包括当世，还包括后世。后世医家继承了《黄帝内经》的这种"贵生"精神，"人命至重"的思想成为中医药学的基本出发点和文化传统。如南北朝萧纲在《劝医论》中说"天地之中，唯人最灵，人之所重，莫过于命"，唐代孙思邈在《千金要方·序》中说"人命至重，有贵千金，一方济之，德逾于此"等，各家论述不可枚举。

(二)医者仁心

中医之"仁"是通过医者体现出来的，也就是中医药从业人员的伦理道德和行为规范，既表现为医者尊重生命、敬畏生命、爱护生命的"仁心"，又表现为医者行医过程、进药炮制过程中的"至诚"行为。为了区分"仁"和"诚"，特将医德行为规范放在"诚"中阐述。"医者仁心"主要表现在以下几个方面。

孙思邈在《大医精诚》中提出："凡大医治病，必当安神定志，无欲无求，先发大慈恻隐之心，誓愿普救含灵之苦。"可见，"大慈恻隐之心"成为一个"大医"的第一条件。这里的"大慈"就是"大慈悲"，是佛家用语，予乐为慈，拔苦为悲。"慈"同样是老子提出的三宝中的第一宝，曰"吾有三宝，持而保之，一曰慈，二曰俭，三曰不敢为天下先"。"恻隐"是儒家用语，孟子曰："恻隐之心，仁之端也。"做一名大医，必须要有仁爱之心。因为医者面临的患者都是身心有疾病痛苦的人，所以绝不能有一丝一毫的嫌弃、厌恶、冷漠之心，反而应该更加同情、怜悯。"其有患疮痍下痢，臭秽不可瞻视，人所恶见者，但发惭愧凄怜忧恤之意，不得起一念蒂芥之心，是吾之志也"，这是医者应该具备的最基本的品德。

孙思邈在《大医精诚》中对同行深情疾呼:"凡大医治病,必当安神定志,无欲无求,先发大慈恻隐之心,誓愿普救含灵之苦。若有疾厄来求救者,不得问其贵贱贫富,长幼妍媸,怨亲善友,华夷愚智,普同一等,皆如至亲之想。"孙思邈从不同方面指出了患者的差异性:从社会地位看,有高低贵贱之分;从经济状况看,有贫富之别;从年龄上看,有老少之差;从外在相貌看,有美丑之分;从情感关系看,有亲疏之别;从心理关系看,有恩怨之分;从民族关系看,有汉族少数民族之别;从人的天赋看,有智愚之分。尽管患者境况千差万别,但医家对患者都要尊重、关心、同情、爱护,实行"普同一等"。普同一等包括两个方面的意思:一是医者与患者是等同的;二是所有的患者是等同的。首先医者要做到与患者等同,需推己及人,视患若己,正如孙思邈所说:"见彼苦恼,若己有之。"对待患者"皆如至亲之想",清代喻嘉言在《医门法律》中说:"医,仁术也……视人犹己,问其所苦,自无不到之处。"清代徐延祚在《医粹精言》中说:医者要"以局外之身,引而进之局内,而痛痒相关矣"。其次,所有患者都是平等的,要一视同仁。明代医学家陈实功立有"医家五戒",第一戒便是"凡病家大小贫富人等,请视者便可往之,勿得延迟厌弃,欲往而不往,不为平易"。

古代医圣、药王、大医、良医都不会把医道、医术、良方据为己有、秘为私藏。无论《黄帝内经》《伤寒杂病论》,还是后世大家著书立言,皆以医道示人、以良方传世,以济世救人的胸怀传承医道医术。

"仁"乃儒学的核心思想,历史上出现过医儒相通、儒医不分的"儒医"群体。范仲淹说:"不为良相,愿为良医。"在两汉之际佛教传入中国以后,佛家的慈悲心、菩萨心渐渐与儒家的仁爱心、恻隐心相结合,共同成为医家的发心。

二、医道"和"

"和",体现了中医药文化崇尚和谐的价值取向,表现为天人合一的整体观,阴阳平和的健康观,调和致中的治疗观,以及医患信和、同道谦和的道德观。

"和"是中国传统文化中颇具特征性的哲学思想,是中华文化的精髓,它贯穿于万物之中,许多古籍中均有论述,从而成为中华民族固有的价值观念和崇高理念,渗透于百姓的生活工作、人际交往、处世乃至国家政事等各个方面。"和"在古代哲学中可上溯到《周易》和《尚书》。春秋战国时期的儒家、道家、墨家等学派,均将"和"注入自己的思想理念中。古人早已认识到社会和谐的重要性,为适应和改善生存环境,聚族而居,和谐相处。脱胎于中国传统文化的中医药文化，无论是《黄帝内经》，还是历代医家学术思想和理论，都渗透了"和"的理念。《黄帝内经》中关于"和"的论述与传统文化思想一脉相承，《素问》中"和"出现八十七次，《灵枢经》中"和"出现七十三次。如《素问·生气通天论》中"凡阴阳之要，阳密乃固，两者不和，若春无秋，若冬无夏，因而和之，是谓圣度"，将"和"提高到"圣度"的地位。认为凡病皆由"不和"致之，治疗当"和"以所宜，令其条达，而致和平，最终令人体达到和谐、和合、中和，从而确立中医药学的思想原则。

"天人合一""天人相应"思想是中华传统文化的一个核心思想，揭示人与自然的统一关系，其基点在强调天、地、人的和谐发展。人必须亲和自然规律，不违背，不逆转，从中体现"和"义。《黄帝内经》重视自然环境之间的密切联系，四时寒来暑往，其气的变化有生长收藏之规律，人体亦然。人必须与天地自然、四时节气相和，并据此提出了"人与天地相应"的观点。

人体是一个大系统，各系统都有自己的独特功能。"和"的内涵指各不同系统之间、系统内部要素之间的和谐、协同、协调的关系，而"和合"是协调人体各组织、器官达成和谐的目的，以共同完成正常的生理活动。五脏之间存在生克制化的关系，并体现在运动之中。在人体气机运动方式上，医家重视"脾胃中和之气"而强调脾升胃降，故脾、胃为气机运动的枢纽，肝气升于左，肺气降于右，同为人体气机运动的重要机制。升降相因，在运动中体现着克制。任何一脏一腑的生理机能一旦异常，则会破坏整个机体的和谐状态，累及其他脏腑并出现相应的症状。

古代哲学家认为，气和精是物质的，并相互转化，神是精和气所表现，也指事物玄妙的变化。万物由气化生，气也充满形体。精与气的关系密切，精气于人的作用，如王充《论衡》所言："人之所以生者，精气也，死而精气灭。能为精气者，血脉也。人死血脉竭，竭而精气灭，灭而形体朽，朽而成灰土，何用为鬼？"展示了精气在人体生命活动中的重要性。同时，古人在论述生命的玄妙变化中还认识到神的重要性，《周易·系辞上》说"阴阳不测之谓神"，《太平御览》注"神者，变化之极，妙万物而为言，不可形诘者也"。精气神与医学结合后形成医学理论上的生命观，并对人体生理、病理理论，乃至养生、诊断、治疗等方面都起着主导作用，由此成为中医药学基本理论的核心，而"和"的思想贯穿这一理论始终。

天地阴阳二气交感，孕育天地间生灵，说明阴阳两精的和谐交融是生命产生的根本。《素问·天元纪大论》言"故在天为气，在地成形，形气相感而化生万物矣"，认为天地为生命的形成创造了条件，人在天地阴阳的和谐交互下孕育生息,并从医学角度对人类生命起源做了讨论,认为生命来源于父母之精的结合。生命的孕育和产生必须依靠父母先天精气和合及阴阳的调和,侧重在一个"和"字。《素问·五常政大论》说"六气五类,有相胜制也",则可导致某些生物"胎孕不育,治之不全",即运气的变化,影响这些生物的阴阳精气的和合,从而出现不孕不育。

精气神分别代表着生命的本原和物质基础、生命活动的动力。在生命活动中,精气神密切相关,缺一不可。精气神是生命的基本要素。同时说明人体之气和谐有序,生理机能才能正常运转,人的精与神方能旺盛,人体才能维持健康。精、气、神和谐则人体正常,健康的保证关键仍然在"和"。《灵枢经·营卫生会》的"血者,神气也",《灵枢经·平人绝谷》的"血脉和利,精神乃居",《灵枢经·逆顺肥瘦》的"血气和调",都说明精气血气调和是神产生和保持正常状态的重要基础。气血失其和调畅达,是产生各种疾病的主要机制。精气神的和谐主宰着人体的整个生长发育、生殖、衰老过程,精能生气,气能生神,养生先应保其精,精满则气壮,气壮则神旺,神旺则身健,身健而少病。

精气神与五脏关系同样需要和谐,来自水谷之精气的营气,因其精专柔顺,乃能"和调"于五脏,洒陈于六腑,而入于脉,灌溉五脏六腑,濡养全身。另外,精气神的化生、储藏及运行,又需五脏来主持完成;精气神是维持脏腑、经络、四肢、官窍功能活动的物质基础。脏、腑、气、血、津液、形体、官窍之间及其与外界环境维持相对协调平和,人体健康;整体统一性遭到破坏,则易产生疾病。善养生者保持精气神的安宁和谐,精神安康要遵循阴阳变化的法则,让后天的生活习俗、锻炼形式和合于先天阴阳之道,方能保持形体健旺,精神安和宁静,体内真气亦和顺,疾病就不会发生。

"和"不仅指导中医生理观,同时贯穿于病理和治疗原则。《素问》根据疾病的基本原因,视调整人体阴阳五行的太过和不及为首务,提出"因而和之,是谓圣度","法于阴阳,和于术数",同时强调须掌握天之五气、人之五脏生克规律,"必先五胜,疏其血气,令其条达,而致和平"。将恢复机体的平和状态、勿太过与不及作为疾病治疗调节之法度。《灵枢经》提出,阴盛而阳虚,先补其阳,后"泻其阴而和之";阴虚而阳盛,先补其阴,后"泻其阳而和之",达到阴阳平和。失和是人体疾病产生的根本原因,扭转失和的状态,将人体恢复到阴阳气血调和,并与环境和谐相处的健康状态,当是治疗疾病的关键。对于阴阳、脏腑、气血的失和,则要求偏倾者求其平,盈亏者求其匀,相争者求其和,逆乱者求其顺,突出了求"和"的主题。

和谐脏腑也是《黄帝内经》治疗原则的另一个方面。脏象理论强调各脏腑之间须保持相互滋生、相互制约的关系。滋生与制约在于补不足损有余，目的是使各脏腑之间保持和谐。五气、五脏胜复，导致脏气偏颇失和，治疗当抑有余，补不足，协调脏腑，维持平和。《黄帝内经》《伤寒杂病论》中的"和"思想对后世医界产生了深刻的影响，在辨证论治和处方用药上处处贯彻"和"的主导思想。

三、医术"精"

"精"，体现了中医药文化的医道精微，要求精勤治学，精研医道，追求精湛的医术。中医药学是"道"与"术"的复合体，"道"是理论原则，"术"是操作规范。如果说"人命至贵""上工治未病""医乃仁术"等论述偏于"道"的层面。那么"大医精诚"就是对"术"的要求，即医术要"精"，医德要"诚"。

"精"，指专业熟练，医术要精益求精，是对业务水平方面的要求。"精"体现了中医医术要精益求精，不仅表现在学医行医的行为上，而且表现在研医悟医的思维上。孙思邈认为，医道是"至精至微之事"，千万不可以"求之于至粗至浅之思"。"故学者必须博极医源，精勤不倦，不得道听途说，而言医道已了，深自误哉！""凡欲为大医，必须谙《素问》《甲乙》《黄帝针经》……又须妙解阴阳禄命、诸家相法及灼龟五兆、《周易》六壬并须精熟，如此乃得为大医。"这些课程"若能具而学之，则于医道无所滞碍，尽善尽美矣"。可见，学医不仅仅是学习医书、医方，而且要学习以《周易》为核心的传统文化知识，而后者正是"医源"。因此，药王孙思邈发出感叹："不知《易》，不足以言太医。"张仲景在《伤寒杂病论·序》中早就说过：学医必须"勤求古训，博采众方"，学医之大忌就是"不念思求经旨，以演其所知，各承家技，始终顺旧"。

中国古代医者被称为"工"，《说文解字》说："医，治病工也。"《黄帝内经》和《难经》都称医为"工"，但对"工"做了区分，分为"上工""中工""下工"三等，为医者应该成为"上工"。中医人深刻认识到治病的过程其实就是"工匠"制作和打磨产品的过程，对患者从四诊合参、辨证论治，到处方用药、针灸导引，每一步都精雕细琢，不可以有任何差错，如此才能把患者变成健康的人。但中医治疗的对象不是"物"而是"人"，所以又与一般工匠有重大的不同点，它是"至精至微之事"，又是至高至深之事，涉及人命。"人命至重，有贵千金"，所以一定要加倍地精益求精，一定要掌握一种释缚脱艰、安身立命、救死扶伤的高超技艺，要成为"上工"。只有专心医道，寻思妙理，审问慎思，明辨笃行，持之以恒，把精勤治学、精研医道贯穿一生，方能临证不惑，救死扶伤。切不可浮躁偏执，一知半解，浅尝辄止。

中医思维方式主要表现为整体思维、象数思维、变易思维、中和思维、直觉思维。中医药学的象数思维主要体现在取象运数的思维方法之中，运用取象比类，分析人的生理病理功能结构，建立"脏象"学说；对疾病的认识上，将各种病症表现归结为"证象"，建立辨证论治理论体系。"脏象""脉象""证象"等，其本质就是"意象"。这种"意象"是源于实体又高于实体的，需要有高超的直觉思维、悟性思维来把握，中医药学称之为"心悟""心法"。在直觉思维过程中，人们的思维能动性被充分发挥，思维潜力得到充分发掘，从而具有逻辑思维无法代替的功能。而要培养这种高超的直觉心悟能力和取象类比的能力，就必须要"唯精唯一"。

"医乃仁术，医者意也，医者艺也"，这是中医药学对人的尊重和珍视生命的情怀的深刻诠释。仁与术构成医学的完整内容和医家行为的标准。作为一名医生，首先需明确自己肩负着医药事业高效持续发展的重大责任，应始终对自己从事的职业持有谨小慎微和精益求精的态度，要做到精勤不倦，精研为医之法，刻苦钻研新技术、新业务。

四、医德"诚"

中医药文化中的人文精神不仅决定医者的价值观念，而且构成医者的行为准则。医者服务的对象不应该是如何攻克疾病本身，而是身患疾病而深陷身体和精神痛苦中的人。医者的职责不仅仅是为了治病，更是为了救人，使其免受病痛折磨和痛苦。"诚"指医生的品德高尚，是对医者的医德要求，要以仁爱之心真诚地对待患者，"凡大医治病，必当安神定志，无欲无求，先发大慈恻隐之心，誓愿普救含灵之苦……如此可为苍生大医"。中医药文化强调以人为本，强调救死扶伤的人道主义精神，把人的生命价值视为医学的出发点和归宿。维护和保障患者的生命和健康，是医生的神圣职责。"诚"体现了中医药文化中人格修养的最高境界，要求心怀至诚于内，言行诚谨，表现在为人处事、治学诊疗、著述科研等方面贵诚笃端方，戒诳语妄言、弄虚作假。"诚"作为医德的重要衡量尺度之一，要求医者谦虚谨慎、实事求是、尊重同道；树立正确的价值观，将医疗行业作为一种职业追求；坚持以人为本的服务理念，将尊重患者与尊重生命有机结合，"人命至重，有贵千金"，作为医者，须知人命关天和责任重大，一定要对人、对生命高度尊重，绝不能草率从事和等闲视之。

医德"诚"是医心"仁"的外在表现。如果说"仁"偏于恻隐为端、慈悲为怀的医者之心，那么"诚"就是偏于心怀至诚、一心赴救的医德行为。《大医精诚》为后世医家树立了典范，"凡大医治病，必当安神定志，无欲无求，先发大慈恻隐之心，誓愿普救含灵之苦""普同一等，皆如至亲之想""见彼苦恼，若己有之，深心凄怆……一心赴救""详察形候，纤毫勿失，处判针药，勿得参差"。后世苏耽橘井泉香，董奉杏林春暖，壶翁悬壶济世，华佗青囊度人，此等苍生大医，都是"医德至诚"的模范！"诚"是对一个业医者从内心到行为的基本要求，主要表现在以下三个方面。

一是医者发愿必须"心地诚谨，心怀至诚"。诚有诚信、诚实、真诚、诚敬等意。诚是天道法则、是天地的根本属性，而做到诚、追求诚是人道法则、是做人的基本要求。作为一个医者，面对的是病痛缠身、羸弱无助的患者，所以必须要以至诚之心相待，痛患者之所痛，苦患者之所苦，要推己及人，从局外进到局内，易地以观，换位思考。如果把自己当成患者，站在患者的立场、处境，那么自己的思想感情就会发生变化，责任感就会油然而生。这时所发出来的就是"诚心"，也就是孟子所说的恻隐之心、羞恶之心、辞让之心、是非之心，这"四心"也就是仁、义、礼、智"四德"的开端。"人之有是四端，犹其有四体也"，也就是说四心、四端就是人的本性，是与生俱来的，是至诚至信的。这种"至诚之心"也就是医者之仁心。

二是医者对待患者的行为必须"真诚恳切，守信戒欺"。孙思邈对医者看病的行为规范做了具体的规定，如在患者求救时要求"深心凄怆，勿避险巇，昼夜寒暑，饥渴疲劳，一心赴救，无作功夫形迹之心，如此可为苍生大医"。面对患者"其有疮痍下痢，臭秽不可瞻视，人所恶见者，但发惭愧凄怜忧恤之意，不得起一念蒂芥之心，是吾之志也"。明代太医龚廷贤提出"医家十要"和"病家十要"，明代陈实功提出"医家五戒十要"，都对医者及患者行为做出具体规定。对待患者要严守医密，不以虚言诳人，不以危言相恐，不以神方秘术炫世惑众，不曲顺人情以保己名。在处方用药上要实事求是，切忌为了牟利过度诊疗、过度处方。在进药炮制上，要剔除伪劣，选药上乘，如法炮制。

三是医者自我行为必须"诚信求真，慎独自律"。《大学》说："此谓诚于中，形于外，故君子必慎其独也。"《中庸》说："是故君子戒慎乎其所不睹，恐惧乎其所不闻。莫见乎隐，莫显乎微。故君子慎其独也。"可见"慎独"主要是对"诚"而言的，"圣人重诚，敬慎所忽"。"慎独"是儒家提出的个人道德修养的重要概念，通俗的解释就是谨慎独处，在没有人在场或监督的时候也能够严格要求自己，不做违背道德良心的事。"慎独"是自律的最高层次。作为一个医者更要"慎独"，要始终保持医德之"诚"，不忘初心，不欺天、不欺人。因为医学的不断发展进步，所以要求医护人员要求真务实，踏实进取，要终身学习，不能有半点马虎。同时要从事科研，要发表论文、著书立说，严禁抄袭剽窃、弄虚作假。在为人处世、对待同道上要诚笃端方，力戒傲慢偏见。

在中医药文化中，对于患者，是从人的整体，即人的自然、社会双重属性来考察的。人不仅是生物学意义上的人，同时是社会的人，所以特别重视医疗活动的社会影响因素，医患关系就是其中的重要考量。《素问·汤液醪醴论》说："病为本，工为标，标本不得，邪气不服。"病是人的病，患者是医疗活动的中心，医者的治疗措施最终要体现在患者的身上。临床上，若医患互动良好，患者从思想上和行动上都积极配合治疗，疗效往往会较好。反之，疗效就会打折扣，甚至不起效。如《素问·五脏别论》所说："病不许治者病必不治，治之无功矣。"

在治疗中，医生要充分尊重患者，态度诚挚耐心，以期营造和谐医患关系，取得最佳治疗效果。《灵枢经·师传》说："入国问俗，入家问讳，上堂问礼，临病人问所便。"又曰："人之情，莫不恶死而喜生，告之以其败，语之以其善，导之以其所便，开之以其所苦，虽有无道之人，恶有不听者乎？"

在"诚"的方面，孙思邈提出"凡大医治病，必当安神定志，无欲无求，先发大慈恻隐之心，誓愿普救含灵之苦"，对待患者要"普同一等，皆如至亲之想"，"不得瞻前顾后，自虑吉凶，护惜身命"。临症诊治时，"欲得澄神内视，望之俨然，宽裕汪汪，不皎不昧"，"详察形候，纤毫勿失，处判针药，勿得参差"。大医精诚，医德与医术并重的医学要求，是以人为本思想在操作层面对医者的规范。

中医药文化中的人文精神是推动中医药学发展的动力，中医药学得以生存和发展，不仅是凝聚了中医药名家的思想智慧结晶，更是因为它能为世界人类的健康做出巨大贡献。从中医药治病救人的诊断过程就体现出人文的特性。在中医药文化中，生命至上，主张尊重人的生命、价值、权利和尊严。尊重生命，深刻反映出中医药文化的人文精神。中医药学是在中国传统文化为核心的儒学基础上建立的。《论语·雍也》说："夫仁者，己欲立而立人，己欲达而达人。"人不仅要有立德修身的品格，还要有推己及人的情怀，全心全意帮助他人。从古至今，从中医药经典中传承下来的人文精神非但没有过时，而且正发挥着时代赋予的重要作用。

中医药文化的自信来源于中医药世代相传的人文精神，来源于中医药文化的坚定信念。中医药本是凝结着几千年文明的国粹，随着医学和医疗技术的发展，中医药文化中的人文精神有逐渐淡化的趋势。一方面缘于中医药治病的疗效较慢。老百姓在用中医药看病治病时容易失去耐心，医生如果在对待病患时不进行良好沟通和主动的人文关怀,医患矛盾和医患冲突就会产生,医患关系就会紧张化和疏远化。另一方面,中医药在现代的科学技术进步的环境下,存在着以西律中的同行相斥。面对对中医药的种种质疑声和否定声,中医药的每一位工作者需要更多的承受力和抗压力去坚守自己的信仰和履行神圣的职责。中医药文化中的人文精神的核心内涵就是以人为本。发挥中医药的人文精神价值应做好辟谣、纠正偏见,发挥中医药治病救人的优势而服务于社会。

历代的中医药优秀人才都有着坚定的职业志向和崇高的奋斗精神。在远大志向的指引下走着悬壶济世、造福苍生的道路。张仲景目击东汉末年瘟疫流行的社会惨状,决心学医,立志做个能解除人民疾苦的医生。在这一精神动力之下,他"精究方术""勤求古训""博采众方",完成了著作《伤寒杂病论》。李时珍为能学医立下"身如逆流船,心比铁石坚。望父全儿志,至死不怕难"的誓愿,在医学的道路上不畏艰难险阻,锲而不舍,精益求精,为中医药学做出重大贡献。只有不忘初心,树立远大的志向,才能做到学问的"至微至精",才能把自己的使命融入悬壶济世、济命扶危的责任感当中。

《黄帝内经》强调医者既要"守数据治"精通医术,又要"从容人事"恪守医德。"医以德为先"这是从医者的道德准则。医德是中医药人文精神的核心。医生对待患者同情关爱,主张与患者进行情感沟通,形成了"仁爱救人"的医德精髓,并以之作为医者的道德修养和行为规范。传统的医德思想是人文精神的宝贵财富,医德的考核是医者的首要门槛。中医药能流传至今,不仅仅是靠着中医药能治病救人的技术,更是医生治病救人的美德。

作为医务工作者,必须分清本末与廉耻,以人为本,名利是末;以廉为荣,以贪为耻。清代吴楚在《医医十病》中指出,普通人会生病,而医者也会生病。普通人的病是躯体之病,而医者的病是思想之病。他说:"医之为病,止于一心。"悬壶济世、普同一等、大医精诚的价值理念不能在利益面前有所动摇。中医药的人文精神不能在市场经济的医疗改革中被淡化。尤其是年轻的医生成长环境不同,在人文精神方面的培养缺乏重视。青年医生的成长成才要深刻学习、领悟老一辈中医药工作者艰苦奋斗、淡泊名利的精神。

第三节　中医药文化的特征

孕育于中华文化土壤之中的中医药学,不仅具有自然科学的属性,而且蕴含着人文社会科学的属性。中医药文化包括形成中医药特色的社会环境、

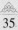

思维方式、哲学思想,也就是中医药学发展同整体社会文化背景的联系以及中医药学所体现的文化特征和人文价值。中医药文化的形成传承了数千年的中国传统文化,她从中国传统文化中获取了《周易》及释、道、儒、法、阴阳、兵、农等诸家丰富的思想营养,交织着天、地、人之间的和谐,与当时的哲理、历法、天文、礼仪等相互依存、相互促进,闪耀着中国传统文化的璀璨光芒。从古代的经史子集,到历代的诗词歌赋,无不有着中医药文化的影子。中医药学既是中华文化的产物,同时从医学方面体现了中国传统文化,是中国传统文化的重要组成部分。中医药的文化特征可以归纳为整体观、辩证观、恒动观和防治观等。

一、整体观

中医药学在长期的医疗实践过程中,建立了病因、病理、诊断、治疗、预防以及养生、康复等科学理论体系,包括一批原创性的医学发现和发明,如脏象、经络、针灸、气功等理论和技术。在这些理论和技术中蕴含了中医药文化的独特形式,其中最有代表性的特征就是整体综合的思维方式。如对人体的功能状态的认识,则包含了人体生命活动的丰富信息及其相互作用。人体在内外环境作用下,各种因素之间维持着动态平衡时,就表现为正常生理状态;人体的禀赋体质、精神心理、自然环境、社会环境因素等,导致人体功能的失衡,就会表现为疾病状态。这种把人体生命状态同人体内在联系和其与自然、社会的关系等贯通起来研究的方法,也就是整体综合的思维方式,正是中医药文化的重要特征。中医药学认为,天文、地理、人事是一个有机整体,人既有自然属性,又有社会属性,人要顺其自然、适应社会,才能达到身心健康。可以说,中医的这种整体思维方式其实就是以生物-生理-自然-社会为轴心的人类医学模式。

(一)整体观的基本概念

客观世界从自然界到人类社会,任何事物都是由各种要素以一定方式构成的统一整体。整体是由其组成部分以一定的联系方式构成的。一般说来,各组成部分之间相对稳定的本质的联系称为结构关系。具有一定结构关系的整体谓之系统。整体性就是统一性、完整性和联系性。整体性表现为整体联系的统一性,即整体与部分、部分与部分、系统与环境联系的统一性。人类对整体性的认识,经历了漫长的历史。中国古代朴素的整体观,是同对世界本原的认识联系在一起的。中国古代哲学——气一元论、阴阳五行学说,把自然界看成由某些要素相辅相成组成的有机整体,在一定程度上揭示了客观事物的整体性及辩证的层次关系。中国古代朴素的整体观是建立在气一元论和阴阳五行学说基础之上的思维形态或方式。整体思维是中国古代所具有的独特的思维形态,它强调整体、和谐和协调。但中国古代的整体观带有自发性、直观性和思辨性,与辩证唯物主义的整体观,即科学的系统的整体观不能相提并论。整体观是关于事物和现象的完整性、统一性和联系性的认识。

中国古代哲学以气一元论哲学体系为基础,以天地人三才为立论基点,强调天人合一、万物一体,人 - 自然 - 社会是一个有机整体,整个世界处于一种高度和谐和协调之中。中医药学以阴阳五行学说来阐明人体脏腑组织之间的协调完整性,以及机体与外界环境的统一关系,从而形成了中医药学的整体观。这种整体观是关于人体自身以及人与环境之间的统一性、完整性和联系性的认识,是古代唯物论和自发辩证法思想在中医药学中的体现,是中医药学的基本特点之一。它贯穿于中医生理、病理、诊法、辨证、治疗等整个理论体系之中,具有重要的指导意义。

(二)整体观的内容

中医药学把人体内脏和体表各部组织、器官看成一个有机的整体,同时认为四时气候、地土方宜、周围环境等因素对人体生理病理有不同程度的影响,既强调人体内部的统一性,又重视机体与外界环境的统一性。这就是中医药学整体观的主要内容。

1. 人是一个有机整体

其一,就形体结构言,人体是由若干脏腑器官构成的。这些脏腑器官在结构上是不可分割、相互关联的。每一脏腑都是人体有机整体中的一个组成部分,都不能脱离开整体而独立存在,属于整体的部分。

其二,就生命物质言,气、血、精、津、液是组成人体并维持人体生命活动的基本物质。分言之,则为气、为血、为精、为津、为液,实则均由一气所化。它们在气化过程中,相互转化,分布、运行于全身各脏腑器官。这种物质的同一性,保证了各脏腑器官机能活动的统一性。

其三,就机能活动言,形体结构和生命物质的统一性,决定了机能活动的统一性,使各种不同的机能活动互根互用,协调和谐,密切联系,也就是"和实生物,同则不继"。人体各个组织或器官,都有各自不同的生理机能。这些不同的生理机能又都是整体机能活动的组成部分,从而决定了机体的整体统一性。人体各个组成部分之间,在结构上是不可分割的,在生理上是相互联系、相互制约的,在病理上是相互影响的。机体整体统一性的形成,是以五脏为中心,配合六腑,通过经络系统"内联脏腑,外络肢节"的作用实现的。人体以五脏为中心,通过经络系统,把六腑、五体、五官、九窍、四肢百骸等全身组织、器官有机地联系起来,构成一个表里相关、上下沟通、密切联系、协调共济、井然有序的统一整体,并且通过精、气、神的作用来完成机体统一的机能活动。这种五脏一体观充分地反映出人体内部各组织、器官不是孤立的,而是相互关联的、有机的统一整体。

2. 人与外界环境的统一性

中医药学的整体观强调人体内外环境的整体和谐、协调和统一,认为人体是一个有机整体,既强调人体内部环境的统一性,又注重人与外界环境的统一性。所谓外界环境,是指人类赖以存在的自然和社会环境。现代的系统论认为,生命系统包括细胞、器官、生物体、群体、组织、社区、社会,以及系统八个层次,在环境中,根据不断变化的物质流、能量流和信息流,调节无数的变量而维持生存。天人关系是中国古代哲学的基本问题。在中国古代哲学中,天的含义大体有三:一是指自然之天;二是指主宰之天;三是指义理之天。人的含义大体有二:一是指现实中认知的主体或实践主体;二是指价值意义上的理想人格。天人关系实质上包括了人与自然、社会的关系。中国古代哲学气一元论认为,天人一气,整个宇宙都统一于气。天和人有着物质的统一性,有着共同的规律。中医药学根据朴素的唯物主义"天人一气"的"天人合一"说,用医学、天文学、气象学等自然科学材料,论证并丰富了天人合一说,提出了"人与天地相参"的天人一体观,强调"善言天者,必有验于人",把人的需要和对人的研究放在天人关系理论的中心地位。

3. 人与自然环境的统一性

人与自然有着统一的本原和属性,人产生于自然,人的生命活动规律必然受自然界的规定和影响。人与自然的物质统一性决定生命和自然运动规律的统一性。

人类生活在自然界之中,自然界存在着人类赖以生存的必要条件。自然界的运动变化又可以直接或间接地影响着人体,机体则相应地发生生理和病理上的变化。这种"天人一体观"认为天有三阴三阳六气和五行的变化,人体也有三阴三阳六经六气和五脏之气的运动。自然界阴阳五行的运动变化,与人体五脏六腑之气的运动是相互收受通应的。所以,人体与自然界息息相通,密切相关。人类不仅能主动地适应自然,而且能主动地改造自然,从而保持健康,生存下去。这就是人体内部与自然环境的统一性。

中医药理论认为,世界本原于气,是阴阳二气相互作用的结果。天地是生命起源的基地,天地阴阳二气的对立统一运动为生命的产生提供了最适宜的环境。《素问·宝命全形论》说:"人生于地,悬命于天,天地合气,命之曰人""天覆地载,万物悉备,莫贵于人"。生命是自然发展到一定阶段的必然产物。人和天地万物一样,都是天地形气阴阳相感的产物,是物质自然界有规律地变化的结果。人类产生于自然界,自然界为人类的生存提供了必要条件,故曰"天食人以五气,地食人以五味"。新陈代谢是生命的基本特征。生命既是自动体系,又是开放体系,它必须与外界环境不断地进行物质、能量和信息交换。人是一个复杂的巨系统。气是构成人体的基本物质,也是维持生命活动的物质基础。它经常处于不断自我更新和自我复制的新陈代谢过程中,从而形成了气化为形、形化为气的形气转化的气化运动。没有气化运动就没有生命活动。升降出入是气化运动的基本形式,故《素问·六微旨大论》说:"非出入,则无以生长壮老已;非升降,则无以生长化收藏""出入废则神机化灭,升降息则气立孤危"。总之,人类是自然界的产物,又在自然界中生存。

人和自然相统一,人与自然有着共同规律,均受阴阳五行运动规律的制约,而且在许多具体的运动规律上又有相互通应的关系。人的生理活动随着自然界的运动和自然条件的变化而发生相应的变化。倘若违背了自然规律,将导致不良后果。自然界中,四时气候、地土方宜等均给予人的生命活动与疾病以深刻的影响。如:

(1)季节气候与人体　一年四时气候呈现出春温、夏热、秋燥、冬寒的节律性变化,因而人体也就相应地发生了适应性的变化。天气炎热,则气血运行加速,腠理开疏,汗大泄;天气寒冷,则气血运行迟缓,腠理固密,汗不出。这充分地说明了四时气候变化对人体生理机能的影响。人类适应自然环境的能力是有一定限度的。如果气候剧变,超过了人体调节机能的一定限度,或者机体的调节机能失常,不能对自然变化做出应性调节,人体就会发生疾病。有些季节性的多发病或时令性的流行病有着明显的季节倾向。此外,某些慢性宿疾,如痹证、哮喘等,往往在气候剧变或季节更替时发作或加剧。

(2)昼夜晨昏与人体　天地有五运六气的节律性的周期变化,不但有"年节律""月节律",而且还有"日节律"。人体气血阴阳运动不仅随着季节气候的变化而变化,而且随着昼夜的变化而发生节律性的变化。如人体的阳气,随着昼夜阳气的朝始生、午最盛、夕始弱、夜半衰的波动而出现规律性的波动。在病理上,一般而言,大多白天病情较轻,傍晚加重,夜间最重,呈现出周期性的起伏变化。

（3）地域与人体　地理环境是自然环境中的重要因素。地理环境包括地质水土、地域性气候和人文地理、风俗习惯等。地理环境的差异,在一定程度上影响人们的生理机能和心理活动。中医药学非常重视地域对人体的影响。生长有南北,地势有高低,体质有阴阳,奉养有膏粱藜藿之殊,更加天时有寒暖之别,受病亦有深浅之异。一般说来,东南土地卑弱,气候多湿热,人体腠理多疏松,体格多瘦削;西北地处高原,气候多燥寒,人体腠理多致密,体格多壮实。人们长期生活在特定地理环境之中,逐渐形成了机能方面的适应性变化。一旦易地而居,环境突然改变,个体生理机能难以迅即发生相应的适应性变化,故初期人会感到不太适应,有的甚至会因此而发病。"水土不服"指的就是这种情况。

（4）人与社会的统一性　人的本质,在现实中是一切社会关系的总和。人既有自然属性,又有社会属性。社会是生命系统的一个组成部分。人从婴儿到成人的成长过程就是由生物人变为社会人的过程。人生活在社会环境之中,社会生态变迁与人的身心健康和疾病的发生有着密切关系。社会角色、地位的不同,以及社会环境的变动不仅影响人们的身心机能,而且疾病谱的构成也不尽相同。太平之世多长寿,大灾之后必有大疫,这是朴素的社会医学思想。随着科学的发展、社会的进步、社会环境的变迁,人的身心机能的影响也在发生变化。现代社会的"多科技综合征""抑郁症""慢性疲劳综合征"等的发生与社会因素有着密切关系。总之,中医药学从天人合一的整体观出发,强调研究医学应上知天文、下知地理、中知人事,治病宜不失人情。

（5）人对环境的适应能力　中医药学的天人合一观强调人与自然的和谐一致,人和自然有着共同的规律,人的生长壮老已受自然规律的制约,人的生理病理也随着自然的变化而产生相应的变化。人应通过养生等手段,积极主动地适应自然。此外,还要加强人性修养,培养"中和"之道,建立理想人格,与社会环境相统一。但是,人的适应能力是有限的,一旦环境变化过于剧烈,或个体适应调节能力较弱,不能对社会或自然环境的变化做出相应的调整,则人就会进入非健康状态,乃至发生病理变化而罹病。

（三）整体观的意义

中医药学的整体观,对于观察和探索人体及人体与外界环境的关系和临床诊治疾病,具有重要指导意义。

1.整体观与生理

中医药学在整体观指导下,认为人体正常生命活动一方面要靠各脏腑发挥自己的功能,另一方面要靠脏腑间相辅相成的协同作用才能维持。每个脏腑各自协同的功能,又是整体活动下的分工合作,这是局部与整体的统一。这种整体作用只有在心的统一指挥下才能生机不息。经络系统则起着联系作用,它把五脏、六腑、肢体、官窍等联系成为一个有机的整体。精气神学说则反映了机能与形体的整体性。中医药学还通过"阴平阳秘"和"亢则害,承乃制,制则生化"的理论来说明人体阴阳维持相对的动态平衡。五行相制是正常生理活动的基本条件。五行生克制化理论则揭示了脏腑之间的相反相成、制约互用的整体关系。这种动态平衡观、恒动观、制约观,与现代系统论有许多相通之处,对发展生理学有重要的意义。

2. 整体观与病理

中医药学不仅从整体来探索生命活动的规律,而且在分析疾病的病理机制时,也首先着眼于整体,着眼于局部病变所引起的病理反应,把局部病理变化与整体病理反应统一起来,既重视局部病变和与之直接相关的脏腑,更强调病变与其他脏腑之间有关系,并根据生克制化理论来揭示脏腑间的疾病传变规律,用阴阳学说来综合分析和概括整体机能失调所表现出来的病理反应。阳胜则阴病,阴胜则阳病;阳胜则热,阴胜则寒;阳虚则寒,阴虚则热。阴阳失调是中医药学对病理的高度概括。

在病因学上,中医药学十分强调机体正气对于疾病发生与否的决定作用。这种病因学的整体观,对医疗实践有重要的意义。

3. 整体观与诊断

在诊断学上,中医药学强调诊断疾病必须结合致病的内外因素,加以全面考察。诊断时,对任何疾病所产生的症状都不能孤立地看待,应该联系到四时气候、地方水土、生活习惯、性情好恶、体质、年龄、性别、职业等,运用四诊的方法,全面了解病情,加以分析研究,把疾病的病因、病位、性质及致病因素与机体相互作用的反应状态概括起来,然后才能做出正确的诊断。人体的局部与整体是辩证的统一。人体的任一相对独立部分,都蕴藏着整个机体的生命信息。因此,人体某一局部的病理变化,往往蕴含着全身脏腑气血阴阳盛衰的整体信息。如舌通过经络直接或间接与五脏相通。"四诊合参""审察内外"就是整体观在诊断学上的具体体现。

4. 整体观与防治

中医防治学强调人与外在环境的统一,以及人体的整体性。预防和治疗疾病必须遵循人体内外环境相统一的客观规律。人的机体必须适应气候季节的变化,与昼夜阴阳变化相适应,"春夏养阳,秋冬养阴",才能保持健康,预防疾病。《素问》认为,治病"必知天地阴阳,四时经纪","必先岁气,勿伐天和"，否则"治不法天之纪，不用地之理，则灾害至矣"。故曰："凡治病不明岁气盛衰，人气虚实，而释邪攻正，实实虚虚，医之罪也；凡治病而逆四时，生长化收藏之气，所谓违天者不祥，医之罪也。"所以，治疗疾病必须以天人一体观为指导思想，采取适宜的治疗方法，才能取得预期的疗效。

人体是一个有机整体，局部和整体之间保持着相互制约、相互协调的关系。因此，治疗疾病必须着眼于全局，注意对整体的调节，避免"头痛医头，脚痛医脚"。中医药学强调治病要因时、因地、因人制宜，要从整体出发，全面了解和分析病情，不但要注重病变的局部情况、病变所在脏腑的病理变化，而且更要注重病变脏腑与其他脏腑的关系，把握整体阴阳气血失调的情况，并从协调整体阴阳、气血、脏腑平衡关系出发，扶正祛邪，消除病邪对全身的影响，切断病邪在机体脏腑之间所造成的连锁病理反应，通过整体作用于局部，从而达到消除病邪、治愈疾病的目的。辨证论治实质上就是整体治疗观的体现。

人既有自然属性，又有社会属性。天地人三才一体，人生活在天地之间、时空之内，人的生命活动必然受到自然环境和社会环境的影响。因此，置人于自然、社会环境的变化之中，以分析其机能状态，结合环境变化的各种因素进行诊断、治疗、预防、康复等一系列医学实践活动，是中医药学的基本原则。所以要求医生必须上知天文、下知地理、中知人事。

中医药学的整体观强调人与自然的和谐统一，对于纠正那种把人与自然对立起来，片面强调人是自然的主人，一味"征服自然"，向自然索取，破坏生态平衡的错误观念，有重大教育意义，并对建立现代环境科学有启迪作用。中医药学的整体观强调天地人三才一体，把认识世界同认识人的自身统一起来，是对主体与客体辩证统一关系的朴素认识，对建立、发展现代医学模式具有重要意义。中医药学的整体观在强调天地人三才一体的同时，又特别注重"天覆地载，万物悉备，莫贵于人"，把人作为处理三者关系的核心，把提高人的精神境界、保持身心健康当作重要任务。

二、辩证观

中医药学不仅认为一切事物都有着共同的物质根源，而且还认为一切事物都不是一成不变的，各个事物不是孤立的，它们之间是相互联系、相互制约的，把生命与健康和疾病看作普遍联系和永恒运动变化着的。生命的生长壮老已，健康和疾病的变化是机体自身所固有的阴阳矛盾发展变化的结果。中医药学用矛盾的、整体的和运动的观点看待生命、健康和疾病的发生、发展、变化的思想，称为中医药学辩证观。

（一）辩证观的内容

阴阳是自然界运动发展的根本规律。生命是自然界物质运动的高度发展，是阴阳二气相互作用的结果。生命的本质就是机体内部的阴阳矛盾，"阳化气"与"阴成形"的对立统一，以及机体与周围环境的矛盾统一。人的生命过程就是人体的阴阳对立双方在不断的矛盾运动中取得统一的过程。中医药学认为，人与自然、社会共处于一个统一体中，人的生理病理与自然、社会有着密切联系。人体自身的结构、机能，也是形神合一的有机整体，在生理病理上也是互相联系、互相影响的。中医药学强调从联系的观点去认识人与自然、社会的关系，去处理健康与疾病的关系。运动是物质的属性。一切物质，包括整个自然界、整个人体，都是永恒运动着的。人体生命过程就是一个动态平衡过程，在动态的相对的平衡之中，显示出人体生命过程的生、长、壮、老、已的各个阶段。中医药学辩证法思想的观点贯穿在生理、病理、诊断和治疗各个方面。

生理学的辩证法思想主要表现为人体以五脏为中心，人体内外环境相统一的脏象学说的整体观；脏腑之间相互依存、相互制约的对立统一观；气血津液等生命活动的必需物质与脏腑生理机能、精神活动与生理活动之间的辩证统一观等。

病理学的辩证法思想表现为邪气伤人，非常则变，既注意内因又不排斥外因的病因学观点；正气存内，邪不可干，强调内因的发病学观点；五脏相通，病变互传，移皆有次，注重整体联系的病理学观点等。

诊断学的辩证法思想主要表现为将疾病的形成、发展、变化与人体所处的自然、社会环境联系起来，当作一个整体来考察。主张明天道地理，识社会人事，通过事物的相互关系诊察疾病，由外知内，四诊合参，透过现象认识疾病的本质；察色按脉，先别阴阳，要善于抓住疾病的主要矛盾，从四诊的初级诊断阶段进入辨证的高级诊断阶段，认识疾病的本质，从而做出正确的诊断。

防治学的辩证法思想体现在从运动变化的观点出发，强调未病先防，既病防变；用对立统一的观点指导治疗，主张扶正祛邪，调整阴阳；根据普遍联系的观点，提出治病应"必先岁气，勿伐天和"，因时因地制宜，以及注意个体差异而因人施治等。治疗上强调"异病同治""同病异治"，整体与局部并重，外治与内治结合，动与静统一；证变治亦变，承认疾病的阶段性和治病的灵活性，用药应贵于轻重有度、有方有法等。而辩证论治则是辩证法思想在诊断和治疗上的集中反映。

43

（二）辨证论治

中医药学的辩证观指导人们从整体、全面、运动、联系的观点而不是局部、片面、静止、孤立的观点去认识健康与疾病。

1. 辨证论治的基本概念

辨证论治是辨证和论治的合称，是中医药学的整体观、恒动观和辩证观的具体体现，既是中医药学认识疾病和治疗疾病的基本原则，又是诊断和防治疾病的基本方法，是中医药学特点的集中表现，也是中医药理论体系的基本特点之一。

任何疾病的发生、发展，总是通过一定的症状、体征等疾病现象而表现出来的。人们也总是透过疾病的现象去揭示疾病的本质。中医药学认为，疾病的临床表现以症状、体征为基本组成要素。

症状是疾病的个别表面现象，是患者主观感觉到的异常感觉或某些病态改变，如头痛、发热、咳嗽、恶心、呕吐等。能被觉察到的客观表现则称为体征，如舌苔、脉象等。广义的症状包括体征。

证，又称为证候。证是中医药学的特有概念，是中医药学认识和治疗疾病的核心。其临床表现是机体在致病因素作用下，机体与周围环境之间以及机体内部各系统之间相互关系紊乱的综合表现，是一组特定的具有内在联系的全面揭示疾病本质的症状和体征。其本质是对疾病处于某一阶段的各种临床表现，结合环境等因素进行分析、归纳和综合，从而对疾病的致病因素、病变部位、疾病的性质和发展趋势，以及机体的抗病反应能力等所做的病理概括。它标示着机体对病因的整体反应状态，抗病、调控的反应状态。如"脾阳虚证"，其病位在脾，病因是寒邪为害，病性为寒，病势属虚。这样，病位之脾，病因病性之寒，病势之虚，有机地组合在一起，就构成了"脾阳虚证"。证是由症状组成的，但它不是若干症状的简单相加，而是透过现象抓住了具有本质意义的辨证指标（症状），弄清其内在联系，从而揭示疾病的本质。可见，证比症状更全面、更深刻、更正确地揭示了疾病的本质，所以症与证的概念不同。

病，又称为疾病，是在病因的作用下，机体邪正交争，阴阳失调，出现具有一定发展规律的演变过程，具体表现出若干特定的症状和各阶段的相应证候。

病是由证体现出来的，反映了病理变化的全过程和发生、发展、变化的基本规律。

症、证、病三者既有联系又有区别，三者均统一在人体病理变化的基础之上。但是,症只是疾病的个别表面现象,证则反映了疾病某个阶段的本质变化,它将症状与疾病联系起来,从而揭示了症与病之间的内在联系,而病则反映了病理变化的全部过程。

所谓辨证,就是将四诊(望、闻、问、切)所收集的资料、症状和体征,通过分析、综合,辨清疾病的原因、性质、部位,以及邪正之间的关系,概括、判断为某种性质的证候。辨证的关键是"辨"。辨证的过程是对疾病的病理变化做出正确、全面判断的过程,即从感性认识上升为理性认识,分析并找出病变的主要矛盾。

所谓论治,又称为施治,就是根据辨证的结果,确定相应的治疗原则和方法,也是研究和实施治疗的过程。

合而言之,辨证论治是在中医药理论指导下,对四诊所获得的资料进行分析综合,概括判断出证候,并以证为据确立治疗原则和方法,付诸实施的过程。辨证是决定治疗的前提和依据,论治是治疗疾病的手段和方法。通过论治可以检验辨证的正确与否。辨证论治的过程,就是认识疾病和解决疾病的过程。辨证和论治,是诊治疾病过程中相互联系不可分割的两个方面,是理论和实践相结合的体现,是理、法、方、药在临床上的具体运用,是指导中医临床工作的基本原则。

2.辨证论治的运用

辨证论治的过程,就是中医药临床思维的过程。在临床实践中常用的辨证方法有八纲辨证、脏腑辨证、气血津液辨证、六经辨证、卫气营血辨证、三焦辨证、病因辨证等。这些辨证方法,虽有其各自的特点,在对不同疾病的诊断上各有侧重,但又是互相联系和互相补充的。

在整体观念指导下,运用四诊对患者进行仔细的临床观察,将人体在病邪作用下反映出来的一系列症状和体征,根据"辨证求因"的原理进行推理,可判断其发病的病因。再结合地理环境、时令、气候,患者的体质、性别、职业等情况具体分析,从而可找出疾病的本质,得出辨证的结论,最后确定治疗法则,选方遣药进行治疗。这是中医临床辨证论治的基本过程。

在辨证论治中,必须掌握病与证的关系,既要辨病,又要辨证,而辨证更重于辨病。证是疾病不同阶段、不同病理变化的反映。因此要根据在疾病发展过程中出现的不同证候进行治疗。如温病的卫分证、气分证、营分证、血分证,就是温病过程中四个不同阶段的病理反应,应分别治以解表、清气、清营、凉血等法。同病可以异证,异病又可以同证。如同为黄疸病,有的表现为湿热证,治当清热利湿;有的表现为寒湿证,又宜温化寒湿,这就是所谓同病异治。再如，不同的疾病，在其发展过程中，由于出现了性质相同的证，因而可采用同一方法治疗，这就是异病同治。如久痢、脱肛、子宫下垂等，是不同的病，但如果均表现为中气下陷证，就都可以用升提中气的方法治疗。由此可见，中医治病主要的不是着眼于"病"的异同，而是着眼于"证"的区别。相同的证，用基本相同的治法；不同的证，用基本不同的治法，即"证同治亦同，证异治亦异"。这种针对疾病发展过程中不同质的矛盾用不同方法去解决的原则，就是辨证论治的精神实质。

中国古代的科学思维主要是直观综合的思维方式。观察是中国传统思维的起点，由现象以辨物是其重要观察方式。而这种现象是建立在感觉器官基础之上的观察。事物的现象是宏观与微观的统一，随着科学技术的进步，人们的观察已从宏观世界进入微观世界，既立足于感官的观察，又借助于科学仪器，延伸感官的直觉观察，以弥补其不足。中医药学在辨证过程中所取得的四诊资料，是靠感官直接观察而获得的，但人们感觉器官直接观察的局限性决定了望、闻、问、切四诊资料的局限性。因此，辨证既要基于感官直接观察，从宏观、整体上把握疾病的现象，又要不囿于感官的直接观察，而应用各种科学方法和手段去获取感官直接观察难以取得的资料，使观察更科学、更全面，把辨证的水平提高到一个新的高度，这也是中医药学现代化的一项重要任务。

三、恒动观

运动是物质的存在形式及其固有属性。世界上的各种现象都是物质运动的表现形式。运动是绝对的、永恒的，静止则是相对的、暂时的和局部的。静止是物质运动的特殊形式。中医药理论认为，气具有运动的属性，气不是僵死不变的，而是充满活泼生机的。因此，由气所形成的整个自然界在不停地运动、变化着。自然界一切事物的变化，都根源于天地之气的升降作用。气是构成人体和维持人体生命活动的最基本物质，所以人体也是一个具有能动作用的机体。元代朱丹溪所著《格致余论·相火论》中说："天主生物，故恒于动，人有此生，亦恒于动。"人类的生命具有恒动的特性。恒动就是不停顿地运动、变化和发展。中医药理论用运动的、变化的、发展的，而不是静止的、不变的、僵化的观点，来分析研究生命、健康和疾病等问题，这种观点称为恒动观。

（一）恒动观的内容

世界是运动着的世界，一切物质，包括整个自然界，都处于永恒的无休止的运动之中，动而不息是自然界的根本规律。《素问·六微旨大论》说："高下相召,升降相因"。天地上下之间相引相召,造成气的升降和相互作用,从而引起世界上各种各样的变化。无论是动植物的生育繁衍,还是无生命物体的生化聚散,世界万物的生成、发展、变更,乃至消亡,无不根源于气的运动。气的胜复作用,即阴阳之气的相互作用,气本身的相互作用是推动一切事物运动变化的根本原因。世界是物质"气"的世界,气不停息地进行升降出入运动,物质世界因运动而存在。物质存在的基本形式为形、气两大类;物质运动的基本形式为形气相互转化。中医药理论用气的运动和形气转化的观点来说明生命、健康和疾病等问题。生命是物质的,人与万物一样,都是天地自然合乎规律的产物。人体就是一个不断发生着升降出入的气化作用的机体。

动和静是物质运动的两种表现形式。气有阴阳,相互感应,就有动静。动亦含静,静即含动。阳主动,阴主静,阴静之中已有阳动之根,阳动之中自有阴静之理。动静相互为用,促进了生命体的发生、发展、运动、变化。人体生命运动始终保持着动静和谐状态,维持着动静对立统一的整体性,从而保证了人体的正常生命活动。

(二)恒动观的意义

生命在于运动。生命体的发展变化,始终处在一个动静相对平衡的自然更新的状态中。阴阳动静对立统一观点贯穿于中医药学各个领域之中,正确地指导人们认识生命与健康、疾病的诊断与治疗,以及预防与康复等。《黄帝内经》说:"阴阳匀平,以充其形,九候若一","形肉血气必相称也,是谓平人"。"平人"即健康者,其气血运行有序和谐,脏腑经络功能正常,形肉气血协调。机体内部的阴阳平衡,以及机体与外部环境的阴阳平衡是为健康。健康是一个动态的概念,只有机体经常处于阴阳动态变化之中才能保持和促进健康。健康和疾病在同一机体内阴阳此消彼长的关系是二者共存的主要特点。阴阳动态平衡的破坏意味着疾病。"阴平阳秘,精神乃治","内外调和,邪不能害","阴阳乖戾,疾病乃起"。

从生理方面来看,食物的消化吸收,津液的环流代谢,气血的循化贯注,以及物质与功能的相互转化等,无一不是在机体内部以及机体与外界环境的阴阳运动之中实现的。

从病理方面来看,不论是六淫所伤,还是七情为害,都会使人体升降出入的气化运动发生障碍,阴阳动态平衡失调,而导致疾病。换言之,人体发生疾病后所出现的一切病理变化,诸如气血瘀滞、痰饮停滞、糟粕蓄积等,都是机体脏腑气化运动失常的结果。总之,人体的气化运动,不论是整体还是局部,只要气机升降出入运动失常,就能影响脏腑、经络、气血、阴阳等的协调平衡,引起五脏六腑、表里内外、四肢九窍等各种各样的病理变化。

从疾病防治方面来看，疾病过程也是一个不断运动变化的过程，一切病理变化都是阴阳矛盾运动失去平衡协调，出现了阴阳的偏胜偏衰的结果。治病必求其本的根本目的就在于扶正祛邪，调整阴阳的动态平衡。这体现了中医药理论用对立统一运动的观点来指导临床治疗的特点。中医药理论主张未病之先，应防患于未然；既病之后，又要防止其继续传变。这种未病先防、既病防变的思想，就是用运动的观点去处理健康和疾病的矛盾，旨在调节人体阴阳偏颇而使之处于生理活动的动态平衡状态。中医养生防病治疗的基本原则体现了动静互涵的辩证思想。

四、防治观

中医药理论主张"不治已病，治未病"，强调未病先防，既病防变，与其治疗于有病之后，不如摄养于未病之先。正如《黄帝内经》所说："是故圣人不治已病，治未病，不治已乱，治未乱，此之谓也。夫病已成而后药之，乱已成而后治之，譬犹渴而穿井，斗而铸兵，不亦晚乎？"

（一）未病先防

"未病先防"的中医养生思想是以中国古代哲学和中医药理论为底蕴的。中医治未病思想对养生学说的发展起到了指导性的作用。《素问·四气调神大论》说："圣人不治已病，治未病，不治已乱，治未乱。"《难经·用针补泻·七十七难》说："所谓治未病者，见肝之病，则知肝当传之于脾，故先实其脾气，无令得受肝之邪，故曰治未病焉。中工治已病者，见肝之病，不晓相传，但一心治肝，故曰治已病也。"未病先防，即在疾病发生之前，做好各种预防工作，以防止疾病的发生。这种积极预防的思想指导人们与天地环境相适应，顺应自然，保养身体，防治疾病。

《黄帝内经》说："夫精者身之本也，故藏于精者春不病温"，"正气存内，邪不可干"；孙思邈说："善养性者，则治未病之病，是其义也。"因此，要防病必先强身，欲强身必重摄生。摄生又称为养生，是指在中医学理论指导下，研究提高人体健康水平，增强体质，预防疾病，以及延缓衰老、延年益寿的方法；原则是保养正气和防御疾病，主要包括顺时摄生、调摄精神、饮食调养、运动健身、房事有节、起居有常、慎避外邪等观点。

中医养生是在中华民族文化为主体背景下发生、发展起来的研究人类生命规律、阐述增强体质、预防疾病以延年益寿的理论和方法的学说。把精、气、神作为人身之三宝，视为养生的核心，强调养生之道必须法于阴阳、和于术数、形神并养、协调阴阳、谨慎起居、和调脏腑、动静适宜、养气保精、综合调养。养生是最积极的预防措施,对增进健康、延年益寿、提高生命质量具有普遍意义。除摄生防病外,还应注意防止病邪的侵害。

(二)既病防变

既病防变指未病之时,注重防患于未然,一旦发病,当注意早期诊断和早期治疗。早期诊断以防止疾病由轻浅而危笃,清代程国彭在《医学心悟》中说:"见微知著,弥患于未萌,是为上工。"早期治疗则可截断病邪传变途径,先安未受邪之地,以防止疾病传变。早期诊断、早期治疗,是既病防变的关键,一方面可控制病邪蔓延,另一方面可避免正气的过度损耗,易于治疗和恢复健康。

一般认为,既病防变又可分成已病早治与病后防变两层含义。已病早治即在发病之初,做到早发现、早诊断、早治疗、早康复,防止疾病的发展和蔓延。疾病是一个发展的过程,疾病处于萌芽阶段时,就应防微杜渐,趁外邪未渗透入脏腑时及早治疗,以安正气、退邪气。《灵枢经·逆顺》说:"上工,刺其未生者也;其次,刺其未盛者也;其次,刺其已衰者也……故曰:上工治未病,不治已病,此之谓也。"《素问·八正神明论》说:"上工救其萌芽……不败而救之,故曰上工。下工救其已成,救其已败。"张仲景所著《金匮要略》中说:"适中经络,未流传腑脏,即医治之;四肢才觉重滞,即导引、吐纳、针灸、膏摩,勿令九窍闭塞。"以上均认为在疾病由表入里前应及时阻止,而后人就有将其引申为已病早治的思想。张仲景亦强调"病在表,当先解表"的欲病救萌、勿令生变的防治理念。

《金匮要略》说:"始萌可救,脓成则死。"说明对疾病的早期发现、早期诊断、早期治疗应高度重视。病后防变是指在治疗过程中把握病机,防止疾病向严重复杂的方向发展。叶天士的"先安未受邪之地"体现了阻止病情蔓延,并对进展中的疾病做到慎起居、避风寒、饮食宜忌等将息调养和护理的法则。不管是已病早治还是病后防变都提醒人们要治"未病"。这里的未病即未能深入发展到的疾病,让人在疾病面前处于主动地位,积极地对抗疾病,切实地做到以人为主体,把握自己的生命,实现对自我的关怀。

(三)愈后防复

愈后防复,指在疾病初愈、缓解或痊愈时,要注意从整体上调理阴阳,维持并巩固阴阳平衡的状态,预防疾病复发及病情反复。《伤寒杂病论》设专篇论病愈防复的问题,认为病复有食复、劳复、复感之分。疾病初愈,机体阴阳平衡功能尚未稳定巩固,此时若不注意调摄,极易病复。

中医药理论认为,疾病就是人体在邪正斗争作用下出现的阴阳失衡状态，而治疗的目的就是调整阴阳的偏盛偏衰，通过扶弱抑强、补虚泻实、温寒清热、升降沉浮来调理气血、疏通经络、调和脏腑、固护正气，以期达到阴阳平衡。患者初愈后，阴阳刚刚达到新的平衡，一般来说，大多仍有邪气留恋之势，机体处于不稳定状态，生理机能尚未完全恢复。这就要求在病愈或病情稳定之后，针对患者的具体情况，采取综合措施，促使脏腑经络功能尽快恢复正常，以达到邪尽病愈，扶助正气，消除宿根，避免诱因，防其复发之目的。

"愈后"阶段是疾病发生、发展过程中的一个特殊时期，在整个病程中，正邪交争，其胜负决定了疾病的转归。正胜邪去是"愈后"阶段的一个重要特征，在这个阶段人体邪气已去，正气也往往处于虚弱状态，若此时机体不得顾护，邪气便可再次入侵，导致虚后复感。

新型冠状病毒感染患者达到出院标准后，其主要症状及影像学表现趋于好转，通过中医药辨证论治给予汤剂、针灸等一系列中医疗法扶正祛邪之后，机体往往处于邪去正虚或是余邪未尽的状态，机体虚羸而邪气易侵，脏腑未复而气机易塞，故恢复期患者仍有乏力、纳差、倦怠、情志不畅等不适症状出现，那么扶正避邪、固本养慎、顺气调神当是新型冠状病毒感染患者愈后调护的重要法门。中医药理论中有诸多"扶助正气"之术，或药之，或针之，或灸之，或温熨之，或药渍之。其中，艾灸之法以其简、便、廉、效的优势当以首推。中医运用艾草、苍术、乳香、降香等芳香辟秽、辛温香燥之药，制成香囊以佩戴之，或于房内焚烧以避空气中的毒邪，又或以此类药物蒸煮对衣物器具消毒以达到避邪于外的目的。在疾病的愈后阶段，人体的生理状态以"正虚"为主，在扶助正气的同时要注意生活方式的调摄。新型冠状病毒感染的病位主要在肺、脾两脏，病理因素尤以"湿邪"为重，愈后阶段若是余邪未尽，湿邪困脾，脾、胃气弱，再妄以肥甘厚味而补之，便有脾、胃运化不及，又耗之于气，而致正气虚之又虚，机体对疫毒之邪便毫无防御之力，最终易复感病邪而致病情复发。中医药理论认为，正虚勿以食而损之，却又需以食而养之，故做到饮食有节尤为重要。因劳神、劳力、房劳而致病情复发者，称之为劳复，可见在大病初愈、身体虚弱之时，应以静养调形、安神休息为主，勿过劳而耗气、伤神而损正。在人体的愈后阶段，由于气虚血弱，正气大伤，往往虚则致郁，致正气耗伤于内，正虚而邪气便易于入侵。因此，对于新型冠状病毒感染患者的情志调护也应是重要的一环。

第四节　中医药文化的传承与发展

中国传统文化对中医药文化的影响是全方位的。对人与自然的理解，中医药文化的观点与传统文化是一致的，如天人相应、五行生克、阴阳平衡等，中医药理论来源于中国传统文化。中医强调的修身养性观汲取了中国传统文化中的思想观念。中医药理论对病理的认识与治病的方法也受到中国传统文化的影响，不管是脏象兼治、丹药医方，还是望闻问切、推拿捏打等，无不有传统文化的理念在其中，如"平人不病""阴平阳秘"等就是传统文化中"中和"的理念。中医药的一些名词也受中国传统文化影响，而中医药文化在发展过程中又不断丰富了传统文化的宝库。如果没有中医药，很难设想中华民族会延续下来，更难设想会有如此辉煌灿烂的中华文明。因此中医药的发展也促进了中国传统文化的繁荣与传承。

一、中医药文化的内涵

中医药文化是中医药内在的价值观、思维方式和外在的物质实体，是中华民族人文精神和内在品质的体现。中医药文化是中华优秀传统文化中体现中医药本质与特色的精神文明和物质文明的总和。它是中国传统文化中形成最早、发展最快、流传时间最长、与民众关系最为紧密的文化，汲取了哲学、天文、地理、诸子百家等学说之精髓，又融入中国优秀的传统文化之中，成为其不可分割的一部分，是中国优秀传统文化最具代表性的体现。中国传统文化对中医药文化核心价值的形成有着不可估量的作用，其中"天人合一""大医精诚""阴阳和合"等观念对中医药文化有着十分重要的影响。

中医药文化的基础是中国传统哲学、文学、史学，由中医药精神文化、行为文化、物质文化三个方面构成，包含中医药文化理念、文化实践、文化环境三个层面，体现中医药的人文属性，这是对中医药文化自身各要素关系的定位。这种定位有利于揭示和阐明，中医药文化基于传统哲学基础形成的以核心理念、价值观念和思维方式为代表的精神文化，是中医药文化的灵魂与核心，是形成中医药文化特色的根源所在，也是中医药人文属性的根本体现。

把握中医药文化的内涵，需要厘清中医药文化发展中三个最基本的关系。一是厘清中医药文化与中国传统文化的关系。中医药文化是中华优秀传统文化的重要组成部分，也是中国优秀传统文化在中医药学领域的具体体现。中医药文化的内涵应该既能够充分体现与中国传统文化的深刻联系，又能够体现中医药文化的自身特色。只有这样才能使中医药文化的特色植根于厚重的文化土壤之中。二是厘清中医药文化与中医药事业的关系。中医药文化的传承与发展，离不开中医药事业的发展，而中医药事业的发展又离不开中医药文化的引领和促进。二者相互作用，离开任何一方孤立地谈另一方都没有意义。研究中医药文化，不是就文化谈文化，而是以促进中医药事业发展为出发点和归宿。三是厘清中医药文化内部各要素的关系。中医药文化本身是一个涵盖很广的概念，其内部包含多种要素，这些要素甚至分属于不同形态、不同层面。对这些要素如何有效地整合与梳理，使其找到自己的位置，是中医药文化内涵建设的应有之义。

中医药文化具有以下特点：一是广泛性。文化本身就是包罗万象的，中医药文化不但包括与中医药相关的精神文明，还包括物质文明，是一个具有很大广度的概念。二是基础性。中医药文化是中医药事业健康发展的根基和灵魂，对于中医药事业的发展有着基础性作用。没有中医药文化，中医药事业发展将会迷失方向，甚至会误入歧途。三是特殊性。中医药文化是中华优秀传统文化中体现中医药本质与特色的文化，它既不完全等同于传统文化，又与其他外来文化有着根本的不同。它形成了具有医学特点，又不同于外来医学的独特的核心理念、价值观念、思维方式和发展规律。四是普世性。中医药文化具有的普世性根源于"天人合一""道法自然"思想的普世性。人与自然和谐共处是世界各国人民共同的价值追求和公认的价值标准，中医药文化具有最大广度的感染人、塑造人、影响人的功能，具有在世界范围内进行传承与传播的潜质。五是包容性。中医药文化深根于中国传统文化，在汲取和融合母体文化的基础上，展现出与时俱进的文化品格和兼容并包的文化情怀。在中医学发展的不同历史时期，不断涌现出医易相通、医道相通、医儒相通、医释相通等文化现象，促进了中医学将医理、哲理、易理、文理四者融贯一体，架起了医学与人文之间的桥梁，使得中医学自成一体而独具特色。六是时代性。中医药文化作为中医药的基础和灵魂，推动中医药事业发展是其生命力所在。随着时代的发展，人们对医疗水平的要求不断提高，中医药也随之不断发展和创新。中医药文化不但要能够体现这种发展和创新，还要能够推陈出新，成为这种发展和创新的源泉。

二、中医药文化的传承

2019年10月25日，全国中医药大会在北京市召开，开启了新时代中医药振兴发展的新篇章，在中医药发展史上具有里程碑式的意义。会上传达了习近平总书记的重要指示"要遵循中医药发展规律，传承精华，守正创新"——以宏大的历史视野、深邃的历史眼光，为新时代中医药工作提供了根本遵循。中医药学历经数千年发展，虽履险而能如夷，经百折而犹向前，是因为其凝聚着中国人民和中华民族的深邃理念和博大智慧，体现了中华民族的认知方式，展现出自身特有的发展规律，并与时俱进，深深融入民众的生活方式，仍充满着旺盛的生命力。回望近百年来风云变幻，西方文化强势而来，包含中医药在内的中华文化式微，尤其在西医学的强烈冲击下，中医药在痛苦的转型中不同程度地存在着逐渐背离原有自身发展规律的现象。如对中医药科学性认识不到位、中医院管理和院校教育"西医化"倾向、中医药评价简单套用西医药标准或方法等问题。究其原因，主要还是对中医药、对中国传统文化的不自信，从而"东施效颦"，以至于不得其美、反受其害，迷失了自己。唯有遵循中医药发展规律，才能明了传承怎样的"精华"，才能明了守住怎样的"正"、创出怎样的"新"。

从秦汉时期《黄帝内经》奠定中医药理论体系到金元四大家的出现，从明清时期温病学的产生到屠呦呦受《肘后备急方》启示发现青蒿素，中医药发展史正是一部在遵循自身规律"守正"基础上的"创新"发展史。背离了自身规律，"正"不守，中医药特色优势亦无从谈起，更无所谓开"新"，因而难免会走上歧路。当然，遵循自身规律并非意味着自我封闭，开放包容同样是遵循自身规律的应有之义。传承创新发展中医药是新时代中国特色社会主义事业的重要内容，是中华民族伟大复兴的大事。要遵循中医药发展规律，传承精华，守正创新，走出一条符合中医药发展特点的道路，是中医药生生不息、发扬光大的必然选择。

中国传统文化与中医药关系非常密切，在互相促进的关系下实现共同发展。其实，儒、道、佛这三家文化与中医药文化也呈现出非常紧密的联系。中国传统文化也是儒、释、道、医四者的互补，特别是中医药文化对于儒、释、道也有推动和补充的作用，如阴阳五行学说便是如此。中国哲学领域提倡"天地之大德曰生""生生之谓易"——天地人三才只有按照统一的规律运行，才能够真正实现发展，同时意味着万事万物属于有机整体，在接受同化的基础上也在不断生长。中医药学提倡"上工治未病"，这一思想与中国传统文化当中的"防患于未然"思想相同，具体表现为"百战百胜，非善之善者也"。中医领域讲究"正气存内，邪不可干"，这一观点便是以化解的方式将矛盾调和。因为中医药学、养生均在自身源源不断的发展当中形成了带有特色的医疗观点与原则，所以在这一背景下使其成为组成中医药文化的关键，具体表现为"人命至重，有贵千金"这种救死扶伤的精神。

不管是理论角度还是行为方式，中国传统文化对于整个民族的价值倾向都有非常重要的作用，这是其他因素无法替代的。历经了长期实践之后，思想观念也实现了整合，并且在发展的过程中形成了宽厚、博大、务实的中医药学精神，将市场拓展到国外。中医药文化当中，人才、机构场所可以被称为传承文化的主体，同时代表了中医药文化不断发展与繁荣。第一，中医药机构需要负担起传承文化的使命,在各个机构中对医药文化进行传承、创新,以免机构被西化。第二,从事中医药行业人员要勇于承担传播文化的责任。第三,各个中医药文化部门需要培养适合文化传承的人才,并且提供人文环境,让更多的群众了解中医药学,形成中医药学的基本思想,在传承中医药文化当中贡献自己的力量。同时,利用新媒体传播中医药文化,也可以使中医药文化紧跟时代发展潮流,从而使人们更加全面具体地接触中医药文化,促进中医药文化的广泛传播。

为贯彻落实党中央、国务院关于中医药工作的决策部署,明确"十四五"时期中医药发展目标任务和重点措施,依据《中华人民共和国国民经济和社会发展第十四个五年规划和2035年远景目标纲要》,制定了《"十四五"中医药发展规划》。"十三五"期间,中医药发展顶层设计加快完善,政策环境持续优化,支持力度不断加大。2017年,《中华人民共和国中医药法》施行。2019年,中共中央、国务院印发《关于促进中医药传承创新发展的意见》,国务院召开全国中医药大会。中医药服务体系进一步健全,截至2020年底,全国中医医院达到5482家,每千人口公立中医医院床位数达到0.68张,每千人口卫生机构中医类别执业(助理)医师数达到0.48人,99%的社区卫生服务中心、98%的乡镇卫生院、90.6%的社区卫生服务站、74.5%的村卫生室能够提供中医药服务,设置中医临床科室的二级以上公立综合医院占比达到86.75%,备案中医诊所达到2.6万家。中医药传承、发展能力不断增强,中医药防控心脑血管疾病、糖尿病等重大慢病及重大传染性疾病临床研究取得积极进展,屠呦呦研究员获得国家最高科学技术奖,中医药人才培养体系持续完善,中成药和中药饮片产品标准化建设扎实推进,第四次全国中药资源普查基本完成,公民中医药健康文化素养水平达20.69%。中医药开放发展取得积极成效,已传播到196个国家和地区,中药类商品进出口贸易总额大幅增长。特别是新型冠状病毒感染疫情发生以来,坚持中西医结合、中西药并用,中医药全面参与疫情防控救治,做出了重要贡献。

当前,新发传染病不断出现,中国慢性病发病率总体呈上升趋势,传统传染病防控形势仍然严峻。随着经济社会发展和生活水平提高,人民群众更加重视生命安全和健康质量,健康需求不断增长,并呈现多样化、差异化特点。有效应对多种健康挑战、更好满足人民群众健康需求,迫切需要加快推进中医药事业发展,更好发挥其在健康中国建设中的独特优势。同时应看到,中医药发展不平衡不充分问题仍然突出,中医药优质医疗服务资源总体不足,基层中医药服务能力仍较薄弱,中西医协同作用发挥不够,中医药参与公共卫生和应急救治机制有待完善,传承创新能力有待持续增强,中药材质量良莠不齐,中医药特色人才培养质量仍需提升,符合中医药特点的政策体系需进一步健全。

《"十四五"中医药发展规划》决定采用三条途径推动中医药文化繁荣发展。一是加强中医药文化研究和传播。深入挖掘中医药精华精髓,阐释中医药文化与中华优秀传统文化的内在联系。加强中医药学与相关领域协同创新研究。实施中医药文化传播行动,推动建设体验场馆,培育传播平台,丰富中医药文化产品和服务供给。推动中医药文化贯穿国民教育始终,进一步丰富中医药文化教育。加强中医药机构文化建设。加大对传统医药类非物质文化遗产代表性项目的保护传承力度。加强中医药科普专家队伍建设,推动中医医疗机构开展健康讲座等科普活动。建设中医药健康文化知识角。开展公民中医药健康文化素养水平监测。二是发展中医药博物馆事业。开展国家中医药博物馆基本建设,建成国家中医药数字博物馆。促进中医药博物馆体系建设,强化各级各类中医药博物馆收藏研究、社会教育、展览策划和文化服务功能,加强数字化建设,组织内容丰富的中医药专题展览。三是做大中医药文化产业。鼓励引导社会力量通过各种方式发展中医药文化产业。实施中医药文化精品行动,引导创作一批质量高、社会影响力大的中医药文化精品和创意产品。促进中医药与动漫游戏、旅游餐饮、体育演艺等行业、产业融合发展。培育一批知名品牌和企业。

传承中医药文化,是保持其原生态让当代社会理解接受,还是根据当代社会能够接受的状态进行调整,是我国中医药事业站在新的历史发展节点时需要回答的重要方向性问题。随着国际社会进一步深入融合,东西方文化差异带来的激烈碰撞在所难免。站在民族复兴的高度,我们不应当妄自菲薄,也不应当将文化差异看成阻碍中医药文化发展的屏障,而应当具备"转危为机"的哲学智慧。面对西医科学,中医药文化理念仍然能展现出先进性,但常常落后于世人对它的解读。这就要求我们结合时代特征深化对中医药文化的理解,深刻把握越是民族的,越是优秀的,越是世界的,让自己做到最优秀,才能彰显中医药文化的世界性贡献,要通过中医学在养生治病方面的独特优势展现自身文化的先进性。要认识到中医学存在不适应时代发展的问题,如疗效评价、标准化、大众普及认可度等,中医药文化也必须自我调整,呼唤创造性转化和创新性发展,使之与当代文化相融相通。中医药文化本身具备很强的再生性与持续性,具备与时俱进的转型品格,要求我们坚持原创的思维方式,坚守中医学的母体性和主体性,转型但绝对不能背弃自己的文化传统,牢记中华民族从哪里来、到哪里去,杜绝历史虚无主义,在多元文化世界中确立自己的位置,让中医药文化走得更加稳健和长远。另外,也不应忽视寻找中医药文化与其他国家文化之间的共同点,在加强中医药文化传播力度的同时,借鉴其他民族文化的优点,促进两者的共同进步和发展。

中医药文化创新,与中医药在新的历史阶段的运用和发展密切相关。面对大格局、大世界、大科学背景下不同地域和多学科交叉的全球性多元文化形态,如何让中医药文化走出中华文化圈,融入甚至推动全球性文化新形态,是值得深入钻研的历史性课题。在中医药文化和世界多元文化接触时,需注意传统与现代的双向互动,做到合理接轨。在接轨中要树立"和而不同"的文化观,在坚守中医传统理论内核的基础上,与现代的、西方的、多元的文化和谐共振,弘扬民族性,走向国际共享性。这恰巧印证了费孝通先生的一句名言:"各美其美,美人之美,美美与共,天下大同。"要遵循"为我所用"的原则,建立起多元文化形态(如科学、生态学、系统学、复杂性科学等)服务于我的情怀,以能让当代人接受的方式解释和呈现,守正创新,大胆借鉴,用现代科学技术延伸中医药服务能力。中医药文化创新必须坚定文化自信。中医学来源于实践,是中华民族的伟大原始创造,是中华民族的伟大宝库,是中华民族伟大复兴的重要组成部分,至今仍在有效地指导临床治疗、康复、预防等多个医学领域。这是我们文化自信的源泉,也是创新发展的强大驱动力。中医药文化创新要以深化文化认同为目标,在与其他文化求同存异、尊重差异性的前提下,选择可被接受的共性之处。鉴于东西方不同文化背景的差异,在医学领域须从概念、范畴、思维方式、研究方式、实践目标等方面进行比较,回答中西医对生命健康认识和理解的共性之处,并以共同的价值理念,以科学方法阐释两种文化体系均认同的中医药文化命题,建立符合时代特征的文化认同。

中医药文化创新可以从以下方面入手:一是增强中医药文化在多元文化中的解释能力,例如中医药能够抑制血清中炎症因子表达,促进组织炎症吸收,改善炎性细胞浸润造成的病理损害等类似表达,让现代医学听懂并接受。二是提升中医药文化在多元文化中的对话能力。中医学需要通过研究手段、研究方法、研究技术的重大创新,并积极利用现代科学的思维方法诠释与解读其科学内涵、哲学基础、生命观等,才能建立话语权,提高与西方现代文明的对话沟通能力。所以中医学必须广泛开展多学科协作研究,通过跨学科结合和交叉渗透来发展自己。三是要扩大中医药文化在多元文化中的服务能力,针对全球各个国家和民族,满足儿童、年轻人、中年人、老年人等不同年龄段人群在医疗、保健、康复、养生等不同服务范围内的需求，真正实现基于中医药认可基础上的文化传播。

三、毛泽东思想与中医药文化传承

毛泽东同志对中医药有独特的情怀。以毛泽东同志为代表的党的领导集体，提出了一系列针对中医药发展的政策和措施，稳住了中医药发展的根基。在井冈山革命时期，斗争形式十分严峻，敌人的严密封锁和长时间的供给不足，导致物资极度匮乏，尤其是医药品类物资，战士们缺医少药的情况十分严重。此时，以毛泽东同志为代表的党的领导集体从客观生活的实际出发，让战士们就地取材，利用各种中草药，缓解了当时医药资源紧张的情况。在抗日战争时期，面对日本帝国主义的残酷侵略，仅仅依靠外国援助很难解决当时面临的困境。对此，毛泽东同志清楚地认识到，只有发展中国自身的医药事业才能解决实际问题。在毛泽东同志的鼓励下，各个地区建立了中药厂，生产加工各种中草药药物，因地制宜地发挥中医药的作用，为中医药的发展奠定了良好的基础。在中华人民共和国成立初期，遭受数十年战乱的中国，经济水平落后，人们的医疗卫生知识匮乏，国内各种病害频发，给社会主义建设带来了很大的阻力。对此，毛泽东同志提出"团结中西医""预防为主"等方针政策，利用中医药防病成本比西医药低且行之有效的特点，发展中医养生文化，最大限度地改善人民的生活健康状况。毛泽东同志的中医药思想坚持以人为本，始终坚持人民的主体地位，服务人民健康，坚持古为今用、中西并重的发展方针，继承中医药优秀传统，吸收借鉴西医的科学文化知识，不断发展中医药事业，丰富中医药文化理论，为传播中医药文化打下了良好基础。

1950年8月，第一届全国卫生工作会议召开，毛泽东同志为大会题词："团结新老中西各部分医药卫生人员，组成巩固的统一战线，为开展伟大的人民卫生工作而奋斗。"这次会议上，毛泽东同志提出的"面向工农兵""预防为主""团结中西医"是新中国卫生工作的三个基本原则。

1953年12月，毛泽东同志在听取时任卫生部副部长贺诚汇报工作时说："我们中国如果说有东西贡献全世界，我看中医是一项。我们的西医少，广大人民迫切需要的是依靠中医。对中西医要有正确的认识。中医是在农业与手工业的基础上产生出来的。这是一大笔遗产，我们要把其积极的一面吸收过来加以发挥，使它科学化；另一面，对不合理的要研究，分析。什么是科学？有系统的、正确的知识，这才是科学。中西医要团结，互相看不起是不好的，一定要打破宗派主义。中医学习一点西医是好的。"

1954 年，毛泽东同志专门批示："中药应当很好地保护与发展，我国中药有几千年的历史，是祖国极宝贵的财富，如果任其衰落下去，那是我们的罪过。中医书籍应进行整理。应组织有学问的中医，有计划有重点地先将某些有用的，从古文译成现代文，时机成熟时应组织他们结合自己的经验编出一套系统的中医医书来。"

1954 年 4 月 21 日，毛泽东同志审阅了中共中央关于加强中医工作的指示（草案），并在指示草案的"对待中医的问题，实际上是关系四万万七千万农民的疾病医疗问题"一句中的"四万万七千万农民"之后，加上"及一部分城市居民"；在"我们应该有批判地接受这一部分文化遗产，去其糟粕，存其精华，把它的合理部分增加到医学中去，更好地为治疗疾病，增进人民健康服务"一句中的"医学"之后，加上"科学"二字，在"治疗疾病"之前加上"预防疾病"；在"依靠中西医合作，根据中医实际应用的经验，进行一种谨慎的长期的科学研究工作"之后，加上"和说服教育工作"；把"将中医团结起来，安定下来，把他们现有经验保存下来⋯⋯"这段话中的"现有经验"改为"现有的合理经验"。

1954 年 6 月 5 日，毛泽东同志与时任北京医院院长周泽昭谈话时指出："对新来的外国东西重视了，对自己本国的东西倒轻视了。按摩，连剃头的、修脚的都能做，就看不起，不叫按摩疗法。看不起本国的东西，看不起中医，这种思想作风是很坏的，很恶劣的。""对中医问题，不只是给几个人看好病的问题，而是文化遗产的问题。要把中医提高到对全世界有贡献的问题。""第一，思想作风上要转变。要尊重我国有悠久历史的文化遗产，看得起中医，也才能学得进去。第二，要建立研究机构。不尊重，不学习，就谈不上研究。不研究，就不能提高。总是有精华和糟粕的嘛。这项工作，卫生部没有人干，我来干。"最后还提出："要抽调 100 名至 200 名医科大学或医学院的毕业生交给有名的中医，去学他们的临床经验，而学习就应当抱着虚心的态度。"

1954 年 7 月 9 日，毛泽东同志委托刘少奇同志召集会议，专门传达了毛泽东同志关于中医工作的指示，主要内容有："团结中西医是卫生工作的方针之一。中西医团结问题没有做好，原因是西医存在很大问题，主要是西医有宗派作风。西医传到中国来以后，有很大一部分人就把中医忽视了。必须把中医重视起来。把中医提得过高也是不正确的。团结中医的目的，是为了发展中国医药科学。首先要弄清楚，这不仅是为了中国的问题，同时是为了世界。掌握中医中药，必须要有西医参加，也要吸收有经验的中医，靠单方面是不够的,单有西医没有中医不行,有中医没有西医也不行。""中医问题,关系到几亿劳动人民防治疾病的问题,是关系到我们中华民族的尊严、独立和提高民族自信心的一部分工作。我们中国的医学,历史是最久的,有丰富的内容。在医学上,我们是有条件创造自己的新医学的。中国人口能达到六亿,这里面中医就有一部分功劳嘛。西医到中国来,也不过百把年。当然,西医是近代的,有好的东西。但什么都是'舶来品'好,这是奴化思想的影响。看不起中国的东西,不尊重民族文化遗产,这是极端卑鄙恶劣的资产阶级的心理在作怪。如果西医没有宗派作风的话,对中医能治好病的效能,可以用科学方法把它整理起来。""对中医的'汤头'不能单从化学上研究,要与临床上的研究结合起来,才能提高中医。中国古书上这样说:'上医医国,中医医人,下医医病。'这意思就是强调人的整体性,和巴甫洛夫学说是一致的。""中医在几千年前就用了新的技术,如'体育''按摩'等,里面虽有些唯心的东西,但我们可以将其中好的提炼出来。中医要进大医院,中医要进医科大学,中医还要出国。中药要发展,要建立研究机构,要出版中医中药书籍。西医要跟中医学习,具备两套本领,以便中西医结合,有统一的中国新医学、新药学。这些工作一定要制定出具体措施。"为了落实毛泽东同志关于中医的指示,党中央采取了一系列重大措施,专门成立了由中宣部、中央文化教育委员会、卫生部指定人员组成的中医问题临时工作组,向各地卫生行政负责人和北京市、天津市的中西医传达中共中央关于中医工作的指示。召开中共中央、华北和北京市各有关部门的中西医座谈会,反复讨论关于学习和研究中医、扩大中医业务、出版中医书籍等问题。与此同时,卫生部对自身不能正确对待中医的思想和做法进行了反省和检查。

根据毛泽东同志关于中医工作的指示精神,1954年10月20日的《人民日报》发表了题为《贯彻对待中医的正确政策》的社论,认为发展中医就是"如何通过认真的学习、研究和实践,逐渐使它和现代科学理论相结合的问题,就是要根据现代科学的理论,用科学方法来整理中医药学的学理和总结它的临床经验,吸取它的精华,去掉它的糟粕,使它逐渐和现代医学科学合流,成为现代医学科学的重要组成部分"。

1954年10月26日,中央文化教育委员会党组向党中央提交了《关于改进中医工作问题的报告》,对"限制和排挤中医"的问题提出了相关改进措施,如成立中医研究院、吸收中医参加大医院工作、扩大和改进中医的业务、改善中医进修工作、加强对中药产销的管理、整理出版中医书籍等。

1955年4月15日,毛泽东同志派汪东兴看望杭州市针灸专家朱琏并传达指示："针灸是中医里面的精华之精华,要好好地推广、研究,它将来的前途很广。""有些同志坚持努力,是有成绩的,也证实了中医政策的提出是正确的。中国医学的经验是很丰富的,它有几千年的历史了,要有同志去整理它。这项工作是难做的,首先是卫生部行政领导上不支持,去年七月以后可能好一些,但还没有具体行动。我是支持的,我可以当卫生部长,也可以把这项工作做起来。不要以为我不懂医就不能做,这不是懂不懂医的问题,而是思想问题。"

1955 年 4 月 15 日晚上,毛泽东同志在杭州市刘庄与针灸专家朱琏谈话:"巴甫洛夫的高级神经活动学说的理论,对针灸治病的神秘提供了解释的钥匙,反过来针灸又能够给它提供丰富的实际材料,如进一步研究,一定可以发挥更大的效果,丰富与充实现代的医学。研究针灸对医学理论的改革将发生极大的作用。你们不要以为针灸是土东西,针灸不是土东西,针灸是科学的,将来世界各国都要用它。中医的经验要有西医参加整理,单靠中医本身是很难整理的。"

1955 年底到 1956 年初,毛泽东同志鼓舞了一大批西医投身到学习中医的浪潮之中。卫生部在北京市、上海市、广州市、武汉市、成都市、天津市等地举办了六期西医离职学习中医班,从全国范围内抽调部分医学院校毕业生及有一定临床经验的西医参加,系统学习中医药理论和治疗技术两年半,参加学习的有 300 多人。

1956 年 8 月 24 日,毛泽东同志接见参加第一届全国音乐周的代表:"要以西方的近代科学来研究中国的传统医学的规律,发展中国的新医学。""你们是'西医',但是要中国化,要学到一套以后来研究中国的东西,把学的东西中国化。""应该学习外国的长处,来整理中国的,创造出中国自己的、有独特的民族风格的东西。这样道理才能讲通,也才不会丧失民族信心。"

1958 年 10 月,毛泽东同志再次给予中医药充分的肯定:"中国医药学是一个伟大的宝库,应当努力发掘,加以提高。"

1958 年 10 月 11 日,毛泽东同志在给杨尚昆的信中说:"我看如能在一九五八年每个省、市、自治区办一个七十到八十人的西医离职学习班,以两年为期,则在一九六○年冬或一九六一年春,我们就有大约二千名这样的中西结合的高级医生,其中可能出几个高明的理论家。"

1958 年 11 月 11 日,毛泽东同志在中共卫生部党组 9 月 25 日关于组织西医学中医离职学习班的总结报告上做了重要批示,肯定了这一做法,说举办西医离职学习中医班"是一件大事,不可等闲视之"。11 月 18 日,党中央转发了卫生部党组的总结报告。11 月 20 日,《人民日报》发表了中央转发这个总结报告的指示和总结报告。

四、改革开放后的中医药文化传承

作为改革开放的总设计师,邓小平同志为中医药的发展创造了良好的物质条件。经历了十年"文革",中医事业遭受了很大的挫折,中医人员减少,中医产业发展停滞,发展中医的势头也逐渐消失。面对这种情况,1978 年在卫生部党组《关于认真贯彻党的中医政策,解决中医队伍后继乏人问题的报告》中提出要建设一支骨干队伍,给予中医药物力和财力等方面很大的支持。邓小平同志在批示中强调:"这个问题应该重视,特别是要为中医创造良好的发展与提高的物质条件。建议以中央名义加一批语转发下去。"作为拯救中医的"及时雨",得到了全国医药工作者的拥护。各大政府会议和学术会议相继召开,全国各大报纸也纷纷刊登文章,认为在党的十一届三中全会之后,中医药事业发展开始了全新的时代,"发展现代医药和我国传统医药"更是被列入《中华人民共和国宪法》。这是史无前例的重要举措,挽救了中医药及其理论发展的根基。以江泽民同志为代表的党的领导集体,延续了发展中医的政策,指出"中医药文化是中华民族的优秀传统文化,要正确处理继承和创新的关系,理清中医药特色和优势,积极利用现代科学技术,促进中医药创新和发展,加强中西医结合发展,保护好人民的生命健康"。不仅如此,在中医药国际传播方面,江泽民同志曾邀请各国政要来华体验中医,极大地促进了中医药的世界影响力。胡锦涛同志在党的十七大报告中指出,要坚持中西医并重,扶持中医药和民族医药事业发展,首次将发展中医药写入党的全国代表大会报告。在各种参观和会议中,胡锦涛同志多次强调要重视生物科技和民族医学的有机结合,从中实现新的突破。

五、习近平新时代中国特色社会主义思想与中医药文化传承

党的十九大向全国、全世界人民宣告:中国要实施"健康中国"战略,并指出:"要坚持中西医并重,传承发展中医药事业。"在以习近平同志为核心的党中央领导下,中医药事业迎来了史无前例的高速发展,受到前所未有的高度重视。习近平总书记在讲话中多次提到中医,多次引用中医的典故,强调要切实把中医药这一祖先留给我们的宝贵财富继承好、发展好、利用好,增强民族自信,勇攀医学高峰。在全国卫生与健康大会上,习近平总书记指出,"努力实现中医药健康养生文化的创造性转化、创新性发展"。这是中医药事业发展的基本原则。在新时代,要不断推动中医药适应性发展,满足不同病种的需求,提高预防和治疗疾病的能力,减少药物副作用,体现中医药治疗

特色。习近平总书记曾在许多重要会议、重要活动、重要场合提及中医药，就发展中医药做出了一系列重要论述，成为新时代传承、发展中医药事业的根本遵循和行动指南。

2010年6月20日，时任国家副主席的习近平同志在出席澳大利亚皇家墨尔本理工大学中医孔子学院授牌仪式时说："中医药学凝聚着深邃的哲学智慧和中华民族几千年的健康养生理念及其实践经验，是中国古代科学的瑰宝，也是打开中华文明宝库的钥匙。深入研究和科学总结中医药学对丰富世界医学事业、推进生命科学研究具有积极意义。中医孔子学院把传统和现代中医药科学同汉语教学相融合，必将为澳大利亚民众开启一扇了解中国文化新的窗口，为加强两国人民心灵沟通、增进传统友好搭起一座新的桥梁。"

2013年8月20日，习近平总书记会见世界卫生组织总干事陈冯富珍时表示："中方重视世界卫生组织的重要作用，愿继续加强双方合作，促进中西医结合及中医药在海外发展，推动更多中国生产的医药产品进入国际市场，共同帮助非洲国家开展疾病防治和卫生体系建设，为促进全球卫生事业、实现联合国千年发展目标作出更大贡献。"

2013年9月13日，习近平总书记在比什凯克出席上海合作组织成员国元首理事会第十三次会议上的讲话中指出："传统医学是各方合作的新领域，中方愿意同各成员国合作建设中医医疗机构，充分利用传统医学资源为成员国人民健康服务。"

2015年2月15日，习近平总书记在西安市调研时，曾到雁塔区电子城街道二〇五所社区一家中医馆，他表示："很多患者喜欢看中医，因为副作用小，疗效好，中草药价格相对便宜。像我们自己也很喜欢看中医。"

2015年12月18日，习近平总书记致信中国中医科学院成立六十周年。习近平总书记在贺信中指出："中医药学是中国古代科学的瑰宝，也是打开中华文明宝库的钥匙。当前，中医药振兴发展迎来天时、地利、人和的大好时机，希望广大中医药工作者增强民族自信，勇攀医学高峰，深入发掘中医药宝库中的精华，充分发挥中医药的独特优势，推进中医药现代化，推动中医药走向世界，切实把中医药这一祖先留给我们的宝贵财富继承好、发展好、利用好，在建设健康中国、实现中国梦的伟大征程中谱写新的篇章。"

2016年2月3日，习近平总书记赴江西省看望慰问广大干部群众期间，在考察江中集团江中药谷制造基地时强调："中医药是中华文明瑰宝，是5000多年文明的结晶，在全民健康中应该更好发挥作用。""中医药发展这条路，你们走对了。江西把中医药作为发展的一个着力点，是正确的，也是很有前景的。"

2016年8月19日,习近平总书记在全国卫生与健康大会上强调:"要着力推动中医药振兴发展,坚持中西医并重,推动中医药和西医药相互补充、协调发展。我们要把老祖宗留给我们的中医药宝库保护好、传承好、发展好,坚持古为今用,努力实现中医药健康养生文化的创造性转化、创新性发展,使之与现代健康理念相融相通,服务于人民健康。要发挥中医药在治未病、重大疾病治疗、疾病康复中的重要作用,建立健全中医药法规,建立健全中医药发展的政策举措,建立健全中医药管理体系,建立健全适合中医药发展的评价体系、标准体系,加强中医古籍、传统知识和诊疗技术的保护、抢救、整理,推进中医药科技创新,加强中医药对外交流合作,力争在重大疾病防治方面有所突破。"

2017年1月18日,习近平总书记在中国向世界卫生组织赠送针灸铜人雕塑仪式上致辞。习近平总书记在致辞中指出:"我们要继承好、发展好、利用好传统医学,用开放包容的心态促进传统医学和现代医学更好融合。"

2017年7月6日,习近平总书记在致2017年金砖国家卫生部长会暨传统医药高级别会议的贺信中指出:"传统医药是优秀传统文化的重要载体,在促进文明互鉴、维护人民健康等方面发挥着重要作用。中医药是其中的杰出代表,以其在疾病预防、治疗、康复等方面的独特优势受到许多国家民众广泛认可。"

2017年10月18日,习近平总书记在中国共产党第十九次全国代表大会上代表第十八届中央委员会向大会作报告。习近平总书记在报告中指出"坚持中西医并重,传承发展中医药事业"。这是历史上第一次将中医药发展的问题写入党代会报告,由此可见习近平总书记和党中央对中医药重视程度之高、呵护关爱之深。

2018年10月22日至25日,习近平总书记在广东省考察。10月22日下午,习近平总书记在考察珠海横琴新区粤澳合作中医药科技产业园时说:"中医药学是中华文明的瑰宝。要深入发掘中医药宝库中的精华,推进产学研一体化,推进中医药产业化、现代化,让中医药走向世界。"

2018年7月22日,在对南非共和国进行国事访问前夕,习近平总书记在南非《星期日独立报》《星期日论坛报》《周末守卫者报》发表题为《携手开创中南友好新时代》的署名文章,指出:"中国中医药企业正积极开拓南非市场,为南非民众通过针灸、拔罐等中医药疗法祛病除疾、增进健康提供了新选择。"

2020 年 3 月 2 日,习近平总书记在北京市考察新型冠状病毒感染防控科研攻关工作时,明确要求"坚持中西医结合、中西药并用"。

2021 年 5 月 12 日下午,正在河南省南阳市考察的习近平总书记先后来到医圣祠和南阳药益宝艾草制品有限公司,了解中医药发展和艾草制品产业发展情况。习近平总书记说:"过去,中华民族几千年都是靠中医药治病救人。特别是经过抗击新冠肺炎疫情、非典等重大传染病之后,我们对中医药的作用有了更深的认识。我们要发展中医药,注重用现代科学解读中医药学原理,走中西医结合的道路。"

2022 年 10 月 16 日,习近平总书记在中国共产党第二十次全国代表大会上的报告中指出:"促进中医药传承创新发展。"这为中医药事业指明了发展方向。

以习近平同志为核心的党中央特别关心关注中医药事业发展,这让中医药人备感温暖、备受鼓舞。

以习近平同志为核心的党中央为支持中医药的发展,先后颁布了《中华人民共和国中医药条例》《中医药创新发展规划纲要(2006—2020 年)》《中共中央国务院关于深化医药卫生体制改革的意见》《医药卫生体制改革近期重点实施方案(2009—2011 年)》《关于扶持和促进中医药事业发展的若干意见》《医药工业"十二五"发展规划》《"十二五"期间深化医药卫生体制改革规划暨实施方案》。2019 年 10 月 20 日出台的《中共中央国务院关于促进中医药传承创新发展的意见》,从健全中医药服务体系、发挥中医药在维护和促进人民健康中的独特作用、大力推动中药质量提升和产业高质量发展、加强中医药人才队伍建设、促进中医药传承与开放创新发展、改革完善中医药管理体制机制六个方面,提出了发展中医药事业的 20 条意见,为中医药文化的传承进一步夯实基础。

第二章 | 周易河洛与中医药文化

周易河洛是指《周易》、河图、洛书。知晓《周易》、河图、洛书，不仅是获得了一把打开中医药文化宝库的金钥匙，而且也是领会中医药理论体系的重要途径之一。

第一节　周易与中医药文化

周易系统包括《易经》《易传》和易学。儒家尊奉的典籍大都有经有传，传是对经的解释，解说经和传者则为学，即经学。经、传、学三者既有联系，又有区别。《周易》原本是西周时期形成的占筮典籍，汉代人尊之为《易经》。易传有广义和狭义的区别：广义的易传是指一切解释《易经》的著作；狭义的易传是指先秦时期形成的解释《易经》的十篇著作，即"十翼"，翼是辅助的意思。易学则是汉朝以来的经师、学者对《周易》经和传所做的种种解释，不仅包括了对《周易》本经和《易传》的研究，而且也包括了更多的"《易》外别传"，即借《周易》本经和《易传》之题发挥的著作，如《四库全书总目·经部·易类》所说的"旁及天文、地理、乐律、兵法、韵学、算术，以逮方外之炉火，皆可援《易》以为说，而好异者又援以入《易》，故《易》说愈繁"之类。之所以会有"易学"一说，是因为从汉朝开始，凡是研究儒家经典的学问皆称为"学"，亦称为"经学"。明代张介宾在《类经附翼·医易》中说："宾尝闻之孙真人曰：不知《易》，不足以言太医。每窃疑焉。以谓《易》之为书，在开物成务，知来藏往；而医之为道，则调元赞化，起死回生。其义似殊，其用似异……而今也年逾不惑，茅塞稍开，学到知羞，方克渐悟。乃知天地之道，以阴阳二气造化万物；人生之理，以阴阳二气长养百骸。《易》者易也，具阴阳动静之妙；医者意也，合阴阳消长之机。虽阴阳已备于《黄帝内经》，而变化莫大于《周易》。故曰天人一理者，一此阴阳也；医易同源者，同此变化也。岂非医易相通，理无二致，可以医而不知《易》乎？"

一、《周易》溯源

关于《周易》经文和传文的作者，东汉班固在《汉书·艺文志》中将它概括为"人更三圣,世历三古",即上古伏羲画八卦,中古周文王演六十四卦并作卦爻辞,构建了《易经》,下古孔子作《易传》十翼。《周易》的成书年代说法不一,或殷末周初,或西周末年,或春秋、战国初年。一般认为,《周易》经文成书于西周前期,传文成书于战国时期,其性质并不相同。《周易》经文是一部占筮书,以占筮成分为主,但不排除有哲学的成分;《易传》则是一部哲学书,但不排除有占筮的成分。

《周易》是传统经典之一。春秋时期,官学开始逐渐演变为民间私学。易学前后相因,递变发展,百家之学兴,易学乃随之发生分化。自孔子赞易以后,《周易》被儒门奉为儒门六经之首。儒门之外,有两支易学与儒门易并列发展:一支为旧势力仍存在的筮术易;另一支为老子的道家易。易学开始分为三支。

东汉的经学大师孔颖达又把爻辞的创作权归于周公旦,所以朱熹就明确地把周公旦也纳入《周易》的作者中去了,认为《周易》由伏羲氏、周文王和周公旦共同完成。

《周易》是中国传统思想文化中自然哲学与人文实践的理论根源,是古代汉民族思想、智慧的结晶,被誉为"大道之源"。《周易》的内容丰富,对中国几千年来的政治、经济、文化等各个领域都产生了极其深刻的影响。

中国早期社会由于生产力低下,科学不发达,先民们对于自然现象、社会现象,以及人自身的生理现象不能做出科学的解释,因而产生了对神的崇拜,认为在事物背后有一个至高无上的神的存在,支配着世间一切。人们屡遭天灾人祸,就萌发出借助神意预知突如其来的横祸和自己的行为所带来的后果的欲望,以达到趋利避害。在长期的实践中发明了种种沟通人神的预测方法,其中最能体现神意的《周易》就是在这种条件下产生的。

六经包括《易》《春秋》《诗》《书》《礼》《乐》。《易》居六经之首,一直被列为中华先秦文化的经典著作。《易经》分为经部和传部。经部之原名就为《周易》,主要是六十四卦的卦辞和三百八十四爻的爻辞,作为占卜之用。而传部含《文言》,《彖传》上、下,《象传》上、下,《系辞》上、下及《说卦》《序卦》《杂卦》,共七种十篇,称之为"十翼",是孔门弟子对《周易》经文的注解和对筮占原理、功用等方面的论述。

《周易》之名,最早见于《周礼》《左传》《国语》等书。正如《周礼·春官宗伯》记载:"大卜……掌三易之法,一曰《连山》,二曰《归藏》,三曰《周易》。其经卦皆八,其别皆六十有四。"《周易》也单称为《易》,如《论语·述而》云:"加我数年,五十以学《易》,可以无大过矣。"先秦时代,称《易》或《周易》时,即指《易经》而言。从汉代开始,《周易》便有双重含义——或指《易经》,或指《易经》和《易传》的整体。

对"周易"一词的解释,众说纷纭。主要观点有二:一是认为《周易》是周代占筮之书;二是认为《周易》是讲变化的书。《春秋左传》多次提到过"周易",但只包括六十四卦的卦画(符号)卦爻辞。战国时,以解释《周易》为宗旨的《易传》成书。西汉时期,汉武帝采纳了董仲舒的建议,效仿先秦与汉景帝把道家黄帝与老子的著作称经的做法,也把孔子儒家的著作称为"经"。《周易》和《易传》被称为《易经》,或直接称为《易》。自此以后,《周易》《易经》《易》常常混用,其含义均指六十四卦及《易传》。为了区分《周易》经传的不同,有人称六十四卦及卦爻辞为《周易古经》,称注释《周易古经》的十篇著作为《周易大传》或《易传》。

一、《周易》的基本结构

《周易》的基本构成单位是卦。关于卦的含义,《仪礼·士冠礼》说:"卦者在左。"东汉郑玄注说:"卦者,有司主画地识爻者。"在占筮时每得到一卦,便把它写在地上,以便记忆,这就叫作卦。卦有经卦与别卦之区分。经卦又称为单卦,即由阳爻(—)和阴爻(--)三叠而成的八个三画卦形。八卦各有一定的卦形、卦名、取象、卦德。

《周易》古经由符号和解说文字两部分组成。符号的基本单位是"爻"。爻分为阳爻和阴爻,分别以"—"和"--"来表示。郑玄猜想上古之时的结绳记事,记大事打一大结(阳爻),小事打一小结(阴爻)。近代也有人认为阳爻和阴爻是古代结绳没有打结和打结的反映。结绳、图画、刻画是石器时代最初记事的方式,通过在绳子上绾出大小不等、形状不同的结或不同间距的结来记忆和传达信息。《庄子·胠箧》说:"昔者容成氏、大庭氏、伯皇氏、中央氏、栗陆氏、骊畜氏、轩辕氏、赫胥氏、尊卢氏、祝融氏、伏羲氏、神农氏,当是时也,民结绳而用之。"《周易·系辞》中称伏羲氏"作结绳"。传说女娲之后的有巢氏、燧人氏、伏羲氏时代,就已经发明了结绳记事。另一种说法是,远古时代的民族都有生殖器崇拜的习惯,阴爻、阳爻是古代生殖器崇拜的孑遗,阳爻(—)代表男根,阴爻(--)象征女阴,并由此衍生出男女、父母、阴阳、刚柔、天地等观念。

古代占卜时,烧灼龟甲,通过察看烧开龟甲裂纹的程度定出吉凶。占卜在商代最为盛行,除龟甲外,还用兽骨占卜吉凶。以后又在甲骨上刻记所占事项及事后应验的卜辞。古代从烧灼或刻画的兆纹上受到启发,作阴爻、阳爻。兆纹虽有多种形状,但总体上说线条较直,一般没有曲线,从兆线的断连情况看也只有断或连两种,易卦作者受此启发而发明阴阳爻。

近代通过对出土文物的研究发现,阴爻、阳爻乃至八卦、六十四卦是由数字演变而来的。三根阳爻、阴爻互相组合,就成了八卦,即乾、坤、震、巽、坎、离、艮、兑。八卦又称为单卦、经卦、三爻卦或小成之卦(图2-1)。任取其中两卦,再上下重新组合,可构成六十四卦。可见六十四卦的每一卦,都由六根爻组成,共三百八十四根爻。六十四卦每一卦都有一个名称,即卦名。六十四卦又称为重卦、别卦、六爻卦或大成之卦。占筮所使用的就是六十四卦。

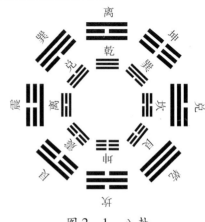

图2-1 八卦

八卦在中国传统文化中与"阴阳五行"一样,是用来推演世界空间、时间各类事物关系的工具。每一卦形代表一定的事物。乾代表天,坤代表地,巽代表风,震代表雷,坎代表水,离代表火,艮代表山,兑代表泽。八卦就像八只无限无形的大口袋,把宇宙中万事万物都装进去了。八卦互相搭配又变成六十四卦,用来象征各种自然现象和人事现象。八卦在中医药理论中指围绕掌心周围八个部位的总称。

《周易》的经文就是由这六十四个卦的符号、卦名、卦辞和三百八十六个爻辞所组成。卦辞就是说明卦的含义的文辞,共六十四条,内容有自然现象的变化、历史事件与人物、人的行为得失、吉凶的断语。爻辞解释每个卦中的六根爻的含义。六十四卦共三百八十四个爻辞,乾卦和坤卦各多一个用爻之辞,因此共三百八十六个爻辞。

三、易学的历代研究

从易学发展史上看,先秦易学发展到老子、孔子时代,形成了道家易、儒家易及术家易三支。其后秦始皇焚书,易以卜筮之书独存。

老子将《易经》的思想精华融入《道德经》中,创造了一个以辩证思维为核心的哲学体系。他在经卦阴阳相抱三爻成卦的组合方式的基础上,构造了一个"道生一,一生二,二生三,三生万物"的万物起源图式,揭示了事物内部所包含的种种势力的对立统一。"万物负阴而抱阳,冲气以为和。"阴阳相抱这一思想在《易经》中还是一目了然的符号图,到了老子便有了种种具体的事物形象的分析。其中流传后世对中国哲学影响最大的命题莫过于"祸兮福之所倚,福兮祸之所伏",矛盾对立的双方,必有一方为主,另一方为次。物极则反,对立面相互转化的思想,在《易经》中是通过爻辞,对爻象在卦体中的不同位置使用吉凶等结语加以反映的。

孔子深得《易经》之道,显著特点有二:一是关于正名这一政治主张;二是关于举一反三类推思想。在《易经》的推论规则中,有一条是关于阴阳爻与阴阳位是否一致的"当位律"。这一条思维规律要求在自然递进推演时,每一爻的阴、阳性质必须与所在位置的阴阳属性进行对照。一般来说,凡阳爻居阳位,或阴爻居阴位即"当位",表示此爻所象符合(顺)事物发展规律;倘若阳爻居阴位,或阴爻居阳位,则不当位,即此爻不符合(逆)事物发展规律。孔子把这一条推演规律扩大到了社会政治领域,提出了"正名"学说。在他看来,社会政治领域中人与人之间的位置关系,也应当如同阳爻居阳位、阴爻居阴位那样当位才能使一个国家秩序井然、局面稳定,否则名不正、言不顺,言不顺则事不成,事不成则礼乐不兴,礼乐不兴则刑罚不中,刑罚不中则民无所措手足。不仅不能越位,而且不在其位、不谋其政。孔子的这一思想又被后人加以推广。《周易大传》是当时学者在总结前人认知《易经》成果的基础上,对《易经》卦爻符号体系及卦爻辞所做的一整套注释和阐解,使《易经》在哲学方面产生了巨大影响。

汉代解释《周易》的学派主要有三:一是以孟喜和京房为代表的象数学派;二是以费直为代表的义理学派;三是以严遵为首的黄老学派。孟喜、京房的易学以奇偶之数和八卦所象征的物象解释《周易》,同时讲卦气说,并利用《周易》讲灾变。费直易学解经多取道德教训之意,用《彖传》《象传》《文言》中所讲的道理发挥《周易》经传文。严遵著《道德真经指归》,以《周易》之义解释《道德经》。这三家中以孟喜、京房的易学最为重要,其卦气说和纳甲说将《周易》的卦与二十四节气及七十二物候相配,与干支、五行相配,将《周易》坐实为一个定型的框架。这个框架可以装进不同的内容,框架的各个部分也可以由其规则推论而知,削弱了《周易》通过比喻、暗示、象征等进行范围广阔的意义诠释的有效性。汉易的象数传统对后世的易学影响极大。

魏晋时代的王弼则把易学转了方向,尽扫汉易象数学中滋蔓出来的各种学说,恢复义理学传统,在解释《周易》经文中引入老庄哲学和东汉古文经学的传统。王弼非常重视《周易》的解释学传统,他在《明象》中提出"得意忘象"说,主张通过卦象获取卦义,而获取卦义后就可忘掉卦象。这一说法的核心在通过解释学即象以见义,而一义能表现为不同的物象。

程颐的《周易程氏传》是王弼的《周易注》之后一部以义理方法解易的著作。在这部书中,解释学的方法得到了更为广泛的运用。程颐认为,《周易》

是对宇宙万物的模拟，所要表达的不是可用数量摹画的外在相状，而是一种道理。世界是一种道理和法则的宣示，《周易》也是一部有关道理和法则宣示的书。六十四卦是这个总的道理在各卦所代表的特殊境遇中的体现，虽然代表六十四种境遇，但经过解释后可代表天下无尽的境遇。

程颐对易学、理学的概念和范畴有很多解读，主要围绕如何重建儒家道德形而上学的思想体系，从而服务于"内圣外王"的社会政治理想的实现。《周易程氏传》从道德形而上学的"理"，到践履完成它的功夫"诚"，都有一定的诠释。这不仅充分体现了程颐高度推崇、弘扬儒家人伦道德、王道政治理念，而且还为人们从本体到功夫，从明道到行道，提出了一条非常可行的实现"内在超越"之路径。

朱熹在评论程颐的《周易程氏传》时说："《易传》明白，无难看。但伊川以天下许多道理散入六十四卦中，若作《易》看，即无意味。唯将来作事看，即字字句句有用处。"也就是说，程颐将《周易》作为一个载体讲所见的道理，或者说是借《周易》卦爻发挥他自己的哲学思想。故无一句讲到卜筮，通篇皆在讲事理。朱熹还说："伊川见得个大道理，却将经来合他这道理，不是解易……他说求之六经而得，也是于濂溪处见得个大道理，占地位了。"这也是说，程颐先熟读六经，尤其于周敦颐处特有颖悟，以此中义理为基础，然后借《周易》发挥所见。不是伊川解释《周易》，而是用《周易》解释伊川。

程颐的这种易学观，对王夫之影响很大。王夫之以《周易》为道德训诫之书，就是在程颐这一基调之上的延续。朱熹不同意程颐以《周易》为言理之书，作《周易本义》，欲恢复《周易》本为卜筮之书，后来的易学家从中发挥出道理这一本来面目，强调《周易》的卜筮性质。王夫之吸取了朱熹的看法，不废卜筮而讲道德训诫，重点放在得知卜筮结果之后君子何以自省，何以接受道德教训而避凶趋吉。

在近现代的中国，《周易》一直被视为占筮书而难登大雅之堂，一方面承认其为传统社会官学典籍，另一方面又弃如敝屣。直至 20 世纪 60 年代末，学者劳思光在新编《中国哲学史》中介绍了《周易》中的"宇宙秩序"观念后，《周易》才渐渐为内地学术界所注意，并有了专门研究《周易》的哲学群体，而从事中国逻辑史研究的学术群体则从逻辑学的角度审视和分析《周易》，相继出版和发表了一些高质量的论文和专著，并将《周易》的逻辑思想作为中国逻辑史的起点，编进了教材。

四、《周易》中的哲学思想

《易经》之于中国传统哲学的深远影响，以及它在中国传统哲学中的地位、作用，是其他任何一部古典著作所不可及的，这可能就是其列为群经之首的根本原因。先秦时期百家争鸣，所有学派或多或少都受到《易经》影响。之后，古代哲学发展的每个重要时期，《易经》思想都充当着轴心角色。到了唐代，《易经》不仅受到学者重视，也得到了统治阶级的青睐，唐太宗钦命孔子后裔孔颖达主编《周易正义》，推动了《易经》研究。宋代邵雍、周敦颐、张载、程颢、朱熹等人对《易经》都有很好的研究。邵雍根据《易传》关于八卦形成的解译，创立了理学象数学派；周敦颐则提出了宇宙构成论《太极图说》；朱熹在《周易本义》中深入探讨，认为《易经》的核心是讲事物内部矛盾的对立统一。明清之际的王夫之，在《周易外传》中提出"实道而器虚"的命题，明确指出"道者器之道，器者不可谓之道之器"。从表面上看，《周易》经文是一本占卜书，但在本质上则是通过占卜来探索宇宙变化规律的书；《易传》则明确揭出"易"是"天人之学"，是"开物成务，冒天下之道""与天地准，故能弥纶天地之道""广大悉备，有天道焉，有人道焉，有地道焉"的论"道"之学。《周易》经文被认为是中国哲学形成的标志，其思想丰富，涉及自然和社会的各个方面，提出了大量的问题及解决问题的办法。

（一）宇宙生成论

中国古代的宇宙生成论非常发达，从其源头来看，可以划分为神话型、数术型、有生于无型、自生型四种类型。宇宙论是哲学的胚胎，由其孕育出神话、思想、哲学，可以解释天地万物以及人类从何而来，其本原是什么，有什么样的规律或秩序。《周易》所说的卦爻变易与交易，是天地阴阳造化万物的过程。今本《周易》六十四卦卦序被称为文王卦序，反映了宇宙演化之顺序。《周易》六十四卦的卦爻辞皆从卦爻象而来，《周易·系辞上》说："圣人设卦观象，系辞焉而明吉凶，刚柔相推而生变化。""圣人有以见天下之赜，而拟诸其形容，象其物宜，是故谓之象。"各爻爻辞则是来自"圣人有以见天下之动，而观其会通，以行其典礼。系辞焉，以断其吉凶，是故谓之爻"。"生生之谓易"，"《易》有太极，是生两仪，两仪生四象，四象生八卦"，这里的"生"是演变之意，从而提出太极一分为二化生宇宙的理论。《周易》六十四卦是对天、地、人、物之生成变化规律及趋向之模拟。全易始于乾坤，终于既、未济，而坎离为上经之末，泰否为上经之中枢，至下经则以艮、兑、震、巽错综成用。下经自咸恒始，咸恒交错而成之损益为下经之枢机，而艮、兑、震、巽四卦，分列其后。由于未济代表着未有终结，从而象征着《周易》是一个生生不息、开放的生化系统。六十四卦中的每一卦又自成一个小小的循环系统，每组相邻的两卦形成一个小的循环系统，即孔颖达所说的"二二相耦，非覆即变"之规律。

而相连续的几卦又形成一个较大的循环系统，上经的三十卦及下经的三十四卦形成两个更大的循环系统，六十四卦从整体上又形成一个巨大的循环系统。这在中国哲学史上，首次用唯物主义的观点，较为系统地回答了宇宙生成问题。

（二）对立统一的矛盾观

中国具有善于辩证思维的传统，而《周易》则是其源头。首先，卦象的构成本身就是一个对立统一体。一卦总是由一阴一阳、奇偶互补而成。《周易》把阴阳思想作为宇宙间所有事物都具有的一种共性，指出自然界万物都是由阴阳产生的，"一阴一阳之谓道"，"刚柔相推而生变化"。一阴一阳，相互对立，相互推移，这就是最根本的规律。对立两方相互对立又相互联系，既相互差异又相互转化。"《易》者，变易也"，阴阳是表示肯定和否定的两种性质的符号，阴阳互变，阳之极则变阴，阴之极则变阳。日中则反，月盈则亏，寒暑有消长，四季在更迭，草木有荣枯，人禽有生死。阴阳的对立是变化的根本，所以"刚柔者，立本者也"。在八卦的整体中，八卦便是四对矛盾，六十四卦则是三十二对矛盾。其次，从存在的角度看，《周易·系辞上》提出了影响深远的"形而上者谓之道，形而下者谓之器"。凡有具体形象的可以感知的存在物，便属于形而下的器；而没有具体形象的不可感知的存在物，则为形而上的道。这个理论在后来的发展中，逐步构成为中国哲学本体论的基本形态。再次，一分为二的方法论意义。《周易·系辞上》提出了经典意义的"一阴一阳之谓道"的对立统一观。"道"作为宇宙运动的总规律，是以阴阳双方矛盾对立和相互作用为内容的。传文还用一些具体的矛盾表达了同样的思想，如"日月之道，贞明者也""寒往则暑来，暑往则寒来，寒暑相推而岁成焉"。太阳落下而月亮升起，月亮落下而太阳升起，太阳、月亮相推移而明亮常生。寒季离去而暑季到来，暑季离去而寒季到来，寒季、暑季相推移而年岁生成。日月、寒暑的往来迭运不息，反映阴阳交易变动，即辩证法中矛盾的对立统一规律。明亮、年岁的形成皆由日月、寒暑的对立统一运动所致。

（三）变化发展观

"易"是由日月两个字组成，日代表阳，月代表阴，日月经天，寒暑交替，而大地生辉，万物繁茂，生命盛行。"日往则月来，月往则日来，日月相推而明生焉。寒往则暑来，暑往则寒来，寒暑相推而岁成焉。往者屈也，来者信也，屈信相感而利生焉。"

易含有"变化"之义，而《周易》承认客观世界的运动、变化和发展。《周易·系辞下》说：《易》之为书也不可远，为道也屡迁，变动不居，周流六虚，上下无常,刚柔相易,不可为典要,唯变所适。"东汉郑玄认为:"《周易》者,言《易》道周普,无所不备。"因此,整部《周易》都在讲变易之道,变易的思想是其本身所固有的本质内涵。一般认为,"易"具有"简易、不易、变易"三层含义。变易中有不易,不易中有变易,这二者间是辩证关系。《周易·系辞上》说:"夫乾,其静也专,其动也直……夫坤,其静也翕,其动也辟。"这表明动中有静,静中有动,变易是绝对的,不易是相对的。因此,依据《周易》本身固有的阴阳法则,将"易"诠释为变易和不易应是对"一阴一阳之谓道"的正确认识。《周易》强调了变化对于事物发展的决定性作用:"易穷则变,变则通,通则久。"事物正是在变化发展中走向通达。所以,变化的重点在事物的发展,而发展则指出了变化的方向和前途。

(四)天人协调论

《周易》一书,阐明了天理、人道的关系。《周易·序卦》说:"有天地然后有万物,有万物然后有男女,有男女然后有夫妇,有夫妇然后有父子,有父子然后有君臣,有君臣然后有上下,有上下然后礼义有所错。"这就是说,作为万物之灵的人类,也是自然界的产物。从自然界分化出人,再到人类社会、国家组织及"礼义"制度等的产生,经历了一个逐步进化的过程。人类自身文明的进步,也是如此。《周易》运用这种哲学思想,描绘了人类社会早期的蓝图。

人的职能在于改造、协调世界,使之适应人类社会的发展。那么,《周易》强调人要具备两种精神:一是自强不息的精神;一是胸怀博厚的精神。《易经·乾·象传》云"天行健,君子以自强不息",《易经·坤·象传》言"地势坤,君子以厚德载物"。宇宙间可以效仿的最大形象就是天地,人们要像天一样自强不息,像地一样厚德载物。天地生生不息的变化作用法则,也就是人类社会的行为规范。此外,天道和地道统一于人道,要高度重视人道的作用。天地之道属于自然界的规律,而人道是对自然界规律的正确反映,所以"《易》与天地准,故能弥纶天地之道"是说,作为人类的准确反映天地之道的易理能包罗天地万物的一般规律。由于人道是对天地之道的准确反映,因而它们之间具有统一性,即天地之道能为人们所掌握,转化为人道,以此能动地改造、协调世界。《周易》在强调人们改造世界时,并不是盲目的,而是主张以人道对天地之道的准确反映有意识地、能动地协调人与世界的关系。

五、《周易》与象数思维

《周易》中的卦象是以阴爻和阳爻所组成的一种极富内涵的图像符号系统,可以反映自然界万事万物发生、发展与变化的规律。卦象是《周易》思维方式最重要的体现,其典型代表即是象数思维。

(一)《周易》的象思维

"象"是《周易》的核心,《周易·系辞下》说:"《易》者,象也;象也者像也。""象"含义广泛而复杂,《说文解字》释为:"象:长鼻牙,南越大兽,三年一乳,象耳牙四足之形。"殷商时期黄河流域曾盛产大象,直到公元前2世纪,江南地区还有大象出现。象是远古社会陆地上最大的动物,自然容易引起与大自然搏斗中处于弱势的人类的崇敬,于是象逐渐被赋予一种图腾的含义。早在殷商时期,象的含义就已不限于特指动物,殷人已视象为神圣之物,把象看成与天地之神同样神圣的存在,《周礼·春官宗伯》载:"六变而致象物及天神。"后来,古人把日月星辰也当作取象的对象,将这些视觉表象称为"象",通过观察这些天象来处理人事。再推而广之,就把一切视觉表象都看作象,可以"万象"统称。

《周易》中象与卜筮联系在一起,成为一种特殊的文化符号。黄宗羲对《周易》之象有过总结:"圣人以象示人,有八卦之象、六画之象、象形之象、爻位之象、反对之象、方位之象、互体之象,七者备而象穷矣。"虽然象在《周易》中的含义比较复杂,但是它主要指物象及圣人对其观察、描摹而创设的卦象。《周易》由象、数、辞三部分组成,象指卦象符号系统,数是筮法,辞是指解释性的卦爻辞。

在《周易》中,圣人由直观之象来把握形而上之道,并通过可以直观的卦象来传达"神"意,也即"立象以尽意"。《周易·系辞上》说:"见乃谓之象;形乃谓之器。"象既然是未形的、潜在的征兆之象,它就不仅仅是视觉上的直观,更是内在的直观,即它不只是事物的外形所呈现出来的直观,而是由表及里、内外兼顾的整体直观。圣人创设卦象不只是对万物的外形进行模仿,而是强调从整个生命存在与运动的形态上对物象进行整体把握。象的这种直观性与"气"的特征有着密切的关联。在《周易》中,气是构成万物的元素,阴阳二气积聚而化生万物。这是因为阴阳二气凝聚而有"神",神超乎形,是事物的生命本质所在。气具有内在的生机、生命力,它流转不息、生生不已。正因为有气的存在,阴阳二气的相摩相荡、相互交感,才形成一个鸢飞鱼跃的世界。圣人所创设的卦象来源于对物象的描摹,卦象中的阴阳两爻实际上就是阴阳二气。《咸·象传》说:"咸,感也。柔上而刚下,二气感应以相与。"正因为象与气密切相关,《周易》之象的直观就不同于形的外在直观,因而只有圣人的整体直观才能把握到这种未形的征兆之象。卦象是圣人仰观俯察之后"拟诸其形容,象其物宜"而成,其所取之象能直观地反映出所观之物的特征。阴阳这两个符号所呈现的不是事物的外部表象，而是经过提炼和概括，具有一定的抽象性，但它们仍能直观地显现出所观之物的本质特征。八卦、六十四卦的卦象也是如此。易象作为一种指意符号系统，它不仅直观地反映事物的外在形象，而且直观地显现出其本质特征及整体意义。

易象是动态变化的，"易"的意涵之一就是"变易"。象先于形，它是"形"形成前的征兆，本身就预示着动态变化。《周易》中象的动态性首先表现为"几"，即"未形"状态。"几"是象的动态显现，它虽"无形"却有"势"，象内的六爻在不停地周流运动，作为整体的卦象显现出来的是动势。六十四卦是一个联系紧密的整体序列，它们按照一定的次序排列而成，构成一种动态的呈现。"动之微"显现出来的即是势态，圣人直观地感知这种势态，以预测事物的发展方向。象虽是"未形"状态，它却能"生形"。象始终处于动态的生发过程之中。易象虽是未形状态，却随时可能生发，并在合适的时候成形，在不同的时势下生成不同的形。阴阳易象遍布宇宙间并不断地化生为形，整个宇宙就处在此一生生不已的动态之中。

《周易》之象不是单一性的东西，而是一种整体情境。圣人所创设的六十四卦的卦象系统揭示了宇宙万物的演变规律，它是对宇宙的一种抽象概括，是一个大整体、大系统。从六十四卦系统中单看一个卦象，每一个卦象则是整体过程中暂时性的结果，是静态的；同时这一静态结果又寓于动态过程中，是整个过程不可分割的一环节。作为卦象系统中的每一卦，相对于其构成要素阴爻、阳爻来说，它也是一个整体。阴阳两爻是构成每一卦的基本组成部分，如果把阴爻或阳爻单独抽出来，它们不起任何作用，阴阳两爻孤立地存在不能构成任何意义，只有在卦中阴阳两爻相交才能成象。天地人三者共时性地存在于一个整体中，六十四卦中每一卦之所以设六爻，是因为它们是涵盖阴阳（天道）、柔刚（地道）、仁义（人道）三者在内的整体。同时，卦中的六爻都是按时间顺序发展变化的。

《周易·系辞上》说：《易》与天地准，故能弥纶天地之道。"《周易》直接设定了象是道的表现，"在天成象"这个天象就是天道的表现。《道德经》说："道之为物，唯恍唯惚。惚兮恍兮，其中有象；恍兮惚兮，其中有物。"儒门后学对象与道的关系多有论及，王夫之说："天下无象外之道，何也？有外则相与为两，即甚亲而亦如父之于子也。无外则相与为一，虽有异名而亦若耳目之于聪明也。父生子而各自有形，父死而子继，不曰道生象而各自为体，道逝而象留。"

《周易》象思维即是据象而类物，据类而探规的思维方式，是一种由"物象"提炼"意象",再由"意象"推演"法象"的过程。具体言之,同类同气之物即为同象之物,如《周易·乾·文言》说的"同声相应,同气相求。水流湿,火就燥,云从龙,风从虎,圣人作而万物睹。本乎天者亲上,本乎地者亲下,则各从其类也",即是说同象之物具备天然的亲和力,具有互相吸引的特质。同象之物又可再细分其层次与种类的不同。如《周易·系辞上》说"《易》有太极,是生两仪,两仪生四象,四象生八卦,八卦定吉凶,吉凶生大业",即是将宇宙万物进行二分、四分、八分为不同的层次,以阴阳化生出太阴、少阴、太阳、少阳,再细分出乾、坤、坎、离、巽、震、艮、兑八种卦象。这种执简而驭繁、由一而通百的思维方式即是《周易》象思维。

(二)《周易》的数思维

《周易》数思维是以数联象,据数而演象的思维方式。象思维的特点决定了其不能机械地通过逻辑来构筑自己的方法论形式,也需要同"数"结合以共同呈现。因此,《周易》若要通过其完整的"图式"体系来描述客观的宇宙万物,并加之以阴阳四方五行,从而形成时空一体化的思维模型,除了"象"这种基本的构成要素之外,亦需要"数"这种可联系与演绎易象的元素。

"数"作为《周易》象数系统基础要素的根本联系和逻辑构成,既能定象,亦能演象,还能以象而显之。易数范围广大,主要有大衍之数、策数、天地之数、爻数与卦数五种,用于运数以定象,演象以成卦。《周易》卦象的符号体系即是以爻为单位,三之而成八卦,八卦交数则成卦象。交数者,是言卦象的位置与性质,河洛之数示五行,融象数天理于一体,其理论又具化为人文形式得以体现囊括四野之势。象数学派的取数方法即是以"数"为媒介,从"数"的角度解释《周易》卦象卦辞,进而认识、推断或预测事物的发展变化。

"数"是具有计算功能的、高度抽象化的概念,它虽然源自对具体事物量化的抽象,但抽象化的数却不再具有任何物质实体的意义,这是现代数学关于"数"的一般概念。然而,在人类文化史上,"数"并非单纯地只作为计算的工具,它还具备某些非计算功能。在象数结构中,数不离物,物不离数,数不是单纯的抽象概念,而是与一定的事物密切关联,与宇宙天地、万事万物同始同终的。在正常情况下,风、寒、暑、湿、燥、火是自然界六种不同的气候变化,是万物生长化收藏和人类赖以生存的必备条件,称为六气。但在自然界气候异常变化,超过了人体的适应能力,或人体的正气不足,抵抗力下降,不能适应气候变化而发病时,六气则成为致病病因。致人伤病的六气称为"六淫",又称为"六邪"。

《周易》中六十四卦是由六爻自下而上排列而成的一个由低到高、由下至上、阴阳迭用的逐级递进的过程。下位为始点，上位为终点，至上位则折返而下，再从初位开始一个新的演变过程，如此周而复始，反复循环。十二经络中手足六经与六爻数量相同，而且阴阳结构相似，功能相同。

子午流注是古代医家发现的一种规律，以人体十二条经脉对应每日的几个时辰，不同的经脉随时辰而有兴有衰，又通过人体的五脏六腑与十二经脉相配关系，预测出某脏腑经络气血十二个时辰中的兴衰，环环相扣，十分有序。这个将时辰之数、经脉之数与脏腑之数结合的系统，对于完整地了解人体生理病理变化，正确辨证论治有重要意义。

"数"与一定的事物相对应，物有其数，数有其物，"数"的意义不仅在于它所表征的量度关系，更重要的是在于它所对应或代表的事物某种内在的规律性。《黄帝内经》运用易数推衍人体生理、病理，并制定了脉诊及针刺方法。

（三）《周易》象数思维对中医药理论的影响

《周易》象数思维是归纳与演绎的思维，它既可以把纷繁复杂的事物通过取象、运数的方法进行梳理、分析，从而归纳划分出不同的"类"，统辖于特定的象数模型之中，又可以总结出万事万物统一的、同构的"理"，并借助象数模型推测、演绎出同类事物的变化与生成之"理"。《周易》象数思维方式及由其衍生而出的辨证求理之法，对古人探索世界和研究自然的客观规律产生了启迪与推动的积极作用，被广泛地应用于百家学说，中医药理论便是其中之一。

《黄帝内经》的成书过程离不开《周易》思想的渗透，借鉴《周易》的象数思维方式，以取象比类和运数比类之法触类旁通，由此推彼，使其认识领域可由具象到抽象，亦可由抽象返回具象，从而变得更加广泛，既为后世医家奠定了象数思维这一重要的思维方式，也为中医药理论体系的形成奠定了基础，并持续推动着中医药学的发展。如《周易》极为强调天人合一的整体观念，其六十四种卦象的每卦六爻之中，均是以一爻、二爻为"地位"，以三爻、四爻为"人位"，以五爻、六爻为"天位"，将天地人三才作为一个有机整体来论理述德。《周易·系辞下》说的"天地氤氲，万物化醇；男女构精，万物化生"即是认为人禀天地之气所生，与天地之气相应，与天地自然共同构成了一个有机整体，正如后世医学家所说的"人身一小天地也"。《黄帝内经》亦持此观点，人为天地"气交"所生，其形态结构、生理病理之机均与天地自然的变化密不可分。如《素问·宝命全形论》说的"天地合气，命之曰人"，《灵枢经·岁露论》说的"人与天地相参也，与日月相应也"亦是此理。

　　《周易》把阴阳的存在及其运动变化视为宇宙的基本规律,而《黄帝内经》则进一步运用阴阳学说来阐释中医药理论中的诸多问题及人与自然的关系,使阴阳学说与医学密切结合起来。如《素问·阴阳应象大论》说:"阴阳者,天地之道也,万物之纲纪,变化之父母,生杀之本始,神明之府也。"阴阳既可以标示相对立的事物或现象,又可以标示同一事物或现象内部相对立的两个方面。在中医药领域,以人体、疾病、环境等实体为根据,通过观察它们的特点,归纳概括,取象比类,才成了阴阳之象,却不专指某物。将人体中具有中空、外向、弥散、推动、温煦、兴奋等特性的事物及现象统属于阳,而将具有实体、内守、凝聚、宁静、凉润、抑制等特性的事物和现象统属于阴。通过取象比类,跨越巨大的种类界限和知识空间,在两个看似完全不着边际的物象之间建立联系。只要这两个物象在某一点上具有相似性,思维就可以在此二者之间驰骋。

　　《素问·阴阳离合论》说:"愿闻三阴三阳之离合也……是故三阳之离合也,太阳为开,阳明为阖,少阳为枢……是故三阴之离合也,太阴为开,厥阴为阖,少阴为枢。"采用阴阳三分法,将一阳分太阳、阳明、少阳为三阳,将一阴分为太阴、厥阴、少阴三阴,是伤寒病六经辨证体系的主要阐释依据。在疾病发展过程中,会有不同的变化阶段,此即"数";不同阶段亦出现不同的病理表现,此即"象"。"数"在变,"象"也在变,"象"并非一种象,不同的阶段有不同的表现,却又相互联系,有一定的传变规律性。象数结合,认识其传变规律,对正确辨证论治有重要的意义。

　　《周易》象数思维对脏象学说亦是影响深远,如《黄帝内经》中脏腑十二官的官职之象(君主之官、相傅之官等),五脏与五色之象、五音之象的配属关系等(肝配青色、角音等),皆是将脏腑之象与天地自然、人文社会之象联系在了一起。又如《难经》言胆"重三两三铢,盛精汁三合",郑玄注解:"天三生木于东。"胆与肝相表里,同归木属,故以"三"之数来形容胆。

　　五运六气说在宇宙生成论方面明显地受到《易传》的影响。如《彖传》有"大哉乾元,万物资始,乃统天"及"至哉坤元,万物资生,乃顺承天"。而《素问·天元纪大论》则表述为:"太虚寥廓,肇基化元,万物资始,五运终天,布气真灵,揔统坤元。"《周易·说卦》有:"立天之道曰阴与阳,立地之道曰柔与刚。"《素问·天元纪大论》则有:"九星悬朗,七曜周旋,曰阴曰阳,曰柔曰刚。"《周易·系辞上》有:"在天成象,在地成形。"《周易·系辞下》有:"天地氤氲,万物化醇;男女构精,万物化生。"《素问·天元纪大论》则有:"在天为气,在地成形,形气相感而万物化生矣。"只是《黄帝内经》以五行学说为具体推演的依据,将《易》之阴阳、形气具体化,如将天道具体化为"九星悬朗,七曜周旋",将天之象与地之形具体化为"在天为风,在地为木,在天为热,在地为火,在天为湿,在地为土,在天为燥,在地为金,在天为寒,在地为水"。

《周易》象数思维还在用药组方方面起到了重要的指导作用,如《伤寒论》当归四逆汤证中大枣的用量为 25 枚,25 为 10 以下众奇数之和(即 1 加 3 加 5 加 7 加 9),蕴含了阳热汇聚以散寒凝之意。又如清代韦协梦在《医论三十篇》中曰:"君药者,主药也……臣药者,辅药也……后丞、左辅……佐药者,引经之药,从治之药也。"是以君、臣、丞、辅等官职之象对药味配伍关系进行论述。

中医药理论秉承了《周易》象数思维以"取象运数,比类求理"的方法,通过发现各类事物之间的关联性和相似性,并将这些关联联系到人身,对同类事物和现象进行比对,建立了一个人与自然、人与社会及人体自身的象数模型。这种思维方式把人体的生命特征置于自然和社会中进行全方位的比较分析,站在天、地、人的层面去分析生命的状态变化、疾病的发展因素,获取治疗方法的途径,赋予了中医药学广阔的视野,有利于充分认识人与自然现象的各种外在和内里的联系。这种自古以来就存在的思维方式一直影响着中医药学发展至今,在基础理论和临床应用上影响深远。

六、《周易》与精气生命理论

从先秦到两汉历史时期,正是中国古代哲学思想气一元论与阴阳学说不断融合的时期,也是中医药理论体系逐步形成之时。《黄帝内经》秉承了先秦至西汉有关宇宙及生命本原的哲学思想,运用精气学说、阴阳五行学说阐释生命现象,确立了辩证唯物主义的生命观。气一元论、阴阳五行学说自然也就构成了中医药理论体系的基石和框架,传统文化中的整体模糊思维就成为中医药理论的主体思维。脏象理论是中医药理论体系的重要组成部分,主要研究人体脏腑的生理病理、相互关系及其与自然环境的通应关系,而脏腑的生理病理及相互关系是以精气血津液神的代谢、运行和调控来论述的。脏象理论的形成,受到古代哲学思想的深刻影响。《周易》的"精气为物"及"阴阳论气"思想对中医药学脏象理论的形成产生了一定的影响,具有重要的方法学意义。

(一)精气生命理论

《周易》认为精气为宇宙万物的生成之源,《周易·系辞上》说:"精气为物,游魂为变,是故知鬼神之情状,与天地相似,故不违。"宇宙万物统一于"精气",精气为宇宙万物构成之本原。中医药学的精气生命理论,是以人体之精与气来阐释人体生命的产生和维系的理论,精是人体生命的本原,气是人体生命的维系。

1. 精、气、精气的概念

中医药学是研究人体生命、健康、疾病的科学,属于融入丰富人文社会科学知识的自然科学的范畴。中医药学的精气概念,主要是指人体之精和人体之气的概念,具有自然科学的属性,可用自然科学的研究方法明确其概念内涵。

在古代哲学范畴中,精、精气与气的概念是基本同一的,都是指宇宙中存在的无形而运动不息的极细微物质,是宇宙万物的构成本原。但是,精、精气与气的概念来源不同。精或精气的概念来源于对自然界中水的认识,古人对自身生殖之精的观察也起到一定的启发作用。气的概念来源于对云气或大气的观察,对人体呼吸之气的认识也起到重要的启发作用。其中精气有时是指气中的精粹部分,即构成人类的部分。精、精气与气的概念,在东汉时期都汇流于气一元论或元气一元论。当代哲学家张岱年认为,气是最细微最流动的物质,以气解释宇宙,即以最细微最流动的物质为一切之根本,中国古典哲学中所谓气,是指占空间、能运动的客观存在。

人体之精是指受于父母的生命物质,与后天获得的水谷精微相融合而成的精华物质,是人体生命的本原,是构成人体和维持人体生命活动的最基本物质,一般呈液态而藏于脏腑之中。人体之精的概念来源于古人对自身生殖之精的认识以及对饮食营养物质的推测。广义的人体之精是指人体内的一切液态精华物质,包括血、津液等;狭义的人体之精特指生殖之精。古典哲学中也有"精"的概念,但与气的概念基本是统一的,如《管子》有"精也者,气之精者也","一气能变曰精";《淮南子》有"烦气为虫,精气为人"。如此可见精与气概念的统一性。有时精是指气的精华部分,总属于气的范畴,所以哲学中常"精气"并称。精、气都是存在于宇宙中运行不息且无形的极细微物质,是宇宙万物"元素与本原"物质,如《周易·系辞上》说"精气为物"。古代哲学精气的思想渗透到中医药学中,对人体的本原与物质基本的认识有着一定的启发作用。

人体之气是指由精化生并与吸入的自然界清气相融合而成的人体内活力很强、运行不息的极细微物质或能量,是构成人体或维持人体生命活动的基本物质之一,是人体生命的维系。人体之气的概念来源于对呼吸之气或人体热气的认识。

人体之气的概念分为两个层次。一身之气是人体之气的最高层次,一般简称"气"。所谓一身之气，即运行于人体内各处而推动和调控各脏腑形体官窍的功能活动，推动和调控精血津液的运行、输布、代谢的极精微物质。一身之气的生成来源有三：一是禀受于父母的先天之精所化之气，即元气，又称为真气、先天之气；二是由脾、胃化生的水谷之精所化之气，即谷气，又称为后天之气；三是由肺吸入的自然界清气。谷气与自然界之清气在肺中相结合为宗气，积于胸中气海。宗气与元气再结合为一身之气。一身之气分布于人体内的不同部位，则分化为不同名称的气。而不同部位的气，有其各自的运动形式和功能特点。元气、宗气、营气、卫气为人体之气的第二层次。元气，是人体内的最根本、最重要的气。之所以说它最重要，是因为它由禀受于父母的先天之精所化，是人体生命活动的原动力，既能推动和调控人体的生长、发育与生殖，又能推动和调控人体各脏腑形体官窍的生理机能，还能在保卫机体和抗衰老方面起非常重要的作用。但此元气仅是一身之气的一个重要组成部分，不能替代一身之气而成为人体之气的最高层次。

人体之精是人体生命的化生本原，是构成人体的最基本物质。人体之气是人体生命的维系，是维持人体生命活动的重要物质。人体之精与人体之气是同一层次的并列概念，不可相互包容。人体之精是人体之气的化生之源。人体之气的运动，维系着人体的气化过程，推动着人体的生命进程。

人类作为自然界的一个物种，与其他宇宙万物一样，都是由作为宇宙万物构成本原的精或气构成的，此即精气一元论、气一元论、气本原论或元气一元论。

精气的概念，始见于《易传》与《管子》。《周易·系辞上》说"精气为物，游魂为变"，《管子·心术上》说"一气能变曰精"。精，又称为精气，是指能够运动变化的气，是形成天地万物与人类的精细物质。《管子·内业》所说的"精也者，气之精者也"实际也是说精是运动的气。气的特性是运行不息，因而精实则指气。《管子·内业》也明确指出精即气，是宇宙万物的构成本原，"凡物之精，此则为生下生五谷，上为列星……杲乎如登于天，杳乎如入于渊，淖乎如在于海，卒乎如在于己"。

《周易》认为精气为宇宙万物的生成之源，《周易·系辞上》说"精气为物，游魂为变，是故知鬼神之情状，与天地相似，故不违。"精气存在于天地未分而呈混沌状态的宇宙之中，精气自身的运动变化产生天地万物。

2. 精气为物

万物生成所本原的气为"精气"，《周易》中的"精气为物"思想对中医药学的精气生命理论的形成具有重要的方法学意义。《周易·系辞上》说："形而上者谓之道,形而下者谓之器。"意思是说,万物在具有形质之前属于道,在具有形质以后属于器。也就是说,万物皆发源于无形质的道,继而具有形质,便属于器。《序卦》说:"有天地,然后万物生焉。"《周易·系辞下》说"天地之大德曰生","生生之谓易"。由此说明,生是《易》研究的主题,《易》就是研究生命科学最早的书籍。生命来源于天地,"天地交,而万物通","天地不交,而万物不通","天地氤氲,万物化醇"。《说卦》说"乾为天","坤为地"。《周易·系辞下》说:"乾,阳物也;坤,阴物也;阴阳合德,而刚柔有体。"《周易·系辞上》云:"夫乾,其静也专,其动也直,是以大生焉。夫坤,其静也翕,其动也辟,是以广生焉。广大配天地,变通配四时,阴阳之义配日月,易简之善配至德。"由此可见,生命起源于乾天坤地阴阳二气的交合,即所谓的"精气",故曰"精气为物"。

精气是宇宙万物的共同构成本原,这一思想渗透到中医药理论之后,对人体之精(精气)是人的形体与精神的化生本原、是构成人体和维持人体生命活动的最基本物质的认识起到了启发作用。宇宙万物由精气产生,人体生命及各脏腑组织、器官也应由精生成。《灵枢经·经脉》说:"人始生,先成精,精成而脑髓生。"《素问·金匮真言论》说:"夫精者身之本也。"但作为宇宙本原之精气,与构成人体生命本原的"人体之精",在内涵上是两个不同的概念,存在抽象与具体的区别,不能混而为一。

《周易》还认为,存在于宇宙中的精气的自身运动,表现为天地阴阳二气的对立交感,从而化生万物。这一精气阴阳交感而生物的思想,源于古人运用"近取诸身,远取诸物"的思维方法对自然现象和人类自身繁衍等的观察与体悟。如《周易·系辞下》说:"天地氤氲,万物化醇;男女构精,万物化生。"《黄帝内经》也有这一思想的反映,如《灵枢经·天年》说:"黄帝问于岐伯曰:愿闻人之始生,何气筑为基,何立而为楯,何失而死,何得而生? 岐伯曰:以母为基,以父为楯;失神者死,得神者生也。"即父母构精,产生一个新的生命。但《周易》是从哲学的角度论述的,"男女构精,万物化生"是一种宇宙观,是表述宇宙万物有一个共同的构成本原,因而构筑了天地人三才一体的整体观,也为中医药理论提供了可供借鉴的"同源性思维"模式。《黄帝内经》是从中医药学的角度论述的,是关于人体生命产生的自然科学的表述。

《黄帝内经》继承了《周易》天地合气生物的思想而论说人体生命科学,如《素问·宝命全形论》说:"人以天地之气生,四时之法成……夫人生于地,悬命于天,天地合气,命之曰人。"《灵枢经·决气》说:"人有精、气、津、液、血、脉,余意以为一气耳。"这种观点与《庄子·知北游》所说的"人之生,气之聚也"及《论衡·言毒》所说的"万物之生,皆禀元气"等观点是完全一致的,显示了气学理论在人体生命科学中的重要性。《吕氏春秋·情欲》说:"人与天地也同,万物之形虽异,其情一体也。"《淮南子·泰族训》说:"天之与人,有以相通也。"因此,《丹台玉案》卷四虫门有"人之气,即天地之气也",《医门棒喝·温暑提纲》有"人身一小天地也"。男女构精产生一个新生命的医学认识,促使《周易》产生了"男女构精,万物化生"的精气为物的宇宙生成观。

(二)脏腑精气阴阳理论体系

《周易》中以"阴阳论气",将宇宙本原之气分为阴阳二气,并以阴阳二气的运动变化来阐释宇宙万物的发生与变化,因而表达了自然界和社会的各种事物和现象产生与变化的一般规律。阴阳二气虽有其"阳上阴下""阳尊阴卑"的相对固定的位次和秩序,但其阴升阳降,氤氲交感,相摩相推,即相互作用,是宇宙万物发生、发展和变化的根本原因和规律。《咸·彖传》说:"咸,感也。柔上而刚下,二气感应以相与……天地感而万物化生。"《周易·系辞上》说:"刚柔相推而生变化。"《周易·系辞下》说:"刚柔相推,变在其中矣。"阴阳二气的运行和谐有序,则能生化万物。

中医药学的脏腑精气阴阳理论体系,是指以脏腑各自存在的精气阴阳的作用来表述它们各自的生理病理变化和临床诊治证型的一种系统的脏象理论,是古代哲学的精气学说、阴阳学说与中医药学的脏象理论、精气血津液理论相融合的产物。《黄帝内经》中相关论述奠定了脏腑精气阴阳理论体系的构建基础。《素问·上古天真论》有"五脏六腑之精"之说,但精主要藏于五脏之中,如《素问·五脏别论》说:"所谓五脏者,藏精气而不泻也。"《灵枢经·本神》说:"是故五脏主藏精者也。"精藏于脏腑之中,是脏腑功能活动的物质基础。《素问·阴阳应象大论》中有"精化为气"之论,藏于脏腑中的精,则化为该脏腑之气。古代哲学中气分阴阳的思维方法对中医药学气学理论和脏象理论的渗透,促使中医药学也将人身之气阴阳两分。如《道德经》说:"道生一,一生二。"《庄子·则阳》说:"阴阳者,气之大者也。"《春秋繁露·五行相生》说:"天地之气,合而为一,分为阴阳。"《淮南子·天文训》说:"宇宙生气。气有涯垠,清阳者薄靡而为天,重浊者凝滞而为地。"《素问·阴阳应象大论》说:"积阳为天,积阴为地。"中医药理论受古代哲学气分阴阳思想的影响,也将人身之各种气,包括各脏腑之气,来做阴阳两分,如心气分为心阴、心阳等。脏腑精气阴阳理论体系建构了脏腑与精气、精气与阴阳、精与气、气与阴阳之间的逻辑关系,规范了脏腑、精、气和阴阳的基本概念,限定了各脏腑之精、气、阴、阳及其相应病证的内涵,对临床上各脏腑的病证,尤其是脏腑虚证的辨证治疗具有重要价值。

《周易》中"太极生两仪"的"一分为二"思想,对中医药学将人体之精、气分为阴阳两部分具有重要的类比思维方面的意义。中医药理论运用"精气分阴阳"的思想和方法,将一身之精分为阴精与阳精,将一身之气分为阴气与阳气,将一身之气分化的脏腑之气再分为脏腑之阴气与脏腑之阳气,将人体之气的重要组成部分——元气也分为元阴、元阳两部分。每一层次的阴精与阳精、阴气与阳气,都相互对立、相互制约、相互交感以维持协调平衡。如此则构建了脏腑藏精、精化为气、精分阴精阳精、气分阴阳二气的脏腑精气阴阳理论体系。在脏腑精气阴阳理论体系中,各脏腑的功能是以其所藏的精为物质支撑,以该精所化的气来推动和调控,其中属阳的部分即阳气具有推动、促进、温煦、兴奋、升发等作用,属阴的部分即阴气具有宁静、牵制、凉润、抑制、沉降等作用。如心脏的搏动和脉管的舒缩,以心气的推动和调控作用来阐释,其中心阳起推动和促进作用,心阴起宁静和抑制作用,心阳与心阴的作用协调,则心气冲和畅达,心脏的搏动和脉道的舒缩稳定有序,快慢适中。心动过缓一般属心阳虚亏,心动过速一般属心阴衰少。

《周易》中气分阴阳、阴阳互藏的思想和方法,对阐释脏腑之间的关系也有重要意义。如心肾相交、肝肺协调等,都可以脏气分为阴阳二气的理论做出解释。

七、《周易》与阴阳理论

《周易》阴爻、阳爻以及卦象所包含的阴阳理论,是中医药阴阳学说的根源。《黄帝内经》在《周易》和当时阴阳学说的影响下,把阴阳哲学原理,结合于医学,成为中医药基础理论。中医药阴阳学说,源于《周易》,发展于《黄帝内经》。

(一)《周易》中的阴阳理论

阴阳,属中国古代哲学范畴,历来为中国古代科学所运用,同时为古代医学所运用。早在商周时期,就已出现阴阳的概念,"易者,日月也"。《周易·系辞上》说:"阴阳之义配日月。"可见易由日、月两字组成,就是日月的体现,而日月也正是阴阳之最初的物质实体。阴阳最早见于八卦之中,八卦的基础就是阴阳。

《周易·系辞上》说"《易》有太极,是生两仪,两仪生四象,四象生八卦,八卦定吉凶,吉凶生大业","一阴一阳之谓道"。"太极"是阴阳未分的一种原始的混沌状态。"《易》有太极,是生两仪",即是"太极"分而为阴阳,即阳爻(━)、阴爻(╍),而阴阳相合即是"道",可见"太极"与"道"是一个同义词,二者在本质上是一致的。"两仪"就是阴与阳。《周易·系辞》认为太极分化而生出阴与阳。"两仪生四象","四象"是指太阳、少阴、太阴、少阳。《周易·系辞》又认为两仪进一步分化而出太阳、少阴、太阴、少阳。"四象生八卦",即是说四象进一步分化而生八卦,即乾(☰)、坤(☷)、离(☲)、坎(☵)、巽(☴)、震(☳)、艮(☶)、兑(☱)。古代哲学家把自然界分成八种物质现象,即天、地、雷、风、水、火、山、泽,分别用符号来表示,如以"--"代表"阴",以"—"代表"阳"。这反映一种思想,即宇宙万物,并把宇宙间的一切事物分成阴阳两大类。凡天地风雷,水火山泽,都是来自物质的阴阳二气。"太极"即是混沌一气,"两仪"便是阴阳,"四象"即太阳、少阴、太阴、少阳,太阳在八卦中为乾、兑,少阴在八卦中为离、震,少阳在八卦中为巽、坎,太阴在八卦中为艮、坤。这反映出宇宙万物均可分成阴阳两大类。

《周易》八卦以乾坤二卦为基础。乾坤乃阴阳之代表,阐释了自然界普遍存在的对立统一规律,是中医药阴阳学说的根源。《周易·系辞下》说:"乾坤其《易》之门邪?乾,阳物也;坤,阴物也;阴阳合德,而刚柔有体,以体天地之撰,以通神明之德。"《周易》认为,八卦中以乾坤最为重要。乾坤所代表的天地是八种自然物质的根源,集中表现了阴阳的特性,可把复杂的万事万物概括为对立统一的阴阳两个方面,这是一种朴素的辩证法。阴阳作为事物的对立面,互相结合在一起,这既是整体的和谐,又不使它倒向争胜的任何一方。由于矛盾统一体结合得非常牢固,从而才能把天地的生生作用充分体现出来。《灵枢经》提出"阴阳者,有名而无形",而明代名医张介宾解释道"阴阳者,一分为二也"。"有名而无形"是说阴阳不是指两个具体而有形的事物,而是指一切事物所具有的相互争胜负的两个方面。

《周易》中阴阳的特性有如下几个方面。一是阴阳为化生万物之本原,认为任何卦的变化始于爻,万事万物的产生是天地阴阳之气相互交感的结果。二是阴阳的相互依存,任何一方不能脱离另一方而单独存在,如天与地、乾与坤,每一方都以另一方为存在条件。三是阴阳的对立统一。四是阴阳的消长转化,如十二辟卦即寓有阴阳消长之意。而《周易·系辞下》的"日往则月来,月往则日来,日月相推而明生焉。寒往则暑来,暑往则寒来,寒暑相推而岁成焉",则揭示了《素问·天元纪大论》"物极谓之变"的阴阳相互转化的哲学思想。五是阴阳乃世界万物之总括,即任何事物和现象都可以用阴阳概括。由于《周易》中的阴阳学说所概括的寒热、隐显、升降、虚实、动静等矛盾现象,突出地体现在人体生命的过程中,因而其阴阳理论能够同医学理论紧密地结合起来。《黄帝内经》在前人成就的基础上对阴阳这一范畴做出了进一步的整理和提高,应用于中医药理论,从而使阴阳不再代表某一种个别事物或作用,成为具有特殊意义的中医药核心理论学说。

阴阳平衡乃是《周易》的基本思维方式,而中医药阴阳学说具有《周易》阴阳理论的特性。《周易》的阴阳特性包括阴阳为化生万物之本原、阴阳相互依存、阴阳对立统一、阴阳消长转化、阴阳乃世界万物之总括。中医药理论中的阴阳对立制约、阴阳交感、阴阳互藏、互根互用、消长平衡、相互转化和自和平衡等阴阳学说内容是对《周易》阴阳理论的发挥与运用,已被广泛应用于阐释人体生理、病理、诊断、治疗、预防、养生等。

(二)《周易》阴阳理论对中医阴阳学说的影响

中医药学吸收了《周易》的阴阳理论,并将其与古代医学科学的成就相结合,使阴阳学说成为中医药理论的指导思想。《黄帝内经》吸取了《周易》有关阴阳理论的精华,并把这种阴阳辨证哲学思想应用于指导医学实践。这种阴阳辨证哲学思想成为中医药学的基础理论。

《黄帝内经》的《阴阳应象大论》《阴阳离合论》、七篇大论等,对阴阳理论都有精辟论述。首先,阴阳是万物之纲纪,变化之父母。《素问·阴阳应象大论》说:"阴阳者,天地之道也,万物之纲纪,变化之父母,生杀之本始,神明之府也,治病必求于本。"这个"本"即指治病的根本原理,而这个根本原理就是使阴阳趋于平衡。所以又曰:"阴胜则阳病,阳胜则阴病。阳胜则热,阴胜则寒。""阳病治阴,阴病治阳。"这便是中医几千年沿袭下来的治病原理——阴阳平衡学说。而这一原理恰恰是从《周易》里援引而来的。《说卦》说"立天之道曰阴与阳,立地之道曰柔与刚",从而建立起"阴阳合德"的思想体系。《周易·系辞下》说:"乾坤其《易》之门邪? 乾,阳物也;坤,阴物也;阴阳合德,而刚柔有体,以体天地之撰,以通神明之德。""阴阳合德"就是"阴阳平衡"。此外,《素问·生气通天论》说"夫自古通天者生之本,本于阴阳天地之间",一语道破阴阳的对立统一是一切事物运动和发展变化的根源及其规律,并将其运用于医学当中解释人体的产生,即《素问·天元纪大论》所说的"在天为气,在地成形,形气相感而化生万物矣",意即万物发生和变化的根由是阴阳二气相互感应交合。正是由于人由阴阳化生,《黄帝内经》由此认为人当具有阴阳的属性,以"阴平阳秘"高度概括了人生理机能正常时的阴阳表现。其次,阴阳既是对立统一的两类属性,又有其具体的物质形态和功能表现。它把天、上、左、外、气、火、动、数等归属为阳,而将地、下、右、内、味、水、静、迟等归属于阴。将人体划分为内外、身内体外相对应的阴阳两部分,并认为人体生理机能的正常发挥,亦是阴阳对立统一协调平衡的结果。故有

"阳强不能密,阴气乃绝,阴平阳秘,精神乃治,阴阳离决,精气乃绝"之论。"阴在内,阳之守也;阳在外,阴之使也"高度地概括了物质与物质、物质与功能、功能与功能之间的相互依赖关系。"味归形,形归气,气归精,精归化,精食气,形食味,化生精,气生形"说明了味、形、气、精之间的相互转化。而"四时之变,寒暑之胜,重阴必阳,重阳必阴"及"寒甚则热,热甚则寒"则是《周易》"物极必反"的表述,是其哲学思想在医学中的具体应用。后世王冰的"壮水之主,以制阳光;益火之源,以消阴翳",以及张介宾的"善补阳者,必于阴中求阳,则阳得阴助而生化无穷;善补阴者,必于阳中求阴,则阴得阳升而泉源不竭",概以《周易》坎离水火学说为基础,从实践中总结出来的颇具指导意义的治疗原则。

《黄帝内经》的阴阳学说与《周易》中的阴阳理论完全是一脉相承的,而《黄帝内经》的阴阳学说比《周易》中的阴阳理论更具体,更有实践指导意义。也就是说,《黄帝内经》的阴阳学说既继承了《周易》的辩证哲理思想,又发展了《周易》中的对立统一观念。

阴阳交感是《黄帝内经》论述人体生理病理的重要依据。《素问·天元纪大论》说"阴阳相错,而变由生也",说明了万物的生存与变化,需赖天地之气相交,阴阳相合而成。《周易》中的事物盈虚变化思想,在《黄帝内经》中得到充分运用发挥。《黄帝内经》认为,身体健康的人,就是阴阳平衡的人。阴精主内为阳用,阳气卫外固阴精,说明阴阳交感、互相依存、相互为用的重要性。否则阴阳各有偏胜,都会使人体发生病变。

《周易》以乾坤代表阴阳,阐释自然界普遍存在的对立统一规律。阴阳作为事物的对立面,互相结合在一起,这是整体的和谐,不使其倒向争胜的任何一方。阴阳不是指两个具体而有形的事物,而是指一切事物所具有的相互争胜负的两个方面。在中医药学中,阴阳既可代表两个相互对立的事物,又可用来分析一切事物内部的两个相互对立的方面。阴阳的互相争胜,导致事物的发展变化。《素问·疟论》说"阴阳上下交争,虚实更作,阴阳相移也",意思是疾病是阴阳相互斗争的结果,当阴胜于阳时就发冷,阳胜于阴时则发热。这两种情况交替出现,致使患者时寒时热。不仅生病之人有阴阳争胜,正常人体内阴阳之间亦有争胜。《素问·阴阳离合论》以阴阳离合精辟地概括了阴阳之间的辩证关系,寓含了阴阳分之为二、合之为一的对立统一观点,并提出了"阳予之正,阴为之主",即阴是根本、阳是主导的观点,进一步明确了阴阳之间的主导关系。此外,《黄帝内经》还把阴阳与自然界四时及人体结合起来,创造性地提出了四时五脏阴阳的观点,把阴阳哲学灵活地应用于解释医学,是对《周易》阴阳理论的发展。此外,中医药学有关形神、气血、升降等诸方面的关系,皆可以阴阳对立制约、互相争胜的关系加以说明。

在《周易》八卦中,除乾、坤两卦分别为纯阳、纯阴之卦外,其他六卦皆分别由阴、阳两爻结合而成,均为阳中有阴、阴中有阳,表现为阴阳互存互根的关系。《黄帝内经》运用这一原理,结合天时昼夜的变化,认为人身的肌体,亦有阴阳互存互根的关系。张介宾在《医易义》中明确指出,虽然对阴阳二气长养人体百骸的分析论证已在《黄帝内经》中有了具体详尽的论述,但是关于阴阳二气互存互根变化之理,又"莫大乎《周易》"。也就是说,《黄帝内经》中阴阳变化之理乃《周易》阴阳变化之理的具体展现。如《周易·系辞上》说"乾知大始,坤作成物",这里以代表阴阳二气的乾坤两卦为生成其他六卦之父母。乾坤两卦生六子卦,这六子卦正是乾坤中的阴阳两爻交互错综而成的。而《素问·六节脏象论》亦称"生之本,本于阴阳"。《素问·阴阳应象大论》又说"阴在内,阳之守也;阳在外,阴之使也"。这是说,阴阳是相互为用、相互依存的。在这里,阴代表物质即人体,阳代表人体的功能。功能表现于外,故说阳在外;物质蕴居于内,故说阴在内。在外的阳,是内在物质运动的表现;在内的阴,是产生机能的物质基础。验之于人体,就是卫气和营血相互间的生理作用。卫气行于外,是以营血为物质基础;营血存于内,是为卫气守护其中。每一方均以另一方为存在的条件,这正表明阴阳的依存互根关系。

《周易》认为,世界上的事物时时刻刻都在发生变化,永无停止不动之时,而阴阳两种势力的消长,正是事物发展变化的表现。阴消则阳息,阴息则阳消,这正是自然界的普遍现象。阴阳在四季的消长运行是一种有序的过程。《周易·系辞下》曰:"日往则月来,月往则日来,日月相推而明生焉。寒往则暑来,暑往则寒来,寒暑相推而岁成焉。"《易经·丰·彖传》"日中则昃,月盈则食,天地盈虚,与时消息,而况于人乎? 况于鬼神乎?"认为日月的往来、寒暑的更迭是自然的规律,而且人事、社会现象与自然现象一样,都服从消长规律。自然界通过阴阳盈虚消长就可以达到事物之间的相对动态平衡,但这种平衡状态又在阴阳盈虚消长的过程中不断被打破,并趋向新的动态平衡。人身机体也同样如此,只有在阴阳的盈虚消长过程中不断保持动态平衡,才能维持健康的机体。否则,阴阳失调,人体就会出现疾病。《灵枢经·岁露论》基于"人与天地相参也,与日月相应也"的观点,在继承前述诸家认识的基础上,将阴阳消长理论运用到对人的生命活动现象的认识之中,从四时和昼夜阴阳消长方面,解释人体的生理病理,并指导疾病的诊治预防。

《周易》还认为，阴阳两种势力的变化消长达到一定限度时，阴阳之间还会相互转化。《易经·泰·九三》说"无往不复"。这里说的往复正是阴阳两种势力的相互转化。《周易·系辞下》说："易穷则变，变则通，通则久。"这里的"穷"，可以看成阴阳转化的条件。也就是说，只有当阴阳的变化消长达到一定的极限"穷"时，二者才能实现转化。阴阳转化后，事物的发展将进入一个新的过程，即"通"。但这里的"通"，并非完全是自发的过程，它是指可以经过人为的驾驭，使之向着有利于人的要求方面发展。只有如此，"通"对人来说才能意味"久"。中医药理论很重视阴阳两极的转化，如《灵枢经·论疾诊尺》所说："四时之变，寒暑之胜，重阴必阳，重阳必阴；故阴主寒，阳主热，故寒甚则热，热甚则寒，故曰寒生热，热生寒，此阴阳之变化。""重阴必阳，重阳必阴"即阴阳所代表的事物发展到一定程度必然要向相反的方向转化。四季更迭如此，疾病亦如此。如寒症未得及时治疗则可转化为热疾，反之热症亦可转化为寒症。

　　《周易》中阴阳两个对立面相互转化的思想也被引进到中医药理论中，临床上用阴阳转化来把握病证的变化规律。作为医家了解阴阳动静就掌握了医疗的关键。张介宾说"刚柔推荡，易之动静也；阴阳升降，气之动静也"，"欲详求夫动静，须精察乎阴阳，动极者镇之以静，阴亢者胜之以阳。病治脉药，须识动中有静；声色气味，当知柔里藏刚。知刚柔动静之精微，而医中运用之玄妙，思过其半矣。"阴阳学说不仅奠定了中医药学的理论基础，而且也奠定了中药学关于四气五味的基本法则。《素问·至真要大论》说"辛甘发散为阳，酸苦涌泄为阴，咸味涌泄为阴，淡味渗泄为阳"，即辛味、甘味、淡味属阳，酸味、苦味、咸味属阴。此外，药性温热上升者为阳，寒凉下降者为阴。气味阴阳理论是中医本草药物理论的核心内容之一。金元四大家之一的李杲，更用阴阳奇偶理论丰富了药物升降浮沉理论的内容。

　　世界上一切事物都处在变化发展之中，并表现出一定的阶段性，事物发展到一定的"度"，就会向自己的反面转化。这是贯串于《周易》中的一个基本思想。乾卦爻辞中关于龙由潜而现、而跃、而飞、而亢的描述，形象地说明了物极必反。如复卦"反复其道，七日来复"，泰卦"小往大来"，否卦"大往小来"，也体现了物极必反的思想。《黄帝内经》关于人体生命历程的描述，与《周易》乾卦卦辞所表述的思想如出一辙。《素问·上古天真论》就有关于人体肾气由实到盛，到平均，然后转衰的具体论述，从生理角度深刻地说明了物极必变、盛极必衰乃"天地消长之道"。值得注意的是，《周易》的内容不仅仅限于告诉人们物极必反、盛极必衰的规律，而进一步就如何对待事物极而不反、盛而不衰向人们提出了一系列告诫。《中庸》"致中和，天地位焉，万物育焉"。其"致中和"即动的均衡，天从社会、人心之间的内在联系密切，和则致祥，乖则致异。善变多变的中医养生法视"致中和"为尽终"天年"之大法，尤重视调节变化无常的七情，自我控制，力求神情愉悦，使机体处于"中和"最佳状态，心身统一，神形一致，健康长寿。这体现了中医药学的阴阳相互可以转化，且"阴平阳秘"是机体的最佳状态。

在《周易》阴阳学说理论的启发和指导下，中医阴阳学说不断得到补充和完善，被广泛地运用于中医药理论体系的各个方面，把阴阳和人体医学有机地结合在一起，已经由原来的哲学概念升华为医学理论，并贯穿于中医药学的理、法、方、药等各个方面。

第二节　河图、洛书与中医药文化

中国传统文化中有两种神秘的图案，称为河图、洛书。它们是中国河洛文化的最主要标志。河图、洛书作为易学的始源，对中医药理论和中医思维产生了一定的影响。先秦文献中多次提到河图、洛书，比如《论语》说："凤鸟不至，河不出图，吾已矣夫！"汉代传说伏羲时有龙马出于黄河，背负河图，伏羲据此画八卦；夏禹时有神龟出于洛水，背负洛书，夏禹据以作洪范九畴。《周易·系辞上》说："河出图，洛出书，圣人则之。"关于河图，有歌曰：河图有天地，天地分上下，上下有阴阳，阴中有阳，阳中有阴，阴无阳不出，阳无阴不存。关于洛书，有歌曰：仿天象，典地理，天所有，地相对，人相依。天人相合，天地相辅，地人相成。

一、河图、洛书探源

河图、洛书的传说比较久远，《周易·系辞上》说："天生神物，圣人则之；天地变化，圣人效之；天垂象，见吉凶，圣人象之。河出图，洛出书，圣人则之。"先秦时期类似记载并不乏见，但是《周易·系辞》只提出了河图、洛书的名称，河图、洛书的具体内容并未明确说明。河图、洛书始传于北宋华山道士陈抟，他提出的图式叫作《龙图易》。《宋文鉴》中载有《龙图序》一文，讲到了龙图三变的说法，即一变为天地未合之数，二变为天地已合之数，三变为龙马负图之形，最后形成了河图、洛书两个图式。但是，陈抟在龙图三变之后，没有提到河图、洛书的名称。第一次给这两幅图命名的是北宋刘牧，他精研陈抟所传《龙图易》，著《易数钩隐图》，于是，河图、洛书才为世人所知。当时，对采用"图十书九"，还是"图九书十"有过争论，最终定位于图十书九，一直延续至今。宋代的象数学家相信八卦就是由河图、洛书这两幅图式推演而来的。现在公认的河图、洛书指"一六居下"和"戴九履一"两种图式(图2-2)。朱熹在《周易本义》中将"一六居下"的图式认定为河图,"戴九履一"的图式认定为洛书。这两种图式的来源很可能受到《周易》的影响,在《周易·系辞上》中说:"天一地二,天三地四,天五地六,天七地八,天九地十。天数五,地数五,五位相得而各有合。天数二十有五,地数三十,凡天地之数,五十有五,此所以成变化,而行鬼神也。"张介宾在《类经图翼·气数统论》中描述洛书说:"戴九履一,左三右七,二四为肩,六八为足,五居于中,而纵横之数皆十五。"

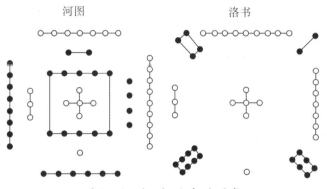

图2-2 河图、洛书的图式

河图、洛书在先秦、西汉的典籍中有其文字记载。《尚书·顾命》说"大玉、夷玉、天球、河图,在东序";《管子·小匡》说"昔人之受命者,龙龟假,河出图,洛出书,地出乘黄,今三祥未见有者"。以后,在汉代刘歆、孔安国、扬雄、班固等人的著作中也屡有提及。至于河图、洛书到底是个什么样子,各书上都没有明言。一直到陈抟传河图、洛书的图像于世,而后刘牧根据陈道士的河图、洛书撰图,影响最为深刻的是朱熹撰写的《周易本义》中的河图、洛书,自此由黑白点构成的数十、数九图被定义为河图、洛书。

洛书与汉初著作《大戴礼记》中记载的明堂九室、西汉末年著作《乾凿度》中的九宫说,在九个数的方位配置上完全一致。明堂大约在原始社会末期出现,是中国古代社会生活中具有礼义兼祭祀作用的建筑物,深受历代统治者的重视。

河图、洛书源自天上星宿,蕴含着宇宙星象密码,被认为是中华文明的源头。河图的这个"河",其实指的是星河、银河。二十八星宿也是从银河里面出来的,"河出图"不是黄河出图,而是星宿从星河里出来。河图最初的原型是一条白色旋转的龙,将银河画成白龙,围绕着中点运转,这个中点是北极星,后来演变成了一黑、一白两条龙,逐渐成为太极阴阳图。在古人的观测中,除北极星外所有的星星都是动的,因此北极星被古人称为"天极",也就是天极神。东西南北和四面八方,交叉点的那个地方叫"中"。这点从河图纹上来看,它正是北极星的这个位置。天上的位置与地下的位置是对应的。河图本是星图,其用为地理,故在天为象,在地成形也。在天为象乃三垣二十八宿,在地成形则青龙、白虎、朱雀、玄武、明堂。河图之象、之数、之理,至简至易,又深邃无穷。河图上,排列成数阵的黑点和白点,蕴藏着无穷的奥秘。洛书之意是"脉络图",是表述天地空间变化脉络的图案。洛书的内容表达实际上是空间的,包括整个水平空间、二维空间,以及东西南北这些方向。洛书上,纵、横、斜三条线上的三个数字其和皆等于十五。最早记录在《周易》之中,其次在《尚书》之中,诸子百家多有记述。太极、八卦、周易、六甲、九星、风水等皆可追源至此。汉代儒士认为,河图就是八卦,而洛书就是《尚书》中的《洪范九畴》。河洛之辞,最早见于《尚书·顾命》"大玉、夷玉、天球、河图,在东序"。

河图、洛书是远古时代人民按照星象排布出时间、方向和季节的辨别系统。《周易》源于八卦,而八卦又源于河图、洛书。到了宋代,朱熹在其易学著作《周易本义》中,第一次把河图、洛书单列出来,并将其图置于卷首,以九为河图,十为洛书。后世多数学者认为朱熹之河图、洛书源出于道士陈抟,是演绎陈抟之说而成。朱熹对河图、洛书的发展过程有一个简单的交代,说:"图书之象自汉孔安国、刘歆、魏关朗子,明有宋康节先生,邵雍尧夫,皆谓如此,至刘牧始两易其名,而诸家因之,故今复之,悉从其旧。"但是,清代学者黄宗羲、胡渭等对宋儒河图、洛书说均提出了反对意见。从此,河图、洛书就成了学术界一个争论不休的难解之谜。

数字是人类最初从动物界分离出来而成为人的重要标志之一。数字的出现使人类意识到自己的智慧和聪明,并为进一步的智慧开发奠定了基础。古人一开始就非常崇拜数字,主要表现在对一至十这十个基本数字的崇拜,以及对十以后的由基本数字生发出来的一些数字的崇拜。十以后的某些数字如由二、二、三相乘产生的十二,由二、三、四相乘产生的二十四,四、七相乘产生的二十八,六、六相乘产生的三十六,七、七相乘产生的四十九,八、八相乘产生的六十四,九、九相乘产生的八十一,由十产生的百、千、万等。在古代中国人的文化观念中,一至十这十个基本数字都不单是数学意义的数字,它们还具有美学意义、祥瑞意义、世界观及宇宙观意义等,每个基本数字都是完美数、吉利数、理想数、大智慧数。

河图、洛书表达了一种数学思想，数字性和对称性是河图、洛书最直接、最基本的特点，"和"或"差"的数理关系则是它的基本内涵。完全可以用数学方法证明或推导出河图、洛书，并证明河图与洛书同出一源。还可以发现，河图、洛书与算盘、"万字符"也存在着一定程度的联系。

一般认为，河图为体，洛书为用；河图主常，洛书主变；河图重合，洛书重分；方圆相藏，阴阳相抱，相互为用，不可分割。西汉刘歆认为："河图洛书，相为经纬。"南宋朱熹、蔡元定认为，"河图主全，故极于十；洛书主变，故极于九"，"河图以五生数统五成数而同处于方，盖揭其全以示人而道其常，数之体也。洛书以五奇数统四偶数而各居其所，盖主于阳以统阴而肇其变，数之用也"。同时认为河图象天圆，其数为三，为奇；洛书象地方，其数为二，为偶。还有人认为河图重"合"，具有奇偶相配、阴阳互抱、生成相依的特点；洛书重"分"，具有奇偶分离，生成异位的特点，两者一分一合，体现对立统一、盛衰动静的辩证关系。

《乾凿度》所说太乙行九宫之法，成为后世术士所用的洛书。太乙即太一，所行九宫为中央招摇，北宫叶蛰，东北天留，东宫仓门，东南阴洛，南宫上天，西南玄委，西宫仓果，西北新洛。太一移宫的日期为冬至、立春、春分、立夏、夏至、立秋、秋分、立冬八节。八节又与八风相应。八卦的八个方位加上中央就是九宫。八卦的方位与八节对应，从日运行方位和斗柄指向均可得到证明。以后天八卦为例，震为东，代表春分；巽为东南，代表立夏；离为南，代表夏至；坤为西南，代表立秋；兑为西，代表秋分；乾为西北，代表立冬；坎为北，代表冬至；艮为东北，代表立春。后天八卦由周文王定，那以前的先天八卦则是震东北立春，离东春分，兑东南立夏，乾南夏至，巽西南立秋，坎西秋分，艮西北立冬，坤北冬至。

二、河图、洛书要旨

（一）河图、洛书的意义

河图、洛书是上古时代人们在长期生活实践中用画图和符号标记的方式，记录了他们对天文历法知识的认知、理解和把握。

人们用白圈"○"，也就是实心圈表达太阳光能直接照耀的状态，而用黑圈"●"，也就是空心圈表达太阳光不能直接照耀的状态。这应当是白为阳、黑为阴之初义，也是当今已知最早的符号阴阳，还可以认为是阴阳概念发生的背景之一。

图中黑圈和白圈的数目多少，一方面能明确地表达不同的时间、不同空间阳光照射时间的长短与强弱，另一方面也能够模糊地计量处于相关时间、相应空间之事物接受太阳给予热量的多少。

图中黑圈、白圈排列的次第顺序，能够客观地反映一个太阳回归年，不同时间、不同空间区位昼夜时间的长短、光照强度的大小、气温寒热的变化等状态。

黑圈、白圈数值的大小，能够体现存在于不同时间、不同空间区位事物变化规律及其状态之内涵。

两幅图式均以南北子午线和东西卯酉线为纵横坐标，用黑圈、白圈的"数"目多少表达太阳周年式运动，以及由此发生的自然界阴阳之气消长的动态变化。

根据十月太阳历法一年分为五季，分别是春季，木行；夏季，火行；长夏，土行；秋季，金行；冬季，水行。五季气候周期运行。

河图上排列成数阵的黑点和白点，蕴藏着无穷的奥秘；洛书上，纵、横、斜三条线上的三个数字，其和皆等于十五，十分奇妙。这是中国先民心灵思维的结晶，是中国古代文明的第一个里程碑。河图的数字圆点所组成的图案是用来表示"天圆地方"的，而表示"天圆"的是河图正中间的四方形，其上下两条横线各有五个小圆点组成，而其左右两条竖线是河图中唯一没有数点的直线。相传最初的《易经》八卦被称作先天八卦，是根据河图、洛书推演出来的。先天八卦图就是一、二、三、四为逆时针（左旋），五、六、七、八为顺时针（右旋），与河图的一到八的排列次序一样。到了后来，人们又根据先天八卦和洛书推演出了后天八卦。后天八卦图的逻辑也就是一、二是逆时针，三、四是顺时针，五、六与七、八都是顺时针。与先天八卦相比，后天八卦的次序明显复杂了：一和二之间、二和三之间、六和九之间、七和八之间都隔着两卦。后天八卦与先天八卦唯一相同的数字是三，故三可以当定时针用。

（二）河图的图式特点

《黄帝内经》原文中是以"五行生成数"方式呈现河图的。河图中的黑白圆圈分别表达阴阳、五行、四象。其中的白圈"〇"为实心圈，属性为阳，其数奇；黑圈"●"为空心圈，属性为阴，其数偶。阳数、奇数称为"天"（阳），阴数、偶数称为"地"（阴）。

东方：青龙星座，时间区位为春季，五行属性为木。河图的表达为三个白点在内，八个黑点在外，即"天三生木，地八成之"。

南方：朱雀星座，时间区位为夏季，五行属性为火。河图的表达为二个黑点在内，七个白点在外，即"地二生火，天七成之"。

中央：空间区位居中，即观察自然、观察天象时人类自身所在之处，时间区位为"长夏"，五行属性为土。河图的表达为五个白点在内，十个黑点在外，即"天五生土，地十成之"。

西方：白虎星座，时间区位为秋季，五行属性为金。河图的表达表达为四个黑点在内，九个白点在外，即"地四生金，天九成之"。

北方：玄武星座，时间区位为冬季，五行属性为水。河图的表达表达为一个白点在内，六个黑点在外，即"天一生水，地六成之"。

（三）洛书的图式特点

洛书早已出现在《黄帝内经》之中，《灵枢·九宫八风》开篇就展示并讲述了洛书的思维特点（图2-3）。

洛书图式中用"数"替换了洛书九个黑白圈，"数"的排列规律及其丰富内涵为：

4	9	2
3	5	7
8	1	6

图2-3　九宫格

天九地一（九，南方，夏季，火行，夏至，离卦；一，北方，冬季，水行，冬至，坎卦）。

左三右七（三，东方，春季，木行，春分，震卦；七，西方，秋季，金行，秋分，兑卦）。

四二为肩（四，东南方，立夏，巽卦；二，西南方，立秋，坤卦）。

六八为足（六，西北方，立冬，乾卦；八，东北方，立春，艮卦）。

五居中央（五，中央，土行）。

洛书是依太阳回归年为背景，表达各个不同时空区位中天地万物变化的相关象。由于东西方文化背景的不同，因而对空间方位的标记有明显的区别。自古以来，中国人是以面南而立，仰观天象而定方位，因此将方位标记为上南下北，左东右西，这既是解读"河图、洛书"时必须明确的识图方位，也是理解《黄帝内经》相关文献时必须要掌握的知识。

河图、洛书用"奇数"标记白圈"〇"，即实心圈，表达属阳的特性；用"偶数"标记黑圈"●"，即空心圈，表达属阴特性。这就是《黄帝内经》所说的"阴道偶，阳道奇"，"阳道实，阴道虚"规定的初始含义，也是中华民族传统文化自古以来的规定。五个奇数（阳数，白圈"〇"之数目）位于五正方位（正东、正南、正西、正北、正中），体现了中华民族古已有之的"重阳"思想；四个偶数（阴数，黑圈"●"之数目），位于四隅（东南方、西南方、西北方、东北方）。面南而立，仰观天象时，观察天象必然看到天体自东向西运行，日月星辰则自人体左侧（东方）而升（即"左升"），从人体右侧（西方）降落（即"右降"），这就是《黄帝内经》构建中医"气机"理论中"左升右降"观念发生的天文学背景。

以"上南下北"方位和"左升右降"的动态思维观察洛书,其中"数"的动态变化,能够模糊地量化一年不同时段、不同空间区位阴阳之气的消长状态。其中,图中自东北(立春)—东南(立夏)—西南(立秋),"偶数"的动态变化为八—四—二,数值逐渐减少,提示上半年的阴阳消长状态是"阴气渐衰";图中自北(冬至)—东(春分)—南(夏至),"奇数"的动态变化为一—三—九,数值逐渐增加,表达上半年的阳气渐长状态。因此,上半年的阴阳之气活动状态特征为阳长阴消。图中自西南(立秋)—西北(立冬)—东北(立春),"偶数"的动态变化为逐渐增加二—六—八,提示下半年的阴阳消长状态是"阴气渐长";图中自南(夏至)—西(秋分)—北(冬至),"奇数"的动态变化为九—七—一,数值逐渐减少,表达下半年的阳气逐渐衰减状态。因此,下半年的阴阳之气活动状态特征为阴长阳消。

洛书图中奇偶数值的大小,能够客观、模糊量化地表达相应方位、相关季节的日照时间长短、光照强度大小、气候温度高低等内涵。洛书是古人表达天文历法、气象物候变化特征的智慧,更是今人理解中国传统文化相关内容的工具。

三、河图、洛书的启示

(一)河图、洛书的图式解读

从文化符号的象征意义方面予以解析,可以悟知河图、洛书的图式中包含着丰富的内容,主要有以下几点。

一是河图中一至十的黑白两种圈点和八卦中太极图的道理相同,代表着阴与阳,五居中央表示五行居于核心的地位,而阴阳五行代表着中华文化的哲学基础。河图和洛书中都是单数为白(明)、双数为黑(暗),这与古代奇数为阳、偶数为阴的认识是一致的。河图和洛书都是四方加中央的方形布局,与八卦的基本方位也很相似,合成一幅完整的图,表示阴阳五行所生成的物质和物象居于一个统一体中,互相制约、互相依存、相生相克,和谐发展。这样的组合反映了古代中国人对于天地生成、宇宙存在和物质运动规律的根本认识。

二是河图中一至十的排列、洛书中一至九的排列,按照自然数的顺序,无重复数字,也未缺少数列中的某一基本数字,秩序井然。这表现了古代中国人对于客观世界和人类社会的有序性认识。河图、洛书数字排列的位置,上下左右交叉安排,错综分布,大数小数调配适当,隐含着一种内在的规律。尤其在洛书中,横行、竖行及对角线的每一组数字之和都等于十五,这种特异现象十分典型地表现了古代文化中的一种基本思想方法——均衡思想。

三是河图、洛书中的数字概念,反映了中国古代文化中的数学成就。洛书中的数字排列,实际上是中国古代的幻方或称纵横图。在近代世界范围内数学的发展过程中,幻方理论是数论的组成部分,即在边为单位的正方形方格中填充适当的数字,使横行、竖行及对角线的各组数字相加之和都相等。中国古代对于幻方的认识比西方国家早一千多年,东汉时就出现了每边为三的幻方,称为九宫,这是在八卦的基础上推演出来的,即八卦的八宫加上中央为九宫。北宋时出现的洛书图样,与东汉时的九宫完全吻合,有可能是陈抟把九宫中的幻方附会为《易经》中的河图,后来又被刘牧改指为洛书。

四是与洛书相关的《洪范九畴》,其内容为古代政治学中治理国家的根本方略,更是中国古代文化的重要组成部分。不论说洛书即《洪范九畴》,还是说大禹依据洛书创立了"洪范九畴",都反映了洛书与《洪范九畴》的关系。《尚书·洪范》篇中记述周武王向箕子询问治国之道,箕子便向武王讲述了禹接受上天给予的《洪范九畴》的内容,即"初一曰五行,次二曰敬用五事,次三曰农用八政……"。所列九条是禹治理天下的九类大法,其中包含治理天下的哲学思想基础——阴阳五行学说,执政者的五个基本职能以及历法、礼义、祭祀、占卜等方面的规定和要求。这些方略在国家形态的原始时期相当全面地规划出治国的大政方针。后来历代的治国方略尽管不断更新内容,但是在治理国家的一些基本问题上,如建立集权、因政设职、崇高道德、协调关系等方面,则大抵沿袭着《洪范九畴》的基本思路。

五是关于河图、洛书的传说本身,还反映了中国古代君权神授思想和天人感应意识。原本的历史事实很可能是伏羲创立了八卦,大禹制定了《洪范九畴》,但却由于河图、洛书的传说而把这两项重要的文化成果归之为神的授予,而中华民族的伟大人物伏羲和大禹,便成为上天与神权、与力量的体现者。于是,河图、洛书就带有极大的神秘性,同时具有崇高的权威性。

(二)阴阳之理

河图、洛书所用的黑圈"●"和白圈"○",这是当下已知中华最早的阴阳符号,黑白圈的数目及其布阵格局,能够准确、客观地反映一年各个时空区位的阴阳消长变化状态。其中的洛书,是古人基于"立竿测影"方法对太阳适时运行状态记录的结果,由此建立了以黑白圈之"数",客观地表达了时间、空间、序列、节律、周期为基本要素的天文历法模型,并将其运用于中医药理论的建构。

《灵枢经·根结》为何将"奇"数的属性确定为"阳","偶"数的属性确定为"阴"?这是因为在河图、洛书图式中,但凡阳光能直接照耀者,属性为阳,用白圈"○"，即实心圈表示，凡白圈的多少都是奇数；太阳光不能直接照耀者，属性为阴，就用黑圈"●"，即空心圈表示，凡黑圈的多少都是偶数。这应当是奇偶之数阴阳属性的发生源头，《黄帝内经》原文中用阴阳属性表达数之奇偶的思维背景一定与此有关。

河图、洛书中的实心圈（白圈"○"）表达了属性为"阳"的内涵，空心圈（黑圈"●"）表达了属性为"阴"的内涵，这就解释了"实心圈"属性为"阳"，"空心圈"属性为"阴"是源于太阳光的能否照射，也就揭示了"阳道实，阴道虚"经文发生的文化源头。

洛书中奇偶数值的大小排序，表达了一年不同时间、空间区位的阴阳消长变化状态如上文所述，标记一年五季"阳（奇）数"的运行过程是一（冬）—三（春）—九（夏）—五（长夏）—七（秋）——（冬），模糊地量化表达了上半年的阳（热）气由渐盛（一—三—九）到下半年的渐衰（九—七—一）的消长变化状态；而"阴（偶）数"运行过程是八（立春）—四（立夏）—二（立秋）—六（立冬）—八（立春），同样也模糊地量化表达了上半年阴气由盛而衰，下半年则由衰而渐盛的消长变化状态。由于上半年阴阳之气的消长特征是阳长阴消，矛盾主要方面在于"阳长"，故称为"阳年"，起点日为"冬至"，故称为"阳旦"；下半年阴阳之气的消长特征为阴长阳消，矛盾主要方面为"阴长"，故称为"阴年"，起点日"夏至"，因此称其为"阴旦"。

洛书将五个阳数置于五方正位，这是对中国传统文化中重阳理念的充分展示。董仲舒更是认为，"阳贵而阴贱，天之制也"。《黄帝内经》据此构建了阳气盛衰寿夭观念，也是由清末郑钦安创立的"火神派"之"阳主阴从"学术立场的理论源头。

（三）五行之理

十月太阳历一年分五行（即五季），就是五行概念发生的初始意涵。十月太阳历将一年中的一个季节称为一"行"，这是由于一年各个季节的气候、物候是随着相应的时间衍进而不断移"行"变化的。五季气候温度的依次移行变化，恰恰能客观地反映一年五季的气候变迁，也正与五行相生之序一致，这是自然规律的体现。

十月太阳历一年的五行（即五季）划分，是对五行相生之序的客观表达。基于河图、洛书思维模式的十月太阳历五季划分，客观地表达五季五方的气候运行规律。由洛书图中的冬季（水行，一）—春季（木行，三）—夏季（火行，九）—长夏（土行，五）—秋季（金行，七）—冬季（水行，一）可见，五行本意是基于十月太阳历法一年分五季观念，表现为"天–地–人–物"三位一体互联互通、变化有序的五种象态。这一五行相生之序,客观地反映了春季,五行属性为"木",气候温和,万物复苏,如同植物萌发状态;夏季,五行属性为"火",气候炎热,万物盛长,枝繁叶茂状态;长夏季节,五行属性为"土",气温高,湿度大,植物开花结实,孕育新的生命;金秋送爽,五行属性为"金",万物成熟收获,生机收敛,植被枯黄凋落状态;冬季,五行属性为"水",气候严寒,万物生机伏匿敛藏状态。这就是五行及其五行相生之序发生的天文历法学背景。

五季五行,客观地表达天地万物生、长、化、收、藏年节律的有序变化。在太阳回归年的天文背景下,一年五季气候的(三,木行)春温—(九,火行)夏热—(五,土行)长夏湿—(七,金行)秋燥—(一,水行)冬寒,周而复始地运行变化不息,天地万物也因之而有(三,木行)春生—(九,火行)夏长—(五,土行)长夏化—(七,金行)秋收—(一,水行)冬藏的动态变化象态及其过程,天地间的所有事物莫不遵循于此。这既是《素问·金匮真言论》的"五脏应四时,各有收受乎……其数六,其臭腐"发生的背景,也是《素问·阴阳应象大论》和《素问·五运行大论》之"东方生风,风生木……咸伤血,甘胜咸"等篇发生的天文历法依据,更是五运六气理论中主运五步内容形成的相关文献依据。这些内容都是基于十月太阳历法一年分五季的观念对"天-地-人-物"三位一体互联互通、变化有序的五种象态的表达。至于"八""七""五""九""六"之"数",是《黄帝内经》应用河图思维图式中的"数"理,对"天-地-人-物"三位一体事物之"木、火、土、金、水"五种象态变化规律的标记。

河图、洛书之所以将"土"置于中央枢机地位,皆缘于中华族群繁衍生息、休戚与共的农耕活动,也与人类必须仰赖于土地之生产生活背景密切相关。这应当是中华族群自古就有"重土"观念发生之缘起。先秦第一"子"管仲就率先凝练出土为万物本原的观念,西汉董仲舒沿袭了"重土"思想,认为"土者,火之子也。五行莫贵于土……土者,五行最贵者也",将"重土"观念发挥到极致。无论是洛书之数"五",还是河图的"天五生土,地十成之",都是将"土"置于核心枢机地位。《黄帝内经》在此"重土"传统思想的引领下,构建了脾、胃理论,其文化源头与此有关。

四、河图、洛书中的象数

河图、洛书的起源存在很多争议,从原有的文献记载,《黄帝内经》及近代出土文物文献的记载,河图、洛书起码在西汉初年以前就已经流行,并且中医药理论的形成与其有着很深的渊源。

(一)河图之象数

河图口诀:天一生水,地六成之;地二生火,天七成之;天三生木,地八成之；地四生金，天九成之；天五生土，地十成之。古人以南面为尊，故有"南面而王"的传统，因而以坐北面南为正位，即前南、后北、左东、右西，与今之地图坐标正好相反。歌诀中的"天"代表奇数，属于阳；"地"代表偶数，属于阴。在五行与脏腑配合上，一、六为北方，五行属水，在脏为肾；二、七为南方，五行属火，在脏为心；三、八为东方，五行为木，在脏为肝；四、九为西方，五行属金，在脏为肺；五、十为中央，五行属土，在脏为脾。

河图表示的是五行相生关系。具体来说，河图中从北方一、六的位置左旋，即北方水生东方木，木生南方火，火生中央土，土生西方金，金生北方水。

河图有生数、成数之分。生数为先天，先天主气；成数为后天，后天主运。五行五运以成数为用，六气则从生数而出。一般认为，河图中一、二、三、四、五均为生数，但五居中央，各生数都与中五相加而为成数，五既是生数又是成数。

（二）洛书之象与数

洛书口诀：戴九履一，左三右七，二四为肩，六八为足，五居中央。洛书由周易之后天八卦以及九宫八风相配合，成为一个统一的整体。在洛书中，与河图相较，金火移位，表示的是五行相克关系。从一的位置右旋，即北方水克西方火，火克南方金，金克东方木，木克中央土，土克北方水。另外，洛书之数与周易之后天八卦关系密切。其中，一为坎水居于正北，九为离火居于正南，三为震木位东，七为兑金居西，二、四为坤、巽各居西南和东南，六、八为乾、艮各为西北和东北，五为中央居中宫。

五、河图、洛书对中医药学发展的影响

易理作为中国古代重要的哲学说理方式，对中国古代文化产生了重要的影响，其中河洛数理作为易学的重要内容，对后世的中医药理论也产生了重要影响，其中有很多理论能解释中医药领域的许多问题。河洛数理巧妙地将河图、洛书蕴含的数理与阴阳五行学说结合在一起，这就给后世以无限的发挥空间。正如唐代医药学家孙思邈所言"不知《易》，不足以言太医"。

（一）解释人体生理病理现象

《素问·阴阳应象大论》说："天不足西北，故西北方阴也，而人右耳目不如左明也。地不满东南，故东南方阳也，而人左手足不如右强也。"中西医汇通学派创始人之一的唐宗海认为："河图之数，皆天左旋地右转，验之于人，耳目象天，手足象地。"用河图对这种现象做出了阐释。

《伤寒论》说："病有发热恶寒者，发于阳也；无热恶寒者，发于阴也。发于阳者七日愈，发于阴者六日愈。以阳数七，阴数六故也。"历代医家对这句

的解释众说纷纭、莫衷一是。清代伤寒学家柯韵伯运用河图数理对这句话做出了解释："寒热者,水火之本体;水火者,阴阳之征兆。七日合火之成数,六日合水之成数,至此则阴阳自和,故愈。"

《素问·上古天真论》中详细记述了女子以七为期、男子以八为期的生理规律。唐宗海认为,"女子七岁""丈夫八岁"中"七""八"两个数是河图数字。河图配文王八卦,兑数七,艮数八。兑象少女,艮象少男,故以七八起算。唐宗海以河洛数理解释了女子以七为期、男子以八为期理论。后天八卦依男女长幼关系:乾父、兑少女、离中女、震长男、巽长女、坎中男、艮少男、坤母,按相应方位代入洛书九宫,组成九宫八卦图。再把少女所在的宫数"七"假定为女性发育的起始年龄,少男所在的宫数"八"假定为男性发育的起始年龄。至此,可以推测《黄帝内经》依据"洛书九宫八卦"数理模型和"取类比象"的思维方法,以取少女"七"、少男"八"之宫数作为"肾气盛"之起始年龄,预示两性身体发育第一阶段的开始。以两个宫数的最小公倍数,即"七七四十九""八八六十四",作为年龄的最大极数,预示两性身体衰老而无子。同样以女"七年"、男"八年"作为年龄递增的周期,分别通过年龄逐一递增来描述两性随着年龄阶段性增长,身体"盛""壮""衰""竭"的阶段性生理变化特点。通过"洛书九宫"揭示《素问·上古天真论》女"七"男"八"的数理奥秘,可发现以"象、数、理"思维为特点的"洛书九宫"数理哲学,或明或暗地伴随着中医药理论的形成、发展,并与现代科学结论不谋而合。

(二)重视"中土"思想

土为万物之母,"土者,万物之所资生也"。土为生数之祖,故生数、成数皆为五。河图及洛书,土皆居于中央,五为万物之母,故其余成数皆必加五乃成。河图四方生数一、二、三、四都要与中五相加,才能变为成数六、七、八、九,故中五是特殊数。洛书配八卦,亦独中五无卦与其相配,形成"中五立极"。河图、洛书所反映的都是五居中央,脾、胃属土,所以又称为中土。五数为生命的长养阶段,意味着阳气的滋生,脏气得养。"五"居正中央,中央生湿,湿气通于脾,故脾居正中,与"五"数最为关联,"五"旺于人生命过程的自始至终。故在《素问·金匮真言论》中言:"中央黄色,入通于脾……其类土……其数五",即为五作成数之例。唐容川在《医易通说》中说:"盖中五者,太极也。四方者,四象也。中五之极,临制四方,五行皆得中五,乃能生成,所谓物物皆有一太极。"历代医家在河洛数理的启发下逐渐形成了中医重视中土、保养胃气的思想,后世脾胃学派的产生也从中得到了启发。

在河图、洛书两图中,河图左转(顺时针旋转)表示的是五行相生的关系,而洛书右转(逆时针旋转)表示的是五行相克的关系。两者均不是规则的环形,而是在运转过程中绕弯而经过中央的土,这亦说明土虽居中央,却是五行相生相克程序中必不可少的环节。根据这样的解说,河图与洛书在表示空间与时间概念的同时,也表示出在空间与时间框架之内物质的相互作用,以及在物质相互作用过程中"土"的核心地位。"五行不可见,是因五居中位而整体,亦可谓之为太极。"

河图、洛书中,土皆居中央。五为河图之母数,成数赖之以生,五居中央属土。土为万物之母,应长夏主万物之长养,中和天地之道,故其生数、成数皆为五。土取象坤卦,如《说卦》曰:"坤也者,地也,万物皆致养焉。"《象传》说:"至哉坤元,万物资生,乃顺承天。坤厚载物,德合无疆。"故中医常以"坤土"并称。《素问·太阴阳明论》说:"脾者土也,治中央,常以四时长四脏,各十八日寄治,不得独主于时也……土者,生万物而法天地……"脾为人体气血生化之源,后世医家又称为"后天之本",并认为"有胃气则生,无胃气则死"。所以疾病的治疗过程中,"保胃气"是主线,健脾培土是维护生命活动的重要基础。

在人体的气机升降过程中,脾、胃为升降之枢轴,左右着人体脏腑的气机升降。升降的关键全在于脾、胃,脾、胃二土,一为阴土从本气主湿,一为阳土从燥金化燥,燥湿调停,升降斡旋,中气得以化源,中阳发动枢轴始能运转,脾升则肝升,胃降肺始降。肝、脾左升主生发,肺、胃右降主降敛收藏,正如《素问·刺禁论》说:"肝生于左,肺藏于右。"若中土失运,阳虚脾陷,或胃燥气逆则升降失职,势必导致四维不转,正如清代医学家黄元御所说:"中气不运,升降反作,清阳下陷,浊阴上逆,人之衰老病死,莫不由此。以故医家之药,首在中气。"

河图、洛书对中医药理论重视"中气"思想的形成和发展有着重要作用。中央土制约其他四行金木水火,并且涵盖其他四行,在一年四季的转换过程中亦起着关键性的作用,并且是人身整体气机升降的枢纽,是整个生命活动的中心所在。

张仲景的《伤寒杂病论》将《周易》重视中土的思想应用于疾病的辨证论治中,时时注意"保胃气",这也非常符合临床实际情况。《伤寒论》说:"阳明居中,土也,万物所归,无所复传。"胃属阳明,从这条条文亦可看出仲景对于"胃气"的重视,也说明了中医药理论与《周易》等中国古代哲学有着非常密切的联系。

《康熙字典》说:"天一生水,地六成之。"天一属水,五脏属肾,《说文解字》对"一"的注释说"唯初太始,道立于一,造分天地,化成万物"。万物都是从"一"而来,人之五脏六腑也都是从"一"而来,这个一便是肾精,道家也称之为元精。既然肾精是太一,那么自然就不应该是偶脏,两肾自然说不过去,于是《难经》对这个问题做了进一步阐发,《难经》说:"肾两者,非皆肾也。其左者为肾,右者为命门。命门者,诸神精之所舍,原气之所系也。故男子以藏精,女子以系胞,故知肾有一也。"这种思想对后来的命门学说产生了重要影响。

(三)对五运六气理论的影响

五运六气学说受到河图、洛书影响的痕迹比较明显,如《素问·六元正纪大论》中的邪化正化说:"甲子,甲午岁……热化二,雨化五,燥化四,所谓正化日也……乙丑,乙未岁……所谓邪气化日也。灾七宫。湿化五,清化四,寒化六,所谓正化日也。"其中,热化二,二为火之生数,河图属南方;雨化五,五为土之生数,居中央;燥化四,四为金之生数,居西方。如此用数字巧妙地将五行地理与气候联系起来。同理,"湿化五,清化四,寒化六"也是此意;"灾七宫",说明反常气候来源于七宫,也就是河图所示南方二七之处。

以河图中的五行配四季,春夏秋冬从左至右,而天地之气,于春夏生发,收藏于秋冬,人体之气与自然之气相通,如《素问·脉要精微论》说:"春日浮,如鱼之游在波;夏日在肤,泛泛乎万物有余;秋日下肤,蛰虫将去;冬日在骨,蛰虫周密,君子居室。"由此可见,人体脉象与天地之气相应。此外,寸关尺对应的五脏脉象与河图的五行之序是相关的,"五脏应见之位,如火王于南,故心见左寸。木王于东,故肝见左关。金王于西,故肺见右寸。土王于中而寄位西南,故脾胃见右关。此即河图五行之序也"。因此,河图在很多角度都与人体相应,从某种角度丰富了天人合一的理论内涵。

黄宗羲在《易学象数论》中说:戴九履一者,则太乙九宫之数。灵龟八法是金元时期的窦汉卿所倡导,其中的方位数配穴则是与洛书九宫相符的。根据洛书的理论,以人体之气与天地之气相合,结合人体奇经八脉气血的会合,即根据洛书的九宫数字,每宫纳入奇经及其配属的穴位,就成为"坎一联申脉,照海坤二五,震三属外关,巽四临泣数,乾六是公孙,兑七后溪府,艮八系内关,离九列缺主"。针刺时根据干支、经络与疾病的关系取穴,并对多种疾病有较佳的疗效。天地之气的运行与人体之气相通,这符合针灸治疗需要"察岁时于天道,定形气于予心"。

(四)对脏腑理论的影响

河图、洛书明确表达了古人对天地自然左升右降的运行法则的认识。人们面南而立,仰视星空的运行规律为顺时旋转,称为左旋,是谓顺天而行,此即顺生逆死,左旋主生之义。河图、洛书确定了以土为中心的五行方位。五行相生之序,反映了自然万物的生存法则。人应自然,所以人体的脏腑气化、气机活动的离散、聚合、升降、出入状态也一定遵循于此。在上者必降,降者右旋;在下者必升,升者左旋。这就是"肝生于左",其气主升;"肺藏于右",其气主降;心居上焦,心阳(火)必降,下温肾水;肾居下焦,肾阴(水)必升,制约心火。如此才能维持心肾相交、水火既济的生理平衡;脾、胃居于中焦,为人体整体气机气化升降之枢纽,二者也表现出"脾升胃降"的"自旋"状态。这就是人体脏腑气化气机理论发生的文化背景和理论源头。

《素问·金匮真言论》援引河图数理解释脏腑理论说:"东方青色,入通于肝……其数八……南方赤色,入通于心……其数七……中央黄色,入通于脾……其数五……西方白色,入通于肺……其数九……北方黑色,入通于肾……其数六……"张介宾在《类经图翼》中对此解释道:"北一水……肾藏精;南二火……心藏神;东三木……肝藏魂;西四金……肺藏魄;中五土……脾藏意……木火同气,故神魂藏于东南……金水同原,故精魄藏于西北,而一九、四六同为十;土统四气,故意独居中,其数唯五,而脏腑五行之象,存乎其中矣。"其所记载的脏腑与数之间的关系,一如河图所示:一、六为北方,五行属水,在脏为肾;二、七为南方,五行属火,在脏为心;三、八为东方,五行为木,在脏为肝;四、九为西方,五行属金,在脏为肺;五、十为中央,五行属土,在脏为脾。据此,中医药中许多与现代医学貌似相悖的理论就能得到合理的解释了,如《素问·刺禁论》有"肝生于左,肺藏于右"的说法,若从解剖位置上很难解释,而在河图五行中就很好理解,肝属木,主生发生于东方,肺属金,主肃降位于西方。《素问·阴阳应象大论》说"左右者,阴阳之道路也"。张志聪在《黄帝内经素问集注》中注曰:"在天地六合,东南为左,西北为右,阴阳二气,于上下四旁,昼夜环转,而人之阴阳亦同天地之气昼夜循环,在左右为阴阳之道路。"肝在左侧,阳生阴长,肝气主升发,以升为主要运动形式,其气宜舒畅条达,故其道路以左侧为上升之路;肺在上焦右侧,具有主气司呼吸的功能,其气主宣发与肃降,肺气以右侧下降为顺。肝、肺二脏左升右降,调节着体内气机的升降运动。

(五)对气机升降理论的影响

河图反应的天左旋、地右转的格局也影响了中医药气机升降理论。以中土为枢机的左升右降的理论是对肝左肺右的进一步发挥,历代医家对此多有阐发,其中最有名的当属清代黄元御,他精通阴阳五行、五运六气,重视天人合一,对脏腑病理生理、脉法阐述至为深刻。河图左旋则显示五行相生,洛书右旋为五行相克,黄元御则根据河图、洛书的哲学内涵建立了"左路木火升发,右路金水敛降,中焦土气斡旋"的理论模型。此理论模型与河图的左旋之理吻合,中焦土气在不断地斡旋,由内到外,木火之气从左侧上升,金水之气从右侧下降,形成人体之气的周流,浑然一体,其类似于太极图,阴中有阳,阳中有阴,如《医门法律》所说"环流不息,通体节节皆灵者,全赖胸中大气为之主持",则肝木心火之气为生发之气,肺金肾水之气为肃降之气,而推动它们运行的为胸中大气即脾气。反之,肝升肺降也推动着脾气的运动,如《素问·宝命全形论》所说"土得木而达"。治疗疾病首在顾护中气,升清降浊,兼及四维,目的在于恢复"一气周流"的状态。黄元御的"一气"就是人体内浑然一体的气,藏于少阴肾水,在脾土升清的作用下,自左路化为清阳上升,为肝木渐而心火,再由胃土的和降作用自右路化为浊阴而下降,为肺金渐而为肾水,形成了"左路木火升发,右路金水敛降,中焦土气斡旋",形成了人体一气,如环无端,周流不息的运动状态。这种格局与河图所描述完全一致,黄元御拟定的治疗大法便是温阳补土、升其左路、降其右路,恢复人体"一气周流"的状态。

(六)解释气候与发病的关系

八卦九宫第一次应用于医学体现在《灵枢经·九宫八风》,用以表示一年四季的气候变化及对人体的影响。《灵枢经·九宫八风》说:"太一常以冬至之日,居叶蛰之宫四十六日,明日居天留四十六日,明日居仓门四十六日,明日居阴洛四十五日,明日居天宫四十六日,明日居玄委四十六日,明日居仓果四十六日,明日居新洛四十五日,明日复居叶蛰之宫,曰冬至矣。"洛书九宫思想论述了洛书九宫框架下的一年之中,八节气候变化的时间规律、空间规律、治病特点等。不仅如此,洛书九宫思想,还在中医药众多领域,闪烁着耀眼光芒。《灵枢经》援引了"太乙行九宫"的理论,把一年当中发病的时间规律做了探讨,而《灵枢经·九宫八风》篇所描述的太乙行九宫的格局完全是按照洛书数理排布的。清代名医黄元御在《灵枢悬解·九宫八风》说:"太乙即北极(中宫天极星,其一明者,太乙之所居也)。北极居中不动,而斗之七星,环运于外(北极,天之枢也。《论语》:譬如北辰,居其所而众星共之)。自一至四为魁,自五至七为杓,斗杓旋指十二辰,以立月建。正月指寅,二月卯……十二月丑。一岁八节,太乙移居八宫。周岁三百六十六日,分属八宫,每宫得四十六日。"古人根据太乙居中宫和移行八宫,制出九宫图,其与洛书之数、后天八卦之卦象等皆可相应。

（七）对用药的影响

中国古圣人通过仰观天文、俯察地理、中通人事，运用以数定象、因数明象的象数思维方式，归纳天地人三才的共同规律，构建出大一统的河图、洛书象数体系。经方由于有数量的限制，法度严谨，难以加减，失之毫厘差以千里。实际上，经方中任何一种因素，如药物的选用、煎煮法、服法都有玄机，变动之则影响疗效。通过对五苓散的研究发现，保持原配伍比例常比变方更有疗效。在临床上只要善用张仲景方为主的经方，方证对应，遵从不违，屡试屡效。正如李杲所说："仲景药为万世法，号群方之祖，治杂病若神。"这已经被大量临床证明。今本《伤寒杂病论》中只言方治，不提药性，不讲配伍，更不讲剂量，只谈病理病机症状之象，不谈药理的象数，甚至特意用药物的容量、个数、尺寸等来隐藏剂量。后人知其然，不知其所以然，只好照葫芦画瓢。藏于敦煌莫高窟的《辅行诀脏腑用药法要》已将洛书与经方联系在一起，将封尘一千八百多年的秘密重现。《辅行诀脏腑用药法要》在唐代之后失传。相传，《辅行诀脏腑用药法要》的作者是著名的道医陶弘景，为陶弘景收集传统的中医方剂，以道家思想重新整理，以五脏补泻原理编写而成，其中有许多方剂都来自现已失传的《汤液经法》一书。河图、洛书是中国文化的象数之源，联系洛书九宫图，配合《辅行诀脏腑用药法要》可以解开《伤寒杂病论》中经方配伍和剂量的千古之谜。《辅行诀脏腑用药法要》完整记载了《汤液经法》中六十首方剂的方名、主治、组成、剂量、服法及五脏用药法则等，陶弘景明确指出《伤寒杂病论》中的经方以《汤液经法》的二旦汤及六神汤为基础，加减变化。二旦汤为小阳旦汤、大阳旦汤、小阴旦汤和大阴旦汤，六神汤是指小青龙汤、大青龙汤、小白虎汤、大白虎汤、小朱鸟汤、大朱鸟汤、小玄武汤、大玄武汤、小勾陈汤、大勾陈汤、小螣蛇汤、大螣蛇汤。或许是出于特殊的时代背景，张仲景更改方名以避讳，用道家术语命名的汤剂仅有白虎汤、小青龙汤、大青龙汤及真武汤。《辅行诀脏腑用药法要》中陶弘景还取诸药之精，约列二十五种药物，分五味别五行，以明五行互含之迹，以明五味变化之用，故含有五行互藏的方剂配伍思想。

清代名医金理在《医原图说》中论述六味地黄丸时说，名曰六位而君，地黄补还先天也，加为亦必法洛书。他认为六味地黄丸的加减法度要取法于洛书，六味地黄丸总剂量为二十五两，此是取河图天数二十五的含义。六一散也叫天水散，方中滑石、甘草之比例为取"天一生水，地六成之"之义。小柴胡汤中柴胡、黄芩之比为三八，东方属木主肝，取和解少阳之义。河图、洛书对用药剂量的影响，如攻逐水饮的十枣汤，方中除了甘遂、大戟、芫花外，还另用大枣十枚,取河图五十居中,顾护脾、胃之义。诸如此类的解释在方书中并不乏见,但须以临证效验为务,否则难免犯形而上学的错误。

河洛数理还对中医处方选药有某些影响,金理在《医原图说》中解释逍遥丸时说,按诸药之色,分配于洛书九宫……因以河图、洛书演其微妙云耳。书中将洛书数理结合七色来解释逍遥丸的组方法度,分别为一白白术、九紫当归、三碧柴胡、七赤丹皮、二黑山栀、四绿薄荷、六白茯苓、八白芍药、五黄甘草。金理以此来说明逍遥丸在组方选药上颇具匠心。另外,四物汤的择药法度也是法河图之体,"当归甘温应春,川芎辛散应夏,芍药酸收应秋,地黄甘寒应冬",这是取法于河图四象之本体。

河洛象数思维是选择道地药材的一个重要思维方法。道地和功效往往不可分割,道地影响功效,道地产地也决定了药物的某些功效,而功效的强弱又不得不依赖于产地道地。唐宗海在《医易详解》中说:"人参禀北方坎水之阳而补气。朱砂禀南方离火之阴而补血。阳起石生于泰山,禀三碧震气,故能上升。枫柿色赤,禀七赤兑泽,故有膏泽,产于正西,山、陕等处者佳。地黄色正黄,产于河南中州,禀中央土之正色。"

(八)对针灸学的影响

河图、洛书对于针灸学的影响最明显的当属灵龟八法。灵龟八法又名"奇经纳卦法",是在周易、八卦、河图、洛书的基础上,吸收了内经的精髓,取人体中十二经脉与奇经八脉的气血相合的八脉交会穴,配合八卦逐日按时取穴来治疗疾病的方法。运用灵龟八法是将日、时的干支数字,共同加起来,得出四个数字的和数,然后按照阳日用九除、阴日用六除的公式,去除干支的和数,再将它的余数,求得八卦所分配的某穴的数字,就是当时应开的腧穴。此法与子午流注针法有着相辅相成的意义。九宫歌"戴九履一,左三右七,二四为肩,六八为足,五十居中,寄于坤局"所说的就是洛书数。

介绍八脉交会穴的最早文献是元代窦汉卿所著的《针经指南》,名为"流注八穴""交经八穴""八法五门",此时还没有以时配穴的意义。元代王国瑞在《扁鹊神应针灸玉龙经》中提出"飞腾八法",首次将时间纳入配穴条件,八脉交会穴首次与九宫八卦结合起来。尽管此时的干支计算方式与当今不尽一致,但确为如今"灵龟八法"与"飞腾八法"的前身。"灵龟"一词始见于《易经·颐·初九》。随后《尔雅》亦有记载,均指能够作占卜之用的巨龟。"八法"最早见于《周礼·天官冢宰》,指周朝管理官府的通法。八卦图有先天八卦(又名伏羲八卦)和后天八卦(文王八卦)两种,文王八卦与洛书数相结合,即为九宫。按时刺灸的思想在《黄帝内经》成书之前就已经产生,并在

《黄帝内经》中有充分的表现,只是此时的按时刺灸思想并没有与八脉交会穴相联系起来。

元代窦汉卿在《针经指南·流注八穴序》中提出"流注八穴""交经八穴"的概念,他说是少室隐者所创,经过宋子华传授给他。这是医书中第一次记载八脉交会穴,但并未指出这八个穴位与奇经八脉的关系,只是列出八个穴位的主治功能,也没有提出按时针刺的要求。所以此时的"八法"就是指以八穴为主、治疗各种病证的配穴针灸法,并不具有按时定穴的意义。同时他在《针经指南·标幽赋》中又说:"但用八法五门,分主客而针无不效。"徐凤在《针灸大全》中注释说:八法者,奇经八脉也……五门者,天干配合,分于五也。甲与己合,乙与庚合,丙与辛合,丁与壬合,戊与癸合也。主客者,公孙主内关客也,临泣主外关客也,后溪主申脉客也,列缺主照海客也。此言用八法,必以五门,推时取穴,先主后客,而无不效也。

元代王国瑞在《扁鹊神应针灸玉龙经》中提出"飞腾八法",将八卦九宫图第一次与八穴联系起来,时间首次被纳入了配穴条件,八穴也首次明确与奇经八脉联系了起来。其特点在于:八穴与八卦配属关系相当于如今使用的"飞腾八法",算法是以日、时的天干、地支代数相加,除以九,余数合卦,没有阴日、阳日的区别,日、时干支代数与如今使用的灵龟八法"临时干支代数"相同;余数若是五,则有男、女的区别,即"男寄坤,女寄艮"。王氏"飞腾八法"与当今通行的"灵龟八法"和"飞腾八法"均不相同,但比较来看,更接近"灵龟八法",可以认为是如今"灵龟八法"的前身。

第三章 │ 儒释道学与中医药文化

儒家学说与佛教学说、道家学说并列为中国古代三大学说。在长期的社会发展进程中,儒学在文化精神和民族独立意志、人格意识方面起到了重要的推动作用,增进了中华民族的凝聚力。中医药理论的发展不是在自我封闭中完成的,没有佛学等外来文化的冲击,没有异质文化的融合,中医药学也难有今天的完整。诸多事实证明,中医药理论与儒释道学的文史哲诸多方面,有其天然的内在联系,有诸多方面的相互补充和相互促进。

第一节　儒学与中医药文化

从历史上看,儒家的兴盛与中医的兴盛常常出现在同一时期,汉代儒家显学地位确立时,标志中医基础理论形成的《黄帝内经》成书。中医药理论的形成过程中,不可避免地受到儒家思想的影响,儒家的"中和"思想也不可避免地为中医药学所接受和吸纳。儒家文化是中华文化的主干,其对中医药学的作用是全方位、多层次的。儒家文化的具体思想及思维方式都对中医药理论的构建和发展产生了重要影响,儒家思想的多元性渗透到中医药学中,造就了厚德载物、兼取其长、有容乃大的开放的中医药理论体系,影响了一代又一代医家思维方式的构建,使他们博学强识、厚积而薄发,使中医药学的发展充满了蓬勃的活力。

一、儒家文化的特点

中国传统文化经历了夏、商、周的近一千九百年后,到了春秋末期,孔子在总结、概括和继承了夏、商、周三代传统文化的基础上,形成了儒学完整的思想体系。儒学创立于先秦时代,儒学中的许多思想因子在孔子之前是潜在的或不系统的。孔子在前人的基础上以"仁"为中心,倡导仁、礼并重,通过对人的本质与人伦关系的探讨,完成了儒家特有的价值体系的构建。当时的社会处于划时代的变革期,诸侯变得强大,维护封建宗法的"周礼"遭到破坏,社会动荡,各阶级的利益代表和知识分子异常活跃,提出了各自解决社会问题的办法,形成了诸子百家争鸣的局面,在此基础上形成的儒家文化逐渐成了中国传统文化的主流。

儒家文化倡导血亲人伦、现世事功、修身存养、道德理性，其中心思想是恕、忠、孝、悌、勇、仁、义、礼、智、信。儒家学说经历代统治者的推崇，经过长期的强化和浸透，儒家文化不但为统治者普遍接受，而且还深入百姓的日常生活，塑造着中国国民性格，进而使儒家文化成为中华民族的基本精神，对中国的历史进程产生了重要的影响。

儒家文化经过历史长河的洗礼，早已成为中华民族的宝贵遗产，并与社会实践相结合使其发扬光大，实现儒家文化应有的现代价值。简单地说，儒家文化的精髓，主要在仁、礼和中庸这三个方面，一直绵延至今。儒家文化中"仁"就是爱人。"礼"就是社会的道德秩序，就是用道德教化的方法，使社会各阶层的人们对自身社会地位有稳定的道德认可和道德定位。"仁"的作用是使民无造反之必要，"礼"的作用是使民无造反之意识。儒学的真谛是仁礼一体。不讲究仁，只讲究礼，人民就会反抗其统治；不讲究礼，只讲究仁，人民就会轻慢其统治，就会由思想上的无政府状态引发现实中的无政府状态。《中庸》开宗明义："天命之谓性，率性之谓道，修道之谓教。"遵循人的本性是自然的道理，对于处在社会中的人，我们需要依据人性来进行修养，所以才有"喜怒哀乐之未发，谓之中；发而皆中节，谓之和"。由此可见，儒家不是压抑人性，而是承认人性、顺应人性、以人性为根本的并要根据人性来进行修养，体现了儒学思想的社会性。

儒家文化的显著特点主要表现在以下几个方面。

一是重人文、伦理。中国的传统文化有重视人与人关系的传统，人与人之间的道德规范构成了伦理，人与人之间的关系强制化构成了政治，而伦理政治是中国传统文化的核心。在儒家思想支配下的宗法封建制的中国古代社会，其政治方式是"德治"或"礼治"，而不是法治，即以伦理道德或"礼"作为统治手段，这就突出了伦理道德思想在传统文化中的地位。儒家思想的正统地位决定了传统伦理道德观念实际上就是儒家的道德观念，儒家伦理也就成为中国古代文化的基线。儒家的道德规范有很多，其中最重要的是孝和仁。"孝"是儒家最基本的道德规范，而"仁"则是儒家最高的道德追求。

二是重实用，积极入世。儒家文化从一开始就是一种辅佐君主治国的体系，正如《汉书·艺文志》所言："儒家者流，盖出于司徒之官，取人君顺阴阳明教化者也。"历代的儒生都以"修身、齐家、治国、平天下"为己任，主张用一种积极主动的精神来改善民生，经世致用，务求实效，因而无论提出什么样的学说,都是力求为一定的社会现实服务。孔子主张"如有所誉者,其有所试矣",意思是说提出某种学说要用于实际,以观察实效。这种现实化的作风直接影响了中国传统文化,塑造了国民务实的性格,刻画出中国人重实际而黜玄想的民族性格。

三是崇经尚古。中国传统文化的继承性和延续性的强大原动力来自中国文化重传统、尊经尚古的精神,突出地表现在对古代圣贤的崇拜和迷信。这一点在儒家文化中表现得尤为突出,《汉书·艺文志》称儒家是"游文于六经之中,留意于仁义之际,祖述尧舜,宪章文武,宗师仲尼,以重其言,于道最为高",后世儒生常以"信而好古"自居,习惯于借用经典来表达自己的思想,从传统中寻找智慧。

二、儒学与中医药学的渊源

中医药理论作为中国传统文化精华的一个组成部分,数千年来一直为中华民族的繁衍昌盛做着巨大的贡献。中医药理论不是凭空产生的,它是在原始的经验积累中引入哲学思想并上升到理论高度后才形成的。儒家文化与中医药理论是相互影响、彼此渗透的。无儒家文化为主流的中国传统文化则无中医药理论。

(一)先秦孔学与中医药学

文化是一个民族生存发展的灵魂和血脉,也是一个民族的精神记忆和精神家园。先秦文化的主要流派发源于中原地区,在先秦古籍中除了《周易》的"阴阳论"和《尚书·洪范》中的"五行说"对中医药理论产生了重要影响外,对中医药理论发展影响最大的要属诸子文化了。

西汉刘歆在《七略》中将先秦百家分为儒、墨、道、名、阴阳、法、纵横、杂、农、小说等十家。这是历史上第一次系统追溯各家历史起源。儒在殷商时期是从事相礼、治丧职业知识分子的泛称。自孔子后,儒的含义发生了根本性的转化,开始形成一个以孔子为宗师的学派,故又称儒学为孔学。至战国时期,儒学已发展成为影响较大的著名学派。孔子生活在"礼坏乐崩"的春秋晚期,其政治主张终不为时君所用,只好以教授生徒、整理文献终其一生。他开创了私人讲学之风,删《诗》《书》,定《礼》《乐》,赞《周易》,修《春秋》,是为儒学经典,后称六经。《诗》《书》《礼》《乐》《易》《春秋》都是西周以前的古籍,孔子借删定之名以述为作,寄托了他"祖述尧舜,宪章文武"的政治理论,奠定了儒家文化的理论基础。

《礼记·曲礼》有"三世医学"之说。"三世"是指《黄帝针灸》《神农本草经》和《素女脉诀》三个不同流派的医书。《黄帝针灸》源于伏羲制九针的传说,《神农本草经》源于神农氏尝百草的传说,而《素女脉诀》则源于黄帝、岐伯讨论经脉的传说。"三世医学"的成书,非一时一人之作,大约是在战国时期前后成书,反映了中医演变的史迹。针灸和草药是医疗实践最常用的,人们对之了解较多,师授徒受,代代相传。脉诊也是经过反复的医疗实践逐渐兴起的,习脉者经验丰富之后对其规律进行归纳总结,成为最早的流派。"三世医学"充分说明了由于其经验的不断积累,经过诸多医家著书立说,写成类似总结性的记录,形成了医学科学体系的初步框架。

儒医是以儒家文化为代表的中国传统文化与中医药理论相结合的载体,在他们身上融合了儒学和中医药学的双重特性,反映出"医儒同道"的文化色彩。儒者从医是因为中医药学的社会功能与儒家的经世致用的主张相近。儒医的称谓,最早见于南宋洪迈所著《夷坚志》:"有蕲人谢与权,世为儒医。"儒士从医多出自不得已而勉为之,但他们在弃儒后没有选择农夫、商贾或百工里的其他行当,而去作"治病工",说明儒与医之间存在着某种深层的联系,成为儒士从医的内在动因。

儒和医的"血缘",可追溯到两者的共同祖先巫身上。氏族社会后期,随着生产力的发展,出现体力和脑力劳动的分工,产生了人类历史上第一批知识分子——巫。巫掌管着氏族社会里所有重大活动,因此术士也是人类的第一个专业。儒是较早从巫中分化出来的,殷商时期的儒专门为人相礼,祭祖事神,办理丧事。随着中医药的发展,医和巫在东周时期也开始分离,医专用药治病。中医药在与原始巫术漫长的分手途中,其人文因素越来越丰富。殷商时期的中医药与巫术本为一体。殷人将疾病分为"天帝降疾""鬼神作祟"和"蛇虫致疾"三种类型,说明殷商时期的人们对疾病和医学已经有了初步概念。殷商文化是重巫文化,中医药在此时仍然属于巫术范畴。巫术思维是对疾病发生的原始思考,是中医药产生的萌芽,但信奉天帝鬼神致病的迷信思维则是中医药发展的阻碍。随着社会生产力及科学文化的进步,中医药依托于先秦哲学的大发展,逐渐建构了中医药以气、阴阳五行、脏象为主要架构的基本理论,实现了与巫术的逐步分离,这是中医药发展史上的重大转折点。

中医药脱离了巫术的约束后,开始以取类比象的朴素唯物主义观去看待疾病及解释中医药理论。与此同时,中医药理论已经不满足仅用人体的术语来解释自然和生命,社会政治伦理观也渗透其中。在中医药理论中,君(心为君)臣(脾为臣)将相、尊卑大小等社会术语无所不在,人体生命俨然是一个完整的伦理社会。政治伦理观不仅是中国传统文化的核心,也成了中医药理论的支柱之一。

（二）两汉经学与中医药学

汉代经学则以董仲舒为代表，以儒家学说杂以阴阳家阴阳五行之理。汉武帝采纳董仲舒的建议"罢黜百家，独尊儒术"，于是儒家成为正统学派。经指儒家经典，经学即训解或阐述儒家经典之学。

汉代经学将经学的自然观引入医学，形成中医药学的有机人体观，发挥儒家"仁政"思想，建立以"仁术"为核心的医德规范，应用经学的理论模型和解决问题的框架，并把经学的研究方法引入医学，铸成了中医药学的树状延伸的发展方式。成书于此时期的《黄帝内经》《神农本草经》《难经》《伤寒杂病论》均在儒家经学的影响下建立起了理、法、方、药的学术体系，不仅奠定了中医药理论根基，也将中医药学的学术范式系统化、规范化。儒家突出礼教，严守师法，使中医药学形成了注重经典、注释经典的传统，有利于中医药学的稳定传承。但厚古薄今、唯经所是的学风使中医药理论研究呈现出重于固守已有框架而轻于突破经典探讨创新的特征，一定程度上妨碍了中医药学的发展。

自秦始皇焚书坑儒后，儒家经典毁于一炬。儒学子弟只有靠师徒父子的口头传授学习，到西汉时，才以当时通行的隶书记录成文，称今文经。后来，鲁恭王刘余于孔子宅中得《礼记》《尚书》《春秋》《论语》《孝经》等，是用古代篆文写成，谓之古文经。今文与古文不只是书写字体不同，有关字句、篇章、解释，以及所记古代制度、人物评价也多有歧义，汉代儒家学者由此形成了今文学派和古文学派。彼此各守家法，不能相通。因此，两汉时期的不同医学流派在学术观点上的差异也很明显。

这一时期著名的儒医代表有张仲景、华佗等。

张仲景（150—219，图 3-1）：名机，字仲景，东汉末年著名医学家，被后人尊称为"医圣"。东汉时期士大夫多轻视医学，追逐名利和荣华富贵，一旦身染重病就寄希望于巫师，求鬼神保佑。仲景对此颇为愤慨，呼吁士阶层重视医学，改变一味追逐荣华富贵和迷信巫祝的社会风气。建安年间，一年疫气流行，张仲景立志勤求古训，结合自己长期的临床经验，广泛收集医方，写出了传世巨著《伤寒杂病论》。这是中国第一部总结

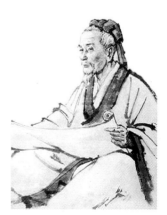

图 3-1　张仲景

汉代以前临床医学成就，从理论到实践、确立中医药学辨证论治法则的医

学专著,为后世临床医学的发展奠定了基础。其证治内容丰盈,从书中的文字表述可以看到他深厚的儒学基础,是后学者研习中医必备的经典著作。书中运用了大量形象、精练、准确的词汇和修辞手段,形象描写了证候和症状的特点,他娴熟地运用叠音词、排比句,功底甚深,医理精湛而又情境宛然。

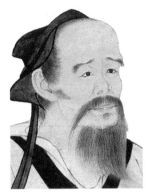

华佗(约145—208,图3-2):名旉,字元化,东汉末年医学家,与董奉、张仲景并称为"建安三神医"。他精通内、外、妇、儿、五官、针灸各科,尤其擅长外科,素有"外科圣手""外科鼻祖"之称。特别是发明的"麻沸散",被用来做全身麻醉的腹腔手术,是医学史上的一个创举。华佗还在继承前人成果的基础上,创制了世界上第一套由医生编成的医疗体操——五禽戏,为医学事业的发展做出了巨大贡献。后世多用神医华佗称呼他,又以"华佗再世""元化重生"称誉有杰出医术的医师。他所著医书《青囊书》已佚。

图3-2 华佗

(三)隋唐思潮与中医药学

魏晋时期,玄学盛行,儒家经典《周易》也列为"三玄"(《道德经》《庄子》《周易》)之一。玄学领袖何晏(?—249)、王弼(226—249),虽然推崇老子,但仍以孔子为圣人,表明玄学仍属儒道之融合。

汉末至隋代战乱频繁,百姓处于水深火热中。儒家学子不能亲承师说,只得求助于断编残简。于是有南北朝、隋唐的义疏之学兴起。南北朝时期,南北经学的学风不同,南学以老庄玄学解经,北学沿袭汉儒经说。到了唐代,孔颖达奉唐太宗命编撰《五经正义》,折中南北经学,唐代用其书作为科举取士的标准。五经,即儒家经典《周易》《尚书》《毛诗》《礼记》和《左传》。孔颖达编撰的《五经正义》与颜师古考订的《五经正本》对儒学的影响,与汉武帝罢黜百家、独尊儒学有同样重大的意义。当时佛教兴盛,道教亦受到推崇。儒、释、道并称"三教",形成鼎足之势。在政治伦理上,儒学仍占主导地位;但在学术思想方面,儒学却是门庭冷落。韩愈著《原道》,为儒学复兴奠定了基础。

医学的专门授受之学,自汉魏以后也逐渐亡失。两晋南北朝时期的皇甫谧、陶弘景等人研究医学多从文献入手。皇甫谧写《针灸甲乙经》是根据《灵枢经》《素问》中有关经脉、腧穴、针法几部分内容和当时他所见到的《明堂孔穴针灸治要》一书,并参考《难经》等加以综合、整理而成的。皇甫谧一生以著述为务,并不从事临床,因此《针灸甲乙经》的理论性、系统性均很强,但缺乏临床经验。《针灸甲乙经》刊行之后,很快得到了历代医家尤其是针灸学家的高度重视,被列为太医院学习和考试的内容之一。

对后世有影响力的医家及其著作有隋代巢元方等人的《诸病源候论》、唐代孙思邈的《千金要方》《千金翼方》和王焘的《外台秘要》。《诸病源候论》全书五十卷,分六十七门、一千七百二十论(篇),堪称古代医论之渊薮。该书撰于大业六年(610),由诸太医奉敕所撰,巢元方总其成。《千金要方》《外台秘要》都以方论为主,前者载方论五千三百首,后者计六千多首,两书多有重复。隋唐诸儒是收集汉儒之说而成义疏之学,孙思邈、王焘等人也是搜集汉后医家所传授而成书,《诸病源候论》《千金要方》《外台秘要》乃相当医家义疏之学。特别是《千金要方》《外台秘要》载方都有所本,与后世根据君、臣、佐、使自制方剂者迥然不同。

中医方剂里"君、臣、佐、使"的说法用的是典官制度名称,但实际上是先秦青铜冶炼工艺传统金属配方比例概念对中医药理论的影响,这也是一种中医药文化的特色。《周礼》记载了"攻金之工"的操作规范要求,通过锡与铜的不同配比可烧制出钟鼎、斧头、兵器和鉴燧等多种性能各异的器具。这种工艺配比与烧制器物关系的认知直接影响到中医药方剂的发展。

这一时期著名的代表儒医有皇甫谧、葛洪、陶弘景、孙思邈等。

皇甫谧(215—282,图3-3):字士安,幼名静,自号玄晏先生,是中国历史上的著名学者,在文学、史学、医学诸方面都很有建树。皇甫谧是魏晋时期医学名家,著有中国第一部针灸学专著《针灸甲乙经》,后世称之"针灸鼻祖"。唐代房玄龄等人在《晋书》中载述:"谧所著诗赋诔颂论难甚多。又撰《帝王世纪》《年历》《高士》《逸士》《列女》等传及《玄晏春秋》,并重于世。"

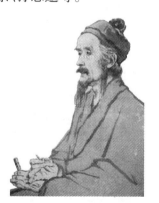

图3-3 皇甫谧

葛洪:东晋时期的医学家。他的思想基本上是以神仙养生为内、儒术应世为外,体现了一种"儒道互补"的精神。他编的《肘后救急方》收录了魏晋南北朝时期急症治疗的理论和经验,可谓"众急之病,无不毕备",急症治疗除应用方药外,更多使用了急救处理措施,如口对口人工呼吸、烧灼止血法等,而且其对常见的慢性病也没有忽视。

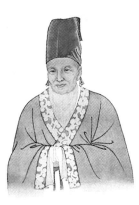

图3－4　王叔和

王叔和（201—280，图3－4）：名熙，魏晋时期医学大家。他的两大重要贡献是整理《伤寒杂病论》和撰写中国医学文献中第一部专门讲求脉法的著作《脉经》。王叔和幼时即博览中医经典，后又深入研究、整理仲景学说，甘伯宗《名医传》称："晋王叔和，高平人，为太医令。性度沉静，通经史，穷研方脉，精意诊切，洞识修养之道……"他对《伤寒杂病论》传本中的错简予以订正，对后世医学有重大贡献。

徐之才（492—572，图3－5）：字士茂，五岁诵孝经，八岁略通义旨，十三被召为太学生，并通读《礼记》《易经》等书简。徐之才是南北朝时期北齐的医学家，著有《雷公药对》。他在武定年间（543—550）授大将军、金紫光禄大夫等职。

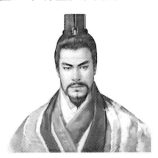

图3－5　徐之才

（四）宋明理学与中医药学

宋明理学作为中国古代重要的哲学思想，对后世医家的医学行为和思想都有着深刻的影响。宋明理学亦称道学，是宋明时期流行的以理为基本概念的新儒学，由儒、释、道相互融合而产生。宋代开始，儒学在前人的基础之上吸收佛、道等教的思想精华，形成一种新的哲学思想——理学，后来到了金元时期，各医家同样在借鉴前人的基础之上，根据自己的临床经验提出新的医学思想，形成各具特色的学派。这些医家都有一个共同的特点，那就是他们在医学行为和思想中都或多或少的透露着理学的影子。宋代之后的明清时期，医学和理学的结合更是紧密，许多医家在理学中吸取精华来丰富自己的思想，"儒"与"医"相结合的局面形成。

汉儒治经，偏重考据注疏；唐儒治经，上承汉儒。《五经正义》以"疏不破注"为原则，以"破注"为非法，严重束缚了思想界的发展。宋儒起来大破汉唐"传注"，松动了思想界的重压，形成各家异说、学派涌现的新格局。《四库全书总目提要·医家类》说："儒之门户分于宋，医之门户分于金元。"宋代理学的学术繁荣对中医学术流派、各家学说的形成和发展起到催化和直接的指导作用。理学的思想争鸣，不仅为中医各家创新医学开启了先声，而且也为各家学说提供了哲学依据。其中，将理学思想融入自己的医学观点且独成一派的，是金元四大家之一的朱丹溪。

北宋周敦颐首先建立了融合儒道的一家之言，史称"濂学"。王安石所

中国古代科学瑰宝 中医药文化智慧

著的《三经新义》中的理论号为"新学"。张载讲学关中，程颢、程颐讲学洛阳，都提出了比较周密的理论体系，于是有"关""洛"之学。加上以苏轼、苏辙为代表的"蜀学"，众多学派相得益彰。

南宋以后，理学分为程朱学派和陆王学派。朱熹是理学的集大成者，他发挥程颐的思想，认定"理"先天地而存在，把抽象的"理"实指为封建伦理准则，提到永恒、至高无上的地位，将理学发展为庞大的客观唯心主义体系。南宋陆九渊和明代王守仁把"心"看作宇宙万物的本原，否定客观世界的存在，以主观唯心主义与程朱理学相抗衡，故后人称此派为"心学"。

宋儒在理论上开启以己意解经之风，对于先秦儒家义理的领悟较汉唐诸儒前进一步。但其训诂有时陷于武断，无论朱陆都比较偏重"道德性命"问题，对于国计民生的实际问题研究得较少。

到明初，朱学成为占主导地位的正统学派，与此同时，陆王心学在民间流传。与两家不同的还有推崇张载学说，即以"气"为最高实体的思想家，如明代王廷相等人，形成比较重视实际的儒家新学派。但宋明理学一直是中国封建社会后期的统治思想和儒学的主要表现形式，对中国传统文化的综合发展有积极作用。它将儒家伦理学说概括、升华为哲学的基本问题，具有较强的思辨性，并吸取当时高度发展的自然科学成果，成为有辩证思维的新儒学。

中医药学至北宋以后也逐渐兴盛。北宋哲宗时，太医刘温舒据唐代王冰注撰《素问入式运气论奥》，是言运气之始；沈括在《梦溪笔谈·象数一》中也提及"医家有五运六气之术"。使运气真正成为医学新理的一部分者是金代刘完素。他提出"医家之要，在于五运六气"，并提倡六气皆从火化之理，临床用药多主寒凉，后人称之为"寒凉派"。稍后于刘完素在北方医界独树一帜的是张元素。他称平生治病不用古方，提倡脏腑辨证。总结用药规律，同意其观点的医家另有"攻下派"张从正；主张治病应重在驱邪，邪去则正安，临床善用汗、吐、下三法的"补土派"李杲；认为"人以胃气为本"，长于温补脾、胃之法的"滋阴派"朱丹溪。刘完素、张从正、李杲、朱丹溪等四位著名医家史称"金元四大家"。他们的理论皆源于《黄帝内经》又异于《黄帝内经》，彼此标新立异又相互补充，使中医药理论更趋系统化。

医家因为重理，所以把儒家所谓道统，移而用于医界。与宋儒为学之道相比，医家也首先提倡以己意注释古书，然后以己意修改古书。例如，刘完素在《黄帝内经》"病机十九条"里添"燥气为病"一条。宋儒治学之初，虽不守经传或偏重臆测，但注意用自然科学知识构筑其思想体系，虽有差谬，还不至不着边际。到明代以后，以朱氏学说为"理"，不从实际推求，其理便流于空疏而脱离实际。宋代以后的医学也由医家以意推理得来,如张元素创"药物归经"和"引经报使"之说,一改古代用药之法,其中不乏主观臆测成分,但毕竟贴近临证实践,逐渐成为中医药理论和原则。宋儒讲究义理之学的倾向促进了中医药理论的系统化理学各派的学术争鸣,对中医药学派的形成、发展起了推动作用。理学的基本精神和一些理学家对运气学说的推崇,对医学运气学的流行起了推动作用。但它的唯心主义和形而上学也对中医药理论发展产生了消极影响。

宋以后儒士从医者日益增多,一些文人雅士也撰写医药书或为医书作序、写评论。其中,儒医的代表人物有庞安时、苏颂、刘完素、张元素、张从正、朱丹溪、成无己、滑寿、李杲、张介宾、赵献可、孙一奎、王纶、李中梓等。

庞安时(约1042—1099,图3-6):字安常,自号蕲水道人,被誉为"北宋医王"。庞安时出身于世医家庭,自幼聪明好学,读书过目不忘。庞安时少时即喜医方,潜心研究《黄帝内经》《难经》《伤寒杂病论》等医学著作。旁涉经史百家,融会贯通,排除理学思想的干扰,因而在医学理论和实践上有许多真知灼见,尤其是在伤寒病上有卓越的贡献。他因其钻研古典医学和大胆实践探索,表现在临床时无论医药针摩,都"挥洒自如",疗效显

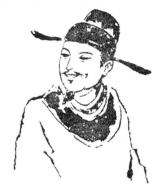

图3-6 庞安时

著。庞安时医术精湛,能急患者之急,行医不谋私利,常让来诊者在自己家里住下亲自照料,直至治愈送走。庞安时也是一个典型的不受前人理论束缚,坚持苦学多思、大胆探索的医家,因而在中医药事业上有许多建树、许多创新。像开设病坊,留诊患者,这是北宋时期中医药的一个创举。他还根据医药事业的需要,减少患者负担,为患者生产药材,实施药物产、供、用一条龙。

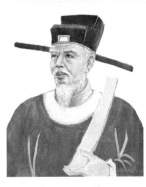

图3-7 苏颂

坚持为医"不致于利",其高尚的医德医风对今天仍有极其重要的借鉴作用。庞安时晚年参考诸家学说,结合亲身经验,撰成《伤寒总病论》六卷,对仲景思想做了补充和发挥。其突出特点是着意阐发温热病,主张把温病和伤寒区分开来,这对外感病学是一大发展。

苏颂(1020—1101,图3-7):字子容,北宋中期官员,天文学家、天文机械制造家、药物学家,撰有《补注神农本草》《本草图经》。他学识渊博,庆历二

年（1042）登进士第，曾官至右仆射兼中书门下侍郎。他曾任职于江苏府，是一位兼通百家学说和医药，尤精于本草的历史人物。

刘完素（1110—1180，图3-8）：字守真，生活在北宋末年到金代建立初期，金元四大家之一，寒凉派的开山鼻祖。从刘完素所代表的河间学派上来看，河间学派的治学方法、学术流派的形成、学术争论的风气三个方面深受当时理学学派的影响。河间学派的形成模式是直接模仿了宋明理学学派形成的模式。刘完素提出的著名的"火热论"借鉴了理学中"动则属阳"的观点，他在对"火"的性质的认识中也吸收了理学家的思想。刘完素继承并发展了理学中的整体

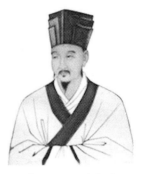

图3-8　刘完素

观及"天人合一"思想，从而构筑了自己的医学理论，同时以理学中太极动静观来发挥火热论体系。《宋史》称其学识渊博，德高望重。从他所著《素问玄机原病式》《宣明论方》等可见他重视述理，儒学根基深厚。

张元素（图3-9）：金代医学家，生活于1151—1234年，生卒之年无以确切考证。字洁古，八岁应"童子举"，二十七岁试"经义"进士，因犯"庙讳"而落榜，遂弃仕从医，创立了易水学派。易水学派在治学方法、学术流派的形成、学术争论的风气等方面深受当时理学学派的影响。张元素著名的脏腑元气论是用理学中太极理气来阐述的。张元素用"气"之轻重厚薄的性质阐发中药药性的思想，这与宋代理学中"轻清者上浮而为天，重浊者下凝而为地"的观点

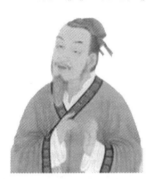

图3-9　张元素

不谋而合。著有《医学启源》《脏腑标本寒热虚实用药式》《药注难经》《医方》《洁古本草》《洁古家珍》及《珍珠囊》等。其中，《医学启源》与《脏腑标本寒热虚实用药式》最能反映其学术观点。张元素为医重视调养脾、胃，被后世认为是"王道医学"的代表性人物。

张从正（1156—1228，图3-10）：字子和，号戴人，金代著名医学家，金元四大家之一，是攻下派的代表人物。张从正把他的医学理论著作冠名为《儒门事亲》，但其间并无事亲内容，这是受到宋代理学家"百行孝为先"思想影响的缘故。张从正提出的

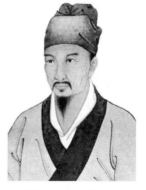

图3-10　张从正

"古方不能尽治今病"的革新思想同样受到了理学家革新儒学的启发。

朱丹溪(1281—1358,图3-11):字彦修,因其故居有条美丽的小溪名"丹溪",学者遂尊之为"丹溪翁"或"丹溪先生",为金元四大家之一,是滋阴派的代表人物。他所在的时期理学思想已经成熟,朱丹溪的学术体系就是以宋元理学观点为指导的。朱丹溪尤精于内科杂病,在治法上重视养阴,著有《格致余论》《局方发挥》等书。其门人撰有《丹溪心法》《金匮钩玄》等。明代元戴良在《九灵山房集》中说:"后闻许文懿公得朱子四传之学,讲道八华山,复往拜焉。"朱丹溪多年来一直以修习儒学为主,中年时始专志于医学。朱丹溪是将理学引入医学的第一人,《格致余论》之书名取自理学所言"格物致知";后世冠之以《丹溪心法》,此中的"心法"取自《大学》中的"诚意正心"之义。朱丹溪著名的"阳有余阴不足论""相火论"及他的病因病机学说均是以理学逻辑为基础而建立和发展的。不仅如此,理学中的"格物致知"、知行观、阳尊阴卑、动静观、理静而无欲的伦理观等思想都对朱丹溪的学术思想构建起着重要作用。

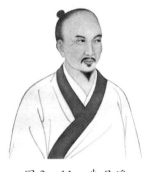

图3-11　朱丹溪

成无己(约1063—1156,图3-12):金代医学家。出生于儒医世家,自幼攻读医学,对理论与临床均擅长,是伤寒学派的主要代表医家之一。他所著《注解伤寒论》影响深远,并著《伤寒明理论》等书。清代《古今图书集成医部全录》引徐春甫所著《古今医统大全》谓:"成无己世习儒医。无己尤赅博群书……"

滑寿(约1304—1386,图3-13):字伯仁,晚号撄宁生,元代医学家,不仅精通《素问》《难经》,

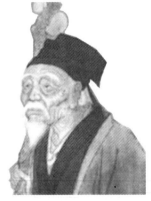

图3-12　成无己

而且融通张仲景、刘守真、李杲三家学说,所以给人治病有"奇验",著有《读伤寒论抄》等医书多种。"所至人争延,以得诊视决生死为无憾",他更以"无问贫富皆往治,报不报弗较也"的崇高医德受到时人的赞誉。《九灵山房集》说滑氏"蚤啄《诗》《礼》之精华,晚探《素》《难》之窈茫"。也就是说,他十分重视在儒学和医学方面的兼收并蓄。

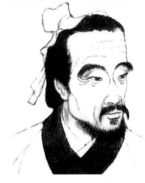

图3-13　滑寿

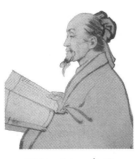

图3-14　李杲

李杲（1180—1251，图3-14）：字明之，晚年自号东垣老人，金元四大家之一，是脾胃内伤学说的创始人。他十分强调脾、胃在机体上的重要作用。因为在五行当中，脾、胃属于中央土，因此他的学说也被称为补土派。在治法上，他重视调理脾、胃和培补元气，著有《脾胃论》《内外伤辨惑论》《兰室秘藏》等，后世流传较广。

张介宾（1563—1642，图3-15）：字会卿，号景岳，是温补学派的代表人物之一。同时，他也是同时期儒医的代表。他所倡导的新的中医宇宙本体论，是在理学家周敦颐的太极说、理学家张载的"气论"和"天人一体论"、阳明心学等理学思想的基础上形成的。理学中的"气一元论"、宇宙本体观和阳不足论为其医学思想提供了自然主义和朴素辩证法的哲学基础，最终形成了著名的"命门学说"。

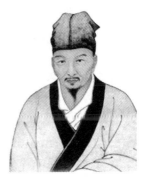

图3-15　张介宾

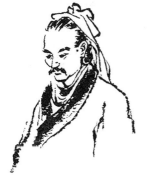

图3-16　赵献可

赵献可（1573—1664，图3-16）：字养葵，自号医巫闾子，明代医学名家，其年代与张介宾相近，是温补学派的代表人物之一。赵献可善《易》而精医；好学淹贯，医德高尚，往来民间，能承父业，治病不问高低贵贱，不计礼酬。著有《医贯》《内经钞》《素问钞》《经络考》《正脉论》《二体一例》，以《医贯》流传广而影响大。《医贯》一书的撰述风格就是以儒学说理，议论颇精。明代的理学思想也很好地体现在他的著作之中。赵献可根据理学中"太极是天地万物之理"的思想创立了他的"命门"学说，并深受理学家周敦颐的《太极图》及《太极图·易说》影响，其著名的命门形象图则脱胎于周敦颐的太极图。

孙一奎：字文垣，号东宿，是明代温补学派的著名医家之一。孙一奎受宋元时期理学的影响，是运用理学中的太极理论探求生命本原的第一人。中国传统哲学经典《周易》《太极》等，对于孙一奎理论构建都起到了重要作用。孙一奎在追溯生命本原时，借鉴了理学家周敦颐在《太极图说》中自然生命都是由简单到复杂的发展变化过程的观点。孙一奎著名的"命门肾间动气学说"，是以理学家张横渠主张的"气为宇宙万物的根源"为理论基础的。

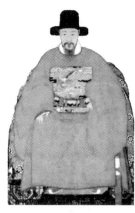

图 3-17 王纶

王纶（图3-17）：生活于15—16世纪，字汝言，号节斋，明代医学大家。王纶曾于弘治间任礼部郎中，后又于正德间迁右副都御史巡抚湖、广，政绩颇著。王纶平时因父病曾留心医药，常于公余兼为民疗疾，活人颇众。王纶又复勤于著述，曾著《本草集要》八卷、《名医杂著》六卷等，刊行于世，其中《明医杂著》为世人所重视，另有《医论问答》《节斋医论》等。据《明史》记载："士夫以医名者，有王纶……（王）纶，字汝言，慈溪人，举进士。正德中，以右副都御史巡抚湖、广，精于医，所治疾，无不立效。有《本草集要》《明医杂著》行于世。"

李中梓（1588—1655，图3-18）：字士材，号念莪，又号尽凡，出身仕族，幼年时擅长文学、兵法，因屡试不第，加之体弱多病，乃弃仕途而学医。他悉心钻研医学名家的著作，深得其中精要，对中草药的药性进行反复研究，并用于临床实践，在实践中创立了自己的医学理论，成为一代名医。他撰有《医宗必读》《内经知要》《病机沙篆》《诊家正眼》等名著。清代毛延龄《墨余录》曾说："李中梓，字士材，有文名，并精医理。"

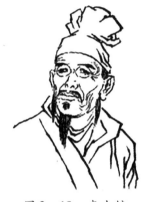

图 3-18 李中梓

（五）清代朴学与中医药学

清代朴学是清代的主流学术思潮，其名称是与宋学相对而言，从哲学角度看，属于儒学思潮。清代朴学是以"考据"为主要研究方法、以儒家经书兼及史书和子学为主要研究对象的一种学术形态，学术研究衍及小学、音韵、史学、天算、水地、典章制度、金石、校勘、辑佚等。清代朴学又名考据学，也称乾嘉学派，另外其还有考核学、考证学、经学、实学等通称。"朴学"一词初见于《汉书·儒林传》，意为质朴之学。明末之儒，厌倦宋儒末流之空疏，反对空谈义理，注重考据训诂，切忌臆造，故称为"朴学"。清代朴学的复兴，除与讲求义理的宋学相对之外，还因为清代大兴文字狱，学者动辄因一字半语获罪，故他们把研究经学作为政治上的避风港。在此期间，一些经学家也把研究方向放在古医籍的考证、校定、注释上。中医药界受朴学风气熏染，不少医家纷纷起而效法。运用考据方法对中医药经典进行注释整理。

朴学作为清廷大力推行的方法与学风，在中医药学的著述中，普遍留下了时代烙印。清代帝王公卿、士学商贾，皆以沾濡经史考据为雅，致使古书典籍的辑佚整理、训诂考证、丛书类书之编纂,工程量惊人。同样,在医药界,对古典医籍进行校勘订误的著作大量涌现。不仅清廷组织编纂的《四库全书》《古今图书集成》收载历代诸多重要医籍,民间亦大兴编撰医书之风。清代不足三百年间,对《黄帝内经》《伤寒论》《难经》《神农本草经》等疏正校勘的著作数倍于历代同类书籍的总和。不仅许多医家走向偏重于从文字句中"阐发经旨",而且不少朴学家直接涉足医籍研究,对这种风气起到推波助澜的作用。如吴派重要人物孙星衍,就校正了《神农本草经》《华氏中藏经》《宋提刑洗冤录》等;皖派学者孙诒让,抽取《黄帝内经》十三条经文详加勘校而成《札迻·素问王冰校注》。俞樾是近代首倡"废医论"者,亦自言并不知医。当时王朝风雨飘摇,中华大地内忧外患,他仍一承朴学书斋式的考据,醉心故纸,所论医之兴废,实属文字游戏。唯其所著《内经辨言》,取原文四十八条详加考证,显示出其寻文索句的不凡功底。朴学家们"治医经"的共同特点是发挥其娴熟训诂、通达经史、考据精详、引证确切的优势,鉴别版本,判断异同,评论注家,旁引诸子等。这对古典医籍中"世本纰缪""文义悬隔"的讹误确有匡正之功,为医学文献流传做出了贡献。他们反对不求甚解、囫囵吞枣,坚持"言必有据,不为妄说"的严谨学风,确为医学界带来裨益。

但是,朴学也导致中医药的崇古主义倾向。许多医家并不理解明末清初的启蒙思潮与尔后清代朴学的本质区别:前者的"托古"意在"筹今","尊经"为了"非理";而后者的研古则是离开现实、面向过去。因而在中医界终于形成了一味尊经、否定创新的保守力量,使托古的形式内化为指导思想并支配了医药学术界,对当时医学的发展构成了逆动的历史潮流。其代表人物如徐大椿宣称:"言必本于圣经,治必遵乎古法","医门之仲师,即儒宗之宣圣";陈修园断言:"儒者不能舍至圣之书而求道,医者岂能外仲师之书以治疗?"认为唐宋以后诸家臆说盛行,全违圣训,将新的理论与实践成果一律贬斥为"红紫色,郑卫音",完全否定了晋唐以来,特别是金元医家的发展。这股强大的崇古潮流,使清代中医学史上充满僵化的气息。

有些医家一方面受尊经思想的严重束缚,另一方面又比较客观地面对实践,因而往往陷入自相矛盾之中。如清代许多医家对古代经典的观点不尽赞同,甚至在实践中感到并不适用,但却不敢直接正误或提出新说,于是出现了著名的"错简论",如方有执、喻嘉言、黄元御等。黄元御对所有经典均以"错简"论之,借抨击前人错简而阐明自己的观点。还有些医家在实践中发现了某些新规律、总结出一些新经验,但唯念自己新的见解不属"正宗",就竭力从古典医籍中寻章择句作为理论依据。不敢怀疑古圣先贤,不敢坚持独立见解,似乎只有"发挥经旨"、说出"古已有之"的论点,才是登堂入室的真学问,这可算是羞羞答答的唯物主义了。医学发展之难,由此略见一斑。

从明王朝建立到封建社会末期,中医药学得到长足发展,产生了多种有重大意义的创造和发明。然而,明清两代统治者对知识分子的迫害加剧,大兴文字狱,使得大部分儒生都远离政治,转而训诂、考古。一些人步入医途,从事医学研究,使儒医的数量增加,代表人物有李时珍、柯琴、薛雪、吴瑭、王清任等。

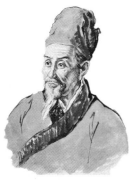

图 3-19 李时珍

明代李时珍(图 3-19)编撰的《本草纲目》不仅对明代以前的药物学做了总结,对其他有关科学如生物学、化学、矿物学、地质学等也做出了贡献。除《本草纲目》外,李时珍还著有《濒湖脉学》和《奇经八脉考》,丰富了脉学和经络学说。

柯琴(1662—1735,图 3-20):字韵伯,号似峰,清代伤寒学家。柯琴本欲考举人,后弃举子业,转而学医,尤擅伤寒。他的"以方名证、因方类证"的做法较切临床实用,并把自己的研究成果写成《伤寒论注》《伤寒论翼》和《伤寒附翼》三书(合称《伤寒来苏集》),从不同角度对《伤寒杂病论》的编次、证、治、方、药和应用范围进行了全面的探讨,较好地联系了临床实际,为

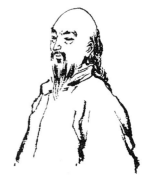

图 3-20 柯琴

伤寒学派的重要著作,对学习研究《伤寒杂病论》有一定的启示作用。尤其是,他提出了仲景学说普遍适用于临床实践的说法。《清史稿》称他"大有功于仲景"。

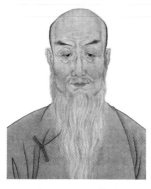

图 3-21 薛雪

薛雪(1681—1770,图 3-21):字生白,号一瓢,又号槐云道人、磨剑道人、牧牛老朽,清代温病大家。薛雪早年游于名儒叶燮之门,诗文俱佳,又工书画、善拳技。后因母患湿热之病,乃肆力于医学,技艺日精。薛雪一生为人,豪迈而复淡泊,年九十岁卒。薛雪并非专一业医者,但他于湿热证治特称高手,所著《湿热病篇》即成传世之作,于温病学贡献甚大。又尝选辑《黄帝内经》原文,成《医经原旨》六卷。唐大烈所著《吴医汇讲》录其《日讲杂

记》八则,阐述医理及用药。薛雪另著有《膏丸档子》《伤科方》《薛一瓢疟论》等。《清史稿》曰:"雪,字生白,自号一瓢。少学诗于同郡叶燮。乾隆初,举鸿博,未遇。工画兰,善拳勇,博学多通。"

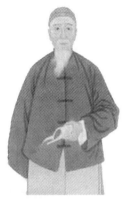

图 3 - 22 吴瑭

吴瑭(1758—1836,图 3 - 22):字鞠通、配珩。初习儒,因哀其父及侄相继病故,而专心攻医。后至京师,参加《四库全书》之抄写与校检;又获见吴又可的《温疫论》,叹服其说,遂究心医术达十余年。后逢乾隆五十八年(1793)京师大疫,市医多以伤寒之法疗治失效。瑭以温病之法治疗,竟获全活达数十人,自是声名大震。后又总结其经验,复习古代医经及温病诸家包括叶天士之学著成《温病条辨》一书。书中提出分辨阴阳、别水火之理论,创立三焦辩证,进一步充实了温病学说的理论体系。

王清任(图 3 - 23):字勋臣,清代医学家。王清任自幼习武,曾为武庠生,捐过千总衔。王清任受祖上行医影响,二十岁便弃武习医,几年间已誉满玉田;三十多岁时,到京师设立医馆"知一堂",为京师名医,善用黄芪。他医病不为前人所困,用药独到,治愈不少疑难病证。王清任是中国清代的一位注重实践的医学家,他对中医药学中的气血理论做出了新的发挥,特别是在活血化瘀治则方面有独特的贡献,创立了很多活血逐瘀方剂,注重分辨瘀血的不同部位而分

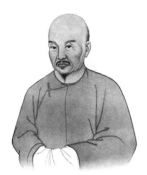

图 3 - 23 王清任

别给予针对性治疗。他的学术思想不仅对中医内外妇儿各科做出了贡献,而且对针灸临床也有着重要的指导意义。王清任治学严谨,主张医学家著书立说应建立在亲治其症万无一失的基础之上。他反对因循守旧,勇于实践革新,终成名于世。《医林改错》为其所著,书中记录他观察到的一些人体组织结构,肯定脑有主宰思维记忆的功能,把脑提高到人的生命活动中最高主宰的地位,这是他对中医药理论的重大发展。王清任是一位临床医家,在书中他以大量篇幅论述了"气虚血瘀""瘟毒烧炼,气血凝结"等新的理论观点,阐发了多种病证的病因病理,创制了多种补气、行气、活血化瘀的方剂。他创立和修改古方三十三个,总结出了气虚症状六十种、血瘀症状五十种。创制的药方治疗范围十分广泛,"补阳还五汤"是治疗冠心病、半身不遂的有效名方,至今仍在沿用。《医林改错》一书通过解剖学和临床学研究,把血瘀病理

改变看作人体疾病过程中较普遍的病理基础,形成了较为完整的活血化瘀理论体系,对后世产生了深远影响。

傅山(1607—1684,图3-24):初名鼎臣,字青竹,改字青主,又有浊翁、观化等别名,明清时期道家思想家、书法家、医学家。傅山自称为老庄之徒,自己也在很多场合与作品中反复强调、自陈"老夫学老庄者也""我本徒蒙庄""吾师庄先生""吾漆园家学"。自觉继承道家学派的思想文化。他对老庄的"道法自然""无为而治""泰初有无""隐而不隐"等命题都做了认真的研究与阐发,对道家传统思想做

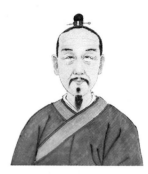

图3-24　傅山

了发展,常以老庄之徒自居。傅山于学无所不通,经史之外,兼通先秦诸子,又长于书画医学。傅山与顾炎武、黄宗羲、王夫之、李颙、颜元一起被梁启超称为"清初六大师"。著有《傅青主女科》《傅青主男科》等传世之作,在当时有"医圣"之名。傅山的儒学根基深厚,他幼读十三经及诸子百家书,并与诸多文学家交友。

张璐(1617—1699,图3-25):字路玉,晚号石顽老人。张璐与喻嘉言、吴谦齐名,被称为清初三大医家之一。张璐少颖悟,习儒而兼攻医学。明亡后,他对医籍专心致志,勤学不倦,撰有临床名著《伤寒缵论》《伤寒绪论》《伤寒兼证析义》《张氏医通》《千金方衍义》《本经逢原》等书。他是古代医家中,描述恶性肿瘤症状及其并发症最为精详、细致的医家。张璐对《易经》理论、黄老与阴符家言、《星经》《地志》等均有研究。

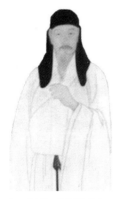

图3-25　张璐

徐大椿（1693—1771,图3-26):原名大业,字灵胎,号洄溪,清代医学家。徐大椿性通敏,喜豪辩,少业儒,好读儒学经典及道家书,通晓天文、地理、音律、技击,尤精于医。初以诸生贡太学。后弃去,往来吴淞、震泽,专以医活人。徐大椿著书颇多,有《兰台轨范》《医学源流论》《伤寒论类方》等,都为医学之籍。他的歌曲有《洄溪道情》三十余首,《中国诗史》颇有愤世之辞。

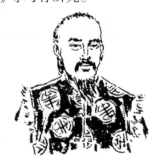

图3-26　徐大椿

周学海(1856—1906):字澄之,清代官吏和医学家。周学海早年潜学儒

中国古代科学瑰宝
中医药文化智慧

学,在光绪十八年(1892)中进士,任补内阁中书,又出任浙江候补道。后来潜心研究医学,论脉尤为详尽深刻。著《诊家直诀》《脉义简摩》《辨脉平脉章句》等著作,尤精于脉学。《清史稿》说:"周氏在光绪十八年(1892)中进士,授内阁中书,官至浙江候补道。"

(六)近代儒学与中医药学

近代儒学是古代儒学向现代儒学的过渡,是近代中国社会实践的理论产物,是近代中国社会的主流文化与主流意识形态。近代儒学虽然有着各种各样的理论缺陷,但是它依然代表着近代中国社会理论的最高水平,并指导着社会实践。近代儒学的危机是社会危机在文化领域的反映,随着社会危机的不断加深与西学的深入传播,国人逐渐认清社会制度与文化的落后才是一切危机的根源,社会革命才是中国社会的必由之途。五四运动以后,近代儒学以文化保守主义的立场转向了现代儒学,与马克思主义、自由主义共同构成了中国三大社会思潮。近百年来,传统中医药的独尊地位日益遭到严峻挑战,形成中西医并存的局面。在中西文化碰撞的大背景下,中国医学界爆发了一场以"中西医汇通"口号为先声,以中医药学兴废问题为焦点的争论。

"中西医汇通运动"始于1840年,持续至1949年结束,是医学界重新审视自身、探索容纳西医的重要革新时期。医学界一些追求进步的医学家,努力寻求发展中医药学的道路,提出中西汇通的学术主张,试图把中西医学从理论到临床、从药物到处方加以汇通。及至五四前后,又有中医改良和"医学革命"的思潮与学派。思想文化界的一些著名学者投身医学,使中国历史上的最后一代儒医,展现出不同于以往传统社会儒医的精神风貌。

在历史的滚滚浪潮中,中西医汇通思想萌芽于少数医家的学术观点,并逐渐发展壮大,最终形成了中西医汇通学派。中西医汇通学派大体可划分为孕育阶段、发展阶段、成熟阶段和充实阶段。此时,优秀医家云集,各派思想碰撞、交锋,如汇通学派的唐宗海、朱培文、恽铁樵、张锡纯等;主张"中医科学化"的丁福保、蔡小香、陈苏生、程门雪、陆渊雷、施今墨、章次公等。

在"中西医汇通运动"的孕育阶段(1840—1903),西方传教士进入中国传播宗教的同时带来了西医。中医也由开始的排斥西医逐渐转变为接受,通过留学等途径学习西医,之后再与中医知识相互融汇,代表人物有朱沛文、唐宗海等。

朱沛文(1805—?):字少廉、绍溪,出身世医之家,自幼随父学医,为中西医汇通学派中一位开明的医家。朱沛文丧父后虽家境清寒,却酷嗜医书,广读古今中医及当时翻译的西医书籍,他还到西医院内观察尸体解剖,著有

《华洋脏象约纂》（又名《中西脏腑图像合纂》）、《华洋证治约纂》。朱沛文临证二十余载,治学强调读书与临证相结合,主张读书以"培其根底",临证以"增其阅历"。朱沛文提出中西医各有是非,主张通其可通,并存互异,以临床为标准取长补短的中西医汇通见解。他认为中西医"各有是非,不能偏主;有宜从华者,有宜从洋者"。中医"精于穷理,而拙于格物",但"信理太过,而或涉于虚";西医"长于格物,而短于穷理",但又"逐物大过,而或涉于固"。朱沛文强调一定要以临床为标准定取舍,注重理据"通其可通,并存互异"。

唐宗海(1862—1918,图3-27):字容川,四川省彭县人。他先攻儒学,光绪年间举进士,中年之后因父多病,则转而研究医学。唐宗海主张兼取众家之长,"好古而不迷信古人,博学而能取长舍短",是中西医汇通学派创始人之一。其代表著作有中西汇通医书五种,包括《中西汇通医经精义》《伤寒论浅注补正》《金匮要略浅注补正》《血证论》《本草问答》。唐宗海在五种中西汇通医书中,引用西医解剖生理学说来印证中医的经典理论。《伤寒论浅注补正》中以西

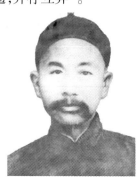

图3-27　唐宗海

医说证,反映了他研究《伤寒杂病论》之造诣。此外,唐宗海认为汉代以前经典医籍《黄帝内经》《伤寒杂病论》《神农本草经》等乃代表中医学之巅峰,远超西医学。西医的生理、解剖即使"优于"中医药,也未能超出《黄帝内经》《难经》的范畴。但由于晋唐,特别是宋元以后,中医药学发展出现失误,才使得西医学占得上风,形成当时中学西之势。因此,唐宗海主张着眼点在保存经典中医药学,需要学习和吸收西医的内容,表现出"重中轻西"的倾向,其学术观点基本上是洋务派"中学为体,西学为用"的思想在医学领域的具体运用。

在"中西医汇通运动"的发展阶段(1904—1916),具有汇通思想的医家在"中西医汇通,改造中医"的旗帜下自发地组织起来,他们创办社团、出版刊物、制造舆论、开展讨论,交流中西医汇通的思想、理论和方法。"中西医汇通运动"已不再是个别医家的著书立说,而是渐渐成为有组织的行动,成为一股潮流。这一时期的代表医家有丁福保、蔡小香、周雪樵等。

丁福保(1874—1952):字仲祜,号畴隐居士,一号济阳破衲,江苏省无锡人。丁福保由于体弱多病,于是钻研医术,并创办丁氏医院、医学书局,先后编译出版了近八十种国内外医学书籍,合编为《丁氏医学丛书》,在翻译西医著作、面对中医传播西医方面做了很多工作。丁氏主张用科学方式解释中医

之理、证明其疗效;强调医说循生理病理、方剂循理化生物,为较早提出中医科学化的医家。

蔡小香(1862—1912):名钟骏,字轶侯,是上海宝山蔡氏妇科第五世医。蔡小香有志振兴中国医学,与李平书、唐乃安等举办各种讲座、讲学班,创立上海医务总会、杂志。清末,美国排华事件发生后,蔡小香便联络医界人士声援受欺华工,抵制洋药、发展国产药品。蔡小香主张中西医汇通,提出要吸收外来先进医学补我不足,纳西方之鸿宝,保东国之粹言,沟而通之,合而铸之。

在"中西医汇通运动"的成熟阶段(1917—1937),中西医汇通在理念和实践上不断发展,逐渐成熟。这一阶段的前期为论争期,1916—1928年,以余云岫发表《灵素商兑》、恽铁樵撰文驳斥为标志;后期1929—1937年,以"发皇古义,融汇新知"的提出和大量中西医汇通实践为标志。代表人物有恽铁樵、张锡纯、施今墨、蔡陆仙、时逸人、余无言、陈无咎、徐衡之、张赞臣等。

恽铁樵(1878—1935,图3-28):名树珏,别号冷风、焦木、黄山民,江苏省武进人。早年从事编译工作,后弃文业医,从事内、儿科,对儿科尤为擅长。恽铁樵因长子病故,发愤学医,曾就学于名医汪莲石(尤擅儿科)。当余云岫书《灵素商兑》以西医理论攻击中医时,作《群经见智录》予以驳斥。恽铁樵曾创办"铁樵中医函授学校",致力于理论、临床研究和人才培养。恽铁樵著有《群经见智录》等二十四部著作,独抒新见。恽铁樵主张"中医为主,西为中

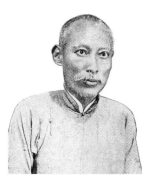

图3-28 恽铁樵

用",坚持以"西方科学不是学术唯一之途径,东方医学自有立脚点",明确中医有独立价值,强调以搞清中医学理为出发点进行中西医汇通,注重实效改进中医,对中医学术的发展有一定影响。

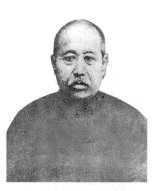

图3-29 张锡纯

张锡纯(1860—1933,图3-29):世代书香门第,幼年从父读书,及稍长又授以方书,孜孜不倦研究医学十余年,偶为人诊治,辄能得心应手。张锡纯是中西医汇通学派的代表人物之一,近现代中国中医学界的医学泰斗。张锡纯于1916年在沈阳市创办中国第一所中医医院——立达中医院。他于1928年定居天津市,并于1930年创办国医函授学校,培养了不少中医人才。由于他高明的医术和特殊的地位,医名显赫。张锡纯认为,中医之理包含

西医，主张"衷中参西，并用汇通"，目的是求得中华医学跟上时代发展，"师古而不泥古，参西而不背中"，以此进行中西医汇通。在临床实践上提倡在明药性的基础上中西医并用，张锡纯认为"西医用药在局部，其重在病之标也，中医用药求原因，是重在病之本也。究之，标本原宜兼顾。若遇难治之证，以西药治其标，以中药治其本，则奏效必捷"。这种应用中西药、重疗效的观点对后人影响颇深。

在"中西医汇通运动"的充实阶段（1917—1937），由于抗战全面爆发，中西医争论和缓，报刊上的谩骂攻击减少，对改进中医的见解和方法论述逐渐增多。因为租界孤岛仍维持着繁荣局面，医学活动仍在继续，并没有完全停止。中西医汇通已成为中医药界普遍的共识，取西医之长，补中医药之短，融新旧于一炉，中医药界当时的主流看法是振兴固有医学。许多中医都在医学活动中或多或少自觉地实践，如陆渊雷、章次公、施今墨、程门雪、姜春华、陈苏生等。

陆渊雷（1894—1955）：名彭年，1912年就读于江苏省立第一师范学校，从朴学大师姚孟醺学习经学、小学，于诸子百家、史、地、物理、算学等书无所不读。毕业后，陆渊雷先后在武昌高等师范学校、江苏省立师范学校、国学专修馆、暨南大学、持志大学、中国医学院等处任教。授课之余阅读大量医书，研究中医各家学说。1925年，恽铁樵创办医学函授学校，陆渊雷拜恽铁樵为师，协助办校，又师事章太炎学习古文学及中医药理论，深得两名家之教益。陆渊雷受近代医学科学影响，提倡中西医汇通，主张治中医宜积极吸收西学。1929年与徐衡之、章次公创办上海国医学院，以"发皇古义，融汇新知"为办校宗旨。陆渊雷在学术上主张远西的理法和中土的方术糅合为一。认为古医书中部分说理，暗合现代医学，故从中医书治疗方剂中，可以触类旁通，灵活运用，兼治其他名称绝不相同之病，以及中西医各不同名之病。陆渊雷一直致力于整理和发扬中国医学，著述甚多，著有《伤寒论今释》《金匮要略今释》《陆氏医论集》《中医生理术语解》《中医病理术语解》《流行病须知》《伤寒论概要》《脉学新论》《舌诊要旨》等。

章次公（1903—1959，图3-30）：名成之，号之庵。1919年就学于丁甘仁创办的上海中医专门学校，师事孟河名医丁甘仁及经方大家曹颖甫，又问学于国学大师章太炎，学业兼优。"发皇古义，融汇新知"八字箴言是章次公对中西医汇通的基本看法，是

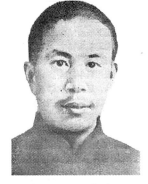

图3-30　章次公

影响老一辈中医的八字箴言,在当时无疑是先进的。章次公认为,医生治病,既要看到局部,也要看到整体,既要治病,又要治人。中医以四诊八纲、辨证论治为主,治病首先从整体着眼,这是中医的特长,但如果兼能运用现代科学的诊断,加强对病原病灶的认识,那就更加完善了。主张在必要时应采用双重诊断和双重治疗,甚至强调说:"科学的诊断应无条件接受,现代的新药应有条件选择。"撰写有《药物学》四卷,大部分资料收入《中国医药大辞典》,撰有《诊余抄》《道少集》《立行集》《杂病医案》《中国医学史话》。其门人整理出版有《章次公医案》。朱良春等汇集其遗著、医案等出版《章次公医术经验集》。

"中西医汇通运动"经历百余年的历程,从个别医家的思想逐渐辐射至全国,影响整个医学界,使得民国时期大部分著名医家都积极投身于此。尽管中西医汇通并未脱离"中体西用"的框架,且一直为西医所诟病,在其发展过程中争论颇多。但是,纵观中西医汇通的发展不难发现,中医界有识之士及中华人民共和国成立后一些西学中的前辈一直在为中西医结合而努力着,他们是当之无愧的中西医结合先行者,为中国的医学事业打下了坚实基础,其功不可磨灭。

三、中庸之道对中医药文化的影响

中医药理论是在传统哲学指导下,经过长期临床实践逐步形成和发展起来的,在春秋战国到秦汉之际就初具规模。从以《黄帝内经》为代表的中医药理论的实际内容来分析,它综合了道、儒、阴阳在内的诸家学说,结合当时已有的脏腑、经络、针刺等医学知识,经过独特运思而自成体系。就中医药理论的组成格局看,儒家学说只占一家之言,但从理论体系框架建构的独特思维以及中医药学发展过程中所体现的伦理、诊疗、思维方式看,却渗透了以中庸为基础、以仁学为核心、以实用理性为特征的儒家文化的深刻影响。

(一)儒家中庸思想的形成和发展

中庸之道是中国古代唯心主义哲学观点论,出自儒家文化的《中庸》。中庸之道是人生的大道,事业成功、生活与健康的根本理论,包含了三层意思:一是中不偏、庸不易,指人生不偏离,不变换自己的目标和主张。这就是一个持之以恒的成功之道。二是指中正、平和。人需要保持中正、平和,如果失去,一定是喜、怒、哀、乐太过,治怒唯有乐,治过喜莫过礼,守礼的方法在于敬。只要保持一颗敬重或者敬畏的心,中正、平和就得以长存,人的健康就得以保障。三是中同好、庸同用,指人要拥有一技之长,做一个有用的人才,又指人要坚守自己的岗位,要在其位谋其职。

中庸思想源自中古时代的"中和之道",其早在商周时期就已经出现,《左传》《国语》均有记载。中庸作为一种道德范畴和哲学观念,始见于《论语》,但并非由孔子首先提出。孔子吸取了前人的经验成果并加以改造发展,从而形成了中庸思想体系。尽管孔子谈中庸的时候远不如谈仁、礼多,但中庸在孔子思想体系中却占有极其重要的位置,是孔子思想的核心。中庸思想是儒学体系里一个适宜而完整的基础。中庸思想所具有的变通功能和稳定功能使得孔子思想具有了难能可贵的创造力,并成为儒家区别于道家、法家等学派的内在特质。

"中"的概念出现较早。《论语·尧曰》记载一段传说,古代圣王尧临终前传帝位于舜,并告诉他统治臣民的秘诀"允执其中"。后来舜把帝位传于禹时,也说了这个秘诀。唐宋诸儒有"道统"说,认为有一个"道",从尧舜传到孔子,其主要内容就是"中"。"允执其中"的"其",是指事物的两端或对立双方,《礼记·中庸》引用孔子的话说"执其两端,用其中于民"。"中"指不偏不倚、无过之无不及的状态或境界。"执中"或"用中",就是要确实抓住两端之间的中心点,不可过之,也不可不及。《中庸》是《礼记》中的一篇,在南宋之前从未单独刊印过,相传为孔子之孙子思所作。南宋朱熹将其与《大学》《论语》《孟子》并称"四书"。《中庸》是比较集中地论述用中、执中、中和的思想的一部著作,集中讲述性情与封建道德修养,肯定中庸是道德行为的最高准则。

孔子把"中"与"庸"联系起来,作为最高的道德标准予以系统发挥。《论语·雍也》说:"中庸之为德也,其至矣乎!"意思是说,作为一种道德标准,中庸是最高的了。孔子承认事物中对立的"两端"是客观存在的,主张采取"和"的方法,防止斗争激化和矛盾转化。后世儒者对"中庸"进行了反复阐述和发挥,使"中庸"或"中和"成为儒家认识世界、对待人生的基本价值观念。"中"是天下万事万物根本的价值标准,"和"是天下共行的大道。

"和"有两层意思:一是指调和,以不同的因素或对立的两端适度配合,使之比例恰当,具有手段和方法论的意义。二是指和谐,表示协调、和合、均衡、统一的状态,是一种比"和"的手段要高深、宽广的和谐机制。《中庸》认为,"中和"是世界万物存在的一种理想状态。东汉郑玄在解释《中庸》篇名时说,《中庸》就是记述"中和之为用"的,即怎样达到中和。《黄帝内经》中有多篇提到了"和"字,其中与治疗有关的"和"则含有协调、调和之意,如《素问·痿论》中"各补其荥而通其俞,调其虚实,和其逆顺",又如《素问·五常政大论》中"无积者求其脏,虚则补之,药以祛之,食以随之,行水渍之,和其中外,可使毕已"。《黄帝内经》中与治疗学有关的"和"的含义为中医药"和法"内涵的理解提供了重要参考。

生活在"礼崩乐坏"年代里的孔子,面对新旧政治矛盾日益尖锐复杂的现实,提出了中庸思想,既承认社会的某些变革,又希望在变中求不变,用调和的方式缓解阶级矛盾,以维持旧的稳定性,保持奴隶制的统治,在政治上起到了消极作用。但中庸之道里包含了丰富的辩证法思想,提出了事物的发展有个适度的问题,反对过与不及,这对中医药理论体系的形成与发展、生理病理观、养生治疗观都有长久而深刻的影响。

中庸思想萌发于夏、商、周三代,后几经发展,几度更新,形成了三种基本形态,即政治形态的中庸、伦理形态的中庸和哲学形态的中庸。中庸在《论语》中还只限于德行论,是一种无过之无不及的中行,即言行不能偏于极端。中庸的思想为孟子所继承并发展为"执中而权"。秦汉之际儒家写成《礼记》一书,列专题讨论。宋代程朱理学把中庸提到天理的高度,《礼记·中庸》被抽出注释。中庸思想于是在价值观、行为方式和思维方式等方面对社会产生了重大影响。

秦汉之际是儒学发展的衍生阶段。儒门各派分别形成了许多富有新意的学说,中庸思想里有关"物极必反"之理,"中和""时中"之义及一些用语、范畴,都明显有承袭于道家思想。中庸由此表现出无比深广的包容性,它强调"和而不流""中立而不倚",这种恢宏的气度蕴含了儒学固有的多元文化史观。儒学这种基于"中和"之理的发展观,从矛盾中观其会通,最终使其在两千多年封建社会里成为中华文化的主干。儒学之所以长期居统治地位,外部原因是统治者变儒学为"儒术",以维护其等级制度;内在原因便是基于这种"中和"原理的多元化文化发展形成的开放文化心态。这就使儒学能不断吸收、融合各家学说,经过"通而同之"来保持壮大自己。

在中医药理论体系的形成和发展过程中,同样体现出这种兼收并蓄、博采众家的学术特色。《黄帝内经》把中医药理论建筑在古代哲学、天文、气象、历法、生物等多方面知识的基础上,其中既有儒家思想,又有墨家主张,既有道家观点,又有法家见解,同时可见到名家、兵家、阴阳五行家的思想。就像子思吸取孔子"和而不同"的思想,摒弃其"道不同,不相为谋"的偏见,又综合诸子之说提出"和而不流""道并行而不相悖"的远见卓识一样。《黄帝内经》博采诸家之说,经过综合分析,加工提炼,成为中医药理论的一部分。《黄帝内经》对同一名词往往有不同的解释,或同一名称所指不一。这说明《黄帝内经》并非出自一人之手,而是不同医家学术争鸣的结果。从《中庸》

和《黄帝内经》的成书年代来看,两者大体相当,《黄帝内经》写作的年代跨度更大些。中医药理论能够在相当长的历史时期内不断丰富发展自己,又经过宋元至明清医学流派的学术争鸣,在理论上形成自秦汉之后的又一次飞跃,并流传至今,与儒家中庸思想所体现的多元文化发展观的影响是密不可分的。

(二)执两用中与阴阳平衡论

"执两用中"是由"执中"发展而来的。先民在实践中发现,一切事物的运动和发展都有一定的规律,办理任何事情都必须掌握分寸。只有根据事物的客观规律而做到适当的程度,才能达到最佳的预期效果。这个最适当的程度就叫作"中"。若能恰到好处地掌握住适度,就叫作执中;偏离了这个度,就是失中。因为用"执中"的方法办事能符合实际而收到最佳的效果,所以"中"就含有合宜、正确之意;又因为用"执中"的方法处理人事是最公平合理的,所以"中"又含有中正、公正之意。当把"执中"的方法从经验升华为理论时,就叫作中道。孔子在全面继承中道的基础上,又以托古的方式把虞舜的治国方法概括总结为"执其两端,用其中于民"。这样把"执两"与"用中"对立统一起来,既丰富了中道的内容,也提升了它的理论高度。正因为只有做到"执两",才能准确地"用中",于是孔子又从"中"的对立面提出了"过犹不及"的命题。"不及"是没有达到"中",其根源在于太拘谨和保守;而"过"则是超过了"中",其原因在于太放纵和激进。两者尽管趋向相反,但都违背事物的客观规律,因而都是偏离中道而走向极端的失中现象。

中庸之道的"执两用中"以致中和这一概念,对生理病理及诊断治疗等方面均有着深远的影响。中庸观在中医药理论中体现为机体协调观。生理上,人是一个有机的整体,只有脏腑阴阳、经络气血之间保持协调,才能维持正常的生命活动,而这种协调一旦被破坏,人体即进入病理状态。在治疗中掌握中庸的"度",具有非常重要的意义,所以中医在处方用药时提倡"中病即止"。另外,在方剂组成上,君、臣、佐、使也必须权衡配伍适度,这样的方剂才能行之有效。

中医药学以阴阳平衡为人体生命活动的理想状态,它标志着人体健康。《素问·调经论》说"阴阳匀平,以充其形,九候若一,命曰平人",平人就是健康人。"匀平"的"平",相当于儒学"中和"的"和"。中庸、执中、适中既然是人体处于生理状态的前提,那么失中、失衡就是引起各种病理状态的决定因素。《黄帝内经》就是用这种对立统一失其平衡造成阴阳偏胜偏衰的理论,分别针对"失中和"所致虚实的病理,所采用的补虚泻实的不同治疗原则或

中国古代科学瑰宝 中医药文化智慧

治法，来达到"阴平阳秘，精神乃治"。《素问·阴阳应象大论》说："阴胜则阳病，阳胜则阴病。阳胜则热，阴胜则寒。重寒则热，重热则寒。"意即阴和阳在正常情况下处于相对平衡状态。在失常情况下，如果阴的一方偏胜，就会导致另一方阳的偏衰，出现阳不足的病变；反之，阳的一方面偏胜，也同样会导致另一方阴不足的病变。在某种情况下，阴寒病证可以转化为阳热病证；反之，阳热病证也可以转化为阴寒病证。阴阳的均平或调和，是以阴阳双方各自恪守职责为前提的，如阴主藏精，阳主卫外，彼此相互依存，相互为用。从人体的生理过程看，"阴在内，阳之守也；阳在外，阴之使也"。物质居于体内，功能表现于外在内的阴是产生功能的物质基础，在外的阳是内在物质运动的表现。它们彼此相互配合、相互依存，这是阴阳平衡的关键。这种协调一旦被破坏，人体即进入病理状态。如果阴阳偏盛偏衰进一步发展，到了有阳无阴，或有阴无阳的地步，就会影响生命，出现《素问·生气通天论》所说"阴阳离决，精气乃绝"的危象或死亡。

人体的阴阳平衡是一种动态的平衡，它随生命节律和外界环境的变化而变化，在一个相应的范围内都能维持健康状态。疾病的发生从根本上说是阴阳的相对平衡遭到破坏。以脉诊为例，衡量正常脉象的标准有三项：脉象应指时要有"神""胃气"和"根"，即脉搏和缓有力、从容有节、在尺部沉取仍有种从容不迫、应指有力的气象。这便是"发而中节"的"平脉"。中医是根据"平脉"来确诊"平人"的，但"平脉"的标准随季节的不同而有相应的变化。《素问·平人气象论》说"春胃微弦曰平"，"夏胃微钩曰平"，"长夏胃微耍弱曰平"，"秋胃微毛曰平"，"冬胃微石曰平"。"胃"指胃气，即正常的脉气。脾、胃是各脏腑气血的生化之源，脉象是脏腑气血功能状态的反映。若脾、胃功能正常，气血生化有源，则脉气也正常，故脉气又称为胃气。春主升发，春季的平脉应有胃气而略带弦象；夏主长养，夏季的平脉应有胃气而略洪大；以此类推。另外，由于年龄、性别、体质以及身体活动状态的不同，脉象都会随之发生某些生理性的变化。还有审因论治的"三因"（因时、因地、因人制宜），要求全面考虑各个方面的因素，具体矛盾具体分析，对不同的疾病区别对待，以制定出适宜的治疗方法，这些都无不体现中庸思想的"时中"精神。

（三）中庸思想与辨证论治

儒家中庸之道，主要是强调事物内部矛盾之间的协调统一。这种在整体中求平衡、在动态中求稳定的方法思想与中医药的实践经验结合起来成为一体，构成了辨证论治的特色方法。临床实践中根据辨证论治原则，针对不同的时间、地点、条件，患者的年龄、体质、病情发展等，在一定范围内对方剂进行加减化裁是必需的。"执中有权"的内涵主要包括两个方面：一要拓宽视野，即超越对立的视角，从多元视角和更大的整体视野通观局部与全体，由此方可"执中"；二要唯变所适，即辨时应势，在充分尊重差异性的同时，实现不同力量与不同结构的动态均衡与协调，是为"有权"。

中医药学的治则治法集中体现了儒学"和而不同""和而不流"的认识原则。在治则上，针对病因病机，《素问·至真要大论》提出"寒者热之，热者寒之，温者清之，清者温之"的治则。"寒者""热者"之寒热，是指病邪或病理的性质；"热之""寒之"的寒热，则为治则或治法。以"寒者热之"为例，针对阴寒内盛的寒实证，用温热药物温散其阴寒以达到"中和"的目的，恢复阴阳调和的状态，这是符合"执两用中"思想的。

"和而不同"的原则贯穿于中医药治疗的各个层面。例如在治疗手段上，有《素问·至真要大论》所说的"寒者热之""热者寒之"。在用药上，中药有四气五味、升降沉浮之分，在审因施治、补虚泻实时要对中药予以适当的配伍，并按照君、臣、佐、使来组方。具体使用时，又常以燥湿相济、寒热并用、升降互补等为配伍原则。在治法上，有所谓的"和法"与"和解剂"。和法又称为调和法或和解法，是具有和解、调和等作用的一类治法，它利用药物的疏通调和作用以达到解除病邪的目的，一般用于阴阳失调的病证，如寒热错杂、肝脾同病、邪入少阳半表半里等。和解剂是体现和法的一类方剂，具有和解表里、调和脏腑等功用，主治表里脏腑失和证，常由多组性能相反的药味配伍而成。基于方证相关原理，和解剂所主病证以涉及多种对立性病机、病位多涉肝胆脾胃心肾、病势较缓等为特点。《素问·玉版诊要》说："阴阳反他，治在权衡相夺。"和法更充分体现了在调治过程中综合权衡、辨证论治的特点。

（四）发而中节与中医药学的适度原则

《中庸》说："喜怒哀乐之未发，谓之中；发而皆中节，谓之和；中也者，天下之大本也；和也者，天下之达道也。致中和，天地位焉，万物育焉。"意思是心里有喜怒哀乐却不表现出来，被叫作中；表现出来却能够有所节制，被叫作和。中是稳定天下之本；和是为人处世之道。在对立双方里面，不能走极端，而要找到中庸之道，这就是找到矛盾双方的同一性。

中庸思想中有关"中"和"中节"等概念，可以理解为哲学上的"度"，即事物保持自己一定质的数量界限，是事物质和量的辩证统一。中庸之道强调要寻找和确定适度的标准，并在动态中把握它，反对"过"与"不及"。中医药理论强调"正气存内，邪不可干"，"邪之所凑，其气必虚"。过用则耗伤正气，过治则戕伐正气，因此要"无使过之，伤其正也"。临床治疗中的八法，在具体应用时都是力求以中为度的,如汗而勿伤,下而勿损、温而勿燥等。另外,在用药治病上要有一定的法度,即要达到所谓的中,否则过之则伤正,不及则病不去。在每个药方中,每味药与其他药物的配伍关系中都要严格掌握一定的数量界限,根据君、臣、佐、使的原则,对待不同性味、功能的药物以"中和"为原则组方,通过"和"的合力,达到治病的目的。其原理符合"中庸"思想,强调事物内部的协调统一,体现了以"和"而求适中的道理。

精神情志活动与人体的生理、病理变化有密切的关系。突然强烈的精神刺激,或反复、持续的精神刺激,可使人体气机逆乱,气血阴阳失调而发病。《素问·上古天真论》说"恬惔虚无,真气从之,精神内守,病安从来",强调思想上安定清静,使真气和顺,精神守一,疾病则不会发生。这是一种不偏不倚、无太过无不及的适中状态,包含着"执两用中"的原理。

儒家中庸思想所包含的朴素辩证法思想,是朴素辩证法方法论在中国传统文化中的表述形式,对理论和实践都有指导意义。对中华民族的思维方式、价值取向、行为方式,尤其对中医药理论的形成和发展,建构中西医结合的新医学等问题,都能从不同的角度给人以有益的启示。

四、儒家养生观

汉代以后,儒学的养生思想开始被养生学家逐渐融入中医养生理论体系,如东晋养生学家葛洪在《抱朴子》中将养生的神仙方术与儒学的纲常名教相结合,强调"欲求仙者,要当以忠孝和顺仁信为本",认为在养生方法中,德行修养比神仙方术这些具体的修行方法还要重要,是得以长寿的根本条件。魏晋以后的养生学家则把儒家的养德思想和中医养生理论完全结合起来,并认为这是人们得以长寿的重要方法之一,甚至认为这是在中医养生理论体系中居于首位的思想,从而丰富了中医养生理论中道德精神层面的内容。可见,儒家的养生观对中医养生理论的形成和发展具有积极而深远的意义。

(一)德全不危

首先,中医养生承袭了儒家重"德"的养生观,提出了"德全不危"的养生思想。《素问·上古天真论》说:"上古之人……所以能年皆度百岁,而动作不衰者,以其德全不危也。"主张"恬惔虚无"。这正是吸收了儒家"仁者寿"的思想精髓。何谓仁?"樊迟问仁。子曰:'爱人。'"(《论语·颜渊》)孟子也说:"仁者爱人。"(《孟子·离娄下》)可见,儒家的"仁"即人的爱心或完美的道德修养。只有"仁爱"之人,方能长寿。如今看来,"仁"者之所以能"寿",是因为具有"仁"的品德的君子在处世上就会胸怀坦荡,不忧不惧,谦虚和乐,泰而不骄,面对任何客观环境都能通过自身的心理调节保持情绪的平静,尽可能避免因客观因素而影响人的正常生活。然而,一些见利忘义的小人,整天打个人的小算盘,患得患失,宠辱皆惊,这样必然会有损于自己的寿命。同时,儒家所提倡的"德",还包含了中华民族的传统美德,如"三纲五常""五伦五德"等。因此,历代养生家均提倡善养生者必须注重道德修养,养生贵在养心,而养心重在养德。例如,三国时期著名养生家嵇康在《养生论》中就明确指出"修性以保神,安心以全身"的观点,认为"形神相亲,表里俱济",就能达到健身祛病、延年益寿的目的。西汉董仲舒在《春秋繁露·循天之道》中说:"故仁人之所以多寿者,外无贪而内清净,心和平而不失中正,取天地之美以养其身。"药王孙思邈在《千金要方·养性序》中说"德行不克,纵服玉液金丹,未能延寿","道德日全,不祈善而有福,不求寿而自延,此养生之大旨也"。这些可谓是对孔子"仁者寿"的诠解和沿袭。

(二)阴平阳秘

中医养生理论还吸收了儒家的"中和"养生观,认为中和是一切生命整体维持平衡稳定,获得生存延续的必要条件。朱熹在《四书章句集注·中庸章句》中说:"中者,不偏不倚,无过不及之名。"董仲舒在《春秋繁露·循天之道》中说:"能以中和养其身者,其寿极命。"可见,中医也认为养生的最佳境界即致中和。中和的观点在实质上提供了一种自我调节的方法,使自己在各方面,如饮食、起居、情志、劳作、运动、为人处世等方面,既不要太过,也不可不及,而应适度、相宜。中医养生理论强调人体的统一性、完整性及其与自然界的相互统一。人体是一个有机的整体,构成人体的各部分在结构上不可分割,在功能上相互协调,在病理上亦相互影响,人作为自然界的一部分,与自然的关系也密不可分,故中医在治疗原则上讲究天人相应,要平衡阴阳、调和气血。中医养生理论认为,生命的根本在于阴阳二气的协调与统一,"阴平阳秘,精神乃治",只有做到"内外调和",才能"邪不能侵"。平衡阴阳是中医养生的重要原则。阴阳是不可分割的两个方面,互根互用,相互依存。阳气主温煦、推动、兴奋,阳气旺盛,则人体强壮,自能抵御外邪,促进生长,保证健康;阴精是生命活动的物质基础,阴精损耗则致脏腑功能衰退,机体逐渐衰老。因此,平衡阴阳,补其不足,抑其有余,顾护阳气,保养阴精,以求阴平阳秘。古代养生家还提出要达到"天人相应""阴平阳秘",首先必须顺应四时变化,"春夏养阳,秋冬养阴";其次,应根据人体的阴阳盛衰情况来进行调养,阴平阳秘,脏腑功能协调,气血畅达,才能祛病延年。"天人相应""阴平阳秘""气血调和"等都是儒家"中和"养生观的体现。

(三)合理膳食

儒家养生提出了许多科学的饮食观念,如"食不厌精,脍不厌细""七不食""三戒"等,强调在饮食上应注重品质、卫生、规律、色香味等,其宗旨都是要保证饮食的质量,从而发挥食物的营养价值,满足人体的正常需要,从而达到养生的目的。

中医养生理论继承和发展了儒家养生中的科学饮食观念,在饮食结构上指出五谷为养,五果为助,五畜为益,五菜为充,气味合则服之,以补益精气。中医养生理论强调谷物、豆类是养育人体的主食;水果是平衡饮食中不可缺少的辅助食品;肉类及海产品是人体生长发育、修复组织及增强抗病能力的重要营养物质;蔬菜类食物由于富含纤维素、维生素和多种微量元素等,也是生活中不可缺少的营养补充物质。在饮食习惯上,中医养生家强调"饮食有节""食不要过饱",反对"以酒为浆"的饮食习惯,还特别指出:"食不厌精,脍不厌细。食馑而餲,鱼馁而肉败,不食。色恶,不食。臭恶,不食。失饪,不食。不时,不食。"中医养生家要求饮食要讲究科学化、合理化,定时定量,不过饥过饱,不过冷过热,不暴饮暴食,不酗酒无度,还指出要讲究饮食卫生,不要吃不新鲜的或腐败的食物。关于合理膳食,中医养生家还强调谨和五味:"阴之所生,本在五味,阴之五宫,伤在五味。是故味过于酸,肝气以津,脾气乃绝。味过于咸,大骨气劳,短肌,心气抑。味过于甘,心气喘满,色黑肾气不衡。味过于苦,脾气不濡,胃气乃厚。味过于辛,筋脉沮弛,精神乃央,是故谨和五味,骨正筋柔,气血以流,腠理以密,如是,则骨气以精,谨道如法,长有天命。"各种食物具有各自不同的性味、归经和功效,在调节人体气血阴阳和脏腑功能上有其独特的疗效。若食物与身体相宜,不仅能养生,还可祛病延年。

(四)起居有常

在起居养生方面,中医养生家并未沿袭儒家养生的因陋就简,而主要汲取了儒家养生思想中的劳逸适度、规律有常。中医养生理论认为,人生活在自然界中,那么起卧休息必须与自然界的阴阳消长的变化规律相适应才能长寿。例如,平旦之时阳气从阴始生,到日中之时阳气最盛,人们应在白昼阳气隆盛之时从事日常活动;黄昏时分则阳气渐消而阴气渐长,故人们到了此时就要停止劳作,回到住所;深夜之时则阴气最为隆盛,故人们到夜晚阳气衰微的时候,就要安卧休息直至天明。这也就是所谓的日出而作、日入而息,可以起到保持阴阳平衡协调的作用。又如,一年之中,四时的阴阳消长对人体的影响亦很重要。孙思邈说:"善摄生者,卧起有四时之早晚,兴居有至和之常制。"也就是说,人们应按照季节的变化和个人的具体情况制定符合生理需要的作息制度,并养成按时作息的习惯,使人体的生理机能保持在平衡稳定的良好状态中。

(五)精神修养

在精神修养方面,儒家的调心养生观为后世养生家们一致推崇。精神心理的调摄在中医养生理论中亦是颇具影响力的。"人有五脏,化五气,以生喜怒悲忧恐。"在一般情况下,正常的七情活动并不会导致疾病,但七情不及或太过都会影响人的正常生理,使脏腑功能紊乱而致病。例如,孙思邈的《千金要方》说"多怒则百脉不定","多愁则心慑","莫忧思,莫大怒,莫悲愁,莫大惧,莫跳踉,莫多言,莫大笑";又如,《素问·举痛论》说"怒则气上,喜则气缓,悲则气消,恐则气下……惊则气乱……思则气结"。可见,情志失调,容易引起人体气机紊乱、脏腑功能失调而致病,而且在许多疾病的发展过程中,可使病情加重或恶化。例如,临床上心脑血管疾病的急性发作均可由过度的精神刺激或情绪波动而引起。反之,若注意精神修养,就可避免许多疾病的发生。"恬惔虚无,真气从之,精神内守,病安从来"说的就是这个道理。《千金要方》专列"养性门",强调精神修养在防治疾病和延年益寿上的重要性,指出:"故养性者……于名于利,若存若亡,于非名非利,亦若存若亡,所以没身不殆也。"《养生论》说:"修性以保神,安心以全身,爱憎不栖于情,忧喜不留于意,泊然无感,而体气和平。"《千金翼方·养老大例》说:"养老之要,耳无妄听,口无妄言,身无妄动,心无妄念,此皆有益老人也。"故对于人们尤其是老年人来说,思想情绪的调节尤为重要,保持乐观开朗的心境,恬惔虚无,才能使气机调畅,气血调和,阴阳平衡,达到养生的目的。

(六)体育锻炼

儒家的动养思想也对后世产生了积极而深远的影响,生命在于运动。中医养生理论汲取了儒学的动养思想,认为体育锻炼与长寿有密切的关系。中医养生理论提倡"法于阴阳,和于术数","和于术数"即包含了体育锻炼等强身健体之法。东汉华佗特别重视体育锻炼,他根据"流水不腐,户枢不蠹"的道理,提出"人体欲得劳动,但不当使极耳。动摇则谷气得消,血脉流通,病不得生,譬犹户枢,终不朽也"的观点,并模仿虎、鹿、熊、猿、鸟等五种动物生动活泼的姿态,创造了著名的"五禽戏",该法沿用至今,对后世影响极大。其弟子吴普按法施行之,"年九十余,耳目聪明,齿牙完坚"。此外,中医养生学流传至今的健身气功、八段锦、太极拳、少林内功、易筋经等,都是强身健体的好方法。这些方法不仅可以大大提高和改善人体各个系统及组织、器官的功能,还能促进新陈代谢,缓解精神压力,祛病延年。老年人更应经常参加这类体育锻炼,对增强体质大有裨益,但要注意量力而行,不要过度。

儒家养生理论以"修身养心"为主要内容,以"仁者寿"为理论导向,以致中和为最高境界,将养生思想与道德修养、社会责任融合为一体,达到"修身、齐家、治国、平天下"的目的。儒家养生理论不以纯粹的养生为要务,而是关注作为整体的社会中的人的生命存在,注重培养人们养生而不苟生的大无畏精神,是一种"以心为本"的养生理论。儒学养生思想的融入丰富了中医养生理论的内容,赋予了中医养生对健康长寿更为全面的思想境界,对中医养生学的形成和发展起到了举足轻重的作用。

第二节　佛教与中医药文化

佛教产生于公元前 6 世纪的古印度,创始人是乔达摩·悉达多(前565—前485),"释迦牟尼"是佛家弟子对他的尊称。汉语的"佛陀""佛"等,为梵文音译,意思是"觉者""智者"。因释迦牟尼简称"释",故佛教又称为"释教",佛教经典称"释典",佛教弟子称"释子",对外人而言称释氏。两汉之际佛教经印度传入中原。自此,佛教逐渐开始在中国广泛传播,成为对中国民众的思想意识很有影响的一门宗教。佛教早已被中国的固有文化融合与吸收,故成为中国传统文化的一个重要组成部分。早在隋唐时期,佛教认为的"四大说"就已经影响到了中医药理论。隋代传入的《维摩诘经》是对中国佛教影响最大的一部佛经。不论是作为中国佛教代表的禅宗,还是成为佛教当时主要经典《维摩诘经》的"心净则佛土净"及"亦入世亦出世""在入世中出世"的思想,都对中医药理论影响至深。

一、佛教与医方明

佛教自诞生后就没有停止过对医学问题的关注。现存佛教经典有关医药的文献数量蔚为壮观。据统计,《大藏经》中专论医理或涉及医学养生的经书有四百多部,有关医药卫生的医学术语更达四千多条。在佛教的发展史上,大德高僧多半精通医学。据《无量义经》记载,佛陀本人"分别病相,晓了药性,随病授药,令众乐服"。大乘龙象马鸣、龙树等人精通医方明,在医学方面贡献甚巨。《龙树菩萨传》说:龙树"在乳哺之中,闻诸梵志诵《四韦陀典》各四万偈,偈有四十二字。背诵其文,而领其义"。《四韦陀典》是古印度记载医学知识的重要典籍。龙树尤精于眼科,其所著的《龙树五明论》,内容大都与医学有关,涉及多种疾病的药物治疗和咒语治疗方法。

佛教将医治人们疾病的经验、学问、方法,称为医方明。佛教的宗旨在于解决众生生老病死苦,释尊的成道也正在于他确立了宗教意义上的解脱生老病死苦的途径和方法。早在公元前2000年,印度医学已成规模,公元前1000年是印度古代医学的全盛时期,著名医学典籍有《梨俱吠陀本集》《阿闼婆吠陀》《阿输吠陀》等。在公元前5世纪至5世纪,这些医学典籍被佛教加以接受、运用,并注入佛教教义。佛医传入中国后,由汉代自晋代至唐代时期逐渐被运用,隋唐史志经籍中已经载有《龙树菩萨药方》四卷、《龙树菩萨和香法》二卷、《龙树菩萨养性方》一卷、《婆罗门诸仙药方》二十卷、《婆罗门药方》五卷、《西域婆罗仙人法》三卷、《西域诸仙所说药方》二十三卷、《西域名医所集要方》四卷、《乾陀利治鬼方》十卷、《新录乾陀利治鬼方》四卷、《耆婆所述仙人命论方》三卷、《耆婆八十四门》一卷、《龙树咒法》一卷、《龙树菩萨眼论》一卷。以上典籍目前已只能见到篇目,现存佛学医籍收录最多的是《大藏经》。《大藏经》中专论医理或涉及医理的经书有四百部,这些医学典籍汇集了生理解剖、药物、临证治疗、摄生保健、心理咒禁等丰富的医药学知识。

二、古印度医学与佛教医学

凡有人类存在之处,即有追求健康与长寿的本能和愿望。从广义上说,医学是与人类之存在同时出现的。佛教诞生之前的古印度文明中已经包含了丰富的医学文化知识。在远古的印度吠陀诗篇中就已经包含了一些医学训示,早至公元前2000年。现在人们一提到古印度医学往往立即就想起了佛教医学,甚至将两者简单地等同。这或许是因为佛教在印度历史上以及在中印文化交流史上曾经扮演过重要的角色。但实际上,这种说法忽视了佛教诞生之前古印度医学的存在及其对佛教医学的影响。

佛教医学虽然吸收了古印度医学的部分思想和治疗方法,但佛教医学与其诞生之前的古印度医学在哲学思想等方面上存在着本质上的差异。佛教医学的本质特征是以佛教的教义作为自己的指导思想,而古印度医学则多依赖于正理派、胜论派、数论派的哲学思想。佛教医学在其发展过程中,援佛理入医理,在古印度医学的基础上不断完善和壮大。

佛教教义对佛教医学的影响是全方位的。以佛教医学生理学理论中的四大说为例。虽然佛教医学四大说的思想渊源是古印度的"气""胆""痰"三要素说及"四体液说",但佛教医学的四大说却又是与佛门"五蕴"说密切相连,隶属于佛教的"五蕴"思想。佛教医学对世界和人体的认识更多地着眼于"识",而不是着眼于物质世界。再如,佛教医学病理思想中有一种"病虫啄食说",认为人体各部分有虫八十种。佛教医学病虫说的产生可能缘于佛陀或其他僧众对人体疾病产生原因的揣测,但从经文的字里行间可以看出,这种思想的产生与佛教的不净观有着直接的联系。此外,佛教医学的魔病、业病和鬼病思想、禅法疗法与咒语疗法等都有鲜明的宗教特征。

佛教医学是伴随着中印佛教文化的交流而传入中国的。上古之世,与中国最近而交通最方便的西方文明之邦莫过于印度。据说,在周成王之世,中印之间就有交流,老子撰《道德经》时甚至得到了浮提国人的帮助。中印交通之便利,使佛教僧众的频繁往来成为可能。秉承了佛教关注医学的传统,印度东来传法的高僧中不乏精通医道之士。总体上说,有机会来华传法的印度僧人多是学识渊博之士,除了精通佛理之外,往往都精通医方明。《高僧传》有多则天竺名僧以高超医术治病救人事例的记载。传法高僧治疾疗伤促进了古印度医学在中原地区的传播。当然,促进医学传播本不是佛教徒的根本目的所在,其治病救人的目的更主要地表现为弘法的需要。

三、佛医思想概要

佛医学思想以"四大"为代表的唯物认识与药师佛的"万法唯心"认识为理论基础形成了的基本观念。佛医对于人的疾病因素认识很清楚,北传佛典的《佛说佛医经》认为人得病有久坐不卧、食无贷、忧愁、疲极、淫泆、嗔恚、忍大便、忍小便、制上风(呼吸)、制下风十种因缘。《摩诃止观》认为引起疾病的原因有六种,为四大不调、饮食不节、坐禅不调、鬼神得便、魔神所扰、恶业所起。前三种因素引起的疾病,只要改善饮食,不受病菌感染,即可治愈;后三种则与人自身的业力有关,要拜佛礼忏修福才能减轻痛苦。《大智度论》认为,疾病的产生是由内在、外在的因缘造成的。南传佛典的《清净道论》认为,引起疾病有风、痰、饮食不调、业、外伤、非人、鬼、魔八种原因。总之,佛医认为,病有三因,外因是地、水、风、火的"四大不调",内因即贪、嗔、痴"三毒",业因即前世孽债宿根之果报。

佛学认为,人身由四大假合,神识在六道中轮回。所谓四大,即地、水、火、风。这是印度医学医方明的理论基础。《小止观》认为,人身四大各能生一百零一病,合生四百零四种,即一切身病的总称。其中,地大病相为身体沉重,坚结疼痛;水大病相为饮食不消,腹痛下痢;火大则会全身发热,大小便不通;风大会引起肺闷,气急呕吐。所以,建立在病因认识上的佛医认为,病生于业,业起于心,心的无明、烦恼乃所有痛苦之源乃至世间一切污秽、痛苦之本。唯有众善奉行、自净其心、修戒定慧三学乃至菩萨六度,由人心净化导致人体净化,由人心净化导致国土净化,才能最终实现其度尽所有众生入无余涅槃的终极目标。佛医在对生物、心理、社会、自然各个层面疾病的认识和治疗过程中都非常重视人的心识,强调从心识入手,找到每一种疾病的最终根源和解决办法。这又成为佛医认识和治疗疾病的思想风格。

佛医在拯救众生诸苦的基本理论中，向众生提供了医治众生"心病""身病"的技艺，充分体现了佛医学上"善治"及"施医"的道德观。佛医以医方明为物质认识的实用基础，以社会、环境以条件，以心理、心识为手段形成了三界唯识。心识是根本，为佛法之本，以心尊之、从之、使之，归于万法唯心的世界本体。佛医强调人的主观能动性，将心识确定为是最能动的力量，是认识自身和世界的唯一来源与方法。

佛家认为，世间的所有文明都是在使人心向外，追逐名利，满足贪求欲望，使人的心颠沛流离，遭受种种生老病死之苦。针对人类这种妄想执着，佛医的根本宗旨就是强调心为源为本，万法唯心，自心的无明贪求乃人类所有痛苦、疾病之根源，以期唤起人们对心灵应有的重视；以知心、净心、主心为根本途径，彻底解脱人类的各种痛苦，获得永恒幸福，恢复原有的自然健康状态。

佛医对心身关系具有独到的深入认识。五蕴缘起是佛医对心身关系所做的最初也是最为简单的概括。蕴为积聚、品类，五蕴即五种东西积聚合集。五蕴为人由色、受、想、行、识五类东西积集、和合而成为生命体，通俗地说就是认为人由物质（色）与意识（受、想、行、识）构成。色蕴由地、火、水、风四大元素集合而成，统称四大或四界。人体中的发、齿、皮肤及骨肉筋脉、五脏六腑等物质皆属地大，脑髓、泪、汗、血、口水、尿等液态物质皆属水大，人的体温及饮食消化之功能属火大，呼吸、动作等属风大，它们共同构成了人的生物有机体及其各种动态功能。受蕴指人主观或心理上因接受外界刺激而产生的感受，包括感觉、情绪、感情等心理活动。想蕴指与感官印象或名词等概念符号相关的意识活动，包括知觉、回忆、思维、想象等。行蕴指人心理有目的、有动机的意向性活动，包括人的意志、动机等。识蕴指人的意识所具有的各种深层心理功能，为各种心理活动的核心，共同构成人心的一面。

十二因缘是心身的时间缘起观。由心的无明，不知宇宙人生之真而缘起行，即人的意志性行为；由行缘识，即人的深层心理意识；由识缘名色，即人的心身统一体；由名色缘六处，即眼、耳、鼻、舌、身、意等人的六种感知器官；由六处缘触，即人的感知器官与外界之接触；由触缘起受，即由触而得的感受；由受而缘贪爱，由爱而缘执取，由取而缘占有，由有而缘生于六道之中，产生老、病、死及各种忧悲恼苦。总体来说，由人心的无始无明状态而导致了当下心身的产生、心身的贪取，产生生死忧悲各种痛苦，又加重了无明，从而生生死死循环不已，故十二因缘认为人的心身缘起有一时间延续过程。

佛医认为，从心身时间缘起生出一种独特的疾病，名为业障病，又称为因果病。业，泛指人等一切众生有意识的造作。佛医认为，人类一切疾病皆是业障病，如"诸病总因归纳只一条，只因不解无明为蒙昧"。对因果业障病的治疗，佛医依于"万法唯心"的观点，更多地强调忏悔、行善积德等改造心灵的治疗措施，"罪从心起将心忏，心若灭时罪亦亡。心亡罪灭两俱空，是则名为真忏悔。"业既由心造，因果病当然可由心转。以新造作的善业，对治过去所造之恶业，使恶业之果带来的疾病痛苦在新的善业之因影响下发生改变，这可谓抓住了治疗的根本。佛医对心身关系的认识，更多的是在其特有的缘起心枢的哲学观指导下，通过禅定思维观察而建立。

三层心身结构体现在晚期密乘佛教（藏传佛教为代表），即密乘无上瑜伽的三层心身思想，是佛医这种心身互为缘起、一体不二的思想具体表现。无上瑜伽把人身心分成粗身心、细身心及最细身心三个层次。第一层为表层粗身心，其中粗身是一般人肉眼可见，由四大积集而成的人的生物有机体。从现代生物医学角度看，相当于解剖学、组织学、生理学以肉眼和显微镜观测到人体构造及生理活动。粗心指人的眼、耳、鼻、舌、身、意等前六识的感觉、知觉及心理、思维活动。这也是现代医学所研究的主要对象。第二层为潜藏在粗身心下的细身和细心，是佛医探讨心身关系之重点。所谓细身指由气、脉、明点按一定法则构成的内在微细的生理机制。人的肉眼看不见，是表层身心发挥作用的内在根源。气、脉、明点共同组合为人的细身，脉为气与明点运动之轨道，明点为气之凝集，气为明点所蕴能量之运动。在佛医看来，细身与细心共同缘集为人的内在生理、心理机制，二者互相依存，一体不二。细身中的气，为识之所乘，是识的物质基础，识则是气的作用表现。正因佛医发现在人的细身心层面中有如此整体性的关系，能在医治人的心身疾病的实践中发展完善出一套以密乘无上瑜伽气脉明点修炼方法为标志的禅定治疗体系。第三层最细身心，又潜藏于细身心层下，称为本来身心。按无上瑜伽的理论，只有身体之气进入中脉，使由凡夫病态人生而导致的业气转化为智慧之气，打开心轮间的脉结，最细身心的本来面目才得显现。三层心身结构是佛医特有的禅定方法。

四、佛教医学在中国的传播

自佛教进入中国以后，又吸收和借鉴中医药理论与临床特点，从而形成独具特色的传统医药体系。佛教医学的理、法、方、药等理论框架和临床诊疗体系正是得益于中医药理论强大而厚重的体系支撑，才得以发展下来。因此，现在所说的佛教医学，其内容与理论更具有中国特色，即佛医由古印度的医方明体系发展为河南省嵩山少林寺药局为代表的中原佛医药体系、西藏自治区的藏医药为代表的西北佛医药体系和浙江省竹林寺为代表的江南佛医药体系。以药师佛为代表的精神医疗体系则广泛地融合到南传云南省及北传八宗的各派法义里，其基础理论则以佛教的"三学""四谛""四大""五蕴""十二因缘"为主，反过来又对佛教医药产生了较大的影响，并被吸收和引入佛医理论之中。佛教医学传入中国后又与中医药理论相互影响，被逐步地中国化。

在两千余年的历史长河中，佛教对中国传统文化产生了很大影响。它对中医药的影响主要反映在古代医家医著上，主要表现在佛教思想和保存在医方明中的古印度医学的影响。这种影响在隋唐时期尤为明显，已波及医论、医术、方药、咒禁、卫生保健、医德等方面，而这种影响在其他时期则相对较小。

佛教在中国的弘传与佛经的翻译是分不开的。在东汉至唐宋漫长的过程中，佛教医药典籍的翻译工作与整个佛教译经活动相伴始终。与僧人往来的影响相比，佛典翻译则更直接、更广泛地促进了佛教医学思想在中国的传播。一般认为，佛教典籍翻译事业始于东汉末期来华之安息译师安世高。安世高除了以译经"义理明晰，文字允正"闻名外，医术也相当有名。在其所译佛经之中就不乏佛教医药典籍。三国时期，僧人竺律炎和支谦共译了专门性的佛教医学典籍——《佛说佛医经》。魏晋南北朝时期，佛教大昌，佛徒甚盛。与此同时，中医药也取得了长足的发展，僧侣中能通晓医术者日益增多，如支法存、僧深、道洪、智斌、行矩、莫满、昙鸾等。与这种时代特征相一致，魏晋南北朝与佛教医学相关的译经事业愈加繁荣。被翻译的佛教医学典籍不仅涉及一般性佛教医理典籍，而且开始关注印度佛教医学中的方药学，且译作也很丰富。

著名的佛医翻译家有东汉的安世高、支谦，西晋的竺法护，唐代的玄奘、义净等，他们先后译入大量的梵典，逐渐汇编成《大藏经》。《大藏经》中有关医方明的经文译品主要有三十多种，包括医论、医术、方药、卫生保健、咒禁等方面，其中有的内容曾被中国一些医书所引载。随佛教传入而带进的其他医药文献也丰富了中医药理论的内容。佛教虽然发源于古印度，但魏晋之后逐渐中国化，成为中华传统文化不可或缺的重要组成部分。中医药理论至佛教传入便与其结下不解之缘，相互渗透、相互补充。中国诸多医学著作书名中包含有"慈""惠""普济""普救"等字样，体现了医家受到佛教伦理的影响。孙思邈的《大医精诚》更是便把佛教伦理写入其中。

佛学基本理论"五蕴"中的"色蕴"相当于物质现象,包括地、水、风、火四大元素,经及四大元素所组成的感觉器官(眼、耳、鼻、舌、身)和感觉的对象(色、声、味、触)。佛医承认物质的基础性,认为世界万物是由地、水、风、火这四大元素构成的,世界上的一切事物和现象都是暂时的、非永恒的,人类只是大自然的一部分,并与自然发生关系,如果四大元素不调,就会导致各种疾病的发生,形成"四大分散"。

四大说是古印度医学有关生理病理的一种理论。东汉安世高译有《人身四百四病经》。《佛说佛医经》说:"人身中本有四病,一者地,二者水,三者火,四者风。风增气起,火增热起,水增寒起,土增力盛。本从是四病,起四百四病。"陶弘景在增补《肘后备急方》时采用了"四大说":"人用四大成身,一大辄有一百一病。"同时改《肘后备急方》为《补阙肘后百一方》。其间经历了两百多年,中国的一些医书引用"四大说"才逐渐增多。孙思邈在《千金要方》中记载:"地水火风,和合成人。""凡四气合德,四神安和。一气不调,百一病生。四神动作,四百四病同时俱发。"《外台秘要》也有记载:"身者,四大所成也。地水火风,阴阳气候,以成人身八尺之体。"还有与中医药固有理论一起出现的情况,《诸病源候论》说"凡风病,有四百四种。总而言之,不出五种(恶风五有:黄、青、赤、白、黑)",试图把"四大"与"五行"两说结合起来。后世也偶尔有人引用"四大说",如宋人整理的《金匮玉函经》、明万历年间医学家卢复著《医种子》,推《神农本草经》《难经》为医经种子,《伤寒论》《金匮要略》为医论、医方种子,《扁鹊仓公传》为医案种子。卢复认为,"阿赖耶识之有种子功能也,而种子义者,乃阿赖耶识。"佛教认为,阿赖耶识是世界一切的精神本原,它蕴藏着一切现象的"种子"(即潜能)。卢复用来比喻他所推举的医种子具有开出医学之花、结出医学之果的作用。卢复又撰《芷园臆草存案》,包括覆余、日记、题药、勘方、存案五部分。他兼通大乘佛教,与僧人结交甚契,在他的著作里充斥着佛教的内容,如唯识论、四大说等。其子卢之颐也精医通佛,继承了父亲未尽之业,历十八年编成《本草乘雅半偈》,认为《神农本草经》三百六十五种,恰应周天之数,无容去取。又以佛教四数为乘,每药之下列四目,曰参、衍、断、核,另外著有《摩索金匮》《伤寒金锟疏钞》《学古诊则》《芷园素社疟疟论疏》,也都有不同程度的佛教影响。

唐代医学家孙思邈深受佛教医学的影响,他在《千金要方·论诊候第四》中就糅合了五行学说和四大说:"地水火风,和合成人。凡人火气不调,举身蒸热;风气不调,全身强直,诸毛孔闭塞;水气不调,身体浮肿,气满喘粗;土气不调,四肢不举,言无音声。火去则身冷,风止则气绝,水竭则无血,土散则身裂。然愚医不思脉道,反治其病,使脏中五行共相克切,如火炽燃,重加其油,不可不慎。凡四气合德,四神安和,一气不调,百一病生。四神动作,四百四病同时俱发。又云:一百一病,不治自愈;一百一病,须治而愈;一百一病,难治难愈;一百一病,真死不治。"

三国孙吴时,天竺僧人竺律炎和支谦合译的《佛说佛医经》专门介绍了古代印度医学理论"四大说"。《佛说佛医经》是一部讲述疾病起因、危害及治疗方法的医学经典,内容包括人身四病、得病十因缘、横尽(横死)、九因缘、四饭(指从众生生死流转方面而言的子饭、灾饭)、不得食六因缘、食多五罪、一食(每日一餐)、大福(施食)、财物五分等,此外还谈到人与自然相应、饮食、七情、外伤等致病因素。

西晋时期,月支僧人竺法护翻译的《佛说胞胎经》是一部重要佛医生理学著作。书中主要讲述胎儿的生长发育过程及胎产期间所患的各种疾病。《佛说胞胎经》不仅对中医、藏医、蒙医和傣医产生了很大的影响,而且为佛医的生理学、解剖学奠定了坚实的基础。《佛说胞胎经》中关于胚胎的生长发育过程的论述与现代医学有着异曲同工之妙,是佛教内观四肢百骸最成功的典范。《佛说胞胎经》指出:"地水风火,一增则生百病。"若"风寒热聚",则"四百四病同时俱起"。因此,孕育期间必须切实注意四时寒热及饮食调养。

宋代时,北天竺人施护翻译的《佛说医喻经》提出了良医知病识药的四个表现:一是能够确诊某种疾病而用某药;二是能够辨识疾病的萌芽阶段而随之用药;三是对已产生的各种疾病经治疗能够使病邪外出;四是能够断除疾病的根源使之以后不再复发。

《佛说医喻经》对疾病的治疗方法论述也很详尽。首先,对于某种疾病而用某药的情况,应先辨清疾病的临床表现,然后用相应的药物治疗,使患者解除痛苦,获得安乐。其次,对于辨识疾病的萌芽阶段而随之用药的方面,应明白疾病的起因,有的疾病起于风邪,有的疾病起于肿毒,有的疾病起于痰邪,有的疾病起于阴邪,有的疾病起于骨节,有的疾病起于阳邪等。根据不同的病因,随证用药,以使患者安乐为要。再次,对已产生的各种疾病经治疗能够使病邪外出。关于祛除病邪的通道及方法,医生应该明白有的病应从眼中祛除出去,有的病应从鼻中祛除出去,有的病应用烟熏水灌从鼻中祛除出去,有的病应从鼻孔中引气而出,有的病应用催吐或泻下的方法而出,有的病应用发汗的方法而出等。根据病邪在身体的不同而分上下,灵活运用适宜的药物治疗,才能使患者安乐。

明末殷仲春编撰的《医藏目录》是中国现存最早的一部单行医学书目。

他自言："医藏录者,诸如来法藏,权立其名,以济度众生也。"把自己目验的医书分为二十函。由于作者根据释氏的名义来分类,所以有如"无上函"(医经类)杂入《易经》《洪范》等;"正法函"(伤寒类)又附入《东垣十书》等。

明末清初医家喻嘉言曾经历"自儒而之禅,自禅而之医"。他中年曾因仕途不遂而"披发为僧"。史评说:"昌通禅理,其医往往出于妙悟。"不过,他用禅理来解释医理,不免失之穿凿。如《医门法律》"阴病论"说"佛说四百四病,皆为阴病矣";地水火风,"人所以假合成身";"率禀四者,金性坚刚,不受和合,故四大唯金不与",夹杂了许多佛语。《医学心悟·自序》中说"心如明镜",于心悟得医学之理,故而有此书名。《医学心悟·医有彻始彻终之理》中有"静坐内观"法,无疑是佛家的理论。程国彭晚年曾在天都峰普陀寺出家。清代医家周学霆著的《三指禅》是一本脉学书,书中说:"医理无穷,脉学难晓。会心人一旦豁然,全凭禅悟。"书内"心包络辨""十诊辨""膻中解"等篇屡见佛家之言,如"菩提本无树,明镜亦非台""生病老死苦,不能脱其轮回矣"。

相比于印度僧人东来传法,中国僧人西行取经的历史也许因为古典名著《西游记》而更为大众所熟知,唐僧西天取经的故事应该是历代僧人前往印度取经过程的一个总缩影。自三国朱士行之后,有释法显、释智严、玄奘、释义净等数十人前赴后继为求真法而前往印度,仅魏晋南北朝时期,中国僧侣前往印度取经的就有近九十人。玄奘在其所著的《大唐西域记》第十二卷中,对当时印度佛教医药的情况有不少的介绍,如盥洗保健、嚼杨枝净齿、绝食疗疾等。很多西行僧人不仅在到达印度后关注医学,甚至在中土为僧之时已经精通了中国传统医学知识。魏晋南北朝时期,中医药理论已经达到了较高的层次,《伤寒杂病论》等经典著作陆续诞生。可以想到的是,作为学识较为丰富的僧人对医学问题大多有了一定的认识。西行取经路途遥远,条件险恶,生活艰辛,这就更促使西行僧人不得不关注、学习医学知识。当他们接触到印度佛教医学时,他们能够对印度佛教进行更深刻的研究和学习。唐代僧人释义净是他们的代表人物。释义净不仅在西行前就精通医药学知识,而且具有主动、积极进行医学文化交流的意识。《南海寄归内法传》系释义净由印度归国途中在南海室利佛逝(今印度尼西亚苏门答腊)停留时撰成的佛教史传,印度佛教医学知识是这部著作的重要内容。例如,在"先体病源"章中介绍了印度佛教医学中的"八医",在"进药方法"中介绍了绝食疗法、药物疗法及万应药的使用。

东汉杰出医学家华佗以"擅长腹部外科手术,首创麻沸散"而闻名于世,同时他还精通寄生虫病的治疗方法。然而,事实上,在这些医方医术中都能看到佛教医学的影子,尤其与印度佛门名医耆域的医术极为相似。东汉时期,佛教医学在中土已经产生了明显的社会影响。到隋唐时期,有关佛教医学在中土产生深远影响的史料已经非常明确。《千金翼方》《千金要方》《大医精诚》等著作中多处存有佛教医学的影子。佛教医学不仅对医学专业人士产生了深刻影响,对其他社会名流甚至普通百姓的影响同样是广泛的。到了唐代,佛教医学似乎与中医药取得了同等的社会地位,获得了人们的普遍认同。据记载,唐代的文人墨客杜甫、白居易、李商隐等都曾接受过僧医的治疗,十分信赖佛教医学。

佛教医学在影响中国社会的同时被中国传统医学所"同化"。隋代高僧释智𫖮在《摩诃止观》第六卷中则将"五戒"与中国传统文化的"五行""五常""五经"等的比对以及其创立的"以表知里""司外揣内"的诊断学思想无不体现了"同化"的客观存在。此外,在佛门的诊疗实践中常常使用中医药学的方药和技术,发达的中医药为佛教医学的中国化创造了外在条件。知医识药的佛教僧侣和信佛居士则是佛教医学吸收中医药精华的必要桥梁。无论是西行求法的释义净,还是天台宗鼻祖释智𫖮,抑或是医家孙思邈,他们都无不同时精通中医药学及佛教医学。两种医学思想在他们那里得以交汇并相互融通。

佛教医学认为,对于一切外界的事物和现象,必须以个人心灵的体验得到显现,只有经过心灵体验的确认,外界事物和现象才获得真实存在的意义。只有当心灵与现实世界之间突破各种隔阂,揭开层层迷雾、直接沟通,世界才能呈现真实、纯粹的面目,心灵才能处于一种"应用自在"的无所滞碍的本然状态。"若识自性,一悟即至佛",归根究底需由个人体验所得,是一种"悟"的结果,强调直观领悟,中医药理论崇尚"天人合一",用直觉来把握世界、感悟生命。中医诊治的过程是一种直观思辨,强调用心体验。通过直观外推和内向反思,即望闻问切四诊合参,不受某些证候的影响,找出疾病的本质,也是一种悟的过程。禅医独特的思维方式与中医药固有的"医者意也"的直觉体验不谋而合。

五、佛教医学对中医药学的影响

佛医在医学理论、医疗方法、医德伦理等方面有力地支持了中医药的建设。中医的哲学思想以整体观、辩证观和相似观为体系,以"天人合一"思想为主导,融合了佛医思想和技术精髓,即"释学为用",形成了自己的哲学体系。佛教关于宇宙构成的四大说渗透到传统医学的元气说、阴阳说、五行说等基本理论之中,并在明末清初医学家喻嘉言的医学理论中实现与中医药理论的新的综合。"医方明"指古印度解说有关疾病、医疗、药方之学,又作医明、医方论。随着佛经在中国的传译,医方明也传入了中国。医方明中的"地水火风"和"四百四病"之说,早为中国古代医学界所采用,成为中医药体系中重要的组成部分。印度及中亚一带的药材也进入了中国草本药物的研究范围,如《海药本草》。佛医典籍《四部经典》更是融合了印医学、汉医学、藏医学,在中医药研究领域中非常有影响。

(一)"百一"理论与"天人合一"

中国佛教文化中的"百一"理论是佛教的核心理论。佛教认为,宇宙间万物由地、水、火、风四大元素构成,任何一种元素出现异常现象,即可导致疾病的发生。四大不调可致"四百四病",每种可致一百零一病,也是得以引入中医药理论中的一个基本契合点。中医药是在天人合一及整体观的基础上来吸取佛教中的"百一"理论的,因为两者都把人体既视为构成自然界的要素,又把自然界当作人得以致病的因由。中医认为,天人合一主要阐述天与人的关系,在天人关系中非常重视其"合"的一面,虽然"合"以分为前提,但中医所说的"分"是同构异形之分,即人道和天道之分,是普遍的天道在特殊的人道中的具体体现。天人之分的本质是合,这种本质之合是天人的物质统一性决定的,即天人都由共同的物质之"气"构成,这种内在同质性规定了宏观整体的统一性。

中医药理论认为,宇宙万物(包括人)皆是宇宙之气构成,这种"气"又分为阴气和阳气。《黄帝内经》说:"积阳为天,积阴为地。"隋代杨上善在《黄帝内经太素》中云:"大为阳也,地为阴也,人为阴阳也,故曰不别气也。"天、地、人本质皆属"气",形式上又有差别,这种本质与形式的差别是观察的角度和思维的方法不同产生的。中国佛教文化中的"百一"理论与中医药理论中的整体观息息相通,都是承认物质是第一性的朴素唯物论思想,认为世界上的一切事物现象都不是永恒的,而是具有生、长、化、收、藏属性的。佛教认为,天地与人相应,人类是大自然界的生物之一,自然界发生的变化对人体的生理机能和病理变化都会产生影响。中国佛教文化中的"百一"理论具有一定的合理性,但并不比中医药理论中的天人合一及整体观高明,并不能克服天人合一及整体观的局限性,而且会带来新的局限性,如机械地、直观地把每一疾病失调的结果都归结于"百一病生",把病的总数概括为"四百四",其中"不治自愈""须治而愈""虽治难愈""真死不愈"的病均为"一百一"。这样的推断是臆测的、不科学的。宋代以前如此的误区一直左右着中医药理论的发展,但在宋代以后,这种理论就逐步销声匿迹了。

(二)四大说与五行学说

所谓四大,即地、水、火、风,又名四界、四大种,是古印度哲学中构成万物的四大基本要素和基本性质。佛教在继承四大说的同时,将其置于佛教缘起法的理论系统之中,认为世间万象皆由四大和合而生,佛教医学因此也将四大视作构成人体色身的基本要素,当因缘不具足时,便会出现四大不调甚或四大分散的病理现象。缘起论是四大说的理论前提,佛教之四大不是古希腊水、火、土、气那样的四元素,即四大不是构成万物的物质实体和最小单元,而是随因缘而聚散的四种基本要素、基本性质。地、水、火、风之间是暂时的假合关系,地、水、火、风中的任一方面都是无自性的暂时存有,故有四大皆空之说。

所谓五行,即木、火、土、金、水,系中国古代从物质属性、功能和时空意识中所提炼出的一套说明事物生克制化关系的理论。中医药理论借用五行的思维方法,用以分析人身脏腑、官窍、情志等相互关系,同时联合阴阳气化的思维,构建了时间、空间、光色、气味、音律、食物、药物等与人体脏腑经络、形体官窍相互关联的脏象体系。关于五行的产生和形成,学界有方位说、五星说、五材说、五元素说等观点。也有学者在五材说、五方说、五时说的基础上,指出五行的来源主要是时空意识的觉醒。五行观念的发展脉络表明,五行逐渐脱离五星(金、木、水、火、土五星)和五材(金、木、水、火、土五种基本物质材料)等实物,而逐渐朝着五种性质或五种功能之相互关系的方向发展。五行说逐渐被纳入阴阳气化的思维方式中,而气论或者说元气论成为五行说的理论前提。从这个角度说,五行不是"五形",而是一气流行的五种相态,五行在制约平衡的同时依次更替、运行不息,故名之曰"五行"。《黄帝内经》便是以阴阳五行说为框架创立的中医药理论体系。佛教进入中国后,佛教四大说也影响了中医药五行学说。

中国佛教重综合、圆融,其理论与实践以"因缘法"为依归。但是,印度佛教中的医学认识很早就影响了中医药理论。印度佛教有《维摩诘经》,其中有"四大说",认为是一切疾病的根源。翻译过来的佛经《佛说佛医经》认为:"人身中本有四病,一者地,二者水,三者火,四者风。风增气起,火增热起,水增寒起,土增力盛。本从是四病,起四百四病。"告诫人们要与自然相应,以及饮食、七情、外伤等因素可使人体致病的道理。《南海寄归内法传》还详细阐述了先体病源的重要性。南北朝陶弘景在增补《肘后备急方》的序中云:"人用四大成身,一大辄有一百一病。"《千金方》《外台秘要》及之后的

《金匮玉函经》《医门法律》等著作中，都有"四大"的引文和论述。

佛学中有五蕴学说，五蕴的"蕴"，汉译初为阴，五阴即色、受、想、行、识。其中第一为"色"，色一般理解为有形之质碍法，《大正新修大藏经·杂阿含经》卷三云："所有色，彼一切四大及四大所造色，是名为色受阴。"其后在《毗昙论》中几乎都以此来界说"色"，如《品类足论》卷一即说，色云何，谓诸所有色，一切四大种及四大种所造色。具体地说，四大及四大所造色按根境相对可区分为五根五境，即如《阴持入经》所说"色阴，名为十现色入：一眼、二色、三耳、四声、五鼻、六香、七舌、八味、九身、十乐"。三国吴时陈慧注曰："四大可见谓之色。"因此，佛教理解的"色"，一般就是指地、水、火、风这四种构成各种物质的基本因素，以及由这些因素组合而成的五种感觉能力和这些能力所接触到的五种被感觉的物件。"四大"学说对中医药五行学说的丰富、补充作用是显而易见的。佛教四大说得以引入中医药理论中的一个基本契合点就是阴阳五行学说，或者说，传统医家是在阴阳五行理论的基础上来吸取佛家的四大说的。因为两者都是把四大或是五行既视为构成人体的要素，又当作人体发生病变的缘由。

《诸病源候论·恶风候》说："凡风病，有四百四种。总而言之，不出五种，即是五风所摄：一曰黄风，二曰青风，三曰赤风，四曰白风，五曰黑风。"佛教四大中的"风"，中医五行中没有，巢元方将四大中的风与五行的五色相配，而成五风，这就把四大与五行结合了起来。孙思邈接受了巢元方的观点，并加以发挥。《千金方》说："疾风，有四百四种，总而言之，不出五种，即是五风所摄。云何名五风？一曰黄风，二曰青风，三曰赤风，四曰白风，五曰黑风。其风合五脏，故曰五风。五风生五种虫：黄风生黄虫，青风生青虫，赤风生赤虫，白风生白虫，黑风生黑虫。此五种虫，食入五脏，若食入脾，语变声散；若食入肝，眉睫脱落；若食入心，遍身生疮；若食入肺，鼻柱崩倒，鼻中生息肉；若食入肾，耳鸣啾啾，或如车行擂鼓声。"

（三）四大说与元气说

佛教四大说和四大不调致病说，在历史发展中慢慢与中医药的元气、阴阳、五行思想相调和。在这种调和中，相比较而言，中医元气学说起了关键性的作用，没有这个中介，四大说就不能调和进中医的理论体系中。

人类对万物本原的研究产生了两种认识，一种是构成论，一种是生成论。古印度的四大说，滥觞于古老的《梨俱吠陀本集》时代，通过《奥义书》的发挥，深刻地影响了包括佛教在内的当时各派哲学。四大说认为，无论是宏观的宇宙，还是微观的人体，都是由地、水、火、风的四大要素构成，"空"则为四

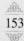

大的构成物提供活动的空间。元气说是中国古代关于宇宙生成的重要理论，与阴阳、五行结合，构成了宇宙生成的基本图式。这种基本图式也是中医药理论的基础，它借用哲学范畴"元气"，有时也将其转换成医学范畴"原气"，如《难经》第八难云："诸十二经脉者，皆系于生气之原。所谓生气之原者，谓十二经之根本也，谓肾间动气也。此五脏六腑之本，十二经脉之根，呼吸之门，三焦之原。"强调元气是人体生命之根本。

佛教四大说对中医药理论的影响，是从它与中国传统文化元气理论的沟通开始的。早期佛经汉译时以气释四大，为佛教四大说进入中医药理论开辟了道路。安世高在所译《安般守意经》中就用"气"来代替"四大"，以说明人体的生命现象。他说："身但气所作，气灭为空"之后，汉译佛经中又出现了以元气代指四大的说法。如康僧会编译的《六度集经·察微王经》说："魂灵与元气相合，终而复始，轮转无际，信有生死殃福所趣。"以灵魂与元气的结合来译解佛教由色蕴与受、想、行、识四蕴假合为身的思想，将元气视同构成色蕴的四大。他接着又说："深睹人原始，自本无生。元气强者为地，软者为水，暖者为火，动者为风，四者和焉，识神生焉。"中医药理论的元气说并无强、软、暖、动的属性，康僧会将地、水、火、风"四大"的四种属性移植入元气论中，以元气统四大，四大成为元气的四种属性。与康僧会同时代的支谦则直接将四大解为四气，在所译的《佛开解梵志阿颰经》中"天地人物一仰四气：一地，二水，三火，四风。人之身中，强者为地，和淖为水，温热为火，气息为风。生借用此，死则归本。"明确把地、水、火、风"四大"看作气的四种形态，并认为宇宙万物（包括人在内）都是由四气所生，人死后复归于气。安世高等人为了佛教在中国立足，将四大转换成四气，易为国人理解、接受，使四大借助传统的气论渗透进中国文化之中。直到唐代的宗密在《原人论》中还说："禀气受质，气则顿具四大，渐成诸根，心则顿具四蕴，渐成诸识，十月满足，生来名人。"认为气初具四大，接着发达成六根；心初具四蕴，形成八识。以此来说明人的生命生成过程和现象。这些都为四大说影响传统医学做了铺垫。

佛教典籍中的医学理论原本就用四大来解释人体的生理和病理现象。《佛说五王经》说："人由四大和合而成其身。何谓四大？地大，水大，火大，风大。一大不调，百一病生；四大不调，四百四病，同时俱作。"《佛说佛医经》说："人身中本有四病，一者地，二者水，三者火，四者风。风增气起，火增热起，水增寒起，土增力盛。本从是四病，起四百四病。"认为"四大"是构成人体的四种基本要素，同时会变成伤害人体的四种致病因素，每一种致病因素会导致一类疾病(一百零一种病)的产生。佛教的这些医学观随着佛教四大说的东传也被中国医学接受消化。

四大医学观进入中国古代医籍,始于南朝的陶弘景,其在增补《肘后备急方》中指出:"人用四大成身,一大辄有一百一病",并改《肘后备急方》名为《补阙肘后百一方》。陶弘景基本原封不动地搬用佛教医学中的四大生理说和病因分类说,说明这时传统医学中还未用"气"学说来会通四大说。到了唐代,孙思邈开始用气来解释四大。《千金要方·论诊候第四》说:"地水火风,和合成人。凡人火气不调,举身蒸热;风气不调,全身强直,诸毛孔闭塞;水气不调,身体浮肿,气满喘粗;土气不调,四肢不举,言无音声。火去则身冷,风止则气绝,水竭则无血,土散则身裂,然愚医不思脉道,反治其病,使脏中五行共相克切,如火炽燃,重加其油,不可不慎。凡四气合德,四神安和,一气不调,百一病生。四神动作,四百四病同时俱发。"这里明确将四大变为四气,认为四大就是四气。中国传统医学的元气,指生命的原初未分的混沌状态,在解释生理病理时不够具体,用四气来分析就能更好地认识把握微观现象。孙思邈与陶弘景不同,他不是简单照搬佛教四大说,而是进行了理论的重构。四种要素"和合成人",这种"和合"思想显然是受中国的"和实生物"观念的影响,表示不同事物相互聚合,便能产生新事物,与佛教的假合思想具有不同的意趣。孙思邈把四大解释为四气的同时,结合了中医药的阴阳虚实观,阐述佛教医学观的"风增气起""火增热起""水增寒起""土增力盛"的四大盈盛观,以及"火去则身冷,风止则气绝,水竭则无血,土散则身裂"的四大亏损论。孙思邈这种对四大的阐发,是想用佛教来调和中医药文化,有利于中医临床的虚实辩证实践。此外,孙氏用四大调和与否对人体生理机能的影响来解释人的生理和病理现象,把物质与精神、结构与功能联系起来,认为人体"四气合德,四神安和",生理结构与功能就处于平衡、和谐的状态;四气不和,"四神动作,四百四病同时俱发",精神和功能紊乱,各种疾病由此而生。孙思邈将佛教的四大说与中国传统医学的气学说加以重构,这里的"四气"已不是中医药元气的原初意义,而是成为具有地水火风属性的四大之气。

(四)四大说与阴阳说

阴阳学说是中医药理论的基础之一,佛教的四大思想对阴阳学说也有渗透影响。《外台秘要》引《天竺经论眼》说:"身者,四大所成也。地水火风,阴阳气候,以成人身八尺之体。骨肉肌肤,块然而处,是地大也;血泪膏涕津润之处,是水大也;生气温暖,是火大也;举动行来,屈伸俯仰,喘息视瞑,是风大也。四种假合以成人身。父母精血,实斯增长而精成者也。"王焘将四大说与阴阳气候论结合,用四大与阴阳气候共同来说明人的生理构成现象。四大说主要是从物质要素认识生命现象,而传统的"阴阳气候"更主要从人体生理的阴阳平衡的功能着眼,因此,王焘的这种结合,有将四大要素论与阴阳功能论加以调和的理论倾向。王焘的"四大假合说"与孙思邈的"和合说"有所不同,"四种假合以成人身","假合"是无自性的聚合,蕴含"我空"和"法空"的真空假有的佛教思想,本性虽空,现象为有,比之孙思邈的"四大和合"说更具有佛教色彩。这表明,佛教思想对中医药理论的影响加深了。王焘"四大假合"的构成说,不同于中医药理论中的元气 – 阴阳生成说,但继承了中医药理论关于阴阳的功能性认识,使中医药理论中的阴阳论变成了四大阴阳说。

王焘将四大与阴阳结合起来解释人体的生命本质和生理机能,使四大与阴阳处于一种统一的联系之中,这是想用佛教四大构成论的思想融合中医阴阳的功能性思想,以发挥两种思想的优势。

其实,中医药理论中的阴阳学说与佛医的四大说难以简单调和。阴阳本身并非单纯的功能性范畴,其功能性与阴阳之气的物质属性难以割裂。《素问·宝命全形论》说:"人生有形,不离阴阳。"人的形体是阴阳之气变化而来,人体是一个有机整体。《素问·阴阳应象大论》说:"阴阳者,天地之道也,万物之纲纪,变化之父母,生杀之本始,神明之府也,治病必求于本。"阴阳二气的对立统一、相摩相荡、转化变易是天地万物产生发展变化的内在规律,充满着阴阳对立统一的关系,人体组织结构的上下、内外、表里、前后各部分之间,人体组器官的脏腑之间无不包含着阴阳的对立统一。阴阳还是八纲辩证中的总纲,《素问·阴阳应象大论》载:"善诊者,察色按脉,先别阴阳。"在中医诊断和治疗中需要明确疾病的阴阳性质,调整人体的阴阳虚实,实则泻之,虚则补之,热者寒之,寒者热之,使阴阳达到平衡,疾病也就消除了。

中医药理论视阴阳为天地万物中的基本物质属性和对立统一功能,其物质属性与功能性不可分割。王焘将四大要素论与阴阳功能论加以调和,在此过程中以四大的物质构成代替了阴阳的物质生成,导致了阴阳的物质属性与功能性被分割开来,阴阳的功能性本身也难以实现,从而四大这种构成要素与阴阳功能的结合也并不成功。虽然如此,王焘的努力仍可视为对不同理论和思维方式的调和所做的一种有价值的理论探索。

(五)四大说与阴邪论

明末清初的喻嘉言创造性地提出了四大归阴说。他把四大归于阴病,形成劫厄成毁的宇宙宏观循环说,独创有形俱坏的阴邪论,为中医思想史留下了文化交流的精彩一页。

喻嘉言以前的医家将佛教四大说与中医药理论结合时都是从微观着眼，用四大的要素构成观会通中医的生成功能观。喻嘉言对佛学和中医药理论做了更深入的研究并有了创新发挥。他主要着力于宏观研究，隋唐时代的巢元方、孙思邈、王焘等在将佛教四大构成学说与中医药理论的元气－阴阳－五行生成说相结合的基础上，更从宏观周期循环着眼把四大归于阴病，形成阴邪论。

喻嘉言在《寓意草》中说："阴邪为害，不发则已，其发必暴，试观天气下降则清明，地气上升则晦塞，而人身大略可睹。然人但见地气之静，而未见地气之动也。方书但言阴气之衰，而未言阴邪之盛也。医者每遇直中阴经之病，尚不知所措手，况杂证乎。请纵谈天地之道以明之。天地之道，《元会运世》一书论之精矣……阴气之惨酷暴烈，一至于此，千古无人论及，何从知之耶！《大藏经》中，佛说世界成毁至详，而无此等论说者，盖其已包括于地水火风之内，不必更言也。夫地水火风，有一而非阴邪也哉！群阴之邪，酿成劫运，昌之所谓地气之混于天者，非臆说矣。堪舆家尚知趋天干之吉，而避地支之凶，奈何医之为道。遇地气上奔之证，曾不思避其凶祸耶。"

喻嘉言先提出的阴邪论，批评有些医家"但言阴气之衰，而未言阴邪之盛"，导致临床实践中遇到"直中阴经之病"，就"不知所措"。其次引用邵雍的"元会运世"学说，描述事物发展的周期过程以阐述"天地之道"。再引论佛教的成、住、坏、空的宇宙循环论与无限论提出宇宙成毁说，得出大自然有地气混天、群阴成劫之毁灭定数，人亦有阴邪上冲、孤阳扰乱之证。最后指出医生认识这种规律后，要会趋吉避凶。

"夫地水火风，有一而非阴邪也哉！"四大为什么归阴？这涉及喻嘉言对阴阳理论的认识。中医阴阳理论认为，阴阳既具有功能性，又有物质性，在阴阳的关系中，阴更具物质性，阳更具功能性。由于四大是构成人体的物质要素，喻嘉言受中医药理论影响，想把佛教纳入中医药理论中，把四大归于阴，进而把疾病的原因归于四大五行等物质要素，这就意味着对疾病的治疗应采用以阳制阴的方法。喻嘉言这种"贱阴贵阳"的思想，与中医药理论讲求阴阳平衡的理论有较大差别，有受佛教有形质碍法必坏思想的影响。他说"凡属有形，同归于坏"，四大"群阴之邪，酿成劫运"，正是这种影响的明证。喻嘉言虽然也从微观层面探讨病因病理，但主要是在宏观层面上融合了自然界的周期性生灭成毁的佛教宇宙观，是中医药阴阳理论与佛教成、住、坏、空思想的结合。喻嘉言在将四大与阴阳结合的同时，将四大与五行相结合。对此，他在《医门法律·阴病论》中指示："佛说四百四病，地水火风，各居百一，是则四百四病，皆为阴病矣。夫水火木金土，在天成象，在地成形，原不独畸于阴。然而五形皆附地而起，水附于地，而水中有火，火中有风，人所以假合成身，身所以相因致病，率禀四者。金性坚刚，不受和合，故四大唯金不与……劫厄之来，天地万物，凡属有形，同归于坏。"

这里，喻嘉言认为水火木金土五行是构成一切有形之物的物质要素，"在天成象，在地成形"，将五行首先变为"五形"。在此基础上强调五形"皆附地而起"，将物质化了的五行与佛教四大理论相结合，并把它们的关系进行了重新整合，认为"水中有火，火中有风"，除金性"不受和合"外，地水火风四大"假合成身"，把构成论和生成论进行有机结合。喻嘉言为什么将四大说与五行论相结合进行重构？这是因为四大重在物质构成，缺乏对要素之间内在联系的说明，而五行之间的生克功能可以弥补这种不足，以五行的生克来说明四大之间的内在联系性，这是喻嘉言可贵的理论探索。

从医学实践上看，喻嘉言的阴邪论在临床治疗上也很有效果。《黄帝内经》的阴阳学说在历史发展过程中主要形成滋阴派和温阳派两派。喻嘉言将四大与阴阳学说结合时，针对金元时期贵阴贱阳之说在医疗过程中的弊病，推演出以阳制阴之说，《医门法律·阴病论》阐述阴病的危害性，形成阴邪论，纠正过去的阴亏论，要求人们重视阴邪病。他在《寓意草·详胡太封翁疝证治法并及运会之理剿寇之事》中说："夫浊阴之气，结聚少腹，而成有形，则阴盛极矣，安得以阴虚之法治之，助邪而滋疾乎？"认为阴病有虚有实，阴虚用四物，阴实为阴邪聚结成形、成疝、结痞，形成阴邪实体，治法不同于过去的滋阴方法，应用纯阳之药急驱阴气。这种温阳化阴法，在临床上取得明显效果。这是真正理解吸收佛教四大理论后重构整合出一个新的医学实践方法。

佛教四大宇宙构成论，说明所集合世界的生灭变化和万法无常，重在结构模式。中国传统的元气、阴阳、五行宇宙生成论，说明天地万物产生的基本模式和物质功能，为中医药理论所吸收以解释人的生理机能和病理转化关系，重在功能模式。这两种理论有显著的差异，从佛教四大说对传统医学元气、阴阳、五行说的影响这一文化交流史实，可以进一步探讨两种文化和思维方式的差异与沟通的可能性及途径，也对吸收外来文化以重构中国传统文化具有借鉴意义。

(六)病因病机理论

《佛说佛医经》说："人身中本有四病，一者地，二者水，三者火，四者风。

风增气起,火增热起,水增寒起,土增力盛。本从是四病,起四百四病。"南北朝时期将《肘后备急方》改名为《补阙肘后百一方》,仅从书名变化就可看到佛经的影响痕迹。《千金方》《外台秘要》《金匮玉函经》《医门法律》等中医药著作中,均有佛教概念的引文与论述。

中医药理论将病因分为内伤七情(喜、怒、忧、思、悲、恐、惊)与外感六淫(寒、暑、燥、热、湿、风)。七情被认为是生病的主因,因为七情是五脏之主,喜和恐太过激烈则伤心,怒则伤肝,忧则伤肺,思则伤脾,惊悲则伤肾。中医药理论从内外因来谈疾病产生的原因,与佛经阐述有颇多相似之处。

佛教认为,患病有二因缘,兵刃刀杖、坠落推压、寒热饮渴为外缘,饮食不节、卧起失常为内源,同时指出七情五志亦可致病,尤应注意重视随节气调息饮食,以防止疾病的发生。佛教医方明认为,病起因缘有六,即一四大不顺故病,二饮食不节故病,三坐禅不调故病,四鬼神得便故病,五魔所为故病,六业起故病。这与中医药理论中的"三因"学说相似,即内因(饮食劳倦、情志所伤等)、外因(外感、六淫、外力所伤等)及不内外因。而且佛教文化基于对人体解剖生理的认识指出六根即眼、耳、鼻、舌、身及意为人体感受病邪的基本途径。另外,《大藏经》中还有许多经文谈及心理疗法,用佛教思想使人们从世俗的苦恼中解脱出来,改变过于悲观的思想状态,治愈精神上的创伤。同时,佛教教义劝恶从善,强调精神境界的修养,能使人养成健康的精神状态,有利于身心的健康。

佛教医学宣扬四大皆空,六根清净,力求精神超脱,其修禅养性,摄生保健内容在一定程度上影响了中医身心疗法,以去除七情五志,即饮食劳倦、情志所伤等内因致病的可能性。佛教最擅长者当为心理疗法,尤其在疾病扰身之时,通过静养、暗示、调息,起到保健康复的作用,同时指出佛教的八正道、三学、六度等修持之道,都是行之有效的身心疗法。晋唐以来,中医或多或少地吸收了佛教中的有关内容,从而使中医身心疗法的内涵得到了充实与发展,对指导人生正确的心理观和生活态度,保持身心健康和人格健全,都具有重要的意义。

(七)治未病理论

中国佛教医学中很多医术、经方、验方、偏方、急救措施均为中医药理论所吸收。佛教医学要求行医者必须谙熟医药,通晓群籍,方可遣方用药。况且,中国佛教医学按医术高低将医者做了分类,《佛说医喻经》说:"如世良医,知病识药,有其四种,若具足者,得名医王。何以为四?一者识知某病,应用某药;二者知病所起,随起用药;三者已生诸病,治令病出;四者断除病源,令不后生。"此种分类方法与中医上工、中工、下工相似。由此可知,中国佛教医学与中医药理论中"未病先防,已病防变"的治未病思想相通。

有关卫生保健,主要有口腔卫生、导引和沐浴等方面。如《十诵律》指出"嚼杨枝有五利:一口不苦,二口不臭,三除风,四除热,五除痰饮"。在《温室洗浴众僧经》中讲述人体洗澡的卫生意义及杨枝、酥膏的使用。《安般守意经》《达摩多罗禅经》《禅秘要法经》等都谈到坐禅的方法。再者,中国佛教医学非常重视口腔卫生,把清齿作为修禅前的必经程序,要求食后漱口,对中医药理论产生了积极影响。佛教中关于素食、戒酒、晶茗等丰富的卫生保健内容,也促进了中医药理论中预防疾病、养生延年等治未病手段的发展。《千金要方》记载有"天竺国按摩"十八势,并说明这是"婆罗门法",是一套活动身体的自我按摩术,北宋张君房的《云笈七签》和明代高濂的《遵生八笺》均收载此法,表明源于佛经的这种健身方法受到了历代医家的重视。

佛教传入的医学相关内容及理论,不仅丰富和发展了中医药理论,而且通过中外医学的交流,有利于整个医学科学的发展。虽然中国佛教文化中的部分理论并不比中医药理论中的相关内容及观念高明,也不能克服其局限性,而且会带来新的局限性,但是如果弃其糟粕、取其精华,努力探讨和挖掘中医药理论与佛教文化联系和发展的脉络,还其科学合理的本来面目,定然有着非常积极的意义。

(八) 致病因认识的合一性

佛医认为,外在的四大不调是致病的因素,但是内在的贪、嗔、痴三毒却是主因。《维摩诘经》有言,我现在所有的病,都是由于过去的妄想所造成的。众生因为执着了我相,所以才产生烦恼和疾病。佛医既有自己的特色,又与中医有相通之处,如佛教的极微说与中医的元气论,佛教的缘起法与中医的天人感应,佛教的诸行无常与中医的恒动观,佛教的四大说、五大归纳法与中医的阴阳五行说,均有相同之处。《佛说佛医经》指出,患病的十种原因即十因缘,也就是"一者久坐不饭,二者食无贷,三者忧愁,四者疲极,五者淫泆,六者嗔恚,七者忍大便,八者忍小便,九者制上风,十者制下风",同时指出造成非正常死亡"命未当尽为横尽"的几种原因,即"不应饭为饭,不量饭,不习饭,不出生,上热"。《大藏经》指出:"云何为病?病谓四大毒蛇互不调适。亦有二种:一曰身病,二曰心病。身病有五:一者因水,二者因风,三者因热,四者杂病,五者客病。客病有四:一者非分强作,二者忘误堕落,三者刀杖瓦石,四者鬼魅所著。心病亦有四种:一者踊跃,二者恐怖,三者忧愁,四者愚痴。复次,善男子,身心之病,凡有三种。何等为三?一者业报,二者不得远离恶怼,三者时节代谢……何等为死? 死者,舍所受身。舍所受身亦有二种:一者命之尽死,二者外缘死命。"这些论述与中医病因病机理论基本一致。

(九)治病方法的合一性

《黄帝内经》在用药物的同时,倡导"治神"与"移精变气",提倡用心药,认为"凡刺之真,必先治神"。佛学在救治民众人生八苦时所用的就是心药(法药)。对于众生八万四千烦恼病,佛医建立了系统完整的治疗思想。例如,对于贪、嗔、痴三种情况,贪欲心过重的人,佛医以不净观来对治,观想不净的种种,引发对贪爱的厌恶、弃舍;对于嗔恨心过重的人,以慈悲观对治,凡有怒念,只要一念慈悲心起,怒气就自然消退;若愚痴心太重,佛医则以因缘观来对治,开通达观地联想到世间一切都是因缘和合,无常生灭,或如飞尘或如粪土,固执以求,求之不得,徒生苦恼,持愚持痴实无意义。所有这些,都是通过佛医的调整心性继而懂得陶冶心神,修养自己的心地,凡事心平与气和必能受用无穷。这与中医药理论颇为相合,明代憨山德清大师的"老病死生谁替得,酸甜苦辣自承担。一剂养神平胃散,两重和气泻肝肠"从察病到治病、调养都已经十分有中医药理论的痕迹了。

(十)整体施治的合一性

从整体观上看,佛医与中医都是先以人的整体性入手,而西医则是先以人的局部入手,忽略了人的整体层次。佛医还特别重视患者的康复,提倡护理好患者。佛教把"看护病人"列为"第一福田"。

从医学的本质上讲,医学之道就是祛病救人、健康长寿。故佛医中的中道观与中医的整体、平衡观具有合一性。若以佛教唯识家的心王和心法看来,就是心王神明,眼、耳、鼻、舌、身、意、末那、阿赖耶等八识就会各安其守,上传下达,政令畅通。以此养生,就会延年益寿。否则,心王不明,贵贱不分,八识相乱,政令闭塞,心所有法中的烦恼、随烦恼就会产生。以此养生,不但不会长寿,还会灾祸临头,危及生命。

(十一)神秘色彩的合一性

中医脉诊,通过脉搏的率律去推判营卫、虚实与脉气盛衰等临床意义,是西方现代医学所掌握的科学知识所不能完全解释的内容。中医一直为西医所诟病,是因为中医领域中有许多西方现代科学所无法观测到的神秘内容,比如人体的经络分布,精气神的存在,佛医中的气、脉、明点、业,这些都被打上了"神秘主义"的烙印。对于经络体脉,中医在物质研究上走出别样的路径,总结出人体穴位分布,开拓了针灸、艾灸等治疗方法。佛医对于气脉则在意念研究上走出了自由天地,开拓出深远细密的禅修方法。对于这些目前现有科学手段的认证体系所无法见证的经、脉认识，在西医语境里都被打上了"不科学"的记号。

其实，科学从来都是伴随着人类认识自然的程度而不断修正的。一千年前认为科学的东西被五百年前的科学所否定，五百年前的科学又被一百年前的科学所否定，一百年前的科学再被现在的科学所否定，那么现在的科学又怎么能保证不被一百年后、五百年后、一千年后的科学否定呢？相信中医、佛医的诸多内容会与日食、潮汐一样，曾经的神秘随着人类认识的不断深入成为科学。

（十二）生命研究的合一性

中医对生命的研究，利用文字表达的本身，就超越了文字概念，类比推举抽象思维，是中国传统医学中的主要思维方法。"不立文字，直指人心，见性成佛"是佛教中禅学的观念。对生命的研究，中医以抽象推举的思维方法设立"生命灵魂"的目标；禅医"直指见性"的方法甩开形式的束缚，直截了当地去接近生命的本体，这是禅医的思维方式，是研究人体与生命独具特色的方法。两者是高度相合的。

（十三）医学伦理的合一性

传统中医使用中国儒学思想而持"仁者寿"，而佛家则强调"慈悲是长寿之道"。张仲景在其《伤寒杂病论》的自序中体现的是"医为仁术"的中国儒家伦理思想。孙思邈在《大医精诚》中已经有佛学的慈悲心："凡大医治病，必当安神定志，无欲无求，先发大慈恻隐之心，誓愿普救含灵之苦。"自后，在医学伦理上，传统中医固有的仁术思想与佛学慈悲心伦理观念就完全相通，延续至今。清代医家徐灵胎的中医言论就有这种慈悲心："人命至重，贵于千金。""人之一身无处不宜谨护，而药不可轻试也。"

（十四）佛医与中医药在互补中发展

佛教跟世上所有宗教有个最大的不同之处，即其他宗教涉及医学方面的教诲并不多，而佛教非但有医学且形成了自己的系统。佛学传入中国，首先给中医带来了佛教医学，随着佛经的译传，佛医认识、思想也融入中国社会。同时佛教汲取了大量的中华民族的思维方式，以及医药、外科、内科、针灸等领域的技术方法。佛医思想在促进中医思想的同时，自身也得到发展。佛医与中医药在互补中发展，相得益彰。

在汉传佛教历史上，僧人长寿者甚多，不少高僧还谙熟医道，悬壶济世，为世所称道。流传至今的很多有效中成药，均来自寺院秘方，如黑锡丹、片仔癀、九味沉香散、九味牛黄丸等。

义净译《金光明最胜王经·除病品》中就记有风、热、痰饮、总集等病和针刺、伤破等八种治疗方术。佛医在发展中不断汲取中医的优点，强大其医疗能力，如竹林寺是中国唯一一家获批中医研究所的寺庙，足见佛医与中医的密不可分。

《佛说医喻经》中记载，一位医王应该具有四个条件："一者识知某病，应用某药；二者知病所起，随起用药；三者已生诸病，治令病出；四者断除病源，令不后生。"作为一名良医，不仅需要精良纯熟的医术，更应具有悲天悯人的医德。除此之外，对于看护"恒善言谈""堪任与病人说法"；要求患者"不怀愁忧；当起慈心对待看护"。这些佛医中的慈悲心双向地影响医患双方，为中医运用，结合儒学，形成了中医的医德观、医廉观等职业道德，所以在中国古代，没有紧张的医患关系，甚至极少有医患纠纷出现。

佛医借行医弘扬佛法，所以历代医僧及习医的佛门弟子成为古代中医医疗群体中的一支生力军。其医术高明者，以医名世，著书立说，丰富了中国传统医学的内容，同时推动了周边国家医药事业的发展。例如，鉴真东渡日本，在传授佛教的同时，传去了中国传统医学，所著《鉴上人秘方》等在日本广为流传且影响深广。佛医有西晋于法开，东晋支法存，南北朝惠义、僧深，隋代智顗，唐代鉴真、普济，宋代法坚，元代拳衡等。浙江省竹林寺为女科的发源地，所传妇科专著有数十种，至清末已有一百零七世。许多寺院还保留施医施药的传统，如泉州市承天寺、苏州市报国寺的佛教义诊所以及青海省塔尔寺、甘肃省拉卜楞寺等。

中医骨伤历史悠久，源远流长，是中华各族人民长期与损伤及筋骨疾病作斗争的经验总结，是中医药学重要的组成部分。佛医的骨伤科发展得很全面，其突出的代表为河南省嵩山少林寺。众所周知，少林寺有悠久的习武传统，因此外科、骨伤科的医疗技术相应得到了发展，所编以伤科为主的《少林秘方》成为当代伤科之宝库，为研究骨伤、点穴提供了宝贵的资料。少林药局是传统中药局的模式，其用药、制药、成药的整个程序也都是中医用药的流程。

佛医是随着佛教进入中国的，中国历代医书中也渗透有佛家的思想，如药王孙思邈所著《千金要方》《千金翼方》、胡慎柔所著《慎柔五书》、周慎斋所著《慎斋遗书》，都有大量的佛医思想。

《神农本草经》《本草纲目》等医药典籍中记有大量外来药物。可以说，中医在对佛医思想、治疗手段、药物使用进行了系统的消化与整合，为构建自身的哲学体系打下了全面厚实的理论与实践基础。千百年来，佛医典籍因为战乱、政治运动所存无多，但佛医思想却因为佛教的存在与普及而发挥着作用，佛医为中医提供了强大的主观能动性的支持，为中医"以人为本""天人合一"的思路注入了强劲的理论支持。中医之所以几千年没有消亡，一在于其实用性，二在于其思想兼容并蓄，以博取的姿态融众家之长，为我所用。

中医哲学自身所释放的伟大光芒，源自对世界深刻的观察和思考，来自对人这一生命体的精神意念（即心识）的独特探究。佛医与中医药以独特的观察视角和意识状态拯救人、塑造人、重生人。佛医与中医药共同构成了东方医学的独特魅力。佛医将对人的"心识"的认识以及完备的禅修方法为中医所用，补正了其原本在人文方面的治疗手段的不足。佛医的"以人为本"重点将疗救对象以精神改造为主导，与中医"以人为本"重点将疗救对象以康身健体为主导的实证方向互补。同时佛医以其慈悲心、无欲观与中医药的儒学思维应合，构建了医者的职业规范及人格判断。

（十五）对医术的影响

拨障术是中国有史可考的手术治疗白内障的最早记载，由印度僧人传授予谢道人，《外台秘要》称"用金篦决，一针之后，豁然开云而见白日"。王焘在《外台秘要》第二十一卷中载录了《天竺经论眼》，其序文小注说：此文"陇上道人撰，俗姓谢，住齐州，于西国胡僧处授"。可知此文是西域胡僧口授，齐州谢道人译出，是目前所知的最早的眼科译品，对后世有一定的影响。由于这种手术疗效显著，经过历代医家的不断总结，到清代黄庭镜集前人的成就并结合自己的临床经验，著成《目经大成》一书，这是中国古代眼科学的一本总结性著作。书中将金针拨障术的操作方法归纳为八个步骤，称为金针拨障术八法："审机、点睛、射腹、探骊、挠海、卷帘、圆镜、完璧。"《龙树菩萨药方》的七十二眼方也直接被中医所接受。佛医的香囊、灌肠、鼻腔给药、药浴、服水、咒禁等独特疗法，丰富了中医药学的治疗方法。《千金翼方》所载的"可以涤荡滓秽，可以浸润焦枯"的"服水"方法，就是佛医中的"服水术"。

《南史》中记载，梁文帝（424—453）儿子萧恢"有目疾，久废视瞻。有道人慧龙，得疗眼术，恢请之。及至，空中忽见圣僧。及慧龙下针，豁然开朗"。又《北史》载，张元祖父丧明三年，元为其祖求佛祈祷，"经七日，其夜梦见一老翁，以金篦疗其目疾……"。这两则故事在一定程度上还是可以反映当时金针拨障术已在中国施行的史实。

至唐代，金篦术常被诗人们所吟诵。杜甫诗："金篦刮眼膜，价重百车渠。"刘禹锡有"师有金篦术，如何为发蒙"句"赠眼医婆罗门僧"。白居易诗曰："人间方药应无益，争得金篦试刮看。"李商隐亦有诗句"刮膜想金篦"，可见金篦拨障术在唐代已很流行。此时医著《外台秘要》亦转引《天竺经论眼》说："正当眼中央小珠子里,乃有其障,作青白色……名作脑流青盲眼……此宜用金篦决,一针之后,豁若开云而见白日。"《医心方》中亦有类似的记载。

中医临床各科都留下了佛医的身影和烙印。最早的中医骨科著作为僧人所著,最早的眼科专论为佛教寺院所传,最早以香药治疗疾病为僧人所创,最早治疗脚气的专著为僧人所写。僧人还是中外医药交流的重要使者,寺院是疾病收容与战伤救护的重要场所。可以说,佛医对中医的眼科、骨伤科、内科、妇科、儿科等都产生了极其深远的影响。与此同时,《佛说医喻经》对医者水平做了明确划分。这些与中医"上工不治已病治未病"之说有异曲同工之妙。

在医疗技艺方面,佛教经典中有关医疗方面的记载更是不胜枚举,如《佛说佛医经》《佛说医喻经》《佛说疗痔病经》《治禅病秘要经》《佛说咒齿经》《佛说除一切疾病陀罗尼经》《佛说咒时气病经》《金光明最胜王经》《四分律》《五分律》《十诵律》《摩诃僧祇律》等都曾谈及。

《大藏经》中记录了佛教医学治疗法则"八术总摄诸医方":"一疗被刺针法;二疗破伤法;三疗身疾;四鬼损;五中毒药;六疗孩童;七延年;八养生。"除了汗、吐、下等常见治法之外,佛家尚有香囊、灌肠、烟熏、灌鼻、药浴、服水、咒禁等独特疗法,极大地丰富了中医治疗方法,尤其是外治法。

浩瀚的佛教经典与中医药密切相连,在数千年历史中彼此交融、相互促进,印证和说明了中国历史上中华文化对外来文化的包容和吸收。在异质文化的碰撞、冲突和交流中,中华文化发生了极大的变迁。文化和思想的交流从来都是双向的,这就是中医药学与佛学相互影响和交融的道理所在。

在对中医养生的影响方面,佛教精神卫生思想极为丰富,甚至可以说它自成一套体系,通过参禅打坐,内省静虑,努力摆脱世俗杂念的束缚、名色的诱惑等诸多烦恼,以达到清静自然、调养心神的境界。禅宗创立者达摩再三告诫人们要做到"净心",不要让心有"染",这与《素问·上古真天论》"恬惔虚无,真气从之,精神内守,病安从来"的养生宗旨颇为接近。另外,佛家修性还强调"自度度人"乃至"普度众生",乐施行善,众善奉行,行善不望回报,不求名利。因为能做到真诚行善,由此便得到心理上的快乐和满足。此即《千金要方》所说"养性者,所以成性,性自为善,内外病皆不悉生,祸乱灾害亦无由作,此养生之大径"。佛学茹素、戒酒、饮茶的斋戒生活,虽然清苦,但起到了十分有效的延年益寿作用,被中医所采纳,备受推崇。

(十六)对方药的影响

佛医中用以治疗的药物多是草类、木类、矿物类,如龙脑、乳香、木香、豆蔻、郁金、诃黎勒、返魂香等，原产于印度、西域、东南亚等地，伴随佛学传入中国，成为中药的重要组成部分。佛医中记有杨枝揩齿的方法，"嚼杨枝具十德者：一销宿食；二除痰饮；三解众毒；四去齿垢；五发口香；六能明目；七泽润咽喉；八唇无皲裂；九增益声气；十食不爽味。晨朝食后。皆嚼杨枝；诸苦辛物，以为齿木，细心用之，具如是德。"《华严经·僧祇律》有"若口有热气及生疮，应嚼杨枝咽汁"。明代李时珍在《本草纲目·木部》则引证此说，记为"柳枝祛风、消肿、止痛，其嫩枝削为牙杖，涤齿甚妙"，可"煮酒漱齿痛"。

佛经对中药认识和讲述也十分丰富。后汉安世高译《佛说柰女耆婆经》说："天下所有，无非是药。"孙思邈在《千金翼方》中说，有天竺大医耆婆曰：天下物类，皆是灵药。万物之中，无一物非药者，斯大医也。自唐代以后，中国历代皆修《本草》，而《本草》药味数量累增，到了明代，李时珍在《本草纲目》中说："敝帷敝盖，圣人不遗；木屑竹头，贤者注意，无弃物也。"这种"万物皆药"的思想，与两汉时期佛经所论极其相似。

佛教充实了中药学宝库。最典型的是密陀僧的来由。传说有一樵夫，在嵩山砍柴，遇恶狼惊吓过度致病，失声不能言。刚好有一个僧人从这里经过，取出一物，似铜非铜，似金非金，研末令服。樵夫失声症状随即消失。樵夫于是问药名，僧人唯念"阿弥陀佛""阿弥陀佛""阿弥陀佛"……僧人的本意是教他念阿弥陀佛，但樵夫不懂，还在问药名。后来也有人患类似的病，樵夫也用该法给其他人治病，也很有效。别人就问樵夫药名，樵夫"一时无言"，只想起那个僧人一直念阿弥陀佛，所以他就答："这个药叫密陀僧。"

至宋时，《图经本草》记载密陀僧的详细制作工艺。此外，麝香、荜茇、胡椒、阿魏、刺蜜、沉香、苏合香、牛黄、丁香、龙脑、木香、白豆蔻、乳香、没药、郁金、诃黎勒、返魂香等单味药，都是随佛教一起传入中国的，后来被收录于《本草经集注》。一些复方（如耆婆万病丸、黑锡丹、片仔癀、九味沉香散、九味牛黄丸等）或来自印度，或来自佛教寺院。据考证，在中国古代还有专门从事中药生产及加工的"药僧"。药僧不仅为佛教的慈善事业做出了很大贡献，还促进了中药学发展。少林寺的少林药局便是一个例子。

隋代天竺和尚阇那崛多译入的《不空羂索咒经》载有多种药物（如龙脑、麝香、荜茇、雄黄、青黛等）及五张药方（如揩齿方，荜茇蜜丸敷治恶疮）。唐僧义净译的《曼殊室利菩萨咒藏中一字咒王经》，有关医药的内容相当丰富，涉及内、外、儿、妇产、五官科疾病的治疗，记载了十九种药物（如齿木、牛膝根、石蜜、黄牛乳等）。唐代印僧宝思惟译的《观世音菩萨如意摩尼陀罗尼经》中着重谈到眼药的组成、制作和施药的方法，说用雄黄、牛黄、郁金根、胡椒、荜芨、干姜等药，研极细末，再用龙脑、麝香和之，涂眼，治疗青盲、翳肉等。唐代于阗和尚实叉难陀译的《观世音菩萨秘密藏如意轮陀罗尼神咒经》中第三、四、五品，分别介绍了媚药、含药、眼药的组成、制作及功效。所载药物尤以牛黄、麝香、郁金、龙脑、白檀香、丁香为常见。

此外，相应记载了一些病名（如热病、蛊毒、丁疮等）。宋僧法贤译入的《迦叶仙人说医女人经》主要讲述了孕妇随月保护之药方的组成与煎服方法。其特点是以优钵罗华、莲华、蒺藜草等为常用药；各药均等份研末；以汁、乳糖、蜜为主而水为辅与药末同煎，而且大多数要候冷后服用。这些都呈现了异国他邦的地方色彩。葛洪在《肘后备急方》中记载的"药子"婆罗门胡名叫"船椒树子"，这是现存中医书中可以见到的最早的印度药物的记载。南北朝隋唐医书引载印度等地的方药逐渐增多。据范行准之《胡方考》，此时引入的印度药方就有四十多首。南北朝医书大多散佚，现就唐代方书而论，《千金要方》《千金翼方》就有十余首，如耆婆百病丸、耆婆治恶病方、耆婆汤、耆婆大士补益长生不老方、阿伽陀圆、服菖蒲方等，其中在《千金翼方》卷十二"养性"章所载的"服菖蒲方"之后，就署名"天竺摩揭陀国王舍城邑陀寺三藏法师跋摩米帝，以大业八年（612）与突厥使主至，武德六年（623）七月二十三日为洛州大德护法师净土寺主矩师笔译出"。《外台秘要》则载有二十多首，如莲子草膏、酪酥煎丸、治肺病方等。

在历代的近十万首中医方剂中，方名直接跟佛教有关者两千余首，如天王补心丹、七宝丹、灵妙散、资生汤、司命丸、活命饮、大定心丸等。历代方剂中涉及五百余条佛教的名词术语，五千种中药里有三百一十七种中药与佛教直接或间接有关。此外，佛家提倡熏香沐浴，佛香的用途广泛，有焚香、涂香、浴香，可以起到净化环境、醒神怡神、除风病湿痹寒热气的作用。原产于印度、西域、东南亚等地的龙脑、木香、白豆蔻、乳香、没药、郁金、诃黎勒、返魂香等数十种药物，伴随佛学传入中国，成为中药的组成部分。南北朝时陶弘景就将这类药物收入《本草经集注》中，以补《神农本草经》之未备。

（十七）对卫生保健的影响

有关卫生保健，主要表现在揩齿和静坐方面。东汉安世高译《温室洗浴众僧经》，详细论述了人体洗澡的卫生意义，其中谈到杨枝（揩齿）、酥膏的使用，在《诸病源候论》《千金要方》《外台秘要》等医书中都有反映。安世高译《安般守意经》、东晋佛陀跋陀罗译《达摩多罗禅经》、后秦鸠摩罗什等译《禅秘要法经》等佛经，谈到佛教坐禅的一些方法以及注意事项，认为坐禅的步骤是静坐—入定—观想—某种境界—出定。同时谈到静坐时必须配合饮食补养和情志调谐。这对中国气功锻炼也曾起到过启发和借鉴的作用。

《温室洗浴众僧经》已经谈到用杨枝洁齿，令人"口齿好香，方白齐平"。《诸病源候论》载"以水杨枝洗口齿"，《千金要方》则把佛教揩齿和道教叩齿并提："每旦以一捻盐内口中，以暖水含，揩齿及叩齿百遍……口齿即牢密。"《千金翼方》亦载"口嚼杨枝，去口中秽气"。《外台秘要》更有升麻揩齿方，说"每朝杨柳枝咬头软，点取药揩齿，香而光洁"。揩齿可以说是刷牙的滥觞。《千金要方》卷二十七记载"天竺国按摩"共"十八势"，说此是"婆罗门法"。这是一套活动身体的自我按摩（导引）方法。《云笈七签》《遵生八笺》都收载了此法。

（十八）对咒禁的影响

咒禁是人类医学不发达时期的共同现象，而宗教延长了咒禁的生命。东晋有昙无兰译《佛说咒时气病经》《佛说咒目经》《佛说咒齿经》《佛说咒小儿经》，至唐代有义净译《佛说疗痔病经》，均采用咒法治疗时气病、目齿病、小儿病、痔（外科疮疡）病。咒法在密宗医方明里更为突出。此外，也有咒法配合药物治疗的情况。如宋僧法贤译《救疗小儿疾病经》，记述了印度僧侣给小儿治病的情况：一边念咒，一边焚香，然后用药洗方（蓖麻油、麻荆子或叶、荜茇、罗树叶、罗迦药），水煎，洗浴患儿，反映了神力而借用药力这样一个事实。

印度的咒禁，在中国医书中也有记载。《千金翼方》卷三十载有："禁令家和法：南无伽帝伽帝腻，伽帝收溜避。南无阿干陀罗呵，弥陀罗灌陀沙婆呵。"卷十三是梵咒："然摩，然摩，波悉谛苏，若摩竭状门提，若想，若想，若聪明易解。"《外台秘要》有"禁蝎螫人咒"。《医心方》收载了中国10世纪前的医书内容，其中卷七转录了《佛说疗痔病经》之咒；卷二十三引《大集陀罗尼经》之咒，又载《子母秘录》防产难咒，此咒又被宋《妇人良方》采用。甚至明代还有这种影响，如《审视瑶函》载有"观音光眼咒"。唐代太医署中首次设立咒禁科，不能不说是当时咒禁（分道、佛两家）盛行背景下的产物。然而，佛家咒禁的传入，对于咒禁专科的产生起到一定的作用。唐、宋、元、明各代均有此科，说明影响久远。

（十九）对中医药文化的影响

慈悲博爱可以说是佛法的根本。《大智度论》说："大慈与一切众生乐，大悲拔一切众生苦。"慈的含义是给众生快乐，悲的解释是拔除一切众生的痛苦。

佛的大慈大悲，不只是单纯的情感，而是至极的情感与至极的理智综合于一体。佛由慈爱的情感,产生追求真理的理智;再由体察真理的理智,去推动慈爱的情感。佛的博爱是用一颗平等心形成的博爱去爱一切众生。佛教强调"众生平等",反对杀戮,倡导和平,这些都是佛教积极的一面。在历史上,佛教几乎从没有像其他宗教那样,借助神权实施压迫及排斥异教。佛教在总体上是劝人向善的。修桥补路行善事,救人一命胜造七级浮屠,这样的观念,千百年来早已深入人心。

佛教信奉的药师佛、药王、药王菩萨,都以善施医药著称。在当代出版的《中华大藏经》中,专论医理和涉及医药学的经书有四百部之多,可见佛教中含有丰富的医学内容。

大乘佛教为施利益,于众生行方便,强调"佛法于五明处求"。其中,"五明"一指声明(声韵学),二指工巧明(工艺、技术、历算),三指医方明(医药学),四指因明(逻辑学),五指内明(佛学)。医方明,就是世间一切医药学,以治疗众生身心诸患为方便。

贞观年间,印度送到中国的贡品中有许多都是现在的"中药"。如《治禅病秘要经》提到的安息香、乳香、珍珠、阿魏;盛产于西域的诃黎勒、郁金、红莲花、白莲花、龙脑、豆蔻、丁香等很多药物,已成为中医常用药。

佛教慈悲为怀、普救众生、平等博爱的道德理念,也影响了中医医德、医风的形成。直觉体悟体现了中国佛教的直觉思维方式方法的演变,大体上经历了三个阶段:一是汉魏西晋时期,这时主要是受印度佛教禅学和般若学两个系统的影响,表现为以移植为主,修持各式各样的禅观和般若直观;二是东晋十六国南北朝时期,主要是流行禅观与般若直观相融合的直觉修持方式;三是隋唐以来,佛教诸宗阐扬各具特色的直觉方式方法,尤其禅宗更是拓展了禅悟的修持方式,极富创造性。

在中国哲学史上,中国佛教对直觉思维展示之充分超过其他任何哲学派别,内容丰富而异彩纷呈。中国固有哲学也拥有丰富的直觉思维资源,如道家提倡"玄览",儒家提出"尽心知性知天",《周易·系辞上》说"言不尽意"。中国固有哲学的直觉论与印度佛学的直觉论是相通的,中国佛教学者把两种直觉论融合起来,创造出新的直觉方式,不仅发展了印度佛教的直觉论,也丰富了中国固有哲学的直觉论。

中医药理论重视"医者,意也",就是指医生在诊断治疗时的直觉体悟的重要性。喻嘉言在行医时也常常用这种体悟的方法认识疾病或者思考治疗的方法,《寓意草》说:"闻之,医者,意也。一病当前,先以意为运量。""悟"作为中国传统文化的一种思维方式,同样适用于中医药理论的学习与实践。

直觉体悟有赖个人的灵感、悟性，别人可以教导、启发，而不能替代，必须以明确的思考问题为大前提，同时必然对此问题经过长期、认真甚至艰苦的思考，才可能出现人之思维的突变或飞跃。这种思维过程和结果与中医药理论和实践的师承授受、经验积累非常相似。

（二十）对医德的影响

中医曾沿着儒学思想而说"仁者寿"，而佛家则强调"慈悲是长寿之道"，显然在医学伦理方面中医与佛学是相通的。张仲景在其《伤寒杂病论》的自序中体现了"医为仁术"这样的中国儒家伦理思想。我们可以将其看作佛学传入中国之前中医界所固有的医学伦理观念。在佛学传入中国后，佛学的慈悲心又影响了中医，使中医在仁术的基础上又增加了慈悲心。

佛教有它自己的一套理论体系。早期的佛教，又称为小乘教，主张学习戒、定、慧"三学"，以期达到自我解脱、证得罗汉果。后来出现的大乘教，主张兼修"六度"（布施、持戒、忍辱、精进、禅定、智慧），既求自我解脱，又能"普度众生"，以期证得菩萨果乃至佛果。因此，大乘教要求菩萨行者必须立普度众生之愿，发大慈大悲之心，"无有疲厌"地"为众生供给使"，还认为"众生平等""一切众生是我父母"等。这些思想也反映到中医医德的相关论述上。《大医精诚》是一篇著名的医德专论，其中谈到医生必须先有救人的心愿，"凡大医治病，必当安神定志，无欲无求，先发大慈恻隐之心，誓愿普救含灵之苦"；对待患者，"要普同一等，皆如至亲之想"。《大医精诚》中还有不伤生、因果报应的内容。

陈实功在《外科正宗》一书中，提出了"医家五戒十要"。在研习医技、精心处方、对患者一视同仁、救助贫穷之家、尊重同道、尊重妇女等方面，均提出了严格的要求。《古今医统大全》也有"庸医速报"节，如此等等，反映佛教思想。另外，佛教的"慈悲""平等""爱人""普度""行善积德"等观点，经过历代的消化、吸收，逐渐被纳入中国传统伦理道德中，同样成为中医药文化的一部分。总之，佛教戒律对传统医德医风产生了较深的影响，对警戒医家、淳化医风起到了促进作用。

六、佛教对中医养生的影响

（一）修心

佛教认为，"人性本净"，"万法在自性"。要修心，就必须要放下一切而不离一切。唐代净觉禅师说："真如妙体，不离生死之中；圣道玄微，还在色身之内。色身清净，寄住烦恼之间；生死性起，权住涅槃之处。故知众生与佛性，本来共同。以水况冰，体何有异？冰由质碍，喻众生之系缚；水性通灵，等佛性之圆净。"净觉禅师要人们像冰释成水一样，挣脱"质"的障碍，求"心净""圆净"，以证佛道。心理平衡和调节对人的健康与长寿至关重要。天灾人祸、人情冷暖、言语冲突等，都可能使人产生怒、喜、忧、思、悲、恐、惊等不良情绪，导致心理失衡，久而久之，就会对人的身心造成伤害。所以，调御自心是人安身立命、延年益寿的关键。佛教认为，一个心身健康的人还应具有高尚的道德情操。要修心，就必须具备良好的品德，即清净心灵、弃恶行善、约束行为、慈悲为怀。可见，佛教修心术总的精神是"四好"，即存好心、说好话、办好事、做好人。这与中医养生八要诀中的"悦情志、戒私欲"有异曲同工之妙。中医养生提倡要淡泊知足，远离不良情绪，胸怀宽阔，培养积极乐观的人生态度，提高心理抗逆能力，增强人体正气，这样才能保证脏腑安泰。"修心"的养生方法如下。

1."五戒十善"和"六度四摄"

"诸恶莫作"就是要守五戒，"众善奉行"就是要行十善。五戒包括不杀生、不偷盗、不邪淫、不妄语、不饮酒。十善包括不贪而修不净观，不嗔而修慈悲观，不痴而修因缘观，不妄言而说诚实话，不绮语而说正直话，不恶口而说慈爱语，不两舌而说调解语，不杀生而行放生、救生、护生，不偷盗而行施舍，不邪淫而行净行。六度包括布施、持戒、忍辱、精进、禅定、智慧。四摄是佛家的处世原则，包括布施、爱语、利行、同事四项内容。布施有两层含义：一是有形的实质帮助，如金钱给予；二是无形帮助，如给人宽容和体恤。爱语是待人接物要处处站在关心他人的立场上，换位思考，关怀和感化对方。利行即君子成人之美，是给别人方便或赞美别人以鼓舞信心和士气。同事就是同甘共苦。

2.知足常乐

《佛遗教经》说："知足之人，虽卧地上，犹为安乐。不知足者，虽处天堂，亦不称意。"知足之人能"失之坦然，得之泰然"。知足之人不管在什么情况下都能够从当下寻找到好的方面继续努力，把握快乐，而不是怨天尤人，也不会毫无节制地追求身外之物。知足的人是最幸福的。

3.行事有度

《法苑珠林》说："夫人所以不得道者，由于心神昏惑；心神所以昏惑，由于外物扰之。扰之者多，其事略三：一则势利荣名，二则妖妍靡曼，三则甘旨肥浓……万事云云，皆三者之枝叶耳。"意思是说，人之所以不能得道，是由于内心昏惑，受外物干扰。使内心昏惑的事物有很多，大致有三类：一是权势、功名，二是美色，三是美酒佳肴。因此，行事要有所节制，保持平常心，使

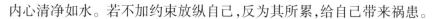

内心清净如水。若不加约束放纵自己,反为其所累,给自己带来祸患。

4. 开阔心胸

心态是一种轻微、持久而弥散的情绪状态。烦恼对人体健康有很大的影响。中医药理论早有"喜伤心""忧悲伤肺""怒伤肝""思伤脾""惊恐伤肾"的七情学说。现代医学研究表明,愤怒、焦虑等不良情绪会引起高血压、冠心病、支气管哮喘、恶性肿瘤等许多心身疾病。因此,保持心身健康必须经常调节情绪,不管遇到什么事情都要泰然处之,要做到心胸无时无处不"坦荡荡","大肚能容,容天下难容之事",不可耿耿于怀。佛教信仰及佛家修持的理论和实践都有助于消除烦恼,改善不良心态。

5. 处变不惊

《法句经》说:"恚能自制,如止奔车,是为善御。"因此,要善于克制怒气,保持内心的平静宁和。养生,强调良好的自控能力,要求对现实中的各种逆顺境界都有正确的认知,不受恶语、谣言及负面情绪的影响,保持良好的心理状态,这样才能采取正确的应对措施。

6. 心药方

唐代的无际禅师曾为世人开出一副著名的"心药方":"凡欲齐家、治国、学道、修身,先须服我十味妙药,方可成就。何名十味?慈悲心,一片;好肚肠,一条;温柔,半两;道理,三分;信行,要紧;中直,一块;孝顺,十分;老实,一个;阴骘,全用;方便,不拘多少。此药用宽心锅内炒,不要焦,不要躁,去火性三分,于平等盆内研碎。三思为末,六波罗蜜为丸,如菩提子大。每日进三服,不拘时候,用和气汤送下。果能依此服之,无病不瘥。切忌言清行浊,利己损人,暗中箭,肚中毒,笑里刀,两头蛇,平地起风波。以上七件,速须戒之。以前十味,若能全用,可以致上福上寿,成佛作祖。若用其四五味者,亦可灭罪延年,消灾免患。各方俱不用,后悔无所补,虽扁鹊卢医,所谓病在膏肓,亦难疗矣;纵祷天地,祝神明,悉徒然哉。况此方不误主雇,不费药金,不劳煎煮,何不服之?偈曰:此方绝妙合天机,不用卢师扁鹊医。普劝善男并信女,急须对治莫狐疑。"

7. 养心八珍汤

养心八珍汤共有八味药:①慈爱心一片。一个人要对世界充满爱心,否则做不好人。②好心肠二寸。一个人要对世界充满爱心又善良,肯帮助人。③正气三分。人都要有正气。④宽容四钱。宽容比正气要多。⑤孝顺常在。影响老年人幸福最主要的因素不是金钱、地位,而是是否有一个孝顺的子女在身边。⑥老实适量。人也不能太老实,太老实变智力障碍者也不行,老实须看情况适量掌握。⑦奉献不拘。⑧回报不求。上述八味药放在"宽心锅"里炒，文火慢炒，不焦不躁，还须放在"公平钵"里研，精磨细研，越细越好。三思为末，淡泊为引，做事要三思而行，还要淡泊宁静。梧桐子大小，和气汤送下，清风明月，早晚分服，可净化心灵，升华人格，宠辱不惊。

养心八珍汤有六大功效：一是诚实做人，二是认真做事，三是奉献社会，四是享受生活，五是延年益寿，六是消灾去祸。一个人既要奉献社会，还要学会享受生活。这里的"享受生活"是指人需要有业余爱好，知识面宽一点，业余爱好多一点，心理也就容易平衡。

（二）修身

修身分内修与外修两个部分：内修就是"坐禅入定"；外修是佛家健身术。从心身相应的观点来看，"禅定"可以保持机体的生理机能活动和心理外干稳定状态，可调节心绪，可作为精神治疗的一种方法。佛家健身术源于"禅定"，活动筋骨、疏通血脉可保证"禅定"的顺利进行，实为佛家气功。中医养生理论吸收了佛教"修身"的精华，并进一步充实，强调动静结合、张弛有度，使自身处于动静相对平衡的更新状态中。如五禽戏、八段锦，都是形体与呼吸活动相结合的健身法，通过意识专注，达到收缩、舒张适度。"修身"的养生方法如下。

1. 内修

禅定是大乘六波罗蜜之一，是佛教中重要的修持方法。自从乔达摩·悉达多创立佛教以来，禅定就与佛教密不可分了。在中国，禅宗以专修禅定为主，唐代几乎取代其他支派，成为佛学的代名词，并影响到宋明理学。

禅定修习的条件：佛门坐禅，是一种人体元气的调息活动，讲究参悟佛教义理，借助元气调息由静入定，由定而慧，最终修得正果。修习禅定要具有一定物质和精神上的条件，必须做到"备六项""调五事""弃五盖"。

"备六项"是进行禅定修习的基础。①持戒清净。戒杀生，戒偷盗，戒邪淫，戒妄语。②衣食俱足。衣食无忧，不为生活发愁。③闲居静处。修习禅定的地方，最好是昼无人、夜无声的安静之处，同时要风景秀丽、气候宜人。④断诸杂务。修习过程中尽可能了结杂务心事，使心净意纯，专心修禅。⑤人欲知足。知足常乐是修禅的最佳心态。⑥近善知识。亲近有道德有知识的人。

"调五事"包括以下五个方面。①调饮食。做到不过饥过饱、不食不干净和不宜食之物。②调睡眠。适量而睡，睡醒即起，不可刻意减睡或放纵贪睡。③调身。坐禅前不宜做剧烈运动，保证有充足的体力；坐禅时姿势不可过度紧张,也不可过于松弛。④调息。呼吸"不声不结不粗,出入绵绵,若存若亡,资神安稳,情抱悦豫",佛教称此种呼吸为"息相"。⑤调心。入定前,心要"不沉不浮",即坐禅时意念不要飘逸浮动;入定后,心要"不急不宽"。

"五盖"是修禅的障碍。①贪欲盖。如食、色、名利、权位等。②嗔恚盖。如愤恨、恼怒、报复等。③睡眠盖。萌生的睡欲。④掉悔盖。掉有三种,身掉,想游走玩耍;口掉,谈天说地,歌吟辩论;心掉,杂念丛生。悔有两种,一是知道生"掉"后懊恼不安;二是心理负担沉重而负疚悔罪。⑤疑盖。第一疑己,怀疑自身素质低劣而非修禅之人;第二疑师,怀疑业师无功而不堪教徒;第三疑业,怀疑禅修不行而见异思迁。

禅定修习的时间:在家修习的佛门信徒,修禅时间一般在黎明、中午、下午、日落等时辰,吃饭前后半小时不宜修禅。初习禅修者,时间要短,次数可多;久习禅修者,坐禅以二至四小时为宜。

禅定养生的方法:

(1)修止　①意守丹田。佛教中称"忧陀那"。丹田位于关元穴位置,即正中线脐下三寸处。《摩诃止观》说:"丹田是气海,能锁吞万病,若止心丹田,则气息调和,故能愈疾。"②意守足。意守足部,气血随意念往下行,阴阳调和,百病不生。《摩诃止观》说:"常止心足者,能治一切病。"③意守足三里穴。可医头痛、耳聋、腹痛等。④意守患处。《摩诃止观》说:"随诸病处,谛心止之,不出三日,无有异缘,无不得瘥。"⑤意守头顶。治疗身体沉重、痿痹、皮肤痒等收效快。

(2)六字气法　用六个字吐纳治病,最早见于道教。《摩诃止观》记载:呵治肝,呼吹治心,嘘治肺,嘻治肾,呬治脾。六字气治病,呼气时于唇吻吐纳,转侧牙舌,徐详运心,带想作气。也就是微动牙齿,缓缓吐纳,但不要真的发音。呵字去烦散痰,不需要随鼻补气,并想象随气吐痰;吹气去冷,要从鼻中补气,吐纳七次;呼字去热,要从鼻中纳清凉之气;嘻字去痛除风,要从鼻中纳气;呬字去乏,要从鼻中纳气。

(3)调息　调息可以分成十二种。上息,在呼气之时想象气息上行,可治沉重痹痿一类病。下息,吸气之时想象气息下行,专治虚悬之病。焦息,吸气之时想象腹中有如火烧,可治腹胀。满息,吸气之时想象气息遍布全身,专治枯瘠之病。增长息,吸气之时想象吸入生命物质,有助于增强体质。灭坏息,呼气之时想象病随气呼出,可散去诸阴。冷息,想象吸入的是冷气,可治热病。暖息,与冷息相反,想象吸入暖气,可治冷病。冲息,呼吸气流刚猛,以治肿毒。持息,尽力屏住呼吸,以治疗不安烦躁。补息,想象吸入了有补养功能的外气,治虚乏之病。和息,调和气息,心情安静。

2. 外修

佛家不但重视坐禅修内功,还重视外修。外修人身就是对筋骨的锻炼,进行适度的体育锻炼,如跑步、打拳等,但不可过度疲劳。《摩诃止观》说:"若坐时心地清凉,喜悦安快,是时应坐;若坐时沉昏,则抖擞应行。若行时散动疲困,是时应坐;若行时恍焉虚寂,是时应行。"佛教认为,精、气、神是人体"三宝",与生命息息相关。外修紧紧抓住了这三个环节,以意领气,以气行推动血运,内外相和,使机体达到"阴平阳秘"的状态。

许多寺院有尚武的风气,在养生上动静结合。敦煌莫高窟中,西魏第二百八十五窟绘有十四个菩萨练功像。其中,七位菩萨禅坐修身,类似静功;另外七位菩萨,仿效猴子望月、金鸡独立等动物之态,很像五禽戏,在做外修。《易筋经》就提倡静坐与练武结合。相传达摩为传真经,只身东来,一苇渡江,一路扬经颂法,后落迹于少林寺。达摩留下两卷秘经:一为《洗髓经》;二为《易筋经》。《洗髓经》为内修之典,后世流传不广;《易筋经》为外修之书,留于少林。两本经帖,道本同源,也合称为《易筋洗髓经》。古代相传的易筋经锻炼法有十二势,即韦驮献杵(三势)、摘星换斗、倒拽九牛尾、出爪亮翅、九鬼拔马刀、三盘落地、青龙探爪、卧虎扑食、打躬势、掉尾势。《易筋经》是一套完整的套路式锻炼功法,练习中可根据自身的健康状况和身体素质,进行全套完整练习或有选择性地进行单个动作的练习,每日一至二次。

(三)居食养生

佛教居食遵循的"素食""节食""茶饮"和"戒杀"等体现了科学的饮食养生观,与儒、道相比,其"食为行道,不为益身"的精神理念更加明显,这种理念直接影响着中医养生的理论和实践。佛教"调五味以疗病"的观点与中医食疗理论是一致的。中医历来都有"医食同源"的说法,饮食与防病治病密切相关。同时要均衡饮食,做到"五谷为养,五果为助,五畜为益,五菜为充,气味合而服之,以补益精气"。由此可见,"返璞归真"是佛教养生和中医食疗共同的思想精华;两者的最大区别在于,中医可以杂食,但佛教讲究清净,不可用血肉之品来补养自己。

1. 素食

素食是中国佛教饮食文化的核心内容,是佛教养生的重要部分。所谓素食,即不食荤腥。其中,荤指葱、蒜、韭菜等五种气味强烈的蔬菜,腥指一切动物肉。不食荤主要为了清净身心,不熏扰他人;不食腥则出于佛教的慈悲教义。佛家素食包括饮料和饭食两大类。饮料指各种浆、羹、水,如蜜浆、果浆、醍醐、净水和茶水等;饭食指米、面、酪酥和肴馔等。研究佛家膳食食谱构成可以发现,佛家基本饮食包括五种。①面食、谷类和土豆:这类食品富含纤维、维生素和矿物质,是很好的淀粉来源,占佛家素食的三分之一。②水果与蔬菜:也占素食的三分之一,每日应不少于五种。③牛奶和奶制品:此类食品富含钙和蛋白质,可适量摄取。佛家认为,牛羊吃草及五谷,所产的乳汁不含腥味,不属于腥食,也不属于肉食。佛家普遍饮用牛乳,且将乳制品分为乳、酪、生酥、熟酥、醍醐五种。④豆类和坚果类:此类食品富含蛋白质和维生素等,可适量摄取。⑤带脂肪和糖类的食品:此类食品少量摄取,包括甜食、饼干及油炸食品等。

素食的益处:①营养丰富。构建生命的基本物质,如糖类、脂肪、蛋白质、维生素、矿物质等,都可以从不同的素食中获得。糖类本来就是从植物中提取的。素食中含有的脂肪酸有十三种之多,而肉类仅为六种,且植物性脂肪为非饱脂肪,可以降低胆固醇,促进胆汁的分泌,避免各类心血管疾病的发生。植物中蛋白质含量也很高,尤其是黄豆,蛋白质含量是猪肉的两倍多,近鸡蛋的三倍。红薯富含赖氨酸、β-胡萝卜素和维生素 E。每百克红薯的脂肪含量仅为零点二克,是大米的四分之一,属于低脂肪、低热量食品中的佼佼者。②具有抗病能力。素食可防治多种疾病。人体血液呈微碱性,富含钙和钾等矿物质。当血液呈酸性反应时,人体细胞就会老化,癌细胞就容易扩展。动物性食品容易使血液变酸性,植物性食品含有较多的矿物质,会使血液变成微碱性,有助于身体健康。如番茄内含的番茄红素,能明显降低患乳腺癌等癌症的概率,是最佳的维生素 C 来源。菠菜富含铁质及维生素 B,能有效防治心血管疾病。一把菠菜几乎没有热量,不会使人肥胖。坚果类能降低血液中的甘油三酯,可预防心脏病。燕麦富含纤维,还能使人产生饱腹感,可减少油腻食品的摄取,也可降低胆固醇、血压。③可增进脑力。《淮南子·坠形训》说:“食肉者勇敢而悍……食谷者智慧而夭。”大脑细胞能够充分发挥作用,主要是靠麸酸(一般指谷氨酸),其次是 B 族维生素和氧等必需养分。谷物及豆类中麸酸和 B 族维生素含量最丰富,肉类量微。健康食品,尤其是全麦食物能促进大脑化合作用。草莓拥有极丰富的抗氧化剂,能增进脑力。

2. 节食

佛教为了有利于修行,特别要求僧人节制饮食,并制定过午不食戒。古人有“若要长生,肠中常清”“长寿之道,在于养生;养生之本,在于饮食;饮食之要,在于节食”的经验之谈;唐代百丈禅师作《丛林要则二十条》,也强调疾病以减食为汤药。研究表明,节食有助延长寿命。世界四大长寿地区人均热量的摄取仅为发达国家的一半。节食小鼠要比随意进食的同类寿命延长约三分之一。研究发现，节食小鼠体内的有益菌群如乳酸菌数量最多，节食能建立最佳的肠道菌群组合。粗茶淡饭，吃七八分饱，有助净化血液、清洁谷道；过度饮食只会加重胃肠道和肾脏负担，最终导致衰老。

3. 沐浴

古代将洗头叫沐，洗身叫浴。《温室洗浴众僧经》详细阐述了人体洗浴方式：入温室洗浴，愿令众生长夜清静，秽垢消除，不遭众患……澡浴之法当用七物除去七病……一者燃火，二者净水，三者澡豆，四者苏膏，五者淳灰，六者杨枝，七者内衣。这样可得七福："一者四大无病，所生常安……二者所生清净，面目端正……三者身体常香，衣服洁净……四者肌体濡泽，威光德大……五者多饶人从，拂拭尘垢……六者口齿香好，方白齐平……七者所生之处，自然衣裳光饰珍宝……"

洗浴的温度和时间一般以自己感觉舒适为佳。若想通过沐浴来达到镇静的目的，则以在三十六至三十七摄氏度的温水中浸浴五至十分钟为宜。洗浴时可加入一些草药来改善血液循环，促进新陈代谢。佛教书籍中记载了一些流传下来的温浴疗法。①干萝卜叶或菖蒲叶治畏寒症：将干萝卜叶或菖蒲叶放入浴池中，制成药液后洗浴。②紫苏叶和桃树叶治痱子：将紫苏叶和桃树叶混合后放入水中洗浴。③樟木枝叶治疗风湿病：采集樟树的枝和叶进行药浴或把全草晒干后使用，均有祛风除湿的功效。④无花果叶治痔疮：用无花果的叶子洗药浴。⑤桃树叶治湿疹：将桃树叶放入浴池中浸泡，然后浴身，可治湿疹。⑥艾蒿叶和茎治腰痛：用艾蒿叶和茎泡入水中洗浴。

4. 睡眠

人一生中有三分之一的时间在睡眠中度过。好的睡眠可对人体的定期修复和"充电"，是对生命的最佳保养。起居养生是佛教养生中一项重要内容，基本要求包括：①睡眠宜早，勿过十时；②睡时宜一切不思，视此身如无物；③午时宜小睡或静坐养神；④夏日宜起早，冬日宜起迟。日有日的规律，月有月的循环，年有年的往复。生物节律与人的健康关系十分密切，人体"生物钟"的运转和大自然节律合拍，才能"以自然之道养自然之身"。这是起居养生中必须遵循的重要一点。如果违背"春生、夏长、秋收、冬藏"的自然变化规律，打破正常的生物节律，就会导致疾病。

5. 饮茶

最早种茶树的是西汉时期四川蒙山甘露寺的僧人吴理真——将七棵茶树植于清峰上。所产之茶被当地人称为仙茶。大唐天宝年间，唐明皇在此建立了御购茶园,产的就是著名的"蒙山顶上茶"。这是佛教与茶的最早记载。中国众多的名茶中,有相当一部分最初是由寺院种植的。如吉祥寺的顾渚山贡茶紫笋、君山白鹤寺的君山银针、杭州龙井寺的龙井、云谷寺的黄山毛峰、四川蒙山智炬寺的蒙顶云雾和徽州松萝庵的松萝茶等。茶与禅具有相同之处,茶道中蕴含禅意,即"茶禅一味"。唐代诗僧皎然在《饮茶歌诮崔石使君》中有"三饮得道"的说法:"一饮涤昏寐,情来朗爽满天地。再饮清我神,忽如飞雨洒轻尘。三饮便得道,何须苦心破烦恼。此物清高世莫知……"说明茶有帮助修行者集中精神的作用。茶作为一种饮品,其味至清至纯,与禅家清净之心十分契合。茶能驱除疾病,唐代陆羽在《茶经》中曰:"茶之为用,味至寒,为饮最宜。精行俭德之人,若热渴、凝闷、脑疼、目涩、四肢烦、百节不舒,聊四五啜,与醍醐、甘露抗衡也。"《茶经》将茶提升到与醍醐、甘露相同的位置,唐代陈藏器在《本草拾遗》中甚至称茶为"万病之药"。研究发现,茶效基本上是茶多酚在起作用。茶多酚能清除诱发致病因子的过量"氧自由基",抑制脂质过氧化,起到抗衰老效果,其养生作用远胜于维生素 E。

七、僧医代表人物

僧医有广狭两义。从广义上讲,每个僧尼及信奉佛教者都是养生保健医生,他们通过佛法修持来解决思想、行为、心理和生理的各种问题。从狭义来看,僧医指的是既精通佛法,又精通医学;或既精通医学,又信仰佛教的一批两栖人物。佛教弟子称为"僧侣",出家人以"慈悲为怀",目的是"普度众生,脱离苦海"。僧人行医,为弘扬佛法,加之佛教寺院多在深山郊外,僧侣多持医药自护,故历代均有僧人事佛而兼行医,谓之"僧医"。他们有的虽翻译佛经、出入空门,不以医传名于世,但他们大都精通医理、扶危济贫,成为中国古代医疗队伍中的一支重要力量。

僧医的构成一部分是古印度和西域古王国来汉地传教的僧人。如安清是安西王国正后之太子,对"七曜五行医方异术,无不综达"。"于道邃,敦煌人……学业高明,内外该览,善方药,美书札"。求那跋陀罗,中天竺人,以大乘学故,出号摩诃衍,本婆罗门种,幼学五明诸论,天文书算,医方咒术,靡不该博。《千金要方·风毒脚气》记载:考诸经方,往往有脚弱之论,而古人少有此疾。自永嘉南渡,衣缨士人,多有遭者。岭表江东,有支法存、仰道人等留意经方,偏善斯术。晋代仕望,多获全济,莫不由此二公。又宋齐之间,有释门深师,师道人,述法存等诸医家旧方,此三十卷……佛图澄者,西域人也,"时有痼疾,世莫能治者,澄为医疗,应时瘳损"。这些人来中国传教,普医治病。西域僧侣由于佛教体系的原因,多通医术,借医弘教,有利于佛法在中国的传播。此外，中国也有兼通医学的僧人。例如，竺潜，东晋人，人称深公，师事仰道人，以医术名于当时，尤擅长治疗脚气，著《深公方》《集验方》《脚气论》；昙鸾，南北朝北魏医僧，穷究佛典，通内外经籍，为佛经注解，注过半时，便感气疾，权停笔求医，访求陶弘景学习医学，所以能"调心练气，对病识缘，名满魏都，用为方轨"，为此专著《调气论》。古代还有些名医受佛教思想影响，把佛教的理论引入医学。例如，药王孙思邈兼通儒、道、佛，把佛教的四大说和禁咒治病载入《千金要方》中，尤其是在《大医精诚》篇中用佛教慈悲思想来训诫医家，培养医家医德，深为感人；张杲的《医说》中专列《医功报应》一节，用佛教的善恶报应来劝说医家行善为本；陈实功在《外科正宗》中提出医家五戒，即仿效佛教五戒。这些既精通佛法又精通医术的僧医，在促进佛教与中国固有文化融合过程中功不可没。他们借医弘教，不仅促进佛法的传播，还对中国的传统医学的发展产生了积极的影响。

在中外医药交流方面，僧医的功绩更为显著。正如天竺僧人把本国的医药连同佛典携入中国一样，中国的僧人也在出国求法或传教的过程中，把中医药学带往他国。同时外国来华僧人也是中医药学的传播者。特别是隋唐时期，天竺的佛教已经衰落，而中国的佛教则处于鼎盛阶段。此时南北统一，国力强大，军威远震，经济繁荣，中医药学也达到较高的水平，涌现出一大批光耀史册的医家和医著。唐代三位高僧玄奘、义净、鉴真是这类僧人的代表。

玄奘（602—664）：俗姓陈。十三岁出家。他怀有强烈的求知欲和宗教热忱，立志西行求法，以问所惑。贞观三年（629）玄奘只身离开长安西行，经过十七年，于贞观十九年（645）满载天竺经、律、论及佛像、舍利等回到长安。在此期间，玄奘途经一百一十个国家，行程数万里，历尽艰险，备尝苦难。在天竺求学期间，玄奘留心当地医药卫生情况，在其《大唐西域记》中多有记述。其间，玄奘向天竺人介绍中医药知识，并以自己的卫生保健活动展示其部分内容，这对当地医药不无影响。

义净（635—713）：略后于玄奘。据宋僧赞宁的《宋高僧传》卷一《义净传》称，义净俗姓张，年十有五即萌西游求法之志，"仰法显之雅操，慕玄奘之高风"。三十七岁时，义净方始登舟出发。义净往返二十五年，途经三十余国。他在天竺求学的二十多年中，除研究佛学外，还较深入地考察了该国社会、风俗民情、医药等。在《南海寄归内法传》中，他记载了当地医药卫生情况。义净对中医药一往情深，引以为豪，出国之前曾经认真研习，比较精通。在天竺期间及往返途中，他运用中医药知识为当地人民治病。在比较中、印两国的医药及饮食卫生习惯后，他认为"神州药石、根茎之类……针灸之医，脉诊之术,瞻部州中无加也……长年之药,唯东夏焉","西方药味与东夏不同……如人参、茯苓、当归、远志、乌头、附子、麻黄、细辛,若斯之流,神州上药,察问西国,咸不见有"。这些记载和评述十分珍贵,表明当时中医药较之天竺医药,总体上居于领先地位。

鉴真(688—763):稍后于义净。据《宋高僧传》卷十四《鉴真传》记载,鉴真俗姓淳于,广陵江阳(今江苏省扬州市)人,少年自愿出家。开元年间,有日本国沙门荣教、普照等来华募法,到达扬州,恳请鉴真东渡弘法。鉴真欣然应允。经过周密准备,于天宝二年(743)成行,时年五十五岁。因海中风浪阻断,首航遭挫。以后十年中又经四次失败,才于第六次成功抵达日本,此时鉴真已是六十六岁的老人。抵达日本后,鉴真受到朝野僧俗的热烈欢迎。他对日本文化的影响是巨大的。仅就医药而言,14世纪以前鉴真一直被日本奉为始祖,把他的像印在药袋上。鉴真在宗教活动之余还热忱传授医道及制药方法,开展医疗活动。当时日本人不辨药物真伪。鉴真虽已双目失明,但他凭手摸鼻嗅,为之一一品定,毫无错失,光明皇太后患病时,鉴真所进药方有验。圣武天皇患病时,曾有一百二十六位禅师被请去诊治,鉴真及其弟子亦在其中。事后论功行赏时,受到特别优待。

第三节　道家文化与中医药文化

道教是唯一由中国传统文化催生的宗教,道教集中国古代文化思想之大成,以道学、仙学、神学等为主干,并融入医学、巫术、数理、文学、天文、地理、阴阳五行等学问。在长期的发展过程中,道教形成了较为系统的格局,积累了大量的经籍书文,对古代的政治、经济、哲学、文学、艺术、医药学等产生过不同程度的影响,成为中国古代文化中的一个主要组成部分。道家思想对中国传统文化的形成和发展影响很大,春秋战国时期的道家学说是以老庄为代表的,认为宇宙有一个万事万物都必须遵守"道",天地万物都是由"道"而衍生。在发展过程中,它又分化出兴于战国、盛于秦汉的"黄老之学"和魏晋时期的"玄学"。道教是一个非常重视生命的宗教。道家思想对中医药理论的形成和发展影响颇大。道家奉行的炼丹涉及药物学知识;道家力倡的行气、导引、养生又有很多医学保健和医疗气功成分;道家在研习医药、总结治疗疾病经验过程中对药物学、治疗学的贡献,居功甚伟。古代医家的"医道通仙道"等论述,已经表达出医道相通的哲学思想。

一、道家文化的特点

中华民族历史悠久,传统社会以农立国的生产活动和宗法社会的长期存在,使中华民族形成了独具特色的宗教文化。道教在中国传统文化中起着举足轻重的作用。道家文化提出的顺应自然、超然物外,守朴尚俭、以退为进,以柔克刚和不以物迁的行为原则与道德要求,在中国历史上发挥着指导人生、净化风俗、稳定社会秩序、协调人际关系的积极作用。时至今日,道家文化中的思想精华并未随着时间的流逝而失去光彩。

(一)道统万物,尊道循道

道教把"道"作为万事万物共同的本原,"道生一,一生二,二生三,三生万物",这是中国古代哲人思维中的宇宙起源图式。其中,"道"是一种"无状之状,无物之象"的东西,它先于天地万物而生,是天地万物的根源,是自然、社会、人的本质。人们想要保持阴阳调和的最高境界,只能依道而行。"有物混成,先天地生。寂兮寥兮,独立不改,周行而不殆,可以为天下母","道者,万物之所出也"。由于"道"是天地万物的根本规律,故人类必须循道而行,"是以万物莫不尊道而贵德。道之尊,德之贵,夫莫之命而常自然","以辅万物之自然,而不敢为"。"尊道"而"不敢为",不是无所作为,而是顺应自然规律,不强作妄为,以求达到"无为而无不为"的效果。道家文化强调"依乎天理""因其固然"的重要性,启示人类发挥主观能动性,掌握"道"的理性精神,进而利用自然规律为人类造福。

(二)率性而行,探玄索隐

《庄子·至乐》说:"鱼处水而生,人处水而死,故彼必相与异,其好恶故异也。故先圣不一其能,不同其事。"这就是说万物各有特性,各有好恶长短,应该充分认识和因顺万物的特性。《淮南子》的《泰族训》《齐俗训》等篇章中更是明确提出"物各有宜""各便其性""率性而行"等主张,充分肯定了不同主体的多样性及其价值活动的多元化倾向,突出了主体自身的力量,有助于发现和肯定人的自我价值,确立起从事科学探索所必需的独立人格和自主精神。

道家这种人生旨趣为探玄索隐的科学活动提供了强大的精神动力。《庄子》中庖丁解牛的故事就是一个较典型的例子,从那些对高超的解牛技术的生动描写中,人们不仅感受到那位率性而行的庖丁"好道"的求索兴趣和热情,更体现出作者循道率性的思想主张和追求本质规律。对行为主体而言,"技"主要是谋生的工具,它是与世俗的功利联系在一起的,而"好道""率性"则是超越了功利层面而达到了精神的升华和人性的觉醒,蕴含着一种率性而行、乐于探索的可贵精神。

(三)兼收并蓄,中立不偏

兼收并蓄,中立不偏的主张凸现出道家对学术自由、思想自由的追求,弘扬这一精神是极具意义的。宽容精神是道家学派的共同倾向,《道德经》说:"是以圣人常善救人,故无弃人;常善救物,故无弃物……故善人者,不善人之师;不善人者,善人之资。"圣人能够包容一切,兼收并蓄,因性而治,使人尽其才,物尽其用。《庄子》体察到个体的知识和能力的局限性,故书中强调"百家众技皆有所长";《淮南子·主术训》也强调要充分认识人才的特性,使天下之才"无小大修短,各得其所宜……无可弃者"。

道家思想中还蕴含着中立性的倾向。郭象在注《庄子》时对这一思想做了深入的阐发,他反对封建统治者固执己见、禁锢民众的思想,斥责"以得我为是,失我为非"的文化霸权,认为"物无定极,我无常适,殊性异便,是非无主",反对以权威者的个人意见或人为的固定标准去评判万物。这既是对唯我独尊的封建文化专制政策的深刻批判,亦启示现代人类放弃自以为是的狂妄,表达出一种理性精神和客观精神。在探索自然的过程中,只有保持中立性,才能做出更为客观和准确的描述和理解。

在人类认识客观世界的过程中,人们会由于知识背景、观察角度、思维方法、知识结构和认知程度等差异而导致不同的结论或观点,形成不同派别,尊重并能够宽容地对待这一切,允许各种意见或学派的并存和自由争鸣,才能促进对客观世界认识的不断深化,克服片面性,取长补短,促进发展。

(四)不为物役,宠辱不惊

道家主张超越世俗的物质欲望,倡导淡泊名利、俭啬寡欲的人生态度。《道德经》告诫人们"祸莫大于不知足;咎莫大于欲得",不要为财货物欲或名利地位而抛却人格,丧失自我;庄子反对"丧己于物"。这种价值取向,不是来自外在的权威或舆论压力,而是出自主体对生命的珍爱、对自然的热爱等更高层次的精神需要。人生的真正幸福或快乐不在于外在的感官享乐,魏晋时期的嵇康在《答向子期难养生论》中说:"借外物以乐之,外物虽丰,哀亦备矣。有主于中,以内乐外,虽无钟鼓,乐已具矣。"依靠外在的物质享受所获得的快乐是短暂而且浅薄的,"有主于中"的精神充实和"以内乐外"的精神快乐才是持久和可贵的。

道家还以"善利万物而不争"的宽阔胸怀和祸福相倚的辩证智慧,引导人们从更高、更广的视角来看待物质利益和眼前得失,启迪人们不要为声名、财货这些世俗利益而丧失了自我,扰乱宁静的心灵,损害身心健康,而应"安时而处顺""不与物迁"。这既是一种淡泊名利的高贵品德,又体现出宠辱不惊的心理调适能力。不为物累、宠辱不惊的恬淡心态则可帮助人们从容坦荡地对待人生历程中的成败得失,既能从挫折和失败中较快地摆脱出来,又能在成功的喜悦中保持清醒和冷静。

(五)求真尚朴,绝伪弃诈

老子视"朴""真"等品质为最高的理想道德,主张保持淳朴天真的自然本性,保持和发展自身的本质和规定性,"见素抱朴",渴望改变浇薄浮华的世风,使天下"复归于朴"。

道家求真尚朴,绝伪弃诈的思想是针对人类文明发展所带来的虚伪欺诈等各种弊端而提出来的,倡导真朴弃诈、追求人的情性之真。文明的进步不应桎梏或违逆人的自然本性;科学技术的发展应该合乎人性,如果高科技的发展不以道德和人性为标准,势必造成灾难,甚至带来人类的自我毁灭。

真朴去诈又体现为对于理性之真的向往,理性之真用于衡量主观与客观的一致性程度。这更是人们认识客观世界不可或缺的基础原则。科学活动的目的是求真,是要获得对于客观世界的正确认识,斥虚去诈、实事求是才能更好地达到目的,才能在科学实践活动中及时地将人们的行为调整到最佳状态,取得预期的效益。

(六)贵和有度,知止知足

由于老子洞察到"反者道之动"这一普遍规律,为了防止事物向不利的方向转化,《道德经》强调知止知足,贵和有度,"去甚,去奢,去泰","知止不殆,可以长久","知和曰常,知常曰明",保持事物的动态平衡。书中还告诫人们不要固执己见:"不自见,故明;不自是,故彰。"这些思想有助于推动科学共同体成员相互合作交流,取长补短,不断地充电加油,并与他人建立起积极联系。贵和有度、知止知足的主张,对于人们在科学活动中调整与自然界的关系亦是富有启发意义的。它警示人类,应该去除在自然面前的自负和傲慢,应该敬畏自然,谦逊地顺应自然,停止无止境地向自然索取,保持与自然的和谐,才能使科学技术更好地造福于人类。

(七)守住精神,重视自由

道家文化倡导人性的自由与解放。自由与解放主要指两个方面:一方面是对人的知识能力的解放;另一方面是人的生活心境的解放。对于前者提出了"为学日益,为道日损""彼亦一是非,此亦一是非"的认识原理;对于后者提出了"谦""弱""柔""心斋""坐忘""化蝶"等的生活功夫来面对世界。道家文化启示人们,打破思想僵化闭塞,摆脱世俗束缚,去获得精神自由,创造人的自由与解放。道家文化高度重视人的精神自由,重视对人的精神的涵养,认为"养生"之"主"在于"养神"。道家强调"神全""纯气之守",实质上都是要求人们守住"精神"这条生命的根。道家认为一旦人的精神失落了,生命就枯萎了，人就成了徒有躯壳的"几死之散人"，生命的创造就停止了。道家认为"物役""物累"是造成人的精神不自由、精神失落的重要原因，只有从"物役""物累"中解放出来，才能获得精神的自由，果敢开拓创新。

二、道教文化对中医药文化的影响

道教的思想基础是道家思想，从道祖老子著《道德经》揭示宇宙生存论及长生久视之道，尔后经过历代道教祖师阐发，成就了道教"重人贵生"的理论与实践方法的生命学认识体系。道教创立之初，道士就把行医济世作为传道的一种有效工具，因此道医成为道门的中坚力量。道医在施药救人的实践中提出不少有创新意义的医疗思想和药方，包括普济众人和为病家着想的医德观，着重研究简易有效的医方和廉价方剂，辨证论治的医疗态度，重视预防医学和将养生方法运用于临床，重视丹药的运用等。道医在行医救助过程中，强调医者不仅能够医治自己还能医治别人，医学是不断发展延续的，精通大道方才可以传授妙道，医道与道道之间均可相通。这已经将医学融会在宗教中，用道教的原理解释医学。道教对中医药学从理论构建到临床医疗实践都做出了重大贡献，中医药不论是在理论方面还是在临床医疗实践方面都从道教思想和道教经典中汲取了丰富养分。

（一）对思维方式的影响

道教追求的终极目标是"得道成仙"。道教学者是在修道身体力行中，结合练功的机制，影响着中医药理论体系和实践体系的构建。道教对中医思维影响最基本的一点就是，道教所追求的终极目标与中医药学的最终目的在一定程度上是一致的、吻合的。道教追求长生不老、得道成仙，而中医药学的目的是治疗疾病、保持健康，从而达到益寿延年。终极目标的一致性，使道教的许多思想成为中医药学的基本思维方式和基本理论，如阴阳、气血、经络、三焦、精气神等基本理论思维以及理法方药体系的辨证论治，实践认知体系的形成，都产生过积极的影响。

（二）对辩证思维形成的贡献

道教的矛盾论，认为矛盾存在于一切事务当中，无时不在、无处不在，如《道德经》说"有无相生，难易相成，长短相较，高下相倾，音声相和，前后相随"。这个观点被中医药理论所吸纳，成为其辨证论治的重要依据。中医诊断病情时，会关注阴与阳、寒与热、表与里、虚与实等矛盾对立情况，以便更加准确地对症下药。此外，道教还认为矛盾的双方在一定的条件下可以相互转化，正如老子所说的"正复为奇，善复为妖"。这启发中医药形成了诸如"寒极生热，热极生寒"的理论。道教的辩证思维方式为中医药辨证论治理论的形成提供了方法论基础。

(三) 对精气神理论形成的贡献

精、气、神是道教思想的重要术语。《管子·内业》说："精也者,气之精者也。"《管子·心术下》说："气者,身之充也。"对于神的记载,《史记·太史公自序》提到"人所生者神也……形神离则死……神者生之本也"。道教认为,从生命运动而言,精、气、神就是道,同时它们也是生命运动的根本。中医药理论完全采用了这种观点。直至今日,中医药理论一直认为维持人体生存根本的物质基础是气,神其实就是气。因此,在中医药理论里面,精、气、神可以通称为气,故有"精气""神气"等概念。道教主张,善于养气,才能使身体健康,益寿延年。

(四) 气一元论对中医药理论的贡献

《道德经》把"道"视为宇宙的本原及其发展规律。《道德经》说："道生一,一生二,二生三,三生万物。万物负阴而抱阳,冲气以为和。""道"是无形无象、无始无终、感觉不到、捉摸不出的混成东西,然而却是产生天地万物的总根源。《管子·心术下》"气者,身之充也"指出人的形体就是由"精气"凝聚而成的。《庄子·知北游》说："人之生,气之聚也,聚则为生,散则为死……故曰:'通天下一气耳。'"这包含着气一元论的思想,是对人体生命本质的哲学说明。这个思想渗透到医学,成为中医药理论的基石之一。

《黄帝内经》充分认识到"气"对于人体生命的极端重要性,明确定出人体不同部位的"气"及其功能,如"五脏六腑之气""真宗营卫之气""精血津液之气""喜怒忧思恐之气",经气、脉气、正气、邪气等。针对各种"气"的本质规定,探知人体生命的运动过程,了解体内各组织、器官的生理机能,解释致病因素和病理机制,以及诊断、防治诸问题。治病的根本就是要"调气",使人体内部的阴阳之气得以协调平衡、运行正常。

(五) 以法解道的贡献

老子从"道法自然"立论,以自然无为之道来贯通天、地、人,将宇宙人生视为一个整体。他肯定天道自然,《道德经》说："天地所以能长且久者,以其不自生,故能长生。"人效法道,亦应为无为,顺其自然,"是以圣人处无为之事,行不言之教;万物作焉而不辞,生而不有。"因此,老子推出无为而治的社会政治主张,在人生方面,提出虚、静、柔弱、不争、慈、俭等道德标准,还倡导"治人事天,莫若啬"和"载营魄抱一""专气致柔""涤除玄览"的修身养性功夫。

以法解道是从战国末的韩非开始的,为秦汉之际的黄老新道家所吸收。

《黄老帛书》中的"道"是指客观存在的自然规律，即"天道"。这里，黄老新道家把"道"理解为存在于万物之中的客观普遍规律，又比较重视人的主观能动性的作用，比较辩证地表述了人对自然规律所应持的态度，这对《黄帝内经》产生了重要影响。《黄帝内经》在"天人合一"的整体思想指导下，对自然界的运动规律做了许多有益的探讨，目的是更好地观察人体生命活动规律和总结医疗实践经验，来正确回答生命的本质，健康与疾病的内在联系，疾病的发生、变化规律及其防治等重大医学问题。《黄帝内经》所把握和阐述的医道已形成一系列的基本观点，包括天人观、生命观、形神观、疾病观、养生观、治疗观等，这些基本观点的形成受到道教以法解道唯物观的影响。

（六）对《黄帝内经》理论体系形成的贡献

道家思想发展到秦和汉初，有了新的内容和形式，新道家托名黄帝，为黄帝君臣立言，改造老子学说，并综合吸收了先秦各家学说的重要内容，形成一种新的理论体系，称为"黄帝老子之言"或"黄帝老子之术"。黄老之学有两个基本特征：一是与早期道家一致，宗老子之"道"，以论宇宙本原、万物成因，述"清静无为"之术，以明理事处世之法；二是取各家之长补早期道家之短，以道家理论为核心，对阴阳、儒、墨、名、法各家之"善"和"长"，予以采、撮、兼、合，形成内容更加充实和丰富的理论。

养生、祛病、延年是新道家的重要研究内容，《黄帝内经》既是秦汉新道家的重要著作，又是中医药理论体系的基础，因此把岐黄之学看作秦汉新道家的一个分支不无道理。

道教的"天地之道"成为构成中医药学"天人合一"整体观思想的基础。老子主张天道自然无为的尊重客观自然法则的思想。庄子继承了老子的思想，主张"不以心捐道，不以人助天"，"安时而处顺"，追求"天地与我并生，而万物与我为一"的境界。《黄帝内经》承袭了道教思想的精华，把天和人作为一个统一体看待，建立了自己的天人合一观。

道教的阴阳思想成为中医药理论的基础。老子把"道"作为天地万物的本原。庄子发展了老子的这一观点，认为气是"道"产生的一种极精微物质，是天地人物构成的共同物质基础，提出了"通天下一气耳"的观点，并指出阴阳是一气的最大规律，"阴阳者，气之大者也"。《黄帝内经》将气分成阳气和阴气两种。阳气轻清，主热、燥、动，浮散形成天空；阴气浊重，主寒、湿、静，凝聚生成大地。

道教矛盾对立思想成为中医辩证法形成的基础。道教认为一切事物都包含相互对立的两个方面。阴阳不仅是气，而且是一切事物普遍具有的属性,这种思想充分反映在《黄帝内经》中。

(七)对脏象理论的贡献

脏象学说的实质性内容的构建是在道教认识论的基础上发展起来的。对于脏象的概念,张介宾在《类经》中说:"象,形象也。脏居于内,形见于外,故曰脏象。"这符合道家认识世界的基本方法。《道德经》说:"古之善为士者,微妙玄通,深不可识。夫唯不可识,故强为之容。豫兮若冬涉川;犹兮若畏四邻;俨兮其若容;涣兮若冰之将释;敦兮其若朴;旷兮其若谷;浑兮其若浊。"正因为"微妙玄通"的"道"过于抽象,不易为一般人所理解,所以又通过许多具体的事物来比拟、说明"道"。以"容"推"微"、断"玄"的方法,指导了认识脏腑功能表现,以其"形",推断"脏",联系、总结形成了一套完整的脏象理论,并应用到了中医临床实践活动中。

(八)对中医临床的贡献

道教医学的源头可以远溯到原始宗教的巫术医学,它的直接前身就是秦汉时期的方士医学。由此推断,道医也经历了由巫医到方士医,再由方士医到道医的前期孕育和演化阶段。那些带有巫医成分和仙丹灵药、符咒等神秘主义的治疗方法则属于心理治疗和精神治疗的层面,也属于医学范畴,只是与针灸、本草、汤液等医学手段还有一段较长的距离。

葛洪著有《抱朴子》内篇和外篇。葛洪一方面继承老子把"道"作为天地万物的总根源,又抓住《道德经》一章"玄之又玄,众妙之门"的话,以玄解道,以道为神,把道视为神秘莫测、奇妙变化的精神实体,即气一元论的道教世界观。葛洪用玄道来论述不死之药可得、神仙可致的办法,一是善服金丹,二是导引行气,三是房中宝精。葛洪强调,炼丹家为了自救和救人,必须懂医。葛洪炼制密陀僧、三仙丹等外用药物,也研究过许多矿物、植物药的性能和功用。所著《肘后备急方》实用性强,内容涉及医学各科,有关结核病、天花、狂犬病的治疗方法当属最早记载。

魏晋南北朝时期,中医药不仅在治疗学、药物学方面,而且在针灸、外科学领域也取得了长足进步。在这方面,道医做出了积极贡献。道门之中的个别医者在很早就对针灸之术有所研究,鲍姑就是一位在针灸学领域颇有成果的医家。她擅长灸法,擅长用越秀山出产的红脚艾治疗赘瘤与赘疣。《南海县志》及《羊城古钞》皆云鲍姑以"越岗天产之艾,以灸人身赘瘤,一灼即消除无有,历年久而所惠多","每赘疣,灸之一炷,当即愈。不独愈病,且兼获美艳"。

传教与治病结合起来,采用带有浓厚巫医色彩的治病方法,诸如"符水禁咒""跪拜首过"等,为下层受难的贫困百姓医治疾病。这是道医最具特色的医疗手段,也是最具有争议的部分。"符"通常是用墨笔或毛笔在专用的黄纸上画的一些不规则线条和神秘图案。"咒"即为咒语,被认为能起到与神灵交通的作用。"符"与"咒"往往一起使用。道士一边念咒语,一边将符烧成灰,放入杯里的水中,从而制成能治病驱邪的"符水"。东汉顺帝、桓帝时张道陵所创的五斗米道,灵帝时张角的太平道,都曾利用符水、药签、斋醮、祝由、祭祀、祈祷等方法广治民间百姓的疾苦隐患。"符""咒"流传民间的原因,一是通常巫师具有一些民间土法的医术;二是符咒并不排除药物治疗,而只是针对一些不能为常规汤药、针灸治愈的病情而采用的一种辅助疗法,"医所不能疗者"及"不胜汤药针灸者"。符咒疗法类似当今的心理治疗法,可对患者的情绪起着调适作用。

明清以后,道教逐渐衰微,但有道高医依然用符咒方法医治患者,并且颇有成效。清代正一派道士娄近垣擅长符水治病之术。雍正九年(1731)正月,娄近垣奉召入宫为雍正帝驱邪治疾,获得效验。《龙虎山志》卷一《修上清宫上谕》有详细记载,称娄近垣以符水医治好了雍正帝的疾病,受到清帝的赏识。娄近垣借符咒治病术弘扬道教,受到朝廷的重视,使得清代业已衰落的龙虎山正一派呈现出复兴景象。

道教典籍《太平经》中的《斋戒思神救死诀》将疾病的治疗方法分为方药、针灸、祝由、存神等七种疗法,对于中医独特的灸刺疗法也有详细的论述。《太平经》说:"灸刺者,所以调安三百六十脉,通阴阳之气而除害者也。"更重要的是指出了针灸并不是一成不变的疗法,强调"人有大有小,尺寸不同",因而要根据个人的具体情况来取准穴道。《肘后备急方》保存灸法最丰富,它把重点放在灸刺入穴的分寸和壮数的多少,为后来灸刺的运用积累了丰富的经验。道家经典《黄庭经》主要以五脏为主,并主张采摄日、月、星辰等大自然的日月精华为保神延寿之用,因而《黄庭经》至今被认为是对道教医术和中医药学的一大贡献。还有《补阙肘后百一方》,在医学基本理论、症状的描述和鉴别症状的客观指标,以及外科救急经验方面都有所创新。北宋时的道书《无上玄元三天玉堂大法·断除尸瘵品》专门总结了肺结核的传染途径有"屋传""衣传""食传"三种,并分别论述了这三种途径传播的原因及其消除办法,是全球有关肺结核防治的最早记载。

(九)对本草学的贡献

《神农本草经》是中医药学四大经典之一,后世诸家本草大多是以此为基础发展起来的。《神农本草经》载药三百六十五种,分上、中、下三品。"上药一百二十种为君,主养命以应天,无毒,多服久服不伤人。欲轻身益气不老延年者,本《上经》。"中药一百二十种为臣,主养性以应人,无毒有毒,斟酌其宜。欲遏病补虚羸者,本《中经》。""下药一百二十五种为佐使,主治病以应地,多毒,不可久服。欲除寒热邪气,破积聚愈疾者,本《下经》。"这种三品分类的表述,以及将许多金丹药类药物列入上品药,认为它们具有延年等功用,都表明此书与秦汉时期方术思想的盛行密切相关。

战国时期道家便有了养生学说与方法,至秦汉时期,由于秦皇汉武对得道成仙的痴迷,神仙、服石、炼丹、房中术一时大行其道,社会上形成了一批被认为持有长生之药或特殊法术的"方术之士",同时出现了一批修行成道的"神仙"。于是,这方面的著作大量出现,与一般医药学著作并传。如《汉书·艺文志》"方技"部分,包括了医经、经方、房中、神仙四类,其中医经七家二百一十六卷,经方十一家二百七十四卷,房中八家一百八十六卷,神仙十家二百零五卷。

在汉代,无论是学者还是官方,都把医药、房中、养生看作方士之技、方士之术,医家有时也直接被称为"方士"。《素问·至真要大论》说"帝曰……经言盛者泻之,虚者补之。余锡以方士,而方士用之尚未能十全",此处所言"方士"即医生。房中养生、神仙服饵与医经、经方一样,逐渐成为中医药学不可分割的一个组成部分。道家关于生命、精、气、神以及养生、炼丹的理论,在历代医籍中也多有反映。

汉代道家神仙方术的兴盛与帝王对方士的优待是分不开的。方士大多兼有方术和医药的双重知识。一方面,他们从长期的炼丹过程中获得有关化学与金属冶炼等方面的知识;另一方面,对长生不老的追求也使他们孜孜于医药、针灸、导引、按摩等方面的研究与实践;而作为性养生的房中术,也是他们研究的重要内容。因此,方士从经方中获得药物治疗知识,从神仙著作中获得药物养生的知识。这些内容与当时不断增加和丰富的中医药知识一起,构成了《神农本草经》基本框架。东汉道教兴起之后,道教性命双修与服食对本草学的影响愈加突出和明显,各代本草著作或方剂著作中,往往单列"养性""神仙服饵""辟谷"之类的部类。唐代孙思邈作为道医的代表,其著作也被后世收入《道藏》。《千金要方》中,有"养性"一卷,列居处、调气、按摩、服食、房中补益诸篇;《千金翼方》中,列养性、辟谷、退居、补益诸卷。单就两书所收一百余首服食养生方而言,便可看出明显的道家养生色彩。

三、道家养生观

人的生命活动只有符合自然规律,才能达到"深根固柢,长生久视"的健康长寿的目的。这是道家养生思想的根本观点。

（一）清静无为

清静,在道家养生中指的是心神宁静;无为,指的是不轻举妄动。这是道家养生的重要思想,即"自然无为"。道家认为,天地万物的发生、发展,有其必然趋势。道家主张顺其自然,反对人为的干扰和破坏,此乃"天道无为";而人道也要依乎天理,提倡"清静无为"的处世哲学,要求人们少私寡欲,反对过度追求物质享受,此乃"人道无为"。天道与人道的无为相合使得养生达到了"天人合一"的境界。道家有云,"祸莫大于不知足;咎莫大于欲得""致虚极,守静笃。万物并作,吾以观复。夫物芸芸,各复归其根。归根曰静,是谓复命""水静犹明,而况精神""静而无为……无为则俞俞,俞俞者忧患不能处,年寿长矣"。这种清静无为以养神长寿的思想,对中医养生观有很大的影响和促进。

（二）返璞归真

道家崇尚返璞归真。《道德经》说:"专气致柔,能婴儿乎?""常德不离,复归于婴儿。"《庄子》说:"彼且为婴儿,亦与之为婴儿。""纯粹而不杂,静一而不变,惔而无为,动而以天行,此养神之道也。"意即人们内心回复到人生最初的单纯状态,保持婴儿的自然天真、质朴无邪,追求精神上的超脱与自由。老子认为,新生的东西是柔弱的,却富有生命力,而随着新生事物逐渐强大,随后就会慢慢走向衰弱,人体生长到极限就会引起衰老乃至死亡。正如《道德经》所说:"故坚强者死之徒;柔弱者生之徒。"意即人体如果经常处于柔弱的地位,就能避免过早地衰老,并能保持健康。由此可见,老子主张无欲、无为、无知,回复到人生最初的单纯状态,也就是"返璞归真"。

（三）形神兼养

《道德经》被称为气功养生的宏观论著,其"贵柔"的思想指导了气功养生学的发展。庄子不仅主张清静无为的养神思想,还对养形有深刻的见解,逐渐形成了以导引、吐纳为主要方法的气功养生体系。《庄子》说"必静必清,无劳汝形,无摇汝精,乃可以长生","吐故纳新,熊经鸟申,为寿而已矣,此道引之士,养形之人,彭祖寿考者之所好也"。可见,导引最初又称为"道引",通过调节呼吸与周身之气,模仿熊攀树而悬空、鸟飞翔而伸展的动作来运动形体。道家倡导了中国古代的导引术,并用于健身、防病、治病。

（四）以人为贵

《道德经》说:"故道大,天大,地大,人亦大。域中有四大,而人居其一焉。"即人"最为天下贵"。《太平经》说:"人居天地之间,人人得一生,不得重生也。"所以，要珍惜生命。"人最善者，莫若常欲乐生"，"人欲去凶而远害，得长寿者，本当保知自爱自好自亲，以此自养，乃可无凶害也"。《庄子》说："善养生者，若牧羊然，视其后者而鞭之。"道家强调人应该服从于自然之"道"，并以此而致力于指导人的生命行为，主张"我命在我，不在于天"，通过调节、控制自己的思想行为，达到身体健康及其与天地的和谐。这种通过自我锻炼和养护达到长寿目的的养生观念，与中医养生以自我调摄为主要手段的观念不谋而合。

四、道学对中医养生的影响

（一）精神调摄

1. 静以养神是养生之本

静以养神的思想源于老庄道家学说。老子认为"静为躁君"，主张"致虚极，守静笃。万物并作，吾以观复。夫物芸芸，各复归其根。归根曰静，是谓复命"。也就是说，人要排除杂念以达到心神宁静的状态。这给后世提出"恬惔虚无"的中医养生观打下了理论基础。道家认为："故养生莫要于养心。天玄子曰：'养心之大法有六：曰心广、心正、心平、心安、心静、心定，心广所以容万类也，心正所以诚意念也，心平所以得中和也，心安所以寡怨尤也，心静所以绝攀缘也，心定所以除外累、同大化也。'"凡事皆有根本，养心养神是养生的根本，静养之要在于养心。道家的静以养神法是中医养神的根本、防病治病的良药，是中医养生中精神调摄的第一大法。人在社会中，各种外界的刺激必然会通过感觉器官作用于人的精神，耳闻目睹都会使精神烦劳而心神不宁。为了保持心态平和、思绪宁静，《庄子》提出"无视无听，抱神以静，形将自正。必静必清，无劳汝形，无摇汝精，乃可长生。目无所见，耳无所闻，心无所知，汝神将守形，形乃长生"的养神方法，使目清耳静、心静神宁。这一方法要求人们在精神紧张、情绪激动、身心疲劳的情况下，需在安静的环境中休息、睡眠以保养精神。闭目养神是最简单易行的养神方法，工作之余，随意坐卧，放松身体，微闭双目，摒除杂念，能消除疲劳、安神定志，有益身心健康。

2. 少私寡欲是养神之法

少私是指减少私心杂念；寡欲是指降低对名利和物质的嗜欲。《道德经》认为，"祸莫大于不知足；咎莫大于欲得"，并主张"见素抱朴，少私寡欲"。私心太重，嗜欲不止，欲望太高太多，可使人产生悲伤、苦闷等不良情绪，扰乱心神。心神被扰，导致气机紊乱而生气滞、痰凝、瘀血等病理产物，使人体产生各种病证。如果能减少欲望，节制对私欲和名利的追求，能减少思想负担，使人变得心情舒畅,气血畅通,身心健康。《太上老君养生诀·养生真诀》说:"且夫善摄生者,要先除六害,然后可以保性命,延驻百年。何者是也?一者薄名利,二者禁声色,三者廉货财,四者捐滋味,五者除佞妄,六者去妒嫉。"道家"去六害"养心神的方法对精神养生有着重要意义。只有减少私心,减轻思想负担,才有利于思想清静,达到无欲无求状态的生命活动是最自然和最健康的。因此,寡思虑以养心神,顺其自然,才能使精神清静安宁、乐观开朗,才能有益于健康和长寿。

(二)导引健身

道家养生思想重视"精气神",尤其认为气是构成万物的要素,决定其生成与毁灭。正如《庄子·知北游》所说:"人之生,气之聚也,聚则为生,散则为死。"因此,道家健身术主张以养气为主,从而提高机体的生命力,通过"导引""养形",达到练气以养生的目的。五禽戏、八段锦、六字诀和马王堆出土的《导引图》《胎息经》等都属于代表性的道家健身功法。

导引作为一种健身体育运动,在中国起源很早。《庄子·刻意》说:"吹响呼吸,吐故纳新,熊经鸟申,为寿而已矣,此道引之士,养形之人,彭祖寿考者所好也。"唐代成玄英在《南华真经注疏》说:"吹冷呼而吐故,响暖吸而纳新,如熊攀树而自悬,类鸟飞空而伸脚。斯皆导引神气,以养形魂,延年之道,驻形之术。"可见,导引具有"导气令和,引体令柔"的意思,说明在先秦时期人们就把这种呼吸运动和躯体运动相结合的导引,作为日常很好的健身方法。以后,按摩法常与导引法一起运用,并多寓于导引法中,从而成为导引的一个组成部分。

《摄生纂录·调气》说:"故知气在人中,人在气中。气聚即生,气亡则死。"导引与行气,在历史发展过程中,有合有分,虽然各有侧重,但又关系密切,故常导引行气合称,成为道家运动养生内修的重要手段。秦汉时期,道家导引行气有了较大的发展。导引养生之风,东汉盛于西汉,《后汉书》中特立《方士列传》,内中所讲的许多方士都是精于导引的道家。至南北朝时,导引大都组合成为一套套的术势,即成为成套的导引体操。此后导引方法愈加见多,而且各个宗派还自有秘法,总之,法、势甚多。在中医药实践中,导引行气可以被用于临床治疗,发展并衍化派生出许多功法,如易筋经、八段锦、十二段锦、张三丰武当拳、内家拳、太极拳、八卦掌、形意拳等,使导引的内容更为丰富多彩。

医家导引和道家导引是彼此渗透、互相影响的。某些导引方法既可以治病,又可养生,显然医、道两家在导引行气法的运用上关系十分密切。但是,也必须清醒地看到同中有异,医家导引与道家导引还是具有一定区别的。医家导引旨在治疗局部病患,大体是以肢体的动摇、屈伸为主,以行气为辅;而道家导引则是为了防衰养老,且以行气为主,以肢体运动为辅。甚至有一些道家反对肢体运动,他们所谓的导引,实际是指行气。医家导引往往同按摩、针灸及服药相配合;而道家导引则往往同"辟谷"相结合。明白了医、道在导引上的这种关系,也就有利于把握中医药在这方面的文化特征。

1. 五禽戏

五禽戏是以模仿禽兽动作达到健身目的的方法,最早见于战国时期。《庄子》说:"熊经鸟申,为寿而已矣。"五禽戏相传出自华佗,是模仿五种禽兽即虎、鹿、熊、猿、鸟的动作编制而成,以形体运动养生为主,辅以呼吸吐纳与意念配合的导引类养生功法。五禽戏通过意守、调息和动作的协调配合,达到疏通经络、调和气血、活动筋骨、滑利关节的作用。肢体运动时,形显示于外,但意念贯穿于各个动作中,排除杂念,思想达到"入静"状态;进行静功站桩时,虽然形体处于安静状态,但是必须注意体内的气息运行以及"五禽"意境的转换。这种动与静的有机结合,可起到练养相兼的互补作用。虎戏分虎举与虎扑,鹿戏分鹿抵与鹿奔,熊戏分熊运与熊晃,猿戏分猿提与猿摘,鸟戏分鸟伸与鸟飞。练功时注意精神专注,全身放松,情绪轻松。这样使得气血通畅,精神振奋,动作不过分僵硬、紧张。呼吸要自然,均匀和缓。吸气时,舌尖轻抵上腭,吸气用鼻,呼气用嘴。各个动作宜自然舒展,不要拘谨。

2. 八段锦

八段锦属于形体活动与呼吸运动相结合的健身功法,由八组不同的动作组成。将该功法的八组动作及其效应比喻为精美华贵的丝帛、绚丽多彩的锦绣,以显其珍贵,称颂其精练完美的编排和良好的祛病健身作用。八段锦以脏腑的生理、病理分证来安排导引动作,作用在于"动中求静",肢体的运动与意念的内守合而为一,通过平衡精神情绪,达到防病祛病、延年益寿的目的。预备势,第一式"两手托天理三焦",第二式"左右开弓似射雕",第三式"调理脾胃须单举",第四式"五劳七伤往后瞧",第五式"摇头摆尾去心火",第六式"两手攀足固肾腰",第七式"攒拳怒目增气力",第八式"背后七颠百病消",收势。练习时注意保持自然、平稳的腹式呼吸,精神和形体的放松,意守丹田。全身放松,不可紧张。动作准确,达到动作、呼吸、意念协调统一,形气神为一体的状态。

3. 六字诀

六字诀最早见于南北朝齐梁时陶弘景所著的《养性延命录》中。著名医学家陶弘景是道教茅山派代表人物之一。《养性延命录·服气疗病篇》说："纳气有一,吐气有六。纳气一者,谓吸也。吐气六者,谓吹、呼、唏、呵、嘘、咽,皆出气也……委曲治病,吹以去热,呼以去风,唏以去烦,呵以下气,嘘以散滞,咽以解极。""心脏病者,体有冷热,吹呼二气出之。肺脏病者,胸膈胀满,嘘气出之。脾脏病者,体上游风习习,身痒痛闷,唏气出之。肝脏病者,眼疼,愁忧不乐,呵气出之。"唐代道教学者在《黄庭内景五脏六腑补泻图》中改变了六字与五脏的配合方式,改肺"嘘"为肺"咽",改心"呼"为心"呵",改肝"呵"为肝"嘘",改脾"唏"为脾"呼",改肾"咽"为肾"吹",另增胆"嘻"之法。明代以后,六字诀将吐纳与导引结合起来。该功法在导引呼吸吐纳的同时,通过特定的发音来引动与调整体内气机的升降出入。以"嘘、呵、呼、咽、吹、嘻"六种不同的特殊发音,分别与人体肝、心、脾、肺、肾、三焦六个脏腑相联系,从而达到调整脏腑气机的作用。预备势,起势,第一式"嘘字诀",第二式"呵字诀",第三式"呼字诀",第四式"咽字诀",第五式"吹字诀",第六式"嘻字诀",收势。根据不同的健身及康复目的,采用不同的六字吐音顺序。若以治病为主要目的,应以五行相克的顺序练习,即呵、咽、嘘、呼、吹、嘻;若以养生为主要目的长期习练,则应按五行相生的顺序练习,即嘘、呵、呼、吹以去热,呼以去风,唏以去烦,呵以下气,嘘以散寒,咽、吹、嘻。练习该功法要注意口型的变化和气息的流动。呼吸吐纳、发音的同时,配合相应的动作导引,发音、呼吸、动作导引协调一致,既练气,又养气,共同达到畅通经络气血、调整脏腑机能的作用。

(三)服食外养

道教为追求长生成仙,继承和汲取中医药学成果,在内修外养过程中积累医药学知识和技术。它包括服食、外丹、内丹、导引及带有巫医色彩的仙丹灵药和符咒等。道医与中医药学既有联系又有区别,其医学和药物学的精华已成为中医药学的组成部分。

服食,指服食药物(草木药和丹药)以求长生。道家修真炼养方法,有内修和外养两类,而服食属于外养。服食起于战国时期,与行气、房中同为当时三派仙道。初时多服食一些草木药(仙药)。战国齐威王、燕昭王及秦始皇、汉武帝曾先后派人去海上仙山搜求。汉武帝时乃有人造仙丹。像《列仙传》中所列神仙七十一位,其中绝大部分是服食草木药的,少数是服食丹药的。如偓佺"好食松实",涓子"好饵术",赤将子舆"啖百草花",师门"食桃李葩",鹿皮公"食芝草";而任光"善饵丹",赤斧"能作水炼丹,与硝石服之"。

道教承袭了服食术,盛行一时。所服药物即为草木药和丹药,每一时期所重不一。魏晋南北朝，服食草木药已较普遍。《抱朴子·内篇·仙药》专论服食，多为草木药服食方，列有上百种服食药材，如茯苓、麦冬、枸杞、天冬、黄精、胡麻、甘菊、松脂等。《道藏》收载的各家服食方也很多，如《太玄宝典》卷下《木神养神章》中认为茯苓为木之神，"服之得法，能生神明，轻便四肢。茯苓末之烂，研青松叶水和煮之，唯茯苓碧绿色透为度，暴干为末，蜜和丸，日三服如橡子大，清旦水下。通神不老不饥，辟谷去五味……更加梨子，无暑；加浮萍，无寒矣"。

魏晋南北朝时期，炼丹服食成为一时风气。不仅仅是修道之人，从帝王贵胄，到大夫士人，都追求服食成仙。《古诗十九首》有云："浩浩阴阳移，年命如朝露。人生忽如寄，寿无金石固。服食求神仙，多为药所误。不如饮美酒，被服纨与素。"正是当时写照。大体说来，魏晋隋唐时期，人们以服石为主，最常用的是"五石散"。其主要原料是钟乳石、赤石脂、紫石英、白石英、硫黄之类。因为以矿石为主组成，故名"五石散"。五种矿石均属温热之性，具有温阳益气助火作用，常服此药，会全身发热，精神狂躁，需要"寒饮、寒衣、寒食、寒卧、极寒益善"，故又名"寒食散"。该方对年迈体虚，阳气偏衰者，用之得宜，尚有一定的助阳强体作用，但对于体健身壮者，久服此药，必然会致重疾乃至死亡。历史上从帝王到文人名士，因此而殒命伤身者绝非鲜见。

唐宋以后，滥用金石类药物养生求仙的弊端被越来越多的医家所认识，草本药物取代金石类药物而成为养生抗衰方药的主要成分。宋元时期，广大医家对能够抗衰延年的药物和方剂的研究已经达到了很高水平。服食理论与指导思想的变化也体现于当时编纂的医药著作中，硫黄、丹砂、钟乳、石英等金石类服食方药被草本类的养生服食方所代替。宋太宗敕修，道医王怀隐主持编纂的《太平圣惠方》和宋徽宗政和年间（1111—1117）官修的《圣济总录》都列有"神仙服食方"，其服食药物主要有黄精、地黄、天冬、杏仁、松子、松叶、茯苓、胡麻、枸杞子、白术、鹿角、菊花、菟丝子、仙茅、芍药、灵芝、泽泻等。这些药物大多有补益肝肾、益气养阴、健脾安神或温阳填精的作用。虽然仍冠以"神仙服饵"之名，但更多地不是为了成仙，而是着眼于保健延年了。正如《圣济总录·神仙服饵门》所说"神仙服饵草木，必取其柯叶坚固、形质不变，若松柏茯苓之类，其意盖以延年益寿为本，至于其他，非具五行之秀，则必备四气之和"，反映了当时服食选药的基本思想。

元代宫廷太医忽思慧在撰写《饮膳正要》时，也专列"神仙服食"一篇，其中列方三十五首。这些方药大多精选自历代修炼养生的专著，如《抱朴子》《神仙传》《食疗方》等。《饮膳正要》中有许多处方可谓历代养生方的精华。如著名补益方琼玉膏，最早见于南宋翰林学士洪遵的《洪氏集验方》，名"铁瓮先生神仙秘法琼玉膏"，显然与道家方术有关。元代许国祯在《御药院方》中的记载与《洪氏集验方》相同，可谓谨遵古法。忽思慧在《饮膳正要》中更列为"神仙服食"之首方。清代宫廷档案中也对该方的配制、保存、服法、禁忌等做了详细规定。据称常服此方，可有填精补髓、补虚损、除百病之功用，能使发白转黑，齿落更生。雍正常服此药，并作为赏赐权臣的珍品。清宫中许多补益长寿方，如慈禧长春益寿丹、保元益寿丹及乾隆固本仙方等，均以琼玉膏为组方基础。

在服食草木药基础上发展形成的外丹，却走向另一条道路。外丹是用炉鼎烧炼铅、汞等矿石（或掺和草木药）以制长生不死之丹药。因丹砂为其主要的原料，故通称炼丹术；因谓服食丹药可以成仙，又称为仙丹术；又谓炼成的丹药可成黄金，又称为金丹术。外丹术初见于西汉，魏晋南北朝时期得以继续发展，唐代则为极盛时期。随着外丹术的滋蔓，服丹药而致死者日多。于是人们群起指斥，服食者包括炼丹士对此亦渐生疑，故外丹术自唐以后渐趋衰微。

外丹术产生之后，盛行千余年，最后虽为社会和科学之发展所摒弃，但经过长期的烧炼实践，对中国药物学和实验化学做出了积极的贡献。唐宋炼丹士总结前人经验，在用丹砂、水银等物炼丹时，改进配方和制作，做成甘汞及红升丹、白降丹等中成药。在用水银和其他金属烧炼时，又制成多种用于当时手工业和医药的汞合金。这些药物，直到今天仍被中医外科所采用，而且是用炼丹的方法制取的，如用于拔毒封口的红升丹，用于治疮疡等的白降丹等。

五、道医代表性人物

道医是近代对奉行道家思想或道教教义的医者的概称。明代李梴在《医学入门》卷首就将历代医家区分为"上古圣贤""儒医""明医""世医""德医"等。道医自古代就一直存在，民间常常用"丹医""隐医""走方医""草泽医""刀圭医"来称呼道医，从这些名字中不难看出道医身份的多重与复杂。素有"十道九医，医道同源，医中有道，道中有医"之说，所以学道者往往大多兼学医。历代有不少道士成为著名的医药学家，形成了富有特色的道教医学流派，对中国传统医学的发展做出了巨大的贡献。东汉董奉的杏林故事，苏仙公的橘井故事，传世成为"杏林橘井"的成语，既是表彰医德高尚，也是将医药与神仙得道相连接，对民众影响深远。道医在具体的诊病过程中，除运用针灸、本草、汤液等一些传统方法为患者治病外，还运用含有巫医成分和仙丹灵药、符咒等神秘主义的方法为人疗疾，这成为道医的一大特色。但是或许正因为道教医学中含有这些成分，使得一些人对道医持怀疑态度，这就不免有以偏概全之嫌。

（一）道门世家出身

道门世家出身类型的道家医者们都拥有深厚的历史家学，所以大多都是自幼修道习医，博古通今，这在历朝历代的道医中都有典型的代表人物。其中名声大噪的当属东晋的葛洪。

葛洪（283—363，图3-31）：字稚川，自号抱朴子，道教理论家、著名炼丹家和医药学家，世称小仙翁。他的从祖葛玄为东吴的著名道士，将丹经传于弟子郑隐。葛洪师事郑隐，独得《金丹经》及《三黄内文》《五岳真形图》等。后葛洪又向南海太守鲍靓学习丹术与医术，并娶其女鲍姑为妻。《正统道藏》和《万历续道藏》收有其著作十余种。所著《抱朴子》继承和发展了东汉以来的炼丹法术，对之后道教炼丹术的发展具有很大影响，为研究中国炼丹史以及古代化学史提供了宝贵的史料。

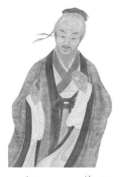

图3-31　葛洪

葛洪撰有医学著作《玉函方》一百卷(已佚)，《肘后备急方》三卷，内容包括各科医学，其中有世界上最早治天花等病的记载。葛洪主张道士须兼修医术，认为修道者如不兼习医术，一旦"病痛及己"，便"无以攻疗"，不仅不能长生成仙，甚至连自己的性命也难保住。葛洪在《抱朴子·内篇·仙药》中对许多药用植物的形态特征、生长习性、主要产地、入药部分及治病作用等，均做了详细的记载和说明，对后世医药学的发展产生了很大的影响。《肘后备急方》是应当随身常备的实用书籍。书中收集了大量救急用的方子，都是他在行医、游历的过程中收集和筛选出来的。葛洪特地挑选了一些比较容易弄到的药物，即使必须花钱买也便宜，改变了之前的救急药方不易懂、药物难找、价钱昂贵的弊病。药学家屠呦呦获得2015年诺贝尔生理或医学奖的青蒿素就受到《肘后备急方》的启发。葛洪尤其强调灸法的使用，他用浅显易懂的语言，清晰明确地注明了各种灸的使用方法，只要弄清灸的分寸，不懂得针灸的人也能使用。

鲍姑（309—363，图3-32）：小字潜光。鲍姑的父亲鲍靓曾任南海太守，他在越秀山南麓建越岗院（今三元宫），供鲍姑居住修炼。鲍姑与葛洪结为夫妻后，共同研究医学和炼丹术，一起炼丹制药，并到广州一带采集丹砂等二十余种药物作为原料。现南海西樵山附近的仙岗还存有他们早年炼丹的遗址。鲍姑一生行医、采药，足迹遍及广州所辖南海郡的番禺、博罗等县。她医德高尚，擅长灸法，尤精通艾灸法，善于医治赘瘤与赘疣等病

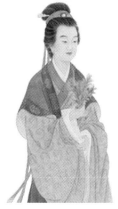

图3-32　鲍姑

症,为百姓解除病痛,被尊称为"女仙""鲍仙姑"。鲍姑的灸法经验主要记载在葛洪的《肘后要急方》内。全书记有针灸方一百零九条,其中灸方占九十九条。该书较详明地记述了灸法的作用、疗效、操作方法、注意事项等,丰富了中医药灸法的内容。原存于广州市三元宫的"鲍姑艾灸穴位图"对人体骨节经络、五脏六腑均有详细叙述,是中医药学的宝贵文化遗产。

陶弘景(456—536,图3-33):字通明,自号华阳隐居,谥贞白先生,南朝齐梁时著名的医家、炼丹家、文学家。陶弘景作为茅山宗的开山宗师,医学造诣颇深,对神仙道学、天文历算、地理方物、医药养生、金丹冶炼诸方面都有研究。陶弘景在《补阙肘后百一方》序中曰:"余宅身幽岭,迄将十载。虽每植德施功,多止一时之设,可以传方远裔者,莫过于撰述。见葛氏《肘后救卒》,殊足申一隅之思。夫生人所为大患,莫急于疾,疾而不治,犹救火而不以水也。今掇拾左右,

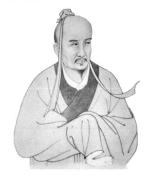

图3-33　陶弘景

药师易寻,郊郭之外,已似难值。况穷村迥野,遥山绝浦,其间枉夭,安可胜言?方术之书,卷帙徒烦,拯济殊寡,欲就披览,迷惑多端,抱朴此制,实为深益。然尚阙漏未尽,辄更采集补阙,凡一百一首,以朱书甄别,为《肘后百一方》,于杂病单治,略为周遍矣。"由此可见,陶弘景认为居住在"穷村迥野,遥山绝浦"的下层民众饱受缺医少药之苦,应该著书让他们能够自己掌握简易的医药知识,以求自救。他极为赞赏葛洪在《肘后备急方》中所倡导普及医药、造福黎民、简便实用的宗旨。于是在整理、补充葛洪《肘后备急方》的基础上写成了《补阙肘后百一方》。他又在系统整理《神农本草经》和全面总结六朝以前药学经验的基础上,撰写了《本草经集注》七卷。他编的《本草经集注》纠正了《神农本草经》原书或传抄中的错误,并增补了新发现的药物。书中首创了按药物性质分类的药物分类法,被以后的本草著作所继承。该书对药物名称、来源、产地、性状、鉴别、功用、炮制、保管等皆一一注明,内容丰富,条理分明,对隋唐以后本草学的发展有重大影响,在中国医学史上占有重要地位。他重视养生理论的研究,主张修炼应从养神、炼形入手,撰写《养性延命录》,强调养神当"少思寡欲","游心虚静,息虑无为",调节喜怒哀乐情绪,防止劳神伤心;炼形则要"饮食有节,起居有度",避免过度辛劳和放纵淫乐,辅以导引、行气之术,方能延年益寿、长生久视。他还撰有《陶氏效验方》《陶隐居本草》《药总诀》等医学著作多种,在当时社会上发生过很大影响,可惜现在大都已散佚。除医著外,他读书破万卷,喜琴棋,工草隶,另有《学苑》《孝经》《论语集注》等文史著作。特别是他的诗作,为齐高祖所赏识。

孙思邈（541—682，图3-34）：唐代医药学家、道
士。生活于隋唐之际，年少时即喜读老子、庄子著作
和佛教经典，兼通百家著述。据《旧唐书·方伎》记
述，隋文帝曾降旨征孙思邈为国子博士。孙思邈终身
不仕，隐于山林，亲自采制药物，为人治病。他搜集民
间验方、秘方，总结临床经验及前代医学理论，为医学
和药物学做出重要贡献，后世尊其为"药王"。孙思
邈崇尚养生，并身体力行，正由于他通晓养生之术，才
能年过百岁而视听不衰。他将儒家、道家及外来古印

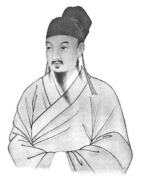

图3-34 孙思邈

度佛家的养生思想与中医药养生理论相结合，提出许多切实可行的养生方
法，如心态要保持平衡，不要一味追求名利；饮食应有所节制，不要过于暴饮
暴食；气血应注意流通，不要懒惰呆滞不动；生活要起居有常，不要违反自然
规律；等等。孙思邈所著《千金要方》收集了东汉以来许多医论、医方、用药、
针灸等基本成果，兼及服饵、食疗、导引、按摩等养生方法，记载了他的临床经
验和采集的民间单方。全书合方论五千三百首，对中医药方剂学做出了卓越
的贡献。晚年所著《千金翼方》对《千金要方》做了全面的补充，其中以本草、
伤寒、中风、杂病和疮痈最为突出。这两本书被后人通称为《千金方》。他还
十分重视妇婴疾病的治疗，在妊娠、产程、分娩及乳母须知、婴儿护理等方面，
都有不少合理的创见，并为其后妇、儿专科的建立奠定了基础。此外，孙思邈
提出"大医精诚"的医德思想，以及"胆欲大而心欲小，智欲圆而行欲方"的良
医诊病方法总结。孙思邈在《大医精诚》中写道："凡大医治病，必当安神定
志，无欲无求，先发大慈恻隐之心，誓愿普救含灵之苦。若有疾厄来求救者，
不得问其贵贱贫富，长幼妍媸，怨亲善友，华夷愚智，普同一等，皆如至亲之
想。"这里强调如果有患者前来就诊，不可以问他高贵还是低贱、贫穷还是富
裕、年长还是年幼、漂亮还是丑陋、有仇还是有恩、中国人还是外国人、愚蠢还
是智慧，全部都应该平等对待，就好像面对自己的亲人一样。这正体现出道
医在施药救人过程中不分贵贱，平等对待华夷众生的医疗观，说明道医拥有
博大的济世胸怀。他还说："亦不得瞻前顾后，自虑吉凶，护惜身命，见彼苦
恼，若己有之，深心凄怆，勿避险巇，昼夜寒暑，饥渴疲劳，一心赴救，无作功夫
行迹之心，如此可做苍生大医，反之则是含灵巨贼。"上述寥寥片语，已将孙
思邈高尚的医德情操，展示在人们面前。

叶法善（616—722）：字道元，号太素、罗浮真人，唐高宗时有名的道士，
浙江括苍县人。叶家三代皆是道士出身，叶法善不仅擅于养生、医术、占卜，
而且还会遁术。唐高宗仰慕他的名气，曾将他请到京城，准备封他爵位，但是

叶法善却坚决推辞,说公务累身,不如轻负在家研究道学钻研医术。

娄近垣(1689—1776):字三臣,号朗斋,又号上清外史,江南松江娄县人。娄近垣的生平事迹可见于《松江府志》《娄县志》《啸亭杂录》卷九。娄近垣的祖父与父亲都是道士,他受到家庭环境的影响,从小就好道,跟随家人修道习医,终于成为一代大师。

(二)立意入道学医

也有自愿立意遁入道门学习医术的医家,他们完全是崇尚道教学说,根据自己的爱好兴趣,于是决意入道。这些道医在传教的过程中,钻研医术,著书立说,实行道法,扶贫救弱,把医术作为传道济世的一种有效工具。如茅山的"三茅真君",就源于西汉初年的三位茅氏兄弟茅盈、茅固和茅衷。他们从道习医传教的经历应该先从大哥茅盈说起。茅盈是咸阳人,生于汉景帝中元五年(前145),出身官宦世家,自幼好道,聪明过人,虽然学问高深,但对做官不感兴趣,酷爱采药炼丹、修真养性。十八岁离家入恒山(今山西省浑源县北岳)修炼,在山中采药为食,并读老子《道德经》及《周易传》;二十四岁遇师,学服气法;再过二十年,又遇上仙人授以妙道;四十九岁离师返家,悟道三十年。他后来又辗转到江东的句曲山华阳洞隐居,继续修炼。修道期间,茅盈常常采药为百姓治疗沉瘤顽症,药到病除,在当地的口碑极好。在他的影响下,他的两位弟弟茅固与茅衷也弃官入道修炼,济世救人,后人称赞他们为"三茅真君"。

葛玄(164—244):字孝先,生于东汉桓帝延熹七年(164),出身于东吴的士族家庭。幼而好学,十三岁博通古今,遍读五经,十五岁名震江左(今扬子江下游)。他性喜老庄之道,不愿仕进,后遇左元放授以《九丹金液仙经》及炼杰保形之术,入天台山(今浙东天台县境内)修炼,以医传道。

王冰(约710—805,图3-35):号启玄子,又作启元子,唐宝应中(762—763)为太仆令,故称为王太仆,最终却选择从道习医之途,行医传教,著书立说,对中医药学的发展有很大的影响,终成为一名久负盛名的道医。王冰在《次注黄帝内经素问·序》中说:"冰弱龄慕道,凤好养生,幸遇真经,式为龟镜。"从这一自序中可以得知,王冰幼年就已"慕道",笃好养生方术。王冰少时笃好易老之学,讲究养生,醉心于医学,尤嗜《黄帝内经》,"时于先生郭子斋堂,受得先师张公秘本"。历时十二年之久,王冰注成著成《次注黄帝内经素问》二十四卷,合八十一篇,使《素问》这部经典著作从此得以流传后世,功不可没。王冰对运气学说很有研

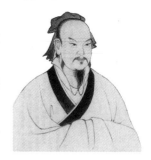

图3-35 王冰

究,其理论见解记述于补入的七篇大论的注释中,为后世运气学说之本。王冰对辨证论治理论也有所发挥,在"治病求本,本于阴阳"的原则指导下,临证强调应明辨阴阳水火。对于真阴虚损者,主张"壮水之主,以制阳光";对于阳气不足者,主张"益火之源,以消阴翳"。他认为"寒之不寒,责其无水",就是说用寒药治疗热证无效,就要考虑是否属于阴虚水亏所致的虚热;"热之不热,责其无火",就是说用热药治疗寒证无效,就要考虑是否属于阳虚火衰的虚寒。王冰另有《玄珠》一书,宋代已佚。

胡愔:唐代女道医。胡愔精通中医药理论,著有《黄庭内景五脏六腑补泻图》一卷行世。她在这卷著作的自序中说:"愔夙性不敏,幼慕玄门,炼志无为,栖心淡泊,览《黄庭》之妙理,穷碧简之遗文,焦心研精,屡更岁月。"可见,胡愔也是兴趣爱好使然,在道门之中有志于道教炼养方术,并研究医书《黄庭经》,为人治病疗疾。

刘渊然(1351—1432):号体玄子,明代道医,道教长春派创始人。刘渊然自幼即出家为祥符宫道士,后师事赵宜真,得到他的真传,一生志行苦修,济世救民,精于道术,通金火大丹之诀,旁通医术,擅长为人诊病疗疾。

从以上几位道医的习医经历可以看出,他们大多都是因爱好遁入道门,后或得遇良师或自学成才而掌握了精湛的医术。

(三)避仕成道医

在道教历史上,很容易找到德高望重或者医术高超的道士,他们受到皇帝的赏识,诏入京城,授以官爵薪俸。但是很多得道高士坚决推辞这种无限荣耀的任命,继续在乡野间修炼传道。世间有些人或者厌倦官场的尔虞我诈,或者仕途升迁受阻,或者因科举考试屡试不中,于是他们抛却尘世的一切俗缘,专心修道传教,成为道医。这群避仕出身的道教者们客观上壮大了道医的队伍,他们常与社会上层交往,并且往来过密。这些社会交往也是统治阶级了解道教的有效途径之一。

张道陵(34—156):东汉五斗米教的创立者,为汉初留侯张良八世孙,于东汉光武帝建武十年公元正月十五日生于吴地天目山。张道陵七岁读《道德经》,十岁许遍而达其旨,于天文地理河洛图纬之书皆极其妙,通习坟典,所览无遗,从学者千余人。天目山南三十里、西北八十里皆有讲诵之堂。后举"贤良方正直言极谏科",中之。东汉明帝永平二年(59)拜巴郡江州(今四川省巴县)令,时年二十六岁。久之退隐北邙山(今在河南省洛阳市境内),朝廷征为博士,称病不起。和帝即位,征为太傅,封冀县侯,三诏不就,后隐于山中修道。可见,张道陵从官之路相当顺畅,并且颇受朝廷重视,几次被征召为官,但坚辞不受。用他自己的话说就是"此无益于年命",于是最终他改而学长生之道,利用符咒为百姓治疗疾病,以医弘道,最终创建了五斗米教。

崔嘉彦(1111—1191):字希范,号紫虚、紫虚道人,南宋著名道医。崔嘉彦起初有志于政治,向当时的权贵献良策,但不被采用,仕途受阻,于是隐遁道门,研习脉学。崔嘉彦提倡"四脉为纲"学说,著有《崔氏脉诀》,医术精湛,创建西原脉学流派,终成为一代祖师。

刘完素:字守真,金代河间(今河北省河间市)人。刘完素自幼聪慧,耽嗜医书,千经百论,从未满足,医学造诣颇深。他曾拒绝金章宗完颜璟三次招用,不愿做官,因此被赐号高尚先生。刘完素一直在民间行医,深受百姓欢迎,至今河间一带尚有纪念他的遗迹。他是金元医学界最早敢于创新并且影响重大的一位医家,在医学史上获得很高评价。

王硅:元代道医。王硅曾被任为辰州(今湖南省境内)同知,年未四十,就弃官隐居于虞山之下,人称"隐君"。他醉心于炼丹、养生,尤其精于医学,享年九十余岁。王硅撰有《泰定养生》十六卷,论述了婚孕老幼阴阳气运节宣之宜,录有脉证方剂,以资调摄。

韩悫:字天爵,号飞霞道人,明代医家、道士。他少年做诸生时,考科举久试不中,于是入道习医。韩悫著有《韩氏医通》一书,在书中提出病案应包括"六法兼施"的内容。

(四)久病成道医

无论是因自身年幼体弱多病或偶得顽疾,久病则成医的,还是因家人久病不愈而立志从医的,这在医家的经历中普遍存在,道医中也有许多相类似的经历者。

李少君:齐国临淄人。李少君少即好道,曾入泰山采药,修绝谷、遁世、全身之术。李少君中途修道未成而患疾病,后遇安期先生救之,从此师事先生学神丹、炉火、飞雪之方,日后遂成为医者,疗疾济世。李少君与于吉的经历颇为相似,都因患病得遇有道高医,为其指点迷津,不仅治好了急症,还掌握了道术,兼通些医理药方。

于吉:东汉末年的方士。于吉的祖上开始就通晓道术,不杀生命。传说,于吉年轻时患有癞疮,久治不愈。一天,他看到集市上一个名叫帛和的卖药老人,黄发长髯,气度不凡,猜想必是神人无疑,于是向前施礼,详细诉说了自己的病情,请求给予帮助。帛和并没有立即为他治病,而是从怀中取出两卷《素书》,说:"这两本书不仅能治好你的病,而且照上面所讲的方法修炼还能长生成仙,好好研读吧。"于吉得书,如获至宝,回到家中日夜研读,照书修炼,病很快就好了。后来,他上了虞钓台乡的山上,依照《素书》推衍发挥,最后写成了一部长达一百七十卷的鸿篇巨制——《太平青箓书》。

王九:宋人。王九曾以卖茶为业,少时因病即出家青华观为道士。他精修养生之术,在道门之中德高望重,受到宋太宗的召见,遂改名为赵自然。

赵宜真:元末明初江西省安福人。赵宜真少通经史,长习进士业,后因久病不愈于是弃儒入道。赵宜真道行颇高,"或为诗歌以自警,犹以医济人……其高行伟操,为时所推"。他是净明道传承人中对医术最为精通的。

刘一明(1734—1821):道号悟玄子,别号素朴散人,山西省曲沃人。清代乾隆、嘉庆年间著名道士。刘一明在《悟道录》序中谓:"余世间一大不肖人也,幼时习儒,年未二十,大病者三,几乎殒命。因病有悟,遂而慕道。"他又在《会心内集·穷理说》中追述其学道过程,谓:"悟元十三四岁即知世间有此一大事因缘,可恨自己福缘浅薄,未得早遇高人……十七岁身得重病,百药不效。次年赴甘省南安养病,愈医愈重……幸喜真人赐方,沉疴尽除……十九岁外游访道,自发誓愿,若不究明大事,决不干休……"刘一明自幼体弱多病,后受异人传方而愈疾,遂立意方外。他十分强调道士修真必须研习医术以自救、救人。

徐大椿:徐大椿之所以专心研究医学,主要起因于其三弟患痞病,尔后,四弟、五弟相继病逝,父亲亦卧病在床。因此,他阅读家中所收藏之自《黄帝内经》以迄元、明时期医书数十种,反复揣摩,深悟其中之理。从此行医济世,医名大盛。他称所居之处为"第三十七洞天",还曾旨题墓门云"满山灵草仙人药,一径松风处士坟"。徐大椿著书颇多,医学书籍有《兰台轨范》《医学源流论》《论伤寒类方》等。

陈撄宁(1880—1969,图3-36):原名志祥、元善,字子修,道号圆顿子,清末秀才,近代的道教研习者、养生家。陈撄宁小时曾习中医,后毕业于安徽高等政法学堂,无意仕途,转习道术,为全真道龙门派居士。他曾任仙学院教授及《仙学月刊》《扬善月刊》主编,撰有道、医论文多篇,并在杭州屏风山工人疗养院传授静功疗法。陈撄宁撰有《黄庭经讲义》《灵源大道歌(注解)》《孙不二女功内丹次第诗注》等,由后人结集者有《中华仙学》《道教与养生》等书,较有影响。

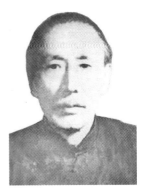

图3-36 陈撄宁

陈撄宁十五岁时患上童子痨,无药可治,遂改学中医,欲从古代医书里面寻找出治愈童子痨的方法。他偶然看到一部医书上谈到道教的仙学修养法,遂姑且试之,初不见成效,后勉力继续,则身体渐渐好转,于是平生致力于中医药理论并道教仙学修养法的研究,成为一位颇有医学造诣的集大成者。

第四章 | 中医药的哲学智慧

　　任何一门自然科学的诞生都离不开哲学思想的宏观引导。中国传统文化孕育了中医药学的诞生。中医药理论的成长处处受到中国传统文化的滋养才得以发展壮大。中华祖先在与疾病的斗争中总结、积累了丰富的诊疗经验,而中国古代哲学为中医药学体系的建立提供了思想方法和理论框架。中医药学继承和发展了中国古代哲学的气一元论、阴阳学说和五行学说,用以阐明人类生命活动和外界环境的关系,疾病发生、发展及其防治规律,以及增进健康、延年益寿和提高劳动能力的措施等。中医药在探索人体生命运动规律时,把当时先进的哲学理论和医学理论熔铸成为一个不可分割的整体,属于自然哲学形态。正确的哲学理论都具有广泛的相容性,因此能够经得起时间和空间的考验,中医药哲学以其特殊的方式构成了中医药理论体系的核心。

第一节　中医药的哲学基础

　　哲学是人们对于整个世界(自然、社会和思维)的根本观点和体系,即研究世界观的学问,是对自然知识和社会知识的概括和总结。医学是研究人类生命过程以及与疾病作斗争的一门科学体系,属于自然科学范畴。自然科学与哲学的关系是特殊和普通的辩证关系。医学研究生命运动的特殊规律,而哲学则研究自然、社会和思维发展的普遍规律。要探索生命的奥秘和健康与疾病的运动规律,医学就必须以先进的哲学思想为建构自己理论体系的世界观和方法论。中医药学以气一元论、阴阳学说和五行学说等为自己的哲学基础,运用综合思维方式分析和解决医学理论和医疗实践,体现出中国传统文化的特点。中医药理论体系的形成受先秦哲学思想中"气一元论""阴阳相对论""五行生克原理"等哲学思想的影响,产生了中医药学独特的生命观、疾病观和治则观,并创立了脏象学说、经络学说、治则学说等。

一、气一元论

　　气一元论是对中医影响最大的中国古代哲学之一。所谓气,指一切无形的,不断运动的物质。由于气极其细微而分散,用肉眼看不见,故古人称之为"无形"。气的活动力很强,而且不断运动。所谓精,有广义与狭义之分。广义之精,是人体的最基本物质。狭义之精,指生殖之精。精气,乃气中之精粹,是生命产生的本原。如《管子·内业》说:"精也者,气之精者也。"还说,"人之生也,天出其精,地出其形,合此以为人。"古人认为,"精气"是万物本根。后人称为气一元论,又称为"精气学说"或"元气论",是研究精气(气、元气)的内涵及其运动规律,并用以阐释宇宙万物形成本原和发展变化的一种哲学理论。

(一)"气"的源流

在中国哲学中,气,通常指微细物质,后来泛指物质,认为是万物生成的本原。气又是基于道论而形成的、用以表述世界本体的最基本哲学范畴。精气学说是古代哲学认识和阐明世界的物质性和运动变化性的理论,中医药学引入古代哲学气的概念,并结合医学的内容加以发展。

"气"论的产生有两个来源。一是伯阳父的"天地之气"以及医和的"六气"说。太史伯阳父把阴阳看作两种气。《左传·昭公元年》记载医和的话说:"天有六气,降生五味,发为五色,徵为五声,淫生六疾。六气曰阴、阳、风、雨、晦、明也。分为四时,序为五节,过则为灾。阴淫寒疾,阳淫热疾,风淫末疾,雨淫腹疾,晦淫惑疾,明淫心疾。"阐明六气是形成五味、五色、五声的物质前提,并演化出四时季节。若六气太过,则分别造成不同的疾病。二是老子之"道"。道家认为道派生了气,气以其具备了极精微的、弥漫于整个宇宙时空的物质特性而成为物质世界的本原。

先秦儒家中,《论语》很少有言及"气"者,偶有提及者也主要是着眼于人体生理之气而言,但《荀子·王制》说:"水火有气而无生,草木有生而无知,禽兽有知而无义,人有气、有生、有知,且亦有义,故最为天下贵也。"表明气是构成自然界水火、动植物和人类的基本物质。《吕氏春秋》关于精气的论述显得尤为深刻,其《尽数》篇对精气化生万物,决定万物品性,以及精气的运动特性做了颇为精辟的阐发。

西汉时期,精气学说得到更加系统、更为深刻地发展,并逐渐形成气论。《淮南子》以气说明天地万物的演化生成,把精气学说与阴阳学说进一步结合起来,深入说明不同质的气所构成的不同物类及其不同属性。东汉时期,精气学说除了为道教所传承之外,亦被儒家所普遍吸收。

从本质上来说,中医药学中的"气"是对古代道家精气学说的引用,其含义与特性与古代哲学是共通的。中医药学以气一元论为其宇宙观和方法论,在阐述生命运动的规律时，往往是抽象的哲学概念和具体的科学概念并用，注重整体生理机能的研究而忽视人体内部结构的探讨，具有鲜明的整体性和模糊性。中医药学中的"气"是具体的科学的物质概念，就生命物质系统——气、血、精、津、液而言，气是构成人体和维持人体生命活动的，活力很强、运动不息、极其细微的物质，是生命物质与生理机能的统一。在生命物质系统的各种具体的物质概念中，气是最大的概念。

(二)气的含义

气作为哲学范畴是人们对世界物质本质及其现象的高度概括，是天地万物统一的基础，是生成万物的本原，天地万物存在的根据。它不是某一具体的物质形态，而是一个抽象的、一般的范畴。限于古代中国的科学发展水平，中国古代哲学对气的认识便不可避免地带有朴素直观的特性，以具体物质形态的气体为模型，构想了气的聚散、氤氲、升降、振荡等运动形式，把气又规定为具有动态功能的客观实体，气又成为一种具体的特质形态，从而把自然科学的具体物质概念与哲学的物质概念并用。

1. 气是构成万物的本原

在中国传统哲学中，宇宙又称为天地、天下、太虚、寰宇、乾坤、宇空等。气通常指一种极细微的物质，是构成世界万物的本原。古代唯物主义哲学家认为，"气"是世界的物质本原。张载说"太虚不能无气，气不能不聚而为万物"。

气一元论汲取了《管子》的"精气"说及《庄子》"通天下一气"的思想，认为气是世界的本原，是构成万物的元素。《素问·天元纪大论》说："太虚寥廓，肇基化元，万物资始，五运终天，布气真灵，捴统坤元。"《素问·阴阳应象大论》中的"清阳为天，浊阴为地；地气上为云，天气下为雨"；《素问·宝命全形论》中的"天地合气，别为九野""人生于地，悬命于天，天地合气，命之曰人"；《灵枢经·本神》中的"天之在我者德也，地之在我者气也。德流气薄而生者也"，均体现了"气为天地万物本原"的基本观念。两汉以后，"元气"成为儒、释、道共同使用的范畴。唐代柳宗元、刘禹锡，北宋张载，明代王廷相等唯物主义哲学家认为，元气是世界唯一的本原，为医家探索世界和人体生命本原指明了方向。

中医药学从天地大宇宙、人身小宇宙的天人统一性出发，用"气"论述了天地自然和生命的运动变化规律，认为气也是生命的本原，是构成生命的基本物质。气是氤氲运动，至精至微的物质，是构成人体和维持人体生命活动的最基本物质。这种"气"相对于天地之气而言，是人体之气，故又称为"人气"。人类只要认识人气的运动变化规律，就能够认识生命的运动规律。血、精、津液等亦为生命的基本物质，但它们皆由气所化生，故称气是构成人体和维持人体生命活动的最基本物质。

2. 气是无形的客观存在

气由道派生，既具有道的客观物质性，又有道的虚而无形、涵括宇宙的特点。在道家的气学理论中，气作为天地万物的本原，是一种极精微的物质，虽然无形可见，但是客观实在而可感知。中医药理论所说的气也有这层含义，《素问·天元纪大论》论天地生成时说："太虚寥廓，肇基化元。"气是极精微而又无形的物质，弥漫、渗透、充满于整个宇宙时空而无处不在。《庄子·天下》所说的"至大无外""至小无内"，《管子·内业》所说的"下生五谷，上为列星。流于天地之间，谓之鬼神，藏于胸中，谓之圣人"，是对气在空间上无限性的描述。《朱子语类》所说的"天地之气，虽至坚如金石，无所不透"，是对气弥漫性、透达性的阐发。因此，"气"具有弥漫性、透达性、无限性、连续性，这四种特性也是人身之气运行表里内外、无所不到、周流不息的认识论基础。

3. 气是联系万事万物的中介

气贯通于天地万物之中，具有可入性、渗透性和感应性。未聚之气稀微而无形体，可以与一切有形无形之气相互作用、相互转化，能衍生和接纳有形之物，成为天地万物之间的中介，把天地万物联系成为一个有机整体。

在气一元论与阴阳五行学说有机结合起来后，气更通过其阴阳五行的属性和分类而成为联系事物的中介。也就是说，气弥漫充满于宇宙时空。各种事物以其自身的阴阳五行之气为中介，而与其他事物发生滋生制约、消长转化的联系。中医药学利用气为联系万事万物的中介这一含义，认识、说明人体与外界环境、人体内部各脏腑组织，以及病因病机、诊断治疗、本草方剂、针灸气功等各种与医学相关的事物之间广泛复杂的联系。《黄帝内经》以阴阳二气为中介，说明人与自然密切相关而有"生气通天"；以五行之气说明人体内部五脏之间的滋生制约联系。运气学说以三阴三阳和五行之气说明人体、疾病与自然气候的联系，说明人体各种生命基本物质之间的联系；以"百病皆生于气"说明病因与发病的关系。

4. 气是构成人体的基本物质

中医药理论从气是构成世界的最基本的物质基础这一观点出发，认为人是自然界的产物，与其他的宇宙万物一样，也都是天地之气相互交感的产物，是物质世界有规律地运动变化的结果。男女生殖之精的结合可产生新的生命个体，因此精是形成生命的物质基础。但精、血、津液等均可由气所化生，因此气才是构成人体的最基本物质。

人体生命活动要想得到维持，就需要不断地从自然界摄取营养物质，并经过一系列的气化过程转化成机体自身的生命物质，以维持人体的生命活动。同时，经过代谢后的废弃产物也需要依靠气化作用才能排出体外。

人的精神活动是在人体机能活动的基础上产生出来的更为高级的生理活动。中医药理论认为，人的精神意识思维活动由心所主，但又分属于五脏，肝藏魂，心藏神，脾藏意，肺藏魄，肾藏志。而五脏精气是人体精神情志活动的物质基础，它也是经过气化的过程而产生的。所以，气是维持人体生命活动的最基本物质。

总之，气是存在于人体内的极其细微而又运动不息的生命物质，是生命活动的基本物质基础。人体的生命活动依赖于气的运动变化才能得以维持，正是"气聚则生，气散则死"。

（三）气的特性

1. 气的物质性

气作为中国古代哲学研究和阐明天地生成、万物起源的范畴，其最基本的特性就是物质性。东汉王充在《论衡·自然》中说："天地合气，万物自生。"明代医学家吴昆在《医方考》中说："气者，万物之所资始也。天非此气，不足以长养万物。人非此气，不足以有生。"由此可见，气是构成人体和维持人体生命活动的最基本物质。

2. 气的运动性

气是运动着的、弥漫时空的无形物质。运动不息亦是气的基本特性之一。气的运动多种多样，是生命活动的动力，推动了生命运动，推动了新陈代谢。气的运动形式有升、降、出、入四种形式。一方面，气必须有通畅无阻的运动；另一方面，气的升、降、出、入运动之间必须平衡协调。具备这两点，称之为"气机调畅"。气的运动正常，生命力就旺盛；气的运动不足，生命力就衰弱；气的运动失常，人就发生疾病；气的运动停止，生命就告结束。所以，气是生命存在的依据。气有多种多样，不同的气有不同的功能，也有不同的运动特点。有升、有降、有出、有入，也有升、降、出、入集于一身。升和降、出和入，相反相成，保持了生理活动的动态平衡。其运动（气机）、变化（气化）是机体进行生命活动的重要手段。气机是气的机能活动，是气的运动形式，它的运动推动了气化的进行。

3. 气的阴阳属性

按阴阳的标准划分，气具有很强的活力和运动属性、功能特性及相对阴柔好静的血、精液等物质,其特性无疑属阳,而称阳气。然就气本身而言,其中具有滋润濡养作用的气为阴气,如营气、血气、精气;具有温煦推动防御等功能的气则属阳气,如宗气、卫气、脏腑之气。气有阴、阳、清、浊之分。清阳之气轻浮于上,出于外;浊阴之气出于下,收敛于内。上则奉养精窍,下则廓清诸腑,入则藏精,出则驱邪,各司其职。

(四)气的生成

人体一身之气是由先天之气、后天之气及自然界的清气,通过肺、脾、胃和肾等脏腑生理机能的综合作用而生成的。

1. 气的主要来源

人体之气主要来源于先天之精所化生的先天之气、水谷精微之气所化生的水谷之气和人体吸入的自然界清气,三者结合,共同形成人体的一身之气,《黄帝内经》称之为"人气"。

(1)先天之气　这种先天之气来源于父母的生殖之精。人在尚未出生前,禀受父母的先天之精所化生的先天之气,成为人体一身之气的根本。

(2)后天之气　后天之气包括水谷精微之气和人体吸入的自然界清气。水谷精微之气来源于饮食物,饮食物被人体摄入后,经脾、胃的受纳和运化作用,化生为水谷精微,因其来源于饮食水谷,故而又称为"谷气",布散全身后成为人体一身之气的主要组成部分。

吸入的自然界清气来源于自然界,但要靠肺的呼吸功能和肾的纳气才能进入体内。所吸入的清气参与人体之气的形成,并且人体需要不断地吐故纳新,以促进人体新陈代谢活动,因而它也是生成人体一身之气的重要来源,清气随呼吸运动源源不断地进入体内,不可间断。

2. 相关脏腑功能

从气的来源可以看出,人体之气的生成需要全身多个脏腑组织生理机能活动的综合协调,但其中尤以肺、脾、胃和肾的生理机能最为重要。

(1)肺为生气之主　肺主气,司呼吸,对于气的生成具有重要作用。一方面,肺主人体呼吸之气,通过吸入清气、呼出浊气,将自然界的清气源源不断地吸入体内,同时不断地呼出人体代谢所产生的浊气,从而保证体内之气的生成和代谢。另一方面,肺将吸入的自然界清气与脾所上输的水谷精微之气结合起来,生成人体的宗气。宗气积聚于胸中,走息道而行呼吸,贯心脉以行血气,下蓄丹田以资元气。因此,肺主气的生理机能正常,则清气就可以不断地被吸入体内,参与人体一身之气的生成。反之,若肺主气的功能失常,则清气吸入就会减少,宗气生成不足,导致人体一身之气衰少。

（2）脾、胃为生气之源　脾主运化，胃主受纳；脾主升清，胃主降浊。二者纳运相济，升降相因，共同完成对饮食物的消化吸收过程，并将饮食物化生为水谷精微之气，布散全身脏腑经脉，成为人体一身之气的主要来源，所以脾、胃又称为生气之源。只要脾、胃的功能正常，气血生化就源泉不竭；反之，则水谷精微之气来源匮乏，影响人体一身之气的形成。

（3）肾为生气之根　肾藏人体先天之精气，其在气的生成过程中主要具有两个方面的作用：一方面肾中所藏的先天精气，是气的主要组成成分之一；另一方面，肾中所藏先天精气所化生的元气，是人体生命活动的原动力，激发和促进全身各个脏腑组织的生理机能，进而促进人体之气的生成。

总之，人体一身之气的生成，首先要来源充足，即先天之气、水谷精微之气和自然界清气必须源源不断地参与人体生命之气的生成；其次要肺、脾、胃、肾等脏腑的功能活动正常，其中尤其以脾、胃的功能最为重要。若肾、脾、胃和肺等脏腑的生理机能任何环节发生异常或彼此失去协调配合，都会影响气的生成及其功能的正常发挥，导致气虚等病理变化的产生。

（五）哲学之"气"与中医之"气"的异同

哲学之气把"气"作为构成万物的物质基础，一切有形之物和运动都是无形之气变化而来的，强调了世界的物质统一。中医药理论引入"气一元论"来认识人体的构造和生命活动的本质，奠定了中医药哲学的唯物论基础，赋予了中医药学把生命活动作为一个客观的物质的运动过程来把握的唯物主义特征。哲学之气的气学说是一种宇宙观和方法论，而中医之"气"除方法论的部分外，还包括客观存在于人体内的、比较具体的气，是在体内不断升、降、出、入运动的一种极其精微的物质，是构成人体和维持人体生命活动的基本物质。由于哲学和医学在研究层次和研究对象上的差异，对气的认识的着眼点和侧重点也有所不同。

1. 以气论自然

中医药学和哲学对于气的认识目的是不同的。哲学之气首先是宇宙观意义上的，气为宇宙间万物的本体而不仅仅是生命的本原。中医药之气在于探讨人体生命活动和疾病变化机制，是哲学之气在医学领域的具体应用。

气最初是指自然之存在物，源于先民在日常生活中对云气、水气、雾气等自然现象的观察与体验，并进行了一定程度的归纳和总结，才逐渐上升为具有普遍意义的哲学之气，用以解释宇宙的和生命的起源。从自然之气到哲学之气的转化是一个由具体到抽象的复杂过程。作为哲学意义的气也被称为元气，它既被视为宇宙本体，也被赋予了生命本原的意义。中医药理论将气看成构成和维持人体生命活动的根本基础。人与天地自然中的任何其他物质一样，其生命都由气构成，人是天地之气合乎规律的产物。

与元气概念联系最为紧密的是"精气"。精气是人体生命存在的物质基础，人的形体和生命是由精气构成的。中国哲学关于精气的概念被中医药理论吸收并用以阐释构成生命以及维持生理机能的先天之精气与后天之精气。精气是构成人体生命的生理基础。生命是禀受父母精卵结合而形成，人体诸脏腑各种机能皆由气推动和调控。

2.以气论身心

《周易·系辞下》说："天地氤氲，万物化醇；男女构精，万物化生。"包括生命在内的自然万物都是从氤氲之气中"化生"而来，"聚则为生，散则为死"。因而，气有有形与无形两种形态。相应地，万物在气的聚散中形成和消亡，生命的生长壮老已皆是气的运动变化的缘故。气不仅是生命形成和保存的生理基础，还是心理活动的基础。

《黄帝内经》中涉及气的表述很多，阴气、阳气、真气、天气、地气、风气、寒气、热气、燥气、暑气、湿气、火气、营气、卫气、宗气等。医学之气有先天与后天之分。先天之气秉承父母的精卵结合而产生，亦称为"精气"或"元气"。先天之气是生命活动的原动力，诠释了生命的形成。先天之气形成后，受饮食水谷等精微物质的滋养，形成后天之气，具有维持人体生命活动并抵御外邪入侵的功能。除此之外，还有构成人体脏腑经络体系的这些物质所表现出来的生理机能，主要是指积于胸中、出于喉咙、贯注心脉而行呼吸的宗气，生于水谷、行于脉中的营气，生于水谷、行于脉外的卫气等。

中医药学中除了涉及先天之气、后天之气以及脏腑经络之气以外，还有很多与生命息息相关的气。仅就中医药理论中的五气而言，含义也是多种多样的，或指寒、暑、燥、湿、风的自然之气；或指金、木、水、火、土的五行之气；或指五脏化生的喜、怒、忧、悲、恐的情志之气；或指反映内脏变化的青气、白气、赤气、黑气、黄气的五色之气；或指臊气、焦气、香气、腥气、腐气之气味；或指酸、苦、甘、辛、咸五味所化之气；或指脏腑功能的五脏之气等，这都是将人体生命之气具体化，并据此阐明机体疾病与健康的复杂关系以及生命形成发展变化的规律。

哲学之气对中医药之气的影响是不容置疑的，但哲学之气向中医药之气的嬗变则是一个从抽象的哲学范畴演化为具体的医学理论的过程。在这个漫长的过程中，哲学之气对中医药之气的影响逐渐弱化，中医药之气开始构筑出自己的理论体系，并用以解释人的生命本质、疾病的发生、临床的诊疗以及思维方式等。

3. 以气论道德

哲学之气主要是从宇宙本体和生命本原的角度加以论说，起初与道德的联系并不紧密，但在儒家哲学的发展进程中，逐渐被赋予了伦理内涵。

中国古代伦理思想始于孔子的仁学，经由孟子逐渐构建成一套完整的理论——性善论。《孟子》说："恻隐之心，仁也；羞恶之心，义也；恭敬之心，礼也；是非之心，智也。仁义礼智，非由外铄我也，我固有之也，弗思耳矣。"孟子赋予气以伦理的意义，主要是通过浩然之气实现的。气代表了一种道德无比高尚、俯仰无愧于心、至诚至坚的精神状态，"养气"的途径则是"配义与道"，透过心理道德活动而蓄发的勇气和力量，在日积月累中实现道德的日臻完善。孟子还认为，志与气是可以相互作用的，唯有心志专一，唯道义是从，才能涵养出浩然正气。荀子和汉唐诸儒多"以气言性"，宋以后逐渐发展出"天地之性"与"气质之性"两种含义。在宋儒看来，天地之性无善恶，是天理在个体存在者身上的体现，而气质之性是气化过程中所形成的气禀清浊之性，是因人而异的实然之性。

哲学之气赋予气以伦理的含义，这对中医药之气的影响很小。首先，中医乃仁术是从道德本性上说的，并未从气上说。先秦儒家认为，气是宇宙的本体和生命的本原，但随着性善论的建立，道德本体论思想逐渐成熟，自然万物包括生命都被赋予了道德的含义，而先秦形成的气本论逐渐衰微。幸运的是，气本论被中医药理论吸收熔铸成了气－阴阳－五行理论体系。其次，中国哲学认为，气质之性是恶的来源。气质之性是万物包括人在"气化"过程中所形成的气禀清浊之性，是个体的、分殊的实然人性。中医药理论中也有"气化"，是指气的运动及其所产生的各种变化，主要包括天地阴阳之气的相互作用所导致的一切变化，自然气化所表现的时间节律与人体生命现象以及人体结构之间的关系，以及在自然之气参与下人体所发生的各种生化活动。气的聚散、升降、出入是生命存在的基本方式，维系着脏腑经络的生理机能。因而，中医是从生理、病理的角度去认识人体之气。

4. 以气论情志

不仅人的形体即生理活动离不开气，人的情志活动也同样是以气为基础的。《春秋左传·昭公二十五年》记载："民有好恶喜怒哀乐，生于六气，是故审则宜类，以制六志……哀乐不失，乃能协于天地之性，是以长久。"也就是说，人的喜怒哀乐生于"六气"，所以要审慎地效法，适当地模仿，以制约"六志"。

中国人用生气、喜气、怒气、唉声叹气等形容气与情志活动的关系,传神地表达了气对人的情感情绪的影响。人的喜怒哀乐等情志活动本身即是气的具体外现。郭店竹简《性自命出》是战国中期的一篇儒家典籍,其中有这样几句话:"道始于情,情生于性","性自命出","命自天降"。这几句话是说:人道(社会的道理、做人的道理)是由于人们相互之间存在着情感才开始有的;人的喜怒哀乐之情是由人性中发生出来的;人性是由天所给予人的(人性得之于天之所命),天命是"天"所表现的必然性和目的性。通达人情者能发挥人的感情,掌握礼义者能调节人的感情,因而礼义也与"情"息息相关,离不开人所具有的感情。

人的精神情志活动是内脏生理机能的产物,而内在生理机能则又有赖于气的推动。《黄帝内经》就人的情志活动偏胜对脏腑功能的影响做了详细阐释:"怒伤肝,悲胜怒";"喜伤心,恐胜喜";"思伤脾,怒胜思";"忧伤肺,喜胜忧";"恐伤肾,思胜恐"。中医七情变化反映了机体的精神状态,七种情志的偏胜会影响脏腑气机,导致气血逆乱,甚至直接伤及内脏。中医将七情与阴阳五行五脏分别配属,并提出所划分的七情之间具有生克制化关系,为临床治疗因情志异常导致的疾病提供了理论依据,也成为中医情志养生的重要理念。

(六)中医之气的分类

人体的气,从整体而言,由先天之气、水谷之气和自然之清气,经过肺、脾、胃、肾等脏腑的综合作用而生成,并具有推动、温煦、防御、固摄、气化、营养和中介等作用,但由于其主要组成部分、分布部位和功能特点的不同,又可分为元气、宗气、营气、卫气等不同类型。

1.元气

元气又名原气、真气,是人体生命活动的原动力,是人体最基本、最重要的气。元气包括元阴、元阳两部分。元气根源于肾,由肾中所藏的先天精气化生而来。元气生成之后,又赖后天水谷精微之气的不断培育和充养,其正常的生理作用才能得以维持。因此,可将元气的生成概括为源于先天,而长于后天。元气充盛与否,不仅与来源于父母的先天精气有关,而且还与脾、胃运化的后天水谷精微之气有关。若因先天精气不足而导致元气虚弱者,也可以通过后天适当的培育和补充而使元气得以充实。元气发源于肾,而以三焦为通路,循行于全身,内而脏腑,外而肌腠,无处不至,作用于机体各个部分,发挥其生理机能。元气的主要功能一是推动和调节人体的生长、发育和生殖,二是推动和调控各脏腑、经络、形体、官窍的生理活动。

2. 宗气

宗气又名大气,指积于人体胸中之气,由肺吸入的自然界清气与脾、胃化生的水谷精微之气结合而成。宗气在胸中汇聚之处,又称为"上气海",又称为"膻中"。宗气以水谷精微之气和自然界的清气为主要组成成分。饮食物经过脾、胃的受纳、腐熟、运化,化生为水谷精微之气,水谷精微之气又赖脾的升清作用而转输于肺,与肺吸入的自然界清气结合而化生为宗气。因此,肺的呼吸功能和脾、胃的受纳、腐熟及运化功能正常与否,直接影响着宗气的盛衰。宗气生成之后积聚于胸中,灌注于心、肺之脉。其上行者出于肺,循喉咙而走息道,经肺的作用布散于胸中上气海;其下行者赖肺的肃降作用蓄积于丹田,并注入足阳明之气街(相当于腹股沟部位),下行于足。宗气的主要功能一是走息道而行呼吸,二是贯心脉而行气血,三是下资元气。

3. 营气

营气指行于脉中而具有营养全身作用的气。因其富有营养,故称为"营气"或"荣气"。营气行于脉中,与血液并行,是形成血液的重要组成部分,二者不可分离,故常"营血"并称。营气与卫气的区别在于,营行脉中,卫行脉外;卫属阳,营属阴,故营气又称为"营阴"。营气由脾、胃运化的水谷精微中的精纯轻柔部分化生而来。营气行于经脉中,与血液并行,运行于人体全身各个部位,内而脏腑,外而皮毛,循环往复,营周不休,发挥其滋润和营养的生理作用。营气的主要功能一是化生血液,二是营养全身。

4. 卫气

卫气是行于脉外而具有护卫作用的气。卫气相对于营气而言属于阳,故又称为"卫阳"。卫气来源于脾、胃运化的水谷精微中慓疾滑利的部分。卫气和营气虽然都来自脾、胃运化的水谷精微之气,但性质上仍有一定的区别。营气比较轻柔,而卫气比较剽悍。卫气,其性刚强,剽悍滑利,不受脉道的约束,行于脉外,外而皮肤,内而脏腑,布散全身。卫气的主要功能一是防御,二是温养,三是调节。

除上述元气、宗气、营气、卫气外,人体之气还有脏腑之气和经络之气。脏腑之气和经络之气是人体一身之气的一部分。一身之气分布到某一脏腑或某一经络,即成为某一脏腑或某一经络之气。这些气是构成各脏腑、经络的基本物质基础,还肩负着推动和维持各脏腑、经络生理活动的作用。

在中医药理论中,"气"这个词还有其他多种含义。例如:将体内不正常的水液称为水气;将中药的四种性质称为四气;将致病的六淫称为邪气;将自然界风、寒、暑、湿、燥、火六种正常的气候变化称为六气等。这些"气"的含义都与人体之气在概念上是有一定区别的。

（七）中医之气的生理机能

气既是构成人体的基本物质基础之一，又是推动脏腑功能活动的动力来源，从而起到维持生命活动的作用。所以，气对于人体的作用十分重要。

1. 推动作用

推动作用指气具有激发和推动人体生命机能的作用。气是具有很强活力的精微物质，能够激发和推动人体的生长发育，激发和促进脏腑、经络等组织的生理机能活动，推动血液的生成和运行，以及津液的生成、输布和排泄等。如元气具有促进人体的生长、发育，生殖机能和各脏腑组织生理机能活动的作用。血的生成和运行，津液的生成、输布和排泄，涉及多个脏腑的复杂生理过程，但从气对血和津液的作用来看，气既能促进血和津液的生成，又具有推动血和津液运行全身的功能。气的推动功能减弱时，会影响人体的生长、发育，甚至出现生长发育迟缓或生理机能的提前衰退，出现血和津液的生成不足、运行迟缓，以及输布、代谢和排泄的障碍等病理变化。

2. 温煦作用

温煦作用指气有温暖的作用。气是机体热量的来源，是机体内产生热量的物质基础。其温煦作用是通过激发和推动各脏腑组织、器官的生理机能，以及促进机体新陈代谢来实现的。气可分为阴、阳，其中具有温煦作用者为阳气。具体言之，气的温煦作用是通过阳气的功能而表现出来的。人体需要维持恰当的体温，即是依靠阳气的温煦作用来实现的；各脏腑、经络的生理机能活动，只有在气的温煦作用下才能得以正常进行；血和津液等液态物质，也都要在阳气的温煦作用下才能正常循行。气虚为阳虚之渐，阳虚为气虚之极。若气虚并伴有温煦功能的减弱，则会出现畏寒肢冷、脏腑功能衰退、血液和津液的运行迟缓等虚寒性病理变化。

3. 防御作用

人体的防御作用是一个复杂的生理机能，气在这一功能中起着重要的作用。中医药理论用气的观点来解释疾病的产生，即疾病是"正气"和"邪气"相互作用的结果。多数疾病的发生和发展就是邪气作用于人体之后，人体正气抗邪，正邪相互斗争的过程。分布于肌表的卫气能护卫人体肌表，抵御外邪入侵。皮肤是人体一身之藩篱，具有屏障保护作用。肺合皮毛，肺具有宣发卫气于肌肤皮毛，从而抵御外邪侵袭的生理作用。邪气侵入机体之后，机体的正气奋起与邪相抗，若是邪气迅即被正气驱除体外，机体则不会发生疾病，或发病轻微。在疾病的后期，邪气已较微弱，并且正气来复，此时正气促

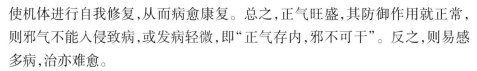

使机体进行自我修复，从而病愈康复。总之，正气旺盛，其防御作用就正常，则邪气不能入侵致病，或发病轻微，即"正气存内，邪不可干"。反之，则易感多病，治亦难愈。

4. 固摄作用

固摄作用指气对机体血、津液、精液等一系列液态物质的统摄，防止其无故流失的作用。气能统摄血液，维持其在脉中正常运行，防止逸出脉外；气能固摄汗液、尿液、唾液、胃液、肠液等，控制其正常分泌和有规律地适度排泄，防止其过多地无故流失；气能固摄精液，防止其过度溢泻。若气的固摄作用减弱，则可导致体内液态物质的异常丢失。如气不摄血，可以致各种出血；气不摄津，可致自汗、多尿、小便失禁、流涎、呕吐清水、泄泻滑脱等；气不固精，可致遗精、滑精、早泄等。气的固摄作用和推动作用之间彼此是相辅相成的关系。一方面，气推动血液的运行和津液的输布、排泄；另一方面，气又固摄着体内液态物质，防止其无故流失。气的这两个方面的作用相互协调，共同控制和调节着体内液态物质的正常运行及排泄，这是维持人体内液态物质正常代谢循环的重要环节。

5. 气化作用

气化作用指精、气、血、津液等各自的新陈代谢以及它们之间存在的相互转化。例如：气、血、津液的生成，需要将饮食物转化为水谷精微，然后再生成气、血、津液；津液经过人体代谢，又会转化成汗液和尿液排出体外；饮食物经过脏腑的消化吸收后转化为糟粕排出体外等。这些都是气化作用的具体体现。若气化功能失常，则会影响到气、血、津液的新陈代谢，也会影响到汗液、尿液、糟粕等的排泄，从而导致人体各种代谢异常的病变。所以说，气化的过程，实质上是人体内物质代谢的过程，是物质转化和能量转化的过程。

6. 营养作用

营养作用指气能为机体各个脏腑、组织、器官提供营养物质，以维持其正常的生理机能活动。营养作用主要体现在：①脾、胃运化的水谷精微之气是化生气血的物质基础，而气血又是维持人体生命活动的物质基础；②卫气能够温养人体的肌肉、筋骨、皮肤、腠理等组织；③通过经络之气，起到输送精微物质、濡养全身脏腑组织的作用。

7. 中介作用

气充斥于人体内各个脏腑组织之间，是它们相互之间联系的中介。气是人体内感应传递信息的载体，各种生命活动的信息，可以通过气在体内的升降出入来感应和传递，从而形成了人体各个部位之间的紧密联系。机体所受到的外来的刺激信息感应传递于内脏,内脏的各种信息反映于体表,以及内脏之间各种信息的相互传递,都是以气为载体来实现的。例如:脏腑精气的盛衰可以通过气的负载和传导而反映于体表的相应部位;内部脏腑之间可以通过经络或三焦等通道,以气为载体,加强联系,维护彼此间的协调关系;针灸、按摩或其他外治方法的刺激,也是通过气的感应而传导作用于内在脏腑,从而达到调节机体生理活动的目的。

气的推动作用、温煦作用、防御作用、固摄作用、气化作用、营养作用和中介作用是相辅相成的,相互之间密切配合,共同维持人体正常的生理活动。其中,阳气发挥着推动、兴奋、温煦等作用,阴气发挥着宁静、抑制、凉润等作用,二者相反相成,对立统一,对于脏腑经络功能的协调平衡和精、血、津液有序的生成及运行输布,具有重要的生理意义。

(八)气化与气机

中国古代元气论一开始就认为气是迁流不居的。气化和气机,都是关于气的运动特性的理论,两者的含义有共通之处。从本质上来说,气化是气运动的过程,而气机则是气运动的机制。任何气化过程都表现为一定的气机运动形式。气机是气在气化过程中的运动变化机制,气化过程通过气机运动而得以实现。

1. 气化

气化是指气的变化过程。古代哲学中的气化,主要说明天地之间一气与万物的化生关系。王冰认为:"化,生化也。有生化而后有万物,万物无非化气以生成者也。""气化"这一概念为宋代理学家普遍采用,这应该是对《黄帝内经》中气学理论的引申。如果说西医的理论根基在于解剖,中医的理论根基则在于气化,气化之道才是《黄帝内经》的要旨所在。《黄帝内经》认为,气是宇宙万物生成的本原,天地阴阳之气的相互作用是化生万物的关键。《黄帝内经》中的气化包括天地气化和生命活动中气的运动变化。天地气化以六气气化为具体表现形式,其内涵主要包括天地之气化生万物,天地气化涵盖人体气化。

(1)生命活动的基本形式 自然界所有的生命活动,均是由天地之气"气化"所生。人作为大自然的一部分,是天地气化的产物,天地之气,化为风寒暑湿燥火之六气,六气通过发挥不同的作用而使万物呈现出不同的生化状态。正是由于六气气化参与生命活动,因此在六气紊乱时,才会导致人体疾病的发生。

(2)气化的原因在于阴阳 引起气的运化的原因不在外部,而在于气的阴阳属性。太虚大气形成天地万物,天(阳)和地(阴)支配着人和万物的生化变异。

（3）生命活动的存在形式　气化是生命体与外界进行物质交换的过程。整个生命过程都必须通过气化活动吸收天地精气,排出体内代谢产物。而在人体内部,"气合而有形",人体脏腑身形、精血津液都靠气化以生成,亦靠之以进行各种生命物质之间的互相转化。天地气化与人体生命活动密切相关,贯穿于人体生理、病理各个方面。中医药理论把气化运动视为生命活动的基本形式,认为生命的存在有赖于永不停息的气化运动,是对生命活动机制的深刻阐发。

（4）形气转化　气是构成形体的本原。气化是生命活动的基本形式。气在天为精气,在地表现为形类。对气的理解与认识只能是在它彰于物之后,通过"司外揣内"的方式来实现。这也就是中医药理论中"天人相参""表里能应"的整体观之认识论和方法论的特色。

2. 气机

气机即气的运动。人体一身之气处于不断的运动之中,它流行于人体各个脏腑、组织、器官和经络当中,无处不到,时刻激发和推动人体各个脏腑组织的生理机能活动。气的运动一旦停止,人的生命活动也就随即终止了。《黄帝内经》中虽未明确提出气机的概念,但它对气的聚散变化、升降出入运动做了相当精辟地论述,实际上就是后世所说的气机运动状况。

（1）气机的升、降、出、入是人体气化的基本形式,也是脏腑、经络、气血运动的基本过程。升降正常,出入有序,则五脏安和;升降失常,出入无序,则五脏乖戾;故气机升降失常是疾病发生的重要因素。《素问·举痛论》说:"百病生于气也",提出气的升降失常在疾病发生的基本作用。气的升降出入运动一旦停止,就意味着生命的终结。气机虽然有多种形式,但升、降、出、入是其最基本的四种运动形式:升指气从下向上的运行;降指气从上向下的运行;出指气由内向外的运行;入指气由外向内的运行。人体气运动的升与降、出与入的运动具有矛盾的对立统一性,广泛存在于人体。虽然具体的某个脏腑局部的生理特点会有所侧重,如肝、脾主升,肺、胃主降等,但从整个机体的生命活动来看,升与降、出与入之间必须维持协调平衡。因此,气机协调平衡的升、降、出、入运动是生命活动正常进行的基本保障之一。

（2）气的升、降、出、入运动,只有通过脏腑经络的生理机能活动才能得以具体体现。人体的脏腑、经络、形体、官窍等,都是气升、降、出、入运动的场所。由于每个脏腑的位置和生理特点的不同,其运动方式也各不相同。因为人体各脏腑之气的运动协调,所以各脏腑之间气的升、降、出、入运动就具有一个协调的对立统一的特点,从而保证了机体升清降浊,摄取精微,排泄糟粕,维持机体物质代谢和能量转换的动态平衡,共同保证整个机体的新陈代谢,促使生命活动得以正常进行。

（3）气的升、降、出、入运动,是人体生命活动的前提和基础,可以说没有气的运动,就没有生命活动。如先天精气、水谷精气和吸入的自然界清气,均要经升、降、出、入才能布散全身,发挥其生理作用。而精、血、津液也必须要依赖于气的升、降、出、入运动才能在体内不断地流动,以濡养全身。人体脏腑、经络、形体、官窍等的生理活动同样必须依靠气的运动才能完成,脏腑、经络和形体、官窍之间的相互作用也必须通过气的升降出入运动才得以实现。所以,整个人体的生命活动都离不开气的升、降、出、入运动。同时,人与自然环境之间的联系,也离不开气的升、降、出、入运动。

（4）后世医家在阐释和发展《黄帝内经》《伤寒杂病论》气机理论的同时,对药物升、降、沉、浮特性的运用也更加成熟。如金元时期,李杲以脾、胃立论,注重调节阴阳,扶脾和胃。一般来说,药味的辛、甘、酸、苦及寒、热、温、凉,决定着其功用的升、降、沉、浮;而其脏腑归经则表明该药侧重于调节某一脏腑的气机运动。肝、胆经药物香附、枳壳、柴胡主升主出;石决明、白芍、山茱萸主降主入。肺、大肠经药物麻黄、桑叶、荆芥主升主出;厚朴、麻黄根、五味子主降主入。心、小肠经药物桂枝、红花、桃仁主升主出;朱砂、浮小麦、酸枣仁主降主入。脾、胃经药物陈皮、升麻、白豆蔻主升主出;半夏、肉豆蔻、赤石脂主降主入。肾、膀胱经药物附子、肉桂、小茴香主升主出;莲子、金樱子、芡实主降主入。可见,每一脏腑经络气机都有其升、降、出、入,当其罹患时,也有相应的药物进行调节。

局部气机病变可以影响整体气机的升降出入,调节局部气机的药物也能对整体气机进行调节,这就是中医的整体观和辩证观。调节脏腑气机的常见药物,同时具有较好的引经药作用,在具体辨证用药时善加引用,即可以导药直达病所,又能调节局部气机,常能起到事半功倍的效果。

二、阴阳学说

阴阳学说是在气一元论基础上建立起来的,是中国古代关于对立统一规律的认识。气是阴阳对立的统一体,物质世界在阴阳二气的相互作用下,不断地运动变化。中医药理论将古代阴阳哲学引入医药学中,用来说明人类生理病理变化与客观存在的相互关系。阴阳学说一方面保留了阴阳高度概括的哲学意义,另一方面又与医疗实践相结合,用以说明内外环境,体与用的统

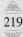

一。阴阳学说作为一个辩证思维的总纲,贯穿于中医药理论体系的各个方面,以阴阳学说为核心构成了中医药哲学的辩证法思想。

(一)阴阳溯源

古人对于阴阳的哲学认识,是运用"近取诸身,远取诸物"的方法,通过长期的生活实践和生产活动的观察,逐步总结、抽象而建立起来的。古人发现,众多的事物或现象诸如天地、日月、寒暑、明暗、生死、雌雄等,都是由两个不可分离的对立面所组成,随即形成了一种对立的共性概念。当人们对众多的矛盾现象观察积累到一定的程度,则对阴阳的认识也就升华到一个更为高级的水平,成为一种标示两种抽象属性的哲学范畴,用以概括一切具有这些属性的矛盾事物。中医药理论运用阴阳对立统一的观念来阐述人体上下、内外各部分之间,以及人体生命同自然、社会这些外界环节之间的复杂联系。阴阳对立统一的相对平衡,是维持和保证人体正常活动的基础;阴阳对立统一关系的失调和破坏,则会导致人体疾病的发生,影响生命的正常活动。

阴阳概念的最初含义是指日光的向与背。《周易》始对阴阳的阐述体现辩证思维,如《周易·说卦》在阐述六十四卦的本质时说:"观变于阴阳而立卦,发挥于刚柔而生爻。"原始阴阳观念有基本意义是阳光照射到与否,与哲学及人的生命没有多大的关系。"阳"原指向日,日光,引申为光明、明亮等义;"阴"原指背日,或日所不及,引申为无日光的天气等义。如山之北、水之南为阴,山之南、水之北为阳。

《周易》没有明确提出阴阳的概念,只提到"阴"字;《尚书》《诗经》提到了阴阳,但没有哲学的意义。直至西周中、晚期,具有哲学意义的"阴阳"才开始出现。虽然"阴阳"的哲学范畴到西周中、晚期才出现,但符号形式的"阴阳"在殷周之际就已经有了。《周易》六十四卦的符号是以阴爻和阳爻作为基础的,六十四卦实际上是三十二组对立卦,其中"乾""坤"两卦是纯阳和纯阴的卦爻符号,其他卦的六爻中都有阴有阳,表明阴阳交错的观念。此外,在卦名中也出现了"乾"—"坤"、"泰"—"否"、"剥"—"复"、"损"—"益"等对立的概念范畴。《周易》以广泛的对立、矛盾现象和实际经验为认识源泉,以吉凶祸福的矛盾转化为研究对象,认识到万事万物存在着对立的普遍现象,反映了当时人们对生产实践、社会实践的认识水平。

真正在哲学意义上使用阴阳概念的是西周末年的伯阳父。《国语·周语上》记载:"幽王二年,西周三川皆震。伯阳父曰:'周将亡矣!夫天地之气,不失其序;若过其序,民乱之也。阳伏而不能出,阴迫而不能烝,于是有地震。今三川实震,是阳失其所而镇阴也。阳失而在阴,川源必塞;源塞,国必亡.'"此时的阴阳至少包含了三层意思：一是阴与阳是相互矛盾的两种势力或两种气；二是阴与阳处于相对平衡的运动状态，一旦运动被阻，就要失去平衡，出现异常现象；三是阴与阳是社会现象与自然现象的共性。显然，这样的"阴阳"已具有了抽象性和概括性。

春秋时期，"阴阳"观念不仅相当成熟而且运用十分普遍，"阴阳"是诸子百家学说的重要范畴。春秋末期，老子对阴阳思想做了发展，老庄学派和黄老学派都以"阴阳"说明万物的性质及变化规律。《道德经》指出"道生一，一生二，二生三，三生万物。万物负阴而抱阳，冲气以为和"，不仅以"气""阴阳"解释宇宙万物的本原、发生、发展的过程，而且以"阴阳"二气概括宇宙万物的属性。万物存在阴阳二气，"阴阳"又是互相包含，处在"和"的统一状态之中。

战国时期，阴阳学说与五行学说开始融合。阴阳五行家不仅以阴阳五行解释季节变化和农作物生长的规律，而且以阴阳五行解释王朝的更替、政治的兴衰。将"阴阳"思想更加系统化、理论化，并达到空前水平的还是《周易》。《周易》将"阴阳"提升到哲学本体论层面，并明确提出"一阴一阳之谓道"，形成了一种古代的对立统一观，认为阴和阳两个方面贯穿于一切事物和现象之中，阴阳的对立统一乃是一切事物发展变化的根源和规律。

（二）阴阳的含义

在阴阳概念产生的初期，阴阳是自然的代表，是气；到了春秋末期，阴阳的概念已经有了延伸，突破了太阳对地球的作用这一含义，演变为不依附于太阳、地球的独立概念，于是阴阳带上了哲学意味，人们试着用阴阳解释自然现象，而医生试着用阴阳解释疾病。阴阳的普适性的一面是阴阳进入哲学的前奏，阴阳和机体、精神联系的一面揭开了阴阳进入医学的序幕。明代张介宾在《类经·阴阳类》中指出："阴阳者，一分为二也。"现代认为，阴阳是对相关事物的相对属性或一事物本身存在的对立双方属性的概括。阴阳既可以标示既相关联又相对应的两种事物或现象的属性区分及运动变化，又可以标示同一事物内部相互对应着的两个方面的属性、趋向及运动规律。

《道德经》说"万物负阴而抱阳，冲气以为和"。《庄子·则阳》说"天地者，形之大者也；阴阳者，气之大者也"。阴阳与天地对应，天地有形，阴阳是气，阴阳无形。天地是有形的东西中最大的，阴阳是无形的东西中最大的。

阴阳的原义为阳光照射到与否，在上升为普适性概念的过程中最终演变为气，这是因为在古人的印象里，气看不见、摸不到，比阳光更加抽象。气体的弥散性象征着普遍性。古代医家在临床活动中，移植了阴气、阳气概念为己所用。在长期的临床实践中,阴阳二气的概念得到不断的发挥和完善,最终形成了阴阳学说的解释性模型。

以阴阳来表示事物和现象及其属性须具备以下条件:一是事物或现象及其属性有相互关联性;二是事物或现象及其属性有相互对应性。只有既相互关联又属性对应的两种事物或现象,或一事物内部的两个方面,才能用阴阳来表达。如明与暗、上与下、寒与热等,都是既相关联又相对应的两个方面,因而皆可用阴阳来标示。不是相互关联的事物或现象,则无法区分阴、阳。同样,虽有关联性,而属性并不对应相反的两个事物或现象,也不能用阴阳来加以说明。例如,标与本虽是相互关联的一对范畴,但其属性并非对应相反,故不能用阴阳来表示它们的关系。

《庄子》和《管子》把阴阳与动静联系了起来,但把对立概念归于阴阳概念之下的是《周易》。《周易》里既涉及"对立"关系的实体,而讲得更多的是对立的属性。对立属性里既有自然属性又有社会属性,无论是自然还是社会都具有阴阳两种对立的属性,它们的相互作用是事物变化的原因。这就把阴阳概念向前推进了一大步,达到了古代辩证法的顶峰。

阴阳包含着对立统一,但阴阳并不等同于矛盾。矛盾范畴的对应双方除了具有对立统一的关系外,对双方的性质、特性等不加任何限定,而阴阳双方有着既定的、特殊的属性规定。因此,对于同一对事物或现象而言,其阴阳所指是确定的、不可互换的。因此,中医药理论中的阴阳学说与现代哲学所谓的矛盾范畴有着重要区别。

总而言之,阴阳是对相关事物的相对属性或一事物内部对应双方属性的概括,即相关性、对应性和属性三者缺一不可,缺一则不能构成阴阳。

(三) 阴阳的属性

阴和阳既可代表相互对立的事物,又可用以分析一个事物内部所存在着的相互对立的两个方面,而不局限为某一特定事物,是对自然界相互关联的某些事物和现象对立双方属性的概括。任何事物或现象的阴阳属性既是确定可分的,又是相对可变的。

1. 事物阴阳属性的可分性

宇宙间一切事物或现象,凡具有相互关联、属性对应特点的,或一个事物内部相互对应的两个方面,均可用阴阳分析。

以阴阳来归类事物的属性主要依据事物双方的性质、动态、位置、发展趋势等。若以空间位置分阴阳,则上为阳,下为阴;左(升)为阳,右(降)为阴;外为阳,内为阴。若以时间、季节分阴阳,则昼为阳,夜为阴;春夏为阳,秋冬为阴。若以事物的性质分阴阳,则热为阳,寒为阴;刚为阳,柔为阴;轻清为阳,重浊为阴。若以事物的运动态势分阴阳,则动为阳,静为阴;数疾为阳,迟缓为阴;上升、外出为阳,下降、内入为阴。

处在同一范畴、同一层次的相对事物,如天地、男女、水火等,也可划分阴阳。《素问·阴阳应象大论》说:"天地者,万物之上下也;阴阳者,血气之男女也;左右者,阴阳之道路也;水火者,阴阳之征兆也;阴阳者,万物之能始也。"水火被视为阴阳的征兆,是因为水具有寒冷、湿润、向下、宁静等特点,比较典型地反映了阴的特性;火具有炎热、干燥、升发、运动等特点,比较集中地反映了阳的特性。水火作为阴阳的征兆,比较形象地说明了阴阳的特性,强调了区别阴阳特定属性的主要标志。

阴阳的属性是多方面的,它通过具体事物或现象及其属性表现出来。一般来说,凡是剧烈运动的、外向的、上升的、温热的、明亮的、兴奋的、无形的属于阳,而相对静止的、内守的、下降的、寒凉的、晦暗的、抑制的、有形的属于阴。在运用阴阳理论对事物属性进行归类时,所依据的正是阴阳的这些基本特征。

2. 事物阴阳属性的可变性

事物或现象的阴阳属性既是绝对的,又是相对的。事物阴阳属性的相对性,即可变性,主要体现在三个方面。

(1)事物的阴阳属性可随其对立面变化而变化　任何事物或现象的属阴或属阳,均是与其对立面相比较而言的。当其对立面发生变化时,事物的阴阳属性也就随之而变。以秋凉为例,相对于夏热则属阴,相对于冬寒则属阳,可见其阴阳属性是随其对立面的变化而变化的。

(2)事物的阴阳属性在一定条件下可向其相反方面转化　当事物发展到一定阶段或处在一定条件下,原先以阴占主导地位的事物转化成以阳占主导地位;反之亦然。这样,事物的总体属性就会发生改变,原来属于阳的事物变为阴,原来属于阴的事物变为阳。《黄帝内经》中所说的"寒极生热,热极生寒""重阴必阳,重阳必阴"便是一个例子。

(3)阴阳之中可再分阴阳　事物的阴阳属性虽有严格限定,但事物又是无限可分的。因此,阴或阳的一方还可再分出阴阳,这种划分又是无止境的。《素问·金匮真言论》说:"夫言人之阴阳,则外为阳,内为阴。言人身之阴阳,则背为阳,腹为阴。言人身之脏腑中阴阳,则脏者为阴,腑者为阳。肝心脾肺肾五脏,皆为阴。胆胃大肠小肠膀胱三焦六腑,皆为阳……故背为阳,阳中之阳,心也;背为阳,阳中之阴,肺也;腹为阴,阴中之阴,肾也;腹为阴,阴中之阳,肝也;腹为阴,阴中之至阴,脾也。"阴阳之中再分阴阳是针对事物的不同层次而言的,以人体为划分层次,则体表部位属阳,体内脏器属阴;以体内脏器为划分层次,则五脏属阴,六腑属阳;五脏依其所居部位及功能特点,又可划分阴阳。依次类推,阴阳之中,复有阴阳,无限可分。

(四)阴阳运化规律

阴阳所代表的事物和现象的双方或两个方面是相互矛盾、相互斗争的,这种对立普遍存在于各种事物和现象中。如自然界的天与地,昼与夜,动与静;人体的物质与功能,兴奋与抑制等。在阴阳相互对立的基础上,事物发生一系列的运动变化,最终取得动态中的平衡,即"阴平阳秘"。阴阳的依存即相互依赖。阴阳所代表的事物或现象的对立双方又是相互依赖的,每一方都以其相对的另一方为自己存在的前提。因而,阴与阳就可以在一定条件下向着各自的对立面转化,如寒转为热。如果失却依存关系,就不会有发展变化。因此,阴阳对立依存既是阴阳相互转化的内在根据,也是事物发展变化的必要条件。

1. 阴阳的关系

阴阳学说是以阴阳的相对属性、阴阳之间的运动变化规律来认识、解释自然的一种理论观点。阴阳之间的运动变化规律,着重探究的是阴阳之间的相互关系。阴阳变化的规律就是"道"。《管子·四时》说:"是故阴阳者,天地之大理也,四时者,阴阳之大经也。"这一观点被《黄帝内经》吸取,《素问·阴阳应象大论》说:"阴阳者,天地之道也。"

(1)阴阳交感相错 阴阳交感相错是对阴阳两个方面不断相互作用的概括。阴阳两者只有不断发生交互作用,才会进一步呈现出对立制约、互根互用、消长平衡、相互转化等特性或趋向。因此,阴阳交感相错也是阴阳之间一切运动变化的前提。古代思想家谓之"阴阳相错,而变由生也"。所谓交感相错,即相互关联、相互感召、相互作用之义。古代思想家认为,阴阳之间的相互作用是万物生成、变化之本始所在。自然界万物的生生化化,是以天之阳气和地之阴气的交感相错,天之阳气下降,地之阴气上升,相互发生作用为前提条件的,诚如《素问·天元纪大论》所说:"故在天为气,在地成形,形气相感而化生万物矣。"人类生命的形成,也源于阴阳的交感相错,而且在生命的整个过程中,也有赖于自身阴阳两个方面的相互作用和相互维系。《易经》非常重视阴阳两者能否交感相错,认为"天地交,泰""天地不交,否"。指出天地阴阳能进行相互交感,自然万物就通畅、安康、生机勃勃;否则就会痞塞、失常、了无生机。阴阳两者只有不断发生交互作用,才会进一步呈现出对立制约、互根相成、消长更胜、相互转化等特性或趋向。因此,阴阳交感相错是阴阳之间一切运动变化的前提。阴阳交感相错的认识,体现在中医药理论中,则是强调机体的各脏腑组织及功能活动之间,应始终交互感召而发生作用。唯有如此,生命过程才能正常。如就脏腑而言,肾属水脏为阴,心属火脏为阳,心、肾两脏的阴阳始终处于上承下济、相互交感的状态;否则将导致一系列心肾不交的病变。就整个人体而言,阴阳二气在布达周身的过程中,不断进行相互作用,一旦交感受阻,就可因阴阳之气不相顺接而导致厥(或闭或脱)等严重病证。

(2)阴阳对立制约 阴阳对立制约指相互联系的阴阳双方,彼此间存在着差异或相互斗争、互相抑制和相互排斥的关系。阴阳的对立关系是宇宙中普遍存在的规律。任何事物或现象都存在着阴阳两个方面,这两个方面始终处在差异、对抗、抑制、排斥之中。阴阳对立制约可分为两个层次:一是阴阳双方是相对的、有差异的,如上与下、内与外、升与降、明与暗、气与血等,都具有相对的属性。凡阴阳所指代的事物,其属性都是对应的,没有两相对应的双方便构不成阴阳。二是指某些范畴的阴阳,在属性对应的同时,还存在着相互制约、排斥的趋势,两者呈现出你强我弱的态势,如寒与热、动与静、阴邪与阳气、阳邪与阴液等之间都存在着相互抗争、相互制约的关系。阴阳双方的相互制约既不可太过,也不可不及。否则,阴阳的动态平衡遭到破坏,在人体就会发生疾病。阴、阳的任何一方过于不足,均可导致对方的相对亢盛。若阴阳双方中的一方过于虚弱,则无力制约另一方而导致其相对偏盛,即通常所说的"阳虚则阴盛""阴虚则阳亢",或"阳虚则寒""阴虚则热"。阴阳对立制约的理性认识,被中医药理论广泛用于解释人体生理、病理过程。如生理过程中,功能的兴奋与抑制,在多数情况下表现为阴阳的对立制约。在疾病过程中,人体感受阴邪,体内阴偏胜,对阳的制约太过,必然造成阳气耗损,导致"阴盛则阳病"。同理,感受阳邪,体内阳偏胜,耗损阴液,亦致"阳胜则阴病"。

(3)阴阳互根互用 阴阳互根互用指相互对立的阴阳双方又相互依存、相互蕴藏、相互滋生,而互为根据的关系。这种关系具体体现为三个方面:一是阴阳互根,即阴阳双方相互依存,每一方都以相对一方的存在作为自己存在的前提和条件,任何一方都不能脱离另一方而单独存在。如上为阳,下为阴,没有上就无所谓下,没有下也就无所谓上。寒为阴,热为阳,没有寒之属阴,就无所谓热之属阳;反之亦然。这些都说明阳依存于阴,阴依存于阳。阴阳的互根是从哲学高度归纳出的结论,具有一般性的普遍意义。二是阴阳互藏,在相互对立的阴阳双方中,任何一方都包含着另一方,即阳中有阴,阴中有阳。根据阴阳互藏的道理,事物和现象的阴阳属性不是绝对的,属阳的事物不是纯阳无阴,属阴的事物也不是纯阴无阳。表示事物属性的成分占绝对大的比例并呈显像状态,而被寓于事物或现象内部不显露的成分所占比例较小,它虽不能代表事物的属性,但具有重要的调控作用。阴阳互藏是阴阳双方相互依存、相互为用的基础。阳中涵阴,阴是阳的生化源泉;阴中涵阳,阳是阴的化生动力。若阳中无阴,阴中无阳,就变成"孤阴""独阳",阴阳之间相互依存的关系随之破坏,阴阳之间也就失去了相互滋生、促进的关系。阴阳互藏也是阴阳消长与转化的内在根据。三是阴阳互用,即阴阳双方在相互依存的基础上,还具有相互滋生、促进和助长的关系。正常的兴奋是以充分的抑制作为补偿的,这就是人们常说的充分睡眠才会有旺盛的精力;反之,只有充分的兴奋才能有效地诱导抑制,所以人们常说高效劳动才会有高质量的睡眠。再如,就构成人体和维持人体生命活动的基本物质精与气而言,精有形而属阴,气无形而属阳。精能化气,精是气的化生本原;气能生精,气化活动促进精的生成;气还能摄精,使精内藏而不妄泄。精与气之间即存在着相互滋生、促进的关系。阴阳互根依存关系在中医治法中的应用,集中体现于《景岳全书·新方八阵·补略》提出的"阴中求阳""阳中求阴",即"善补阳者,必于阴中求阳,则阳得阴助而生化无穷;善补阴者,必于阳中求阴,则阴得阳升而泉源不竭"。

（4）阴阳消长平衡　阴阳消长平衡指对立互根的阴阳双方处于不断增长和消减的运动变化之中,并在彼此消长的运动过程中保持着动态平衡。阴阳的消长,只是阴阳运动变化的一种形式。引起阴阳消长变化的根本缘由则在于阴阳的对立制约和互根互用的关系。因此,阴阳消长变化的形式无非两类:一是由阴阳对立制约关系导致的阴阳互为消长,或表现为此长彼消,或表现为此消彼长;二是由阴阳互根互用关系导致的阴阳同消同长,或表现为此长彼长,或表现为此消彼消。一般情况下,阴阳消长在一定限度内保持着相对的平衡状态,维持着事物在正常范围内的发展变化。如四时气候,由冬至春再到夏,是由寒转热的过程,亦即自然界阴消阳长的过程;而由夏至秋再到冬,则是由热转寒的过程,亦即自然界阳消阴长的过程。

阴阳消长的基本形式,概括起来有四类:一是阴或阳自身的消长。二是阴阳互为消长,包括此消彼长、此长彼消两种情况。以一年四季为例,从冬入春至夏,寒气渐减,热气日增,气候由寒逐渐变温变热,是"阴消阳长"的过程;由夏入秋至冬,热气渐消,寒气日增,气候由热逐渐变凉变寒,是"阳消阴长"的过程。三是阴阳以互长为主,表现为阴阳皆长。在机体"生长壮老已"发展过程中,从生到壮的阶段,正是呈"阳生阴长"为主的阴阳消长状态。四是阴阳以互消为主,表现为阴阳皆消,在机体"从壮到已"的阶段是呈"阳杀阴藏"为主的阴阳消长状态。这四种形式中,此消彼长和此长彼消,是建立在对应制约基础上的阴阳盛衰变化,而阴阳皆长和阴阳皆消,是建立在互根互用基础上的阴阳消长变化。

阴阳消长的认识,体现了前贤对阴阳双方始终处于运动变化状态的一种深刻把握。"阴平阳秘"便是对这种理想状态的概括。阴阳之间的消长运动是绝对的、无休止的,而平衡是相对的、有条件的。如果阴阳消长变化超过了正常的限度,阴阳间的平衡协调关系就会遭到破坏,出现阴阳偏盛、偏衰等异常变化,在人体中则标志着生命活动出现异常,进入了疾病状态。

(5)阴阳胜复转化　转化,即转换变化,是质的变化。阴阳转化是在阴阳消长基础上,发展到一定阶段出现的"极点",是有条件的,如寒极生热,热极生寒。在事物的运动变化过程中,阴阳消长是量变过程,阴阳转化则是质变过程。古人通过观察,认识到事物阴阳属性的改变一般出现在发展变化的极期阶段,即"物极必反"。阴阳胜复转化既可以表现为渐变形式,又可以表现为突变形式。渐变是指阴阳在其消长过程中,随着阳长阴消的变化而阴渐变为阳,随着阴长阳消的变化而阳渐变为阴。突变是指阴阳在其消长过程中,平时表现为量的变化而表现不出明显的质的变化,当消长变化发展到一定限度时,阴阳即快速向其反面转化而表现为质的改变。如临床上阳热之证突然转为四肢逆冷、面色苍白、脉微欲绝、冷汗淋漓的阴证,即属阴阳突变形式的胜复转化。

阴阳胜复转化的内在根据是阴阳的互根互用。只有阴中寓阳、阳中寓阴,才能为阴阳发生胜复转化提供依据和可能。《道德经》说:"祸兮福之所倚,福兮祸之所伏。"祸福之所以可以转化,是因为双方已相互倚伏着向其对立面转化的根源。《素问·六微旨大论》亦以此说明阴阳胜复转化的原因,即"成败倚伏生乎动,动而不已,则变作矣"。

古代医家发现,在很多情况下阴阳转化是源于阴阳的自我胜复。只有"阴长阳消"与"阳长阴消"的交替出现,才能使自然界在不断运动变化之中维持其动态平衡,这就是交替为胜,衰极可复。可见,阴阳胜复是事物运动变化的固有规律之一,而阴阳转化则是事物运动变化的一种外部表现。

2.三阴三阳

三阴三阳由三阴及具体的太阴、少阴、厥阴和三阳及具体的太阳、少阳、阳明八个概念所组成。三阴三阳是这些概念的总称。三阴三阳在《黄帝内经》中使用广泛，其中最重要的当属对人体十二经脉的命名，另在运气学说中也常使用三阴三阳的概念。

三阴三阳之分是用于标记阴气与阳气的多少盛衰的，而阴阳之气的多少盛衰的不同，对生命活动的作用亦不同。按《素问》的《阴阳别论》《经脉别论》的记叙：少阳为一阳，阳明为二阳，太阳为三阳；厥阴为一阴，少阴为二阴，太阴为三阴。"一、二、三"表示阴阳之气的量级从少到多和层次由浅到深。《黄帝内经》三阴三阳说首见于《素问·阴阳离合论》，谓"帝曰：愿闻三阴三阳之离合也。岐伯曰：圣人南面而立，前曰广明，后曰太冲，太冲之地，名曰少阴，少阴之上，名曰太阳，太阳根起于至阴，结于命门，名曰阴中之阳。中身而上，名曰广明，广明之下，名曰太阴，太阴之前，名曰阳明，阳明根起于厉兑，名曰阴中之阳。厥阴之表，名曰少阳，少阳根起于窍阴，名曰阴中之少阳。是故三阳之离合也，太阳为开，阳明为阖，少阳为枢。三经者，不得相失也，搏而勿浮，命曰一阳。帝曰：愿闻三阴。岐伯曰：外者为阳，内者为阴，然则中为阴，其冲在下，名曰太阴，太阴根起于隐白，名曰阴中之阴。太阴之后，名曰少阴，少阴根起于涌泉，名曰阴中之少阴。少阴之前，名曰厥阴，厥阴根起于大敦，阴之绝阳，名曰阴之绝阴。是故三阴之离合也，太阴为开，厥阴为阖，少阴为枢。三经者，不得相失也，搏而勿沉，名曰一阴"。面南则胸腹为阳、背后为阴，即老子"负阴抱阳"之说。广明，指向阳处。太冲，指背阴处。这是人体阴阳的基本定义：向太阳为阳，背太阳为阴。然"阴阳者，数之可十，推之可百，数之可千，推之可万，万之大，不可胜数，然其要一也"。狭义阴阳的"基本定义"只有一个，以太阳光为基准，故云"其要一"。

《黄帝内经》三阴三阳理论是从《周易》一阴一阳、二阴二阳之说发展而成的。六十四卦爻中，最基本的元素只有两种，即阳爻和阴爻，此即"一阴一阳"。《周易·系辞上》说："《易》有太极，是生两仪，两仪生四象……"两仪，即阳仪与阴仪；四象是阴阳的进一步划分，即"二阴二阳"：太阳（亦称老阳）、太阴（亦称老阴），少阳、少阴。其中太阳为阳中之阳，少阳为阴中之阳；太阴为阴中之阴，少阴为阳中之阴。二阴二阳之四象代表四方、四时、二至二分（冬至、夏至、春分、秋分）等。《黄帝内经》在此基础上首创"三阴三阳"之论，《素问·天元纪大论》说："阴阳之气各有多少，故曰三阴三阳也。"

《黄帝内经》对阴阳的定义有狭义和广义之分，而且阴阳有天地人三才之分，天地阴阳讲神，人之阴阳讲形器。《黄帝内经》中的三阴三阳有以下三种情况：①《素问·阴阳离合论》以太阳光照度照射人身论三阴三阳。一种情况是平旦阳弱为少阳,日中阳强为太阳,日西日入为阳明,与之相表里的三阴经次序是太阴、少阴、厥阴,符合《伤寒杂病论》六经欲解时的生理排序。另一种情况是四肢六经三阳在外、三阴在内的排列次序。②以日地相互运动产生"移光定位"的三阴三阳为基准的《伤寒杂病论》发病模式。以夏至为始点立杆测日影,则其正常顺序是厥阴(一阴生)、少阴(二阴)、太阴(三阴)、少阳(冬至一阳生)、阳明(二阳)、太阳(三阳),发病则为《伤寒杂病论》六经太阳、阳明、少阳、太阴、少阴、厥阴,符合《伤寒杂病论》的发病说。③以四时四象发展成的三阴三阳模式,有上下半年分两仪四时阴阳说和昼夜分四时阴阳说,以及以人身大表部和里部说三种情况。

《黄帝内经》中多处应用太阳、少阳、太阴、少阴等概念来说明五脏的属性,这其实属于太少阴阳模式的应用范畴,与三阴三阳无关。太少阴阳模式对脏腑的划分结合了脏腑本身的生理特性和脏腑在人体内的空间位置。五脏的太少阴阳属性在《黄帝内经》不同篇章中差异颇大,是不同时代、不同理论模式影响下的产物,与太少阴阳模式混乱的五脏阴阳属性形成鲜明对比的是,三阴三阳模式下脏腑的阴阳配属高度统一,如肝属足厥阴,心属手少阴,脾属足太阴,肺属手太阴,肾属足少阴,胆属足少阳,小肠属手太阳,胃属足阳明,大肠属手阳明,膀胱属足太阳,并且相合的脏腑之间三阴三阳的配属符合《素问·脉解》所确定的阴阳配属关系,如肝与胆合,厥阴与少阳相配。

三阴三阳理论的提出对于中医药理论体系的形成和发展起着重要作用。张仲景将三阴三阳所表现的位、时、量、势等概念与脏腑经络形质的概念,以及六经气化、气机升降、生理病理等熔于一炉,形成了以名、形、用、象四位一体的三阴三阳理论体系。

(五)阴阳思想的特点

阴阳思想在中国传统哲学中占有重要的地位。古代大多数哲学家都坚持运用阴阳阐释宇宙的起源、生存和演化。这便使阴阳学说具有宇宙观和方法论的意义。既然阴阳学说具有宇宙观和方法论的意义,那么它就是一种定型化的思维结构。这种思维结构的特点在于强调阴阳是事物发生变易的内在动力。按照阴阳思维结构,宇宙万物作为一个整体,其生成运动变化既不是神的意志,也不是来自外力的推动,而是由阴阳两种力量相摩相荡产生的"自发性"的自我运动过程。

阴阳思想注重对立面的平衡和谐。虽不否认对立,但更强调"阴阳一体""阴阳平衡"。《乾·象传》说:"乾道变化,各正性命,保合太和,乃利贞。"所谓乾道变化,就是天道的变化,也就是阴阳对立统一规律的变化。由于这种变化,乃使万物各得其属性和生命。换言之,万物各得其所的生命和属性是阴阳对立面正而不偏之"太和"的结果,唯有保持住阴阳的正而不偏的这种和合,才会使这种生命和属性存在而不致夭折。

阴阳思想始终把阴阳作为一种系统结构来看待。其表现在宇宙系统方面,就是把整个世界视作内含阴阳矛盾的大系统。阴阳思想无论把阴阳矛盾视作事物发展变化的动因,抑或注重阴阳对立面的平衡和谐,都始终将阴与阳放到两者互相联系、互相制约的关系中来加以把握。这样,阴阳系统不仅具有自组织的功能属性,同时使阴阳和谐成了这个自组织功能系统的最优表现状态,而这种最优状态正是这个组织功能系统得以维持自身生存的必要机制与其所求的最终目标。

阴阳概念从朴素的认识、物质的理解,逐步深化发展了"一阴一阳之谓道",已经从复杂的事物或现象的观察中,抽象出"阴"和"阳"两个基本范畴,形成了一种古代的对立统一观,认为阴和阳两个方面贯穿于一切事物和现象之中,阴阳的对立统一乃是一切事物发展变化的根源和规律。阴阳是自然界的一种根本规律,是一切事物生长发展、变化衰亡的根源,如人体的生、长、壮、老、已整个生命过程,就是人体阳气与阴精共同作用的结果。所以,阴阳乃是物质运动变化的总纲。

(六)阴阳学说在中医药理论中的应用

中医阴阳学说与哲学阴阳学说有渊源关系,哲学阴阳学说主要是一种宇宙观,以自然为中心议题。中医阴阳学说则以人作为中心议题,围绕着人把阴阳与万物普遍对应起来,并把阴阳概念用于人体,如背为阳、腹为阴,脏为阴、腑为阳等。《黄帝内经》首次区分天地阴阳与人之阴阳两个概念。哲学阴阳学说主要用形象的语言描述阴阳的运动和相互作用,而中医阴阳学说除了形象语言外,还使用了大量模糊语言,如盛、衰、虚、竭、消、亡、生、长、平等,尤其是三阴三阳理论和张仲景的六经辨证,赋予人身阴阳以量的概念,成为中医阴阳学说的精髓。阴阳学说对中医药理论体系的形成和发展起着十分重要的作用。它贯穿于中医药理论体系的各个方面,从形质到功能、病因到病机、诊法到辨证、治法到方药、针灸到按摩、内科到外科……阴阳之论,无所不至,有效地指导着历代医家的理论思维和治疗实践。

1. 中医阴阳学说的内涵

中医药理论中阴阳的概念颇为复杂,在不同的地方有着不同的含义与用法。如就人体本身来说,背为阳,腹为阴;表为阳,里为阴;"六腑为阳""五脏为阴";气为阳,血为阴。就病证来说,则有热为阳,寒为阴;实为阳,虚为阴。

病机上则有"重阳必阴""重阴必阳"。健康时是"阴平阳秘,精气乃至",死亡则是"阴阳离决,精气乃绝"等。总之"阴阳者,天地之道也,万物之纲纪,变化之父母,生杀之本始,神明之府也",是天地万物之至理。然而,阴阳之说虽广,但具体到临床实践中仍有迹可循,归纳起来主要有以下几方面内容。其一,阴阳是无形之气与有形之质的抽象表述,如气与血、卫与营、脏与腑、清与浊、阳气与阴精等;其二,阴阳代表了事物不同的特性,包括寒热、水火、虚实、上下等;其三,阴阳是对形神关系的代称,如"阴平阳秘,精神乃治,阴阳离决,精气乃绝";其四,阴阳通过"四时"的概念与五行联系在一起,如"春夏养阳,秋冬养阴"等。四种用法交错使用,其中第一种最为重要,后世无数重要的思想都是以此为基础发展起来的。

(1)人体阴阳 在中医药理论中,阴阳学说对人体的部位、脏腑、经络、形气等阴阳属性都做了具体划分。如人体的上半身为阳,下半身属阴;体表属阳,体内属阴;体表的背部属阳,腹部属阴;四肢外侧为阳,内侧为阴等。然而,中医药理论对人体阴阳的认识,最为重要的是三个层次的内容。

◆阴阳与气血:人体"阴阳"的第一个层次是人体全身之阴阳,包括多方面内容,如形与神、阴精与阳气等,而其中以"气血"为阴阳最具临床价值,理论也最为完善。气与血是人体内的两大类基本物质,在人体生命活动中占有重要地位,是人体阴阳之基础。气与血都是人身精气所化,相对而言,气属阳,血属阴,具有互根互用的关系。气与血的虚实盛衰是关系人体健康的根本所在。气血作为人体阴阳之基础,其重要性固然不言而喻,而其相互之间也是相辅相成、紧密联系的,二者互根互用,密不可分。气有推动、激发、固摄等作用,是血液生成和运行的动力;血有营养、滋润等作用,是气的化生基础和载体,因而有"气为血之帅,血为气之母"之说。由于脾为气血生化之源,因此若气血为病,则当以治脾为要。

◆阴阳与脏腑:人体"阴阳"的第二个层次是脏腑与经络之阴阳。其中,经络之阴阳属性较为简单,是依据脏腑阴阳属性而划分的,脏腑之阴阳则相对较复杂。在中医学中,人体脏腑之阴阳大致有三种划分方法:在脏腑之间以脏为阴、腑为阳;在五脏之中有"一水二火"(肝、心为阳,肾为阴)、"二阳三阴"(肺、心为阳,肝、脾、肾为阴)等;在各脏腑内部也可划分阴阳属性。经络之阴阳主要指手足三阴三阳经构成的十二正经及对奇经八脉的阴阳划分。

◆人体之真阴、真阳:人体"阴阳"的第三个层次也是最为根本的,是人体的真阴、真阳。其在某种程度上又与肾阴、肾阳的概念重合,与元气、命门等其他理论也高度相关。真阴、真阳又称为元阴、元阳,为先天元气所化之人体阴阳的根本。关于真阴、真阳所处的部位有三种理论。第一种理论以心阴与肾阳为真阴、真阳，这一理论主要由心肾相交的理论发展而来；第二种理论认为真阴、真阳乃命门之先天元气所化，先五脏而生，是超越五脏阴阳之上更为根本的存在；第三种理论即以肾阴、肾阳来代替先天之真阴、真阳。后两种理论从本质上讲其实并无太大的区别，因为肾脏与命门关系密切，难以截然分开，在临床上往往都是通过治疗肾脏来解决命门的问题。

（2）证候阴阳　　在疾病与辨证范畴内，阴阳理论同样指导着对疾病阴阳属性的辨别，即阴阳辨证。对于疾病阴阳属性的划分通常具有两种不同的含义。一方面，中医药理论多以阴阳辨证统摄其他如表里、寒热、虚实等辨证方法，即表为阳、里为阴，热为阳、寒为阴，实为阳、虚为阴等，故将里证、寒证、虚证统称为阴证，而将表证、热证、实证统称为阳证，从而使阴证与阳证成为中医辨证论治的总纲领。另一方面，中医药理论又通常将具有正气虚弱或阴寒内盛等特征的病证称为阴证，将具有功能亢进或实热内盛等特征的病证称为阳证，从而又使阴阳辨证成为可直接用于临床的一种辨证方法。

（3）气味阴阳　　气味是传统中药药性理论的重要内容之一，包括四气与五味。气味阴阳是以阴阳的象思维方式认识药物功效、划分药物气味的阴阳属性。气指寒、热、温、凉四气，其中寒、凉属阴，热、温属阳；味指酸、苦、甘、辛、咸五味，辛、甘为阳，酸、苦、咸为阴。气与味相比，气为阳、味为阴。寒、热、温、凉四气乃天之阴阳，由天生，故随四季而变化；辛、甘、苦、酸、咸五味乃地之阴阳，由地出，故随五行所属而有别。四气五味是在象思维方式下对中药性能的认识。任何疾病的发生都是致病邪气作用于人体引起机体正邪交争，从而导致阴阳气血偏盛偏衰的结果。本草的治病原理即是借草木金石阴阳之偏性来纠正人体阴阳之偏性，使偏盛或偏衰的阴阳气血重新恢复相对平衡。

2.疾病的解释性模型

《黄帝内经》用人的阴阳二气受到侵袭、失常，阴阳不和来解释疾病的发生，并用人的阴阳二气构成一些具体疾病的解释性模型。对于一些季节性疾病或症状，用阴阳节律来解释。诸如：

（1）阴阳二气受到干扰、侵袭　　阴阳属性不同，对不同的病因敏感的程度不同，发病规律也不同。《素问·太阴阳明论》说："故犯贼风虚邪者，阳受之；食饮不节起居不时者，阴受之。阳受之，则入六腑，阴受之，则入五脏。入六腑，则身热不时卧，上为喘呼；入五脏，则膜满闭塞，下为飧泄，久为肠澼。"阳气对气候因素敏感，饮食起居不当则影响阴气。阳气受到侵袭，病在六腑，体征表现为发热、喘息;阴气受到干扰,病在五脏,体征表现为心胸胀满,大便稀溏。

人的阴阳二气是否正常,与主观因素也有关系,情绪过分波动,也会损害阴阳二气。《素问·阴阳应象大论》说:"暴怒伤阴,暴喜伤阳。"喜怒过度,阴阳二气就要受到伤害,人体会出现相应的不良反应。

(2)阴阳失常、失职 人的阴阳二气有一方失常或失职,都会造成疾病,表现为以下几种情况。其一,阴阳运转失常,《素问·生气通天论》说:"阳气者……开阖不得,寒气从之,乃生大偻。"阳气在人体内运行就像固定时间在固定部位有气门打开、关闭一样,如果开关失去规律,寒气就要乘虚而入,造成身体佝偻。其二,阴阳偏盛或偏虚,《素问·调经论》说:"阳虚则外寒,阴虚则内热,阳盛则外热,阴盛则内寒。"由于阴在内、阳在外,因此阴阳盛虚导致的寒热有内外之分。其三,阴阳失掉自己的本性。《素问·痹论》说:"阴气者,静则神藏,躁则消亡。"阴气性静,如果阴气躁动就会造成自身消亡。其四,阴阳失职,《素问·生气通天论》说"故阳强不能密,阴气乃绝"。阳气的职责是对外起屏障作用,阳气扩散,阴气得不到保护,阴气也要消散。

(3)阴阳不和 阴阳不和的情况是多种多样的,造成的后果也是多种多样的。"两者不和,若春无秋,若冬无夏。"阴阳不和,人体就像一年四季有春季而无秋季、有冬季而无夏季一样失去正常运转。阴阳一强一弱,失去均衡,是最常见的阴阳不和的表现形式,是疾病的主要起因。《素问·阴阳应象大论》说:"阴胜则阳病,阳胜则阴病。阳胜则热,阴胜则寒。"最严重的情况就是阴阳决裂,《素问·生气通天论》说"阴阳离决,精气乃绝"。阴阳离决意味着精气就要绝灭。

中医阴阳学说用人的阴阳二气的运动和相互作用描绘正常和异常的人体生命现象,用阴阳构成疾病的解释性模型,通过阴阳二气正确地把握了生命现象的总画面的一般性质,这种认识在当时是很深刻的。

3.说明人体健康的生理状态

阴阳学说认为,人体是一个极为复杂的阴阳对立的统一体,人体从内到外充满着阴阳对立统一的现象。人体正常的生命活动就是阴阳两个方面保持对立统一的协调关系的结果。人体复杂的生命活动,总体上看是在有物质的基础上产生的功能活动,即"体阴而用阳"。人体的阴阳即物质与功能之间相互依存,没有物质的运动就难以产生生理机能,没有生理机能活动就不可能产生新的物质,在相互依存的过程中产生了彼此的消长转化,即物质与功能之间的相互转化,以维持人体生长、发育、成熟的正常生命过程。人体生理机能的这种阴阳的相对平衡性是人体健康的基础,也是养生活动的指导思想。中医养生便是以阴阳的协调平衡为基础的,也是中医养生最终要达到的目标。换言之,人体只有阴阳平衡,才能健康无病;只有健康无病,才有望延年益寿。

4. 说明人体疾病的病理变化

既然阴阳平衡协调是生理机能正常有序、人体健康无病的标志,那么各种疾病发生、发展与变化的根本原因便是各种内外因素导致体内各种阴阳关系失调。阴阳失调是中医药对疾病发生及发展机制的高度概括。阴阳失调的具体表现不外乎阴阳偏盛和阴阳偏衰。阴阳偏胜是指邪气盛,"邪气盛则实",故阴阳偏盛为病的性质多为实证;阴阳偏衰是指正气虚弱不足,"精气夺则虚",故阴阳偏衰为病的性质多为虚证或虚中夹实。

5. 指导疾病的诊断

中医药理论认为,疾病的临床表现错综复杂,但都可以用阴和阳加以概括。《素问·阴阳应象大论》强调:"善诊者,察色按脉,先别阴阳。"从诊法来看,通过望、闻、问、切收集的千变万化的临床资料可用阴阳来归属。对多数疾病来说,局部症状往往较全身症状更为突出,这些局部病症是全身脏腑、经络、气血津液等功能失调的一种反应,因而对局部病变阴阳属性的辨别显得更为重要。因为局部的病变可以见微知著,从而可以采取多种行之有效的措施,以防微杜渐。从辨证来看,中医把阴阳作为八纲辨证的总纲,凡里、虚、寒属阴,表、热、实属阳。可见,在临床辨证中,分清了阴阳,便抓住了疾病的本质,从而起到执简驭繁、纲举目张的作用。

6. 指导疾病的治疗

疾病产生的根本机制是阴阳失调,因此治疗的基本原则就是调整阴阳,即用各种方法恢复人体阴阳的平衡状态是临床治疗疾病的基本指导思想。若是阴阳偏盛的实证,则泻其有余,如阳热偏胜引起的粉刺、酒渣鼻等,就应用寒凉药泻其阳热之邪,即所谓热者寒之;阴邪偏胜引起的冻疮等,就应用温热药温阳散寒,即所谓寒者热之。若是阴阳偏衰的虚证,则又当根据人体阴阳亏虚的不同而补其不足,如面色萎黄属阴血不足者当滋阴,目胞浮肿属阳虚水湿不化者当温阳化湿等。若是阴虚不能制阳而致阳亢的虚热证,则不能用寒凉药直折其热,须滋阴壮水,以抑制阳亢火盛;阳虚不能制阴的虚寒证,也不能用辛温发散以散其阴寒,而应用扶阳益火之法,以消退阴盛。正如《素问·至真要大论》所说:"谨察阴阳所在而调之,以平为期。"

7. 指导日常养生活动

中医养生学从阴阳对立统一、相互依存的观点出发,认为脏腑、经络、气血津液等,必须保持相对稳定和协调,才能维持"阴平阳秘"的正常生理状态,从而保证机体的生存。正如恩格斯所说:"物体相对静止的可能性,暂时的平衡状态的可能性,是物质分化的根本条件,因而也是生命的根本条件。"为了求得这种"暂时的平衡状态"的"生命的根本条件",保持人体阴阳的协调平衡就成为一条重要的养生法则。无论精神、饮食、起居的调摄,还是自我养生或药物的使用,都离不开阴阳协调平衡、"以平为期"的宗旨。具体主要体现在以下两个方面。

(1)顺应自然界的阴阳变化 世界上的一切事物都在不断地运动变化、新生和消亡。事物之所以能够运动发展变化,根源在于事物本身存在着相互对立统一的阴阳双方。《素问·阴阳应象大论》"阴阳者,天地之道也,万物之纲纪,变化之父母,生杀之本始,神明之府也"清楚地表明,无论是自然界还是我们人类,都必须以阴阳为根本,必须顺应自然界阴阳消长的规律,因为自然界阴阳消长的运动,影响着人体阴阳之气的盛衰。故善摄生者,应"提挈天地,把握阴阳",能如此,才可"寿敝天地,无有终时"。

(2)调整体内阴阳,保持平衡之态 人体的容貌、形体欲得老而不衰,除了顺应自然界的阴阳变化外,还必须在日常生活中时时注意维护体内阴阳的平衡。因为人体的生命活动,是以体内脏腑阴阳气血为依据的,脏腑阴阳气血平衡,人体才会健康无病,不易衰老。《圣济总录》指出:"若食味不调,则为损形。阴胜阳病,阳胜阴病,阴阳和调,人乃平康。故曰:安身之本,必资于食。"这是说饮食的阴阳之性应平衡,才不会损伤人体的阴阳,此外如情志、起居等,只要遵循阴阳平衡的原则,就能利于健康长寿,容颜难衰,否则便会"半百而衰"。

三、五行学说

"五"是指木、火、土、金、水五种物质,"行"即运动变化。五行最初称为"五材",即木、火、土、金、水是日常生活和生产活动中不可缺少的最基本物质。如木可盖房,作燃料;火可熟食,取暖;土可种植万物;金可制作劳动工具;水是人体的基本元素。后来,进一步引申运用,认为世界上一切事物,都是由木、火、土、金、水这五种物质相结合及运动变化而产生的。最后又认识到五行之间的联系,主要是相生相克的运动变化。五行学说是中国古代朴素的普通系统论,与阴阳学说一样,着眼于事物的矛盾作用,着眼于事物的运动和变化,从事物的结构关系及其行为方式,探索自然界的物质运动。五行学说最初见于《尚书·洪范》,它把丰富多彩的客观世界归纳为木、火、土、金、水等五种基本物质,并以五行生克及属性相配来概括描述客观世界的普遍联系和发展变化。自然界的一切事物和现象都可按照木、火、土、金、水的性质和特点归纳为五个系统。五个系统乃至每个系统之中的事物和现象都存在一定的内在关系,从而形成了一种复杂的网络状态,即"五行大系"。五行学说一方面认为世界万物是由木、火、土、金、水五种基本物质所构成,对世界的本原做出了正确的回答;另一方面又认为任何事物都不是孤立的、静止的,而是在不断地相生、相克的运动之中维持着协调平衡。所以,五行学说不仅具有唯物观,而且含有丰富的辩证法思想。中医药理论把五行学说应用于医学领域,以系统结构观点来观察人体,阐述人体局部与局部、局部与整体之间的有机联系,以及人体与外界环境的统一,加强了中医药学整体观的论证,使中医药学所采用的整体系统方法进一步系统化,对中医药学特有的理论体系的形成,起了巨大的推动作用,成为中医药理论体系的哲学基础之一和重要组成部分。

(一) 五行溯源

五行学说是认识世界的基本方式。五行的意义包含借着阴阳演变过程的五种基本动态:金(代表敛聚)、木(代表生长)、水(代表浸润)、火(代表破灭)、土(代表融合)。中国古代哲学家用五行理论来说明世界万物的形成及其相互关系。它强调整体,旨在描述事物的运动形式以及转化关系。阴阳是古代的对立统一学说,五行是原始的系统论。《尚书·洪范》说:"初一曰五行……五行:一曰水,二曰火,三曰木,四曰金,五曰土。水曰润下,火曰炎上,木曰曲直,金曰从革,土爰稼穑。润下作咸,炎上作苦,曲直作酸,从革作辛,稼穑作甘。"从这段记载中可以看出,五行是指水、火、木、金、土,它们是人们日常生活、生产实践特别是洪荒时代治理洪水过程中不可缺少的五种具体事物;还把五行与五味联系起来,对五行的内容、性质、作用做了初步描述。

"五行"主要来源于人们时间和空间意识的觉醒。在殷商和周初,人们已有了空间上的五方观念和时间上的五时观念,由"五方""五时"导源出"五行"应该是合理的。另外,当时的"五气"说也体现了时间与空间的统一,"五气"中既包含与二至、二分配合的季节交变之气,又包含散人四正之位、虚中之位的方法之气,五时与五位巧妙地结合在一起。这种深层次的时空统一观念——宇宙(时空)"五"类划分观念,可能正是五行形成的根本原因。

《左传》《国语》中记载了大量的有关"五行"的言论。如《国语·郑语》录有西周幽王八年(前774)史伯在和郑桓公议政时的言论:"夫和实生物,同则不继。以他平他谓之和,故能丰长而物归之;若以同裨同,尽乃弃矣。故先王以土与金木水火杂,以成百物。"史伯首次提出"和"与"同"这两个对立的哲学范畴,来概括事物对立统一的现象。同时,鲜明地提出了"土与金木水火杂,以成百物"的命题,把五行看成构成世界万事万物的基本元素,这就使"五行"作为哲学范畴而获得完整的意义。

春秋时代,五行概念有了长足的发展,出现了五行之间相互作用的论述,五行学说已扩展到人们生活的各个方面。占星家们在占卜活动中,利用五行思想解释自然灾害、战争和梦境,提出了"五行相胜"的理论。

墨家和兵家赋予五行以动态属性。"五行相生"的思想早在《管子》一书中就已经出现。《五行》将一年分为五个七十二天,并将五个七十二天的政令吉凶分属于五行,即五时配以五行。《四时》首次完整出现五行的相生理论,其法则是木生火、火生土、土生金、金生水、水生木,构成了完整的五行相生系统。邹衍是先秦五行学说的集大成者,他对五行相生、相胜问题进行过极为周密和全面的研究。邹衍提出了五行相胜说,即"木克土、金克木、火克金、水克火、土克水"之间两两转而相克。"五德终始说"也是邹衍提出的一套学说,以五行相胜为基础,以五德附会,从历史循环角度解释王朝更替的原理。这一学说虽然过于形而上,显得怪诞,但目的在于倡导"仁义节俭,君臣上下六亲之施",有浓厚的儒家色彩。

(二)五行的特性

古人在长期的生产和生活实践中,在对木、火、土、金、水五类物质特性的朴素认识的基础上,逐步形成五行特性的基本概念。如木曰曲直,特点是伸展、易动,凡具有生长、升发、条达、舒畅等性质和作用的事物,都归类于木;火曰炎上,特性是炎热、上炎,凡具有温热、升腾性质的事物,都归属于火;土爱稼穑,特性是长养、变化,凡具有生化、承载、受纳性质和作用的事物,都归属于土;金曰从革,特性是清肃、收敛,凡具有清洁、肃降、收敛等性质和作用的事物,都归属于金;水曰润下,特性是寒润、下行,凡具有寒凉、滋润和向下运行等性质和作用的事物,都归属于水。从以上对五行特性的归纳中可以看出,五行的特性是基于五行而高于五行的。五行的特性也成为分析、归纳各种事物和现象的属性及研究各类事物内部相互联系的依据。

五行之气与阴阳二气均是由宇宙中的本原之气所分化而成,故五行之中,各自存在着阴阳两个方面的属性,即"阴阳为五行之性,五行为阴阳之质"。认识五行中包含阴阳,有利于五行学说与阴阳学说的有机联系,有利于较确切地表达五行中任何一行的特性,亦有利于中医药理论明确地表述五脏中任何一脏气机的运动趋势。

(三)五行的分类

依照古人的理解,世界万物均可纳入"五行"之中。"五行"所指是数不胜数的。有的引申与原义尚有一定的联系,诸如五性、五味等;有的引申未免令人费解,如五虫、五谷等;有的已不再是引申,而是想象和赋予,诸如五常、五思等。这表明五行说的物质材料意义渐趋淡化,其方法论作用日益突出,以致演变成一种既定的理论框架和思维方式。古人把各种具体事物或现象的性质或特点,与五行相类比,凡与其中某一行特性类同的事物或现象,便归纳到该行中去。五行学说把自然界万物最终归纳成五大行类,具体可分为以下两种情况。

1. 取象类比法

"取象",即从事物的形态、作用、性质等中找出能反映其本质的征象;"类"指以五行各自的特征属性为基准,与某种事物所特有的征象相比较,以确定其五行的归属。事物属性与木的特征相类似者,则归属于木这一行;事物属性与火的特征相类似者,则归属于火这一行;事物属性与土的特征相类似者,则归属于土这一行;事物属性与金的特征相类似者,则归属金这一行;事物属性与水的特征相类似者,则归属于水这一行。例如:以方位为例,中国大陆东面沿海,为日出之地,富有生机,与木的升发、生长特性相类似,故将东方归属于木;南方气候炎热,植物繁茂,与火的炎上特性相类似,故归属于火;西部高原,为日落之处,其气肃杀,与金特性相类似,故归属于金;北方气候寒冷,无霜期短,虫类蛰伏,与水的寒凉、向下和静藏特性相类似,故归属于水;中央地带,气候适中,长养万物,统管四方,与土的特性相类似,故归属于土。又如:五脏亦可配五行,肝之性喜舒展而主升,故归于木;心推动血液运行,温煦全身,故归于火;脾主运化,为机体提供着营养物质,故归于土;肺主宣肃而喜清洁,故归于金;肾主水而司封藏,故归于水。再如:以季节配五行,春天,万物复苏,气机舒展,生机益然,类似于木的升发之性,故春季属木;气候炎热,万物蕃秀,类似于火的炎热之性,故夏季属火;其他依此类推。

2. 间接推衍法

自然界中的许多事物无法以直接归类法纳入五行之中,于是就有了间接推衍法。间接推衍指根据已知的某些事物的五行归属,推演归纳与其相关的其他事物,从而确定这些事物的同行归属。

(1)平行式推衍　与类比思维相比,平行式推衍实际上是发生了量的变化,并没有改变思维运动的性质。通常是某种法则或范本的延伸,这种法则、范本与新的推衍对象之间并不存在包含关系。以木行推衍为例,已知肝属于木,而肝合胆,主筋,开窍于目,故胆、目、筋属于木。其他如五志之怒、五声之呼、变动之握,以及五季之春、五方之东、五气之风、五化之生、五色之青、五味之酸、五时之平旦、五音之角等,亦归于木。根据木行的特性,在人体以肝为中心,推衍至胆、目、筋、怒、呼、握;在自然界以春为中心,推衍至东、风、生、青、酸、平旦、角等。肝与胆、目、筋、怒、呼、握,以及春与东、风、生、青、酸、平旦、角等之间并不存在包含关系,仅是在五脏之肝、五季之春的基础上发生了量的增加,其他四行均类此。

(2)包含式推衍　包含式推衍又可分为抽象模型推衍和类命题推衍两种形式。五行学说按木、火、土、金、水五行之间生克制化规律,说明人体肝、心、脾、肺、肾五脏为中心的五脏系统,以及人体与自然环境各不同要素之间的统一性,便是五行结构模型推衍的具体应用。类命题推衍属于中国古代的三段论推理。中国古代的三段论属于"不完整,不规范"的推理形式,尚不具备类型或范式的意义,在五行推衍中不如模型推衍应用广泛。

五行学说还认为属于同一五行属性的事物,都存在着相关的联系。如方位的东和自然界的风、木及酸味的物质都与肝相关。现将自然界和人体的五行属性,列于表4-1。

表4-1　宇宙万物分类表

事物	五行				
	木	火	土	金	水
天干	甲、乙	丙、丁	戊、己	庚、辛	壬、癸
地支	寅、卯	巳、午	丑、辰、未、戌	申、酉	子、亥
五方	东	南	中	西	北
五季	春	夏	长夏	秋	冬
五时	平旦	日中	日西	合夜	半夜
五星	岁星	荧惑	镇星	太白	辰星
五色	青	赤	黄	白	黑
五气	风	暑	湿	燥	寒
五化	生	长	化	收	藏
五味	酸	苦	甘	辛	咸
五音	角	徵	宫	商	羽
五脏	肝	心	脾	肺	肾
五腑	胆	小肠	胃	大肠	膀胱
五窍	目	舌	口	鼻	耳
五体	筋	脉	肉	皮毛	骨髓
五津	泪	汗	涎	涕	唾
五输	井	荥	输	经	合
五志	怒	喜	思	忧	恐

根据五行的抽象特性,对世界上其他事物进行五行分类,可以得知事物不同的五行属性。但哲学五行学说有许多形式上的东西,牵强附会,并无实际意义,而中医药学的五行学说以临床实用为目的,更重视实际价值。中医药学的五行体系比哲学有更丰富的内容。《灵枢经·通天》说:"天地之间,六合之内,不离于五,人亦应之。"当时的医家在思考人的生理、病理现象时,自觉不自觉地把它纳入"五行"框架之中。就人体自身而言,中医药理论亦根据五行特性,运用上述方法,将人体的各个脏腑组织、器官及身心功能,分别归属于以五脏为中心的五行生理病理系统,由此组建了以五脏为中心的五行脏象系统。

(四)五行之行的相互关系

五行学说并不是静止地、孤立地将事物归属于五行,而是以五行之间的相生、相克规律来说明事物之间的相互联系和相互协调,用相乘、相侮的规律来说明事物之间的协调关系被破坏之后的相互影响。

1. 五行之常态

在五行的相生相克的关系中,相生与相克是不可分割的两个方面,是维持一切事物正常发展必不可少的两个方面条件,生中有制,制中有生,即所谓生克制化。

(1)五行的相生 相生即递相滋生、助长、促进之意。五行之间互相滋生和促进的关系称为五行相生。木生火,火生土,土生金,金生水,水生木。在五行的关系中,五行中任何一行,都有"生我"和"我生"两个方面的联系。《难经》把它比喻为"母"与"子"的关系。"生我"者为"母","我生"者为"子"。所以五行相生关系又称为"母子关系"。以火为例,生我者为木,故木为火之母;我生者为土,故土为火之子。余可类推。

(2)五行的相克 相克是指事物之间具有相互制约、克制和抑制之意。《尔雅·释诂》谓:"克……胜也。"五行相克的次序为木克土,土克水,水克火,火克金,金克木,木克土。这种克制关系也是往复无穷的。木得金敛,则木不过散;水得火伏,则火不过炎;土得木疏,则土不过湿;金得火温,则金不过收;水得土渗,则水不过润。此皆气化自然之妙用。在相克的关系中,任何一行都有"克我""我克"两个方面的关系。《黄帝内经》称之为"所胜"与"所不胜"的关系。"克我"者为"所不胜"。"我克"者为"所胜"。所以,五行相克的关系,又叫"所胜"与"所不胜"的关系。以土为例,"克我"者木,则木为土之"所不胜"。"我克"者水,则水为土之"所胜"。余可类推。

在上述生克关系中,任何一行皆有"生我""我生""克我""我克"四个方面的关系。以木为例，"生我"者水，"我生"者火；"克我"者金，"我克"者土。

（3）五行生克制化　制即克制，化即生化。五行生克制化，指五行之间相互制约、相互化生，化中有制、制中有化，二者相辅相成，才能维持其相对平衡和正常的协调关系。五行的相生与相克是不可分割的两个方面，没有相生，就没有事物的发生与成长，没有相克，不能维持事物在协调关系下的变化与发展。只有生中有克、克中有生，相互生化、相互制约，才能推动着事物正常的变化与发展。五行之间这种生中有制、制中有生，相互生化、相互制约的生克关系，称为制化。五行中的制化关系，是五行生克关系的结合。五行中的制化规律是：木克土，土生金，金克木；火克金，金生水，水克火；土克水，水生木，木克土；金克木，木生火，火克金；水克火，火生土，土克水。

以相生言之，木能生火，是"母来顾子"之意，但是木之本身又受水之所生，这种"生我""我生"的关系是平衡的。如果只有"我生"而无"生我"，那么对木来说，会形成太过，宛如收入与支出不平衡一样。另外，水与火之间，又是相克的关系，所以相生之中，又寓有相克的关系，而不是绝对的相生，这样就保证了生克之间的动态平衡。

以相克言之，木能克土，金又能克木（"我克""克我"），而土与金之间又是相生的关系，所以就形成了木克土、土生金、金又克木（子复母仇）。这说明五行相克不是绝对的，相克之中，必须寓有相生，才能维持平衡。换句话说，被克者本身有反制作用，所以当发生相克太过而产生贼害的时候，才能够保持正常的平衡协调关系。

生克制化规律是一切事物发展变化的正常现象，在人体则是正常的生理状态。在这种相反相成的生克制化关系中，还可以看出五行之间的协调平衡是相对的（图4-1）。因为相生相克的过程，也就是事物消长发展的过程。在此过程中，一定会出现太过和不及的情况。这种情况的出现，其本身就是再一次相生相克的调节。这样又复出现再一次的协调平衡。这种在不平衡之中求得平衡，而平衡又立刻被新的不平衡所代替的循环运动，就不断地推动着事物的变化和发展。五行学说用这一理论来说明自然界气候的正常变迁和自然界的生态平衡，以及人体的生理活动。

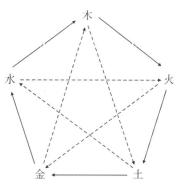

五行生克示意图

——→　代表相生

- - - →　代表相克

图4-1　五行生克示意图

2. 五行之异常

五行结构系统在异常情况下的自动调节机制为子母相及和乘侮胜复。

(1) 子母相及　及,影响所及之意。子母相及指五行生克制化遭到破坏后所出现的不正常的相生现象,包括母及于子和子及于母两个方面。母及于子与相生次序一致,子及于母则与相生的次序相反。如木行,影响到火行,叫作母及于子;影响到水行,则叫作子及于母。

◆母病及子:母病及子,指五行中的某一行异常,影响至其子行,导致母子两行均异常的改变。母病及子较为常见的有两类。一是母行虚弱,累及子行,导致母子两行皆虚弱,即"母能令子虚"。如水虚不能滋木,引起木行亦不足,以致水竭木枯,母子俱衰。临床上常见的肾精亏虚,精不化血,引起肝血不足,终致肝肾阴虚的病变,即是此类。二是母行过亢,引起其子行亦盛,导致母子两行皆亢。如木行过亢,可引起火行过旺,导致木火俱盛。临床上常见的肝火亢盛引致心火亦亢,出现心肝火旺的病变,即属此类。

◆子病及母:子病及母,指五行中的某一行异常,影响至其母行,导致子母两行均异常的变化。子病及母主要有三类。一是子行亢盛,引起母行也偏亢,以致子母两行皆亢,即"子能令母实",一般称为"子病犯母"。如临床上可见心火过亢,引起肝火亦旺,终致心肝火旺的病理变化。二是子行亢盛,劫夺母行,导致母行衰弱,一般可称为"子盗母气"。如临床上可见肝火亢盛,下劫肾阴,终致肝肾之阴皆虚的病理变化。三是子行虚弱,上累母行,引起母行亦不足,古有称其为"子不养母"。如临床上可见心血亏虚引起肝血亦不足,终致心肝两虚的病理变化。

◆及子与及母的关系:母病及子与子病及母之间有一定的内在联系,两者既可单独出现,亦可同时或相继出现。五行中的任何一行过于亢盛,既可引起其子行亦偏盛,导致母子两行俱盛,也可因其过亢而劫夺母行,导致"子盗母气"。如临床所见的肝之气火亢逆,既可发展而为心肝火旺(母病及子),亦可传变而为肝肾水亏(子盗母气)。五行中的任何一行过于不足,既可下及子行,亦可上累母行,均可出现母子两行俱虚。如临床所见的肝之阴血不足,既可发展为心肝血虚(母病及子),亦可传变为肝肾阴虚(子病犯母)。

古代医家有母病及子为顺,病后较轻,预后较好;子病及母为逆,病情较重,预后较差的论述。如《难经经释》指出:"受我之气者,其力方旺,还而相克,来势必甚。"就临床实际病例而言,母子相及病证的轻重顺逆,还须结合临证辨析,不可仅以五行相生异常的及子、及母来推断。

（2）相乘相侮　相乘相侮，实际上是反常情况下的相克现象。乘，即乘虚侵袭之意。相乘即相克太过，超过正常制约的程度，使事物之间失去了正常的协调关系。五行之间相乘的次序与相克同，但被克者更加虚弱。相乘现象可分两个方面。其一，五行中任何一行本身不足（衰弱），使原来克它的一行乘虚侵袭（乘），使其更加不足，即乘其虚而袭之。以木克土为例，正常情况下，木克土，木为克者，土为被克者，由于它们之间相互制约而维持着相对平衡状态；异常情况下，木仍然处于正常水平，但土本身不足（衰弱），因此，两者之间失去了原来的平衡状态，则木乘土之虚而克它。这样的相克，超过了正常的制约关系，使土更虚。其二，五行中任何一行本身过度亢盛，而原来受它克制的那一行仍处于正常水平，在这种情况下，虽然"被克"一方正常，但因为"克"的一方超过了正常水平，所以同样会打破两者之间的正常制约关系，出现过度相克的现象。仍以木克土为例，正常情况下，木能制约土，维持正常的相对平衡，若土本身仍然处于正常水平，但由于木过度亢进，从而使两者之间失去了原来的平衡状态，出现了木亢乘土的现象。"相克"和"相乘"是有区别的，前者是正常情况下的制约关系，后者是正常制约关系遭到破坏的异常相克现象。在人体，前者为生理现象，而后者为病理表现。但是，近代的人习惯将相克与反常的相乘混同，病理的木乘土，也称木克土。侮，即欺侮，有恃强凌弱之意。相侮指五行中的任何一行本身太过，使原来克它的一行，不仅不能去制约它，反而被它所克制，即反克，又称为反侮。相侮现象也表现为两个方面。以木为例：其一，金原是克木的，但当木过度亢盛时，则金不仅不能去克木，反而被木所克制，使金受损，这叫木反侮金。其二，金原克木，木又克土，但当木过度衰弱时，则不仅金来乘木，而且土亦乘木之衰而反侮之。习惯上把土反侮木称为"土壅木郁"。相乘相侮均为破坏相对协调统一的异常表现。乘侮，都凭其太过而乘袭或欺侮。"乘"为相克之有余，而危害于被克者，也就是某一行对其"所胜"过度克制。"侮"为被克者有余，而反侮其克者，也就是某一行对其"所不胜"的反克。为了便于理解，可将乘侮分开分析。实际上，相乘和相侮是休戚相关的，是一个问题的两个方面。现在，我们将两者统一起来分析，如木有余而金不能对木加以克制，木便过度克制其所胜之土，这叫作"乘"，同时木还恃己之强反去克制其"所不胜"的金，这叫作"侮"。反之，木不足，则不仅金来乘木，而且其所胜之土又乘其虚而侮之。

（3）胜复规律　胜复指胜气和复气的关系。五行学说把由于太过或不及引起的对"己所胜"的过度克制称为"胜气"，而这种胜气在五行系统内必然招致一种相反的力量（报复之气），将其压抑下去，这种能报复"胜气"之气，称为"复气"，总称"胜复之气"。《素问·至真要大论》说："有胜之气，其必来复也。"这是五行结构系统本身作为系统整体对于太过或不及的自行调节机制，旨在使之恢复正常制化调节状态。若木气太过，作为胜气则过度克土，而使土气偏衰，土衰不能制水，则水气偏胜而加剧克火，火气受制而减弱克金之力，于是金气旺盛起来，把太过的木气克伐下去，使其恢复正常。若木气不足，则将受到金的过度克制，同时因木衰不能制土而引起土气偏亢，土气偏亢则加强抑水而水气偏衰，水衰无以制火而火偏亢，火偏亢则导致金偏衰而不能制木，从而使不及的木气复归于平，以维持其正常调节状态。胜复的调节规律是：先有胜，后必有复，以报其胜。"胜气"重，"复气"也重；"胜气"轻，"复气"也轻。在五行具有相克关系的各行之间有多少太过，便会招致多少不及；有多少不及，又会招致多少太过。因为五行为单数，所以对于任何一行，有"胜气"必有"复气"，而且数量上相等。胜复调节机制，使五行结构系统整体在局部出现较大不平衡的情况，进行自身调节，继续维持其整体的相对平衡。

相乘、相侮既有联系又有区别，相乘是按五行的相克次序发生了过强的克制而形成的五行间的生克制化异常；相侮是与五行相克次序发生相反方向的克制现象而形成的五行间的生克制化异常。在发生相乘的同时发生相侮，在发生相侮的同时发生相乘。若木气过强，既可以乘土，又可以侮金；若木气过弱，既可以受到土的反侮，又可以受到金的乘袭。因而，相乘与相侮有着密切的联系（图 4 - 2）。

$$（所不胜）金 \longleftarrow \quad 木 \quad \longrightarrow 土（所胜）$$
$$（相侮） \qquad （太过） \qquad （相乘）$$
$$（所不胜）金 \longrightarrow \quad 木 \quad \longleftarrow 土（所胜）$$
$$（相乘） \qquad （不及） \qquad （相侮）$$

图 4 - 2　相乘与相侮关系示意图

除五行相克关系破坏可出现相乘与相侮以外，若五行相生关系出现异常，则可出现母病及子与子病及母的异常表现。

（五）五行学说在中医药理论中的应用

五行学说具有系统论的一些特征，诸如整体性、动态平衡性、有序性。它有助于医家从整体上揭示和把握人体生理、病理变化的规律性，有助于认识人体各个部分之间及人体与环境之间的有机联系。五行学说的应用，加强了中医药理论关于人体以及人与外界环境是一个统一整体的论证，使中医药理论所采用的整体系统方法更进一步系统化。

1. 说明五脏生理机能

中药医理论在五行配五脏的基础上，又以类比的方法，根据脏腑组织的性能、特点，将人体的组织结构分属于五行，以五脏(肝、心、脾、肺、肾)为中心，以六腑(实际上是五腑：胃、小肠、大肠、膀胱、胆)为配合，支配五体(筋、脉、肉、皮毛、骨)，开窍于五官(目、舌、口、鼻、耳)，外荣于体表组织(爪、面、唇、毛、发)等，形成了以五脏为中心的脏腑组织的结构系统，从而为脏象学说奠定了理论基础。

五行学说将人体的内脏分别归属于五行，以五行的特性来说明五脏的部分生理机能。例如：木性可曲可直，条顺畅达，有生发的特性，故肝喜条达而恶抑郁，有疏泄的功能；火性温热，其性炎上，心属火，故心阳有温煦之功；土性敦厚，有生化万物的特性，脾属土，脾有消化水谷、运送精微、营养五脏六腑、四肢百骸之功，为气血生化之源；金性清肃，收敛，肺属金，故肺具清肃之性，肺气有肃降之能；水性润下，有寒润、下行、闭藏的特性，肾属水，故肾主闭藏，有藏精、主水等功能。

中医五行学说对五脏五行的分属，不仅阐明了五脏的功能和特性，而且还运用五行生克制化的理论来说明脏腑生理机能的内在联系，五脏之间既有相互滋生的关系，又有相互制约的关系。

用五行相生说明脏腑之间的联系：木生火，即肝木济心火，肝藏血，心主血脉，肝藏血功能正常，有助于心主血脉功能的正常发挥。火生土，即心火温脾土，心主血脉、主神志，脾主运化、主生血统血，心主血脉功能正常，血能营脾，脾才能发挥主运化、生血、统血的功能。土生金，即脾土助肺金，脾能益气，化生气血，转输精微以充肺，促进肺主气的功能，使之宣肃正常。金生水，即肺金养肾水，肺主清肃，肾主藏精，肺气肃降有助于肾藏精、纳气、主水之功。水生木，即肾水滋肝木，肾藏精，肝藏血，肾精可化肝血，以助肝功能的正常发挥。这种五脏相互滋生的关系，就是用五行相生理论来阐明的。

用五行相克说明五脏间的相互制约关系：心属火，肾属水，水克火，即肾水能制约心火，如肾水上济于心，可以防止心火之亢烈。肺属金，心属火，火克金，即心火能制约肺金，如心火之阳热，可抑制肺气清肃之太过。肝属木，肺属金，金克木，即肺金能制约肝木，如肺气清肃太过，可抑制肝阳的上亢。脾属土，肝属木，木克土，即肝木能制约脾土，如肝气条达，可疏泄脾气之壅滞。肾属水，脾属土，土克水，即脾土能制约肾水，如脾土的运化，能防止肾水的泛滥。这种五脏之间的相互制约关系，就是用五行相克理论来说明的。

五脏中每一脏都具有生我、我生、克我、我克的关系。五脏之间的生克制化，说明每一脏在功能上有他脏的资助，不至于虚损，又能克制另外的脏器，使其不致过亢。本脏之气太盛，则有他脏之气制约；本脏之气虚损，则又可由他脏之气补之。脾（土）之气，其虚，则有心（火）生之；其亢，则有肝（木）克之；肺（金）气不足，土可生之；肾（水）气过亢，土可克之。这种生克关系把五脏紧紧联系成一个整体，从而保证了人体内环境的对立统一。

就五行的相互关系而言，除五行之间的生克制化胜复外，尚有五行互藏。五行互藏又称为"五行体杂"，而明代张介宾则明确提出了五行互藏："五行者，水火木金土也……知五之为五，而不知五者之中，五五二十五，而复有互藏之妙焉。"即五行的任何一行中，又复有五行。如木行中更具火土金水成分，余类推。中医药理论根据五行互藏而形成了五脏互藏理论。

事物属性的五行归类，除了将人体的脏腑组织结构分别归属于五行外，同时将自然的有关事物和现象进行了归属。例如，人体的五脏、六腑、五体、五官等，与自然界的五方、五季、五味、五色等相应，这样就把人与自然环境统一起来。这种归类方法，不仅说明了人体内在脏腑的整体统一，而且反映出人体与外界的协调统一。如春应东方，风气主令，故气候温和，气主生发，万物滋生。人体肝气与之相应，肝气旺于春。这样就将人体肝系统和自然春木之气联系起来，从而反映出人体内外环境统一的整体观。

2. 说明五脏病变的传变规律

（1）发病　五脏外应五时，所以六气发病的规律，一般是主时之脏受邪发病。由于五脏各以所主之时而受病，当其时者，必先受之。因此，春天的时候，肝先受邪；夏天的时候，心先受邪；长夏的时候，脾先受邪；秋天的时候，肺先受邪；冬天的时候，肾先受邪。主时之脏受邪发病，这是一般的规律，但是也有所胜和所不胜之脏受病的。气候失常，时令未到而气先至，属太过之气；时令已到而气未至，属不及之气。太过之气的发病规律，不仅可以反侮其所不胜之脏，而且还要乘其所胜之脏；不及之气的发病规律，不仅所胜之脏妄行而反侮，即使是我生之脏，亦有受病的可能。这是根据五行所胜与所不胜的生克乘侮规律而推测的，说明了五脏疾病的发生受着自然气候变化的影响。

（2）传变　由于人体是一个有机整体，内脏之间又是相互滋生、相互制约的，因而在病理上必然相互影响。本脏之病可以传至他脏，他脏之病也可以传至本脏，这种病理上的相互影响称之为传变。从五行学说来说明五脏病变的传变，可以分为相生关系传变和相克关系传变。相生关系的传变包括"母病及子"和"子病及母"两个方面。"母病及子"为顺，其病轻；"子病及母"为逆,病重。相克关系的传变则包括"相乘"和"反侮"两个方面。

3. 指导疾病的诊断

人体疾病多表现为其皮肤、毛发、形体等外在的、局部的变化。这些外在的、局部的变化从中医药理论来认识,均与内在脏腑的功能活动失调,尤其是五脏的功能失调有关。临证时,通过观察人体皮肤、形体及毛发等局部的症状,便可推断内脏病变的情况,此即"有诸内必形诸外"。这主要包括两个方面:一是从本脏所主(有关)的色、味、脉来诊断本脏病。如面见黑色多为肾虚,面见黄色多为脾虚,面部青色多为肝病等。二是从他脏所主的色和脉来分析五脏疾病的传变。如脾主运化,可制止肾水泛滥,以保证肾主水功能的正常进行,若脾病面色黄黑,色斑沉着,则可知脾病及肾(即土不制水)。

4. 指导疾病的治疗

人体各种疾病均是脏腑功能失调的外在反映。脏腑之间的功能之所以失调,是由于相互滋生、相互制约的关系遭到破坏,因此,调整脏腑之间的功能,恢复脏腑之间正常的生克制化关系,便可治疗疾病,并可达到控制疾病传变的目的。例如,肾藏精以滋养肝之阴血,临床上见到肝阴不足为主的视物模糊,可通过补肾阴以使其目光明亮,这便是在"虚则补其母,实则泻其子"原则指导下,根据肝肾之间母子相生的关系制定的治疗大法——"滋水涵木"。再如,因肝气郁结,肝失疏泄,以致食欲不振,面色萎黄,神疲乏力,胸闷喜叹息,可通过健脾益气、疏肝解郁的方法来治疗,以使患者食欲振奋,面色改善,调整精神状态,此即在"抑强扶弱"原则指导下,根据肝脾之间相克关系而制定的治疗大法——"抑木扶土"。

5. 指导日常养生活动

五行学说表明,人体复杂的生命活动是以五脏为主体的脏腑功能活动的综合反映。因此,必须随时调整好五脏的生理机能,才能维护其协调平衡的状态。而五脏的生理平衡最主要的在于它们之间存在着相生和相克的"生克制化",因此任何养生活动都不能破坏五脏之间这种正常的生理制约关系。例如,情志分属五脏,各有其五行属性,因而情志之间也具有相互制约的关系,利用情志之间的五行相胜关系,通过以情胜情,来调理心神、和畅气机、恢复情志活动的正常状态,最终达到协调五脏、平衡阴阳的目的,这便是五行学说指导养生防病的重要体现。

四、经络学说

经络是人体运行气血、联络脏腑形体官窍、沟通上下内外的通道。经络系统包括十二经脉、十二经别、奇经八脉、十五别络、浮络、孙络、十二经筋、十二皮部等。经络是经脉和络脉的总称。经,有路径的含义。经脉贯通上下、沟通内外,是经络系统中的主干。络,有网络的含义。络脉是经脉别出的分支,较经脉细小,纵横交错,遍布全身。经络学说是研究人体经络的生理机能、病理变化与脏腑相互关系密切的学说。经络被定义为人体内运行气血的通道,起沟通内外、网络全身的作用。在病理情况下,经络系统功能发生变化,会呈现相应的症状和体征,通过这些表现,可以诊断体内脏腑疾病。经络学说作为中医基础理论的重要组成部分,是中医药学整体观的结构基础,贯穿于中医药学的生理、病理、诊断和治疗等各个方面。

(一)经络学说溯源

研究经络系统的生理机能、病理变化及其与脏腑之间的关系的理论,称为经络学说。经络学说是中医药学分析人体生理、病理和对疾病进行诊疗的主要依据之一。"经络"一词首先见《黄帝内经》,《灵枢经·邪气脏腑病形》说:"阴之与阳也,异名同类,上下相会,经络之相贯,如环无端。"《灵枢经·脉经》说:"经脉者,所以能决死生、处百病、调虚实,不可不通。"

经络学说的内容十分广泛,包括经络系统各组成部分的循行部位、生理机能、病理变化及其表现,经络中血气的运行与自然界的关系,经脉循行路线上的穴位及其主治作用,经络与脏腑的关系等。

经络学说的形成,是以古代的针灸、推拿、气功等医疗实践为基础,经过漫长的历史过程,结合当时的解剖知识和脏象学说,逐步上升为理论的,其间受到了阴阳五行学说的深刻影响。《黄帝内经》的问世,标志着经络学说的形成。《黄帝内经》中系统地论述了十二经脉的循行部位、属络脏腑,以及十二经脉发生病变时的证候,记载了十二经别、别络、经筋、皮部等的内容,对奇经八脉也有分散的论述,并且记载了约一百六十个穴位的名称。

经络系统,由经脉、络脉、十二经筋和十二皮部所组成。经络在内能连属于脏腑,在外则连属于筋肉、皮肤。

中医药理论把经络的生理机能称为"经气"。其生理机能主要表现在沟通表里上下,联系脏腑器官;通行气血,濡养脏腑组织;感应传导;调节脏腑器官的机能活动四个方面。

(二)经络系统

经络系统是由经脉和络脉组成的。其中经脉包括十二经脉和奇经八脉,以及附属于十二经脉的十二经别、十二经筋、十二皮部。络脉有十五络、孙络、浮络。经络系统将人体的脏腑组织、器官,四肢百骸联络成一个有机的整体,并通过经气的活动,调节全身各部位机能,运行气血、协调阴阳,从而使整个机体保持协调和相对平衡。经络学说是阐述人体经络系统的循行分布、生理机能、病理变化及其与脏腑相互关系的一种系统理论。

1.十二经脉的命名和循行

十二经脉是经络系统的主体,故又称为"十二正经"或"正经",是手三阴经(手太阴肺经、手厥阴心包经、手少阴心经)、手三阳经(手阳明大肠经、手少阳三焦经、手太阳小肠经)、足三阳经(足阳明胃经、足少阳胆经、足太阳膀胱经)、足三阴(足太阴脾经、足厥阴肝经、足少阴肾经)的总称。

(1)十二经脉的命名 十二经脉是结合手足、阴阳、脏腑三个方面进行命名的。因经脉循行于上、下肢的不同,故有手六经、足六经之分。手六经循行于上肢部,足六经循行于下肢部。凡属六脏(五脏加心包)及循行于肢体内侧的经脉为阴经,属六腑及循行于肢体外侧的经脉为阳经。根据阴阳消长变化的规律,阴阳又划分为三阴和三阳。三阴分别为太阴、少阴、厥阴,三阳分别为阳明、太阳、少阳。

(2)十二经脉的体表分布 十二经脉左右对称地分布于头面、躯干和四肢,纵贯全身。

◆四肢部:阴经分布于四肢的内侧,阳经分布于四肢的外侧。按三阴、三阳来分,则太阴、阳明在前,少阴、太阳在后,厥阴、少阳在中。其中,足三阴经在足内踝上八寸以下为厥阴在前、太阴在中、少阴在后,至内踝上八寸以上,太阴交出于厥阴之前。

◆躯干部:足三阳经分布于躯干的,在外侧:阳明在前,太阳在后,少阳在侧;足三阴经循行于相表里的阳经的内侧。手六经中,手三阳经都经过肩部上颈项,手三阴经除手厥阴在侧胸有较短的分布外,手太阴和手少阴都由胸内直接出于腋下。

◆头面部:手足六阳经皆上行头面而联系五官,故有"人头者,诸阳之会也"之说。头面部以阳明经分布为主,头侧部以少阳经分布为主,头后部以太阳经分布为主,但诸手阳经在头面部的分布相互交错,较为复杂。足六阴经多行于头颈的深部而联系喉咙、舌、目等器官。

(3)十二经脉与脏腑器官的联系 十二经脉与脏腑的联系主要表现为"属络"关系,即阴经属脏络腑、阳经属腑络脏。此外,六阴经对其他脏腑还有较广泛的联系,而六阳经则仅有手足太阳经联系到胃和脑外。十二经脉中,六阴经主要是对体内器官有所联系,六阳经则主要联系头面和五官。

(4)十二经脉的循行走向、循环流注与交接规律 十二经脉循行走向:手三阴经从胸走手,手三阳经从手走头,足三阳经从头走足,足三阴经从足走腹(胸)。如《灵枢经·逆顺肥瘦》所载:"手之三阴,从脏走手;手之三阳,从手走头;足之三阳,从头走足;足之三阴,从足走腹。"十二经脉的交接规律:阴经与阳经(表里经)在手足衔接;阳经与阳经(指同名经)在头面部衔接;阴经与阴经(即手足三阴经)在胸部衔接。十二经脉的循行流注次序:手太阴肺经—手阳明大肠经—足阳明胃经—足太阴脾经—手少阴心经—手太阳小肠经—足太阳膀胱经—足少阴肾经—手厥阴心包经—手少阳三焦经—足少阳胆经—足厥阴肝经。

(5)十二经脉的表里关系　十二经脉的表里关系,指手足三阴三阳的对应关系与脏腑表里的一致性,又称为表里相合关系,这是十二经脉之间的一种主要相互关系。十二经脉的表里关系,除了通过经脉本身在四肢末端表里阴阳经的交接、在躯干部与脏腑的属络以外,还通过经别和络脉进一步加强这种联系。

2. 十五络脉

十二经脉和任督二脉各自别出一络,加上脾之大络,称为十五络脉。十二经的别络均从本经四肢肘膝关节以下的络穴分出,走向其相表里的经脉,即阴经别走于阳经、阳经别走于阴经,加强了表里两经的联系,补充了十二经脉循行的不足。任脉、督脉及脾之大络主要分布在身前、身后、身侧,沟通腹、背和全身经气。

3. 十二经别

十二经别,是别道而行的正经,具有"离、入、出、合"的特点,加强了十二经脉属络脏腑和头面部的表里联系。

4. 十二经筋

十二经筋是十二经脉之气结聚散络于筋肉骨节的体系。经筋具有约束骨骼、屈伸关节、维持人体正常运动功能的作用。

5. 十二皮部

十二皮部,是络脉之气在皮肤的散布所在,是十二经脉功能活动反映于体表的部位。

6. 奇经八脉

奇经八脉是任脉、督脉、冲脉、带脉、阴维脉、阳维脉、阴跷脉、阳跷脉的总称。"奇"有异的含义,它们与十二正经不同,在循行分布上除任督二脉外,其余经脉较少有属于自己的分布路线,多纵横交错地借道于十二经脉,"别道奇行"。此外,奇经八脉既不属络脏腑,又无表里关系,也不构成气血循环流注,除任督二脉外,其他六条经脉没有所属的腧穴,故称"奇经"。

奇经八脉中的督脉、任脉、冲脉皆起于胞中,同出于会阴,而分别循行于人体的前后正中线和腹部两侧,故称为"一源三歧"。其他五条经脉除带脉横向循行外,均为纵向循行,纵横交错地循行分布于十二经脉之间。

奇经八脉的作用主要体现在两个方面。其一,沟通了十二经脉之间的联系。将部位相近、功能相似的经脉联系起来,达到统摄有关经脉气血、协调阴阳的作用。任脉与六阴经有联系,称为"阴脉之海",具有调节全身诸阴经经气的作用;督脉与六阳经有联系,称为"阳脉之海",具有调节全身阳经经气的作用;冲脉又与足阳明、足少阴等经有联系,故有"十二经之海""血海"之称,具有涵盖十二经气血的作用。其二,奇经八脉对十二经气血有蓄积和渗灌的调节作用。当十二经脉气血旺盛时,奇经八脉能加以蓄积;当人体功能活动需要时,奇经八脉又能渗灌供应。若喻十二经脉如江河,奇经八脉则犹如湖泊。

奇经八脉中的任脉和督脉各有其所属的腧穴,故与十二经合称"十四经"。十四经均具有一定的循行路线、病候和所属腧穴,是经络系统中的主要部分。

(三)腧穴

1.腧穴的概念

腧穴是人体脏腑经络气血输注于体表的特殊部位。"腧"与"俞""输"义通,有转输的含义;"穴"具孔隙的含义。腧穴与经络密切相关,不是孤立于体表的点,而是通过经络系统与体内脏腑组织、器官有一定的内在联系,互相疏通。经络腧穴与脏腑相关,内外相应,这样就使腧穴 – 经络 – 脏腑间相互联系成通内达外的关系,脏腑病证可以通过经络反映到体表腧穴,针刺体表腧穴也能通过经络作用于脏腑。

腧穴是针灸施术的部位,临床上若要正确运用针灸治疗疾病,就必须要掌握好腧穴的定位、归经、主治等基本知识。

2.腧穴的分类

根据特点不同,通常可将腧穴分为十四经穴、奇穴、阿是穴三大类。

(1)十四经穴 十四经穴是指具有固定的名称和位置,且归属于十二经和任脉、督脉的腧穴。这类腧穴具有主治本经病证的共同作用,归纳于十四经脉系统中,简称"经穴"。十四经穴是腧穴的主要部分。

(2)奇穴 奇穴指既有一定的名称,又有明确的位置,但尚未归入或不便归入十四经系统的腧穴。这类腧穴的主治范围比较单纯,多数对某些病证有特殊疗效,因而未归入十四经系统,故又称为"经外奇穴"。经外奇穴的主治作用大多比较简单,但疗效奇特,如四缝穴治疗小儿疳积、外劳宫治疗落枕等,往往能收到理想的治疗效果。

(3)阿是穴 阿是穴指既无固定名称,亦无固定位置,而是以压痛点或病变部位或其他反应点等作为针灸施术部位的一类腧穴,又称为"天应穴""不定穴""压痛点"等。

3.腧穴的主治特点

腧穴的主治特点主要表现在三个方面,即近治作用、远治作用和特殊作用。

(1)近治作用 近治作用是所有腧穴都具有的治疗作用,即各腧穴均可以治疗所在部位及邻近组织、器官的病证,也就是"腧穴所在,主治所在"。头面部和躯干部的腧穴以近治作用为主,如位于眼睛周围的睛明、攒竹、承泣、丝竹空等穴,均可治疗眼病;肩部的肩髃、肩髎等治疗肩关节病变等。

(2)远治作用 十四经穴,尤其是十二经脉位于肘关节、膝关节以下的腧穴,不仅可以治疗所在局部组织、器官的病证,而且还可以治疗经脉循行所联系的远隔部位的脏腑、组织、器官的病变,有些腧穴甚至具有影响全身的治疗作用。今人将这一作用特点归纳为"经脉所过,主治所及"。如合谷穴,不仅可以治疗所在部位的手指麻木、腕关节疼痛,而且还可以治疗经脉循行所及的头面口齿病。再如足三里穴,其位置在小腿部,既可治疗下肢痿痹,这是其近治作用;还可治疗所属经脉属络的胃、脾之脏腑病证,如胃痛、腹胀、腹泻等,这是其远治作用;作为强壮要穴,还具有补益正气、提高机体抗病能力的全身性调整的远治作用。

(3)特殊作用 ①双向调整作用,又称为良性双向调整作用,即针刺同一腧穴可以对不同的机体功能状态起到调整作用。当机体功能亢进时,针刺其穴能泻其盛实的邪气,使亢进的功能趋于正常,因而具有抑制作用;而当机体功能低下时,针刺其穴能补其虚衰的正气,使低下的功能恢复正常,因而具有兴奋作用。例如:心动过速者,针内关可减缓心律;而心动过缓者,刺内关可使心率加快。胃痉挛的患者,刺足三里可解痉止痛;而当胃蠕动减缓表现为胃扩张时,刺足三里又有促进胃蠕动的作用。②相对特异作用,有些腧穴对某些病证具有独特的治疗作用,如大椎退热、至阴纠正胎位等。

(四)经络学说在中医药理论中的应用

1.阐释病理变化

在正常生理情况下,经络有运行气血,感应传导的作用。所以在发生病变时,经络就可能成为传递病邪和反映病变的途径。《素问·皮部论》说:

"邪客于皮则腠理开,开则邪入客于络脉,络脉满则注于经脉,经脉满则入舍于脏腑也……"经络是外邪从皮毛腠理内传于五脏六腑的传变途径。因为脏腑之间有经脉沟通联系,所以经络还可成为脏腑之间病变相互影响的途径。如足厥阴肝经挟胃、注肺中,所以肝病可犯胃、犯肺;足少阴肾经入肺、络心,所以肾虚水泛可凌心、射肺。至于相为表里的两经,更因络属于相同的脏腑,因而使相为表里的一脏一腑在病理上常相互影响。如心火可下移小肠,大肠实热,腑气不通,可使肺气不利而喘咳胸满等。

经络不仅是外邪由表入里和脏腑之间病变相互影响的途径,通过经络的传导,内脏的病变可以反映于外,表现于某些特定的部位或与其相应的官窍。例如:肝气郁结常见两胁、少腹胀痛,这就是因为足厥阴肝经抵小腹、布胁肋;真心痛,不仅表现为心前区疼痛,且常引及上肢内侧尺侧缘,这是因为手少阴心经行于上肢内侧后缘。其他如胃火炽盛见牙龈肿痛,肝火上炎见目赤等。

2. 指导疾病的诊断

由于经络有一定的循行部位和络属的脏腑,它可以反映所属经络脏腑的病证,因而在临床上,就可根据疾病所出现的症状,结合经络循行的部位及所联系的脏腑,作为诊断疾病的依据。例如:两胁疼痛,多为肝胆疾病;缺盆中痛,常是肺的病变。又如:头痛一证,痛在前额者,多与阳明经有关;痛在两侧者,多与少阳经有关;痛在后头部及项部者,多与太阳经有关;痛在巅顶者,多与厥阴经有关。《伤寒杂病论》的六经辨证,也是在经络学说基础上发展起来的辨证体系。在临床实践中还发现,在经络循行的通路上,或在经气聚集的某些穴位处,有明显的压痛或有结节状、条索状的反应物,或局部皮肤的形态变化,也常有助于疾病的诊断。如肺脏有病时可在肺俞穴出现结节或中府穴有压痛,肠痈可在阑尾穴有压痛,长期消化不良的患者可在脾俞穴见到异常变化,等等。《灵枢经·官能》"察其所痛,左右上下,知其寒温,何经所在"指出了经络对于指导临床诊断的意义和作用。

3. 指导疾病的治疗

经络系统遍布全身。气、血、津液主要靠经络为其运行途径,才能输布人体各部,发挥其濡养、温煦作用。脏腑之间,脏腑与人体各部分之间,也是通过经络维持其密切联系,使其各自发挥正常的功能。所以经络的生理机能,主要表现在沟通内外,联络上下,将人体各部组织、器官联结成为一个有机的整体,通过经络的调节作用,保持着人体正常生理活动的平衡协调。经络又能将气、血、津液等维持生命活动的必要物质运送到全身,使机体获得充足的营养,从而进行正常的生命活动。此外,经络又是人体的信息传导网,它能够接受和输出各种信息。经络学说被广泛地用以指导临床各科的治疗，特别是对针灸、按摩和药物治疗更具有重要指导意义。

针灸与按摩疗法，主要是根据某一经或某一脏腑的病变，而在病变的邻近部位或循行的远隔部位上取穴，通过针灸或按摩，以调整经络气血的功能活动，从而达到治疗的目的。穴位的选取，就必须按经络学说进行辨证，断定疾病属于何经后，根据经络的循行分布路线和联系范围来选穴，这就是"循经取穴"。

药物治疗也要以经络为渠道，通过经络的传导转输，才能使药到病所，发挥其治疗作用。在长期临床实践的基础上，根据某些药物对某一脏腑经络有特殊作用，确定了"药物归经"理论；金元时期的医家，发展了这方面的理论，张洁古、李杲按照经络学说，提出"引经报使"药，如治头痛，属太阳经的可用羌活，属阳明经的可用白芷，属少阳经的可用柴胡。羌活、白芷、柴胡，不仅分别归手足太阳、阳明、少阳经，而且能引他药归入上述各经而发挥治疗作用。

此外，当前被广泛用于临床的针刺麻醉，以及耳针、电针、穴位埋线、穴位结扎等治疗方法，都是在经络学说的指导下进行的，并使经络学说得到一定的发展。

第二节　道　论

"道"是中国哲学所独有的一个重要的范畴，庄子的"道论"是秉承老子的"道论"而来的，但是又有了新的发展。庄子的天论和他的道论是相通的，呈现出一种与人为相对应的自然而然的状态。《庄子·大宗师》中的"道"囊括了生存论、方法论以及人生境界的范畴。道家的"道"是中国古代哲学的基本范畴，道包含天道、人道、地道等。老子的"道"有以下意思：一是世界的本原（本体），世界由此出发、由此产生的基础；二是世界的本质或世界之所以然，也即世界面貌（世界的具体现实性）的决定力量；三是世界形成、产生和发展全部历史的述说，也即对道以自身为本原、以自身为本质的自我产生、自我发展、自我表现、自我完成的全部历史的述说。

一、道的含义

道，是中华民族为认识自然为己所用的一个名词，意思是万事万物的运行轨道或轨迹，也可以说是事物变化运动的情况。道，本义指行走的道路，《说文解字》说："道：所行道也。"由于道路规定了行人前进的方向，是达到某一目的地所必由的途径，故引申为规律、道理。此外，"道"在古代还有多种引申意义——思想体系或学说、治理、方法等。道字亦象"首"形，可与首字通用。则"道"在古代还有"开头""起始"的意思。由于"道"具有复杂多样的含义，因此作为古代哲学的基本概念，其含义亦显得相当深邃广博。

老子认为"道"具有超越性、本原性和普遍性。《道德经》载："有物混成，先天地生。寂兮寥兮，独立不改，周行而不殆，可以为天下母。吾不知其名，字之曰道，强为之名曰大。"从源头而言，先于天地而生，具有独立性，不受其他事物的影响，周行于万物而超越了空间，一直在运转而未有停止，超越了时间的界限。庄子将老子所说的道诠释得更加全面，他在《庄子·大宗师》中说："夫道，有情有信，无为无形；可传而不可受，可得而不可见；自本自根，未有天地，自古以固存；神鬼神帝，生天生地；在太极之先而不为高，在六极之下而不为深，先天地生而不为久，长于上古而不为老。"道无为无形，没有具体的形象，无法被人看见和触摸，但是可以通过万物的展现来认识，同时自本自根，即老子所说的"独立而不改"，强调独立性，生于天地之先，同时超越了空间的限制，无所谓高与下，又超越了时间，没有久、老等概念。

中医药理论中的"道"是中国哲学尤其是先秦哲学道论的反映。中医药理论在先秦哲学的基础上发展了道的思想，广泛吸收包括道家在内的各家学说，既引进"道"这一概念并广泛运用，并对其含义有所发挥。

（一）道的本原性

古代道家提出"道"的目的在于探讨研究天地万物的本原。古代道家通过天才的直觉体悟，认为天地万物起源于混沌未分的"道"。道本不可名、不可状，它"玄之又玄"，"是谓天地根"，它"似万物之宗""象帝之先"。《道德经》说："视之不见，名曰夷；听之不闻，名曰希；搏之不得，名曰微。此三者不可致诘，故混而为一。其上不皦，其下不昧。绳绳不可名，复归于无物。是谓无状之状，无物之象，是谓惚恍，迎之不见其首，随之不见其后"。道无形无状，恍恍惚惚，窈窈冥冥，不能被视、触、听等感官所感知，但它又是客观存在着的"有精""甚真""有信"的宇宙本体。

道是一切天地万物的生成之源。《道德经》说："道生一，一生二，二生三，三生万物。"在学界中对此模式有多种解释，如将此文中的"二"解释为阴阳二气，"三"解释为阴阳和冲气；或者是将"三"解释为天地人三才，三生万物即天地人三才化生万物。上述的所有解释，争议在于"道"化生万物的具体模式，但"道"为万物之源是没有任何疑问的，从根源而言，"一""二""三"，包括万物都是由道而生。因此《道德经》说："谷神不死，是谓玄牝。玄牝之门，是谓天地根。"谷神意指生养万物之神，老子说此之谓玄牝，是天地之根。从《道德经》中讲道与万物的关系时总会提到如"玄牝""万物之母""天地母"等词语，万物之母和天地母都联系到母性，玄牝之中的牝与牡相对，泛指雌雄中的雌性，也是指母性，也是在强调"道"是万物之母，一切万物都由此产生。

（二）道的超越性

老庄都强调"道"的超越性，《庄子·齐物论》提出了一个逻辑推理："有始也者，有未始有始也者，有未始有夫未始有始也者。有有也者，有无也者，有未始有无也者，有未始有夫未始有无也者。俄而有无矣，而未知有无之果孰有孰无也。"假如宇宙有生成的时间，那就会有一个宇宙生成的开始，如果是这样，那开始之前还有未开始之前的开始，无论开始时是有是无，都会有一个未开始之前的开始，这样就是一个没有终点的悖论。庄子以此提出道的超越性，道超越有无之间的关系。《道德经》说："道可道，非常道……无名天地之始；有名万物之母。故常无欲，以观其妙；常有欲，以观其徼。此两者，同出而异名，同谓之玄。玄之又玄，众妙之门。"这句话在各个版本的古籍及新出土的文献中断句都不一样，学界对此句的认识也不一致，但可以从文中知道，"道"涵盖了有无，所以说同源于道所出而异名。

《庄子·秋水》提出"道无终始，物有死生"。道超越了时间观念，"周行而不殆"，一直运转不息，而所谓的时间是体现在物质的不断变化上。从万物的角度来说，因为生老病死，因为有限个体存在的限制，才会有时间的观念。从道的角度来说，道一直如是，"独立不改"，没有所谓的开始，也就不会有结束。在《庄子·知北游》中冉求请教仲尼，在没有天地的时候是什么样子，庄子借孔子的话说出他的看法，"古犹今也"，认为古与今没有分别，但是从人类个体而言，古与今，环境发生了变化，朝政发生了变化，文化发生了变化，可以说一切都发生了变化，但是从道的角度来看，改变一直在发生，一切都涵盖在道的范围内，而个体的限制所引申出来的时间观念，对于道并不存在。

空间、大小、范围之类的概念，都是因个体限制而存在，庄子提出"六合为巨，未离其内；秋毫为小，待之成体"。道超越了空间的范畴，六合指东西南北四方和上下，泛指天下和宇宙。六合已经是极大的空间，仍未脱离道的范畴；而秋毫已经是极小的东西，也要仰赖道以生成形体。从物的角度来讲，万物的变化没有穷尽，"大知入焉而不知其所穷"，从逻辑中可知晓，道必然超越了空间才可以涵盖一切。

总之，道是具有超越性的，所以老子在描述"道"的时候，用诸如"玄之又玄""唯恍唯惚""无状之状,无物之象"等语句。如果人们想要从物质角度触及"道"的存在是不可能的,因为"视之不见""听之不闻""搏之不得",无论是眼睛、耳朵、触感都无法感知到"道"的存在。《庄子·知北游》说:"道不可闻,闻而非也;道不可见,见而非也;道不可言,言而非也。""道"无法被听到,也无法被见到,也无法被说出来,能说出来的就不是"道"。在《庄子·齐物论》中也说"道昭而不道,言辩而不及",能说出来的就不能谓之"道"。

(三)道的遍在性

道在生成万物的同时,也化作为万物内在的运动变化规律。在《庄子·天地》篇中,庄子借孔子之口进一步强调说:"夫道,覆载万物者也,洋洋乎大哉!""道"与万物都有内在联系。

在《庄子·知北游》中东郭子对道的存在产生了疑问,请教庄子道在什么地方,庄子说"在蝼蚁""在稊稗""在瓦甓""在屎溺"。东郭子认为"道"应该比较高尚,不该处在低下、脏贱的地方,所以庄子故意回答说道在于蝼蚁。东郭子继续追问后,庄子说的地方越说越往下,最后直接说道在屎尿。"道"不仅涵盖天地,同时对于人们所认为的低下处、脏贱之类也与"道"不相离,道遍在于万物,无所谓贵贱观念。"以道观之,物无贵贱;以物观之,自贵而相贱",可以说为上述内容做了总结。对于"道"而言,万物都处于平等的地位,既不认为天地高大,也不认为蝼蚁低下,对一切万物做到一视同仁,《庄子·列御寇》记载了一则故事:"庄子将死,弟子欲厚葬之。庄子曰:'吾以天地为棺椁,以日月为连璧,星辰为珠玑,万物为赍送。吾葬具岂不备邪?何以加此!'弟子曰:'吾恐乌鸢之食夫子也。'庄子曰:'在上为乌鸢食,在下为蝼蚁食,夺彼与此,何其偏也!'"从中可以看到保持对万物平等看待的态度。

万物的生长繁育离不开"道"的作用。"道"也有一种作为内在规律的含义。在内,万物遵循"道",则会自然而然地生长;若不遵从,则会导致灭亡。《道德经》说:"昔之得一者:天得一以清;地得一以宁;神得一以灵;谷得一以盈;万物得一以生;侯王得一以为天下贞。其致之……"所谓的"一"便是在指"道"而言,若天合于道则得清,地合于道则得宁,精神合于道则得灵,谷物合于道则得盈,万物合于道则得生,侯王合于道则得天下太平。而若失于道则不然,会导致灭亡。

(四)道是自然界和人类社会的根本规律

中国哲学"道"范畴性质的整体模糊性,造成人们对"道"认识的模糊性和理解的多层次性、多样性。这正是中国古代任何一种理论思维初创时期所表现出的特征。

古代道家把"道"作为天地万物的本原，《道德经》记载："人法地，地法天，天法道，道法自然。"因此，天地万物受"道"所制约，必须按照"道"所规定的法则和方式运动变化，人类社会亦同样遵循着"道"所规定的运动变化规律，而"道"以本然的规律为规律、自己的法则为法则。于是，"道"在道家哲学中又被用以说明自然界和人类社会的根本规律。实际上，古代道家之所以用"道"命名他们所探究的天地万物的本原，正是由于道具有"规律"的含义，而其所探究的本原既是化生天地万物的本体，又规定了天地万物的运动变化。所以在道家学说中，道既指事物的本原，又指事物的运动变化规律。其他各家学说主要着眼于道的规律性，如儒家"孔孟之道"所说的"天道""人道""得道""失道""君子之道"等，都是指自然界和社会人事的规律和法则。《周易》所言的天地之道、圣人之道、"易"之道等，都是指自然运动变化规律或人事活动准则，故《周易·系辞上》中有"一阴一阳之谓道"之说；而法家则称统治国家的法制、权谋为"道"。宋明以来，由于理学家的提倡，道作为规律、法则成为其主要含义。

中医药理论对宇宙的根本看法深受先秦黄老道家的影响。《黄帝内经》中存在许多不论及道的宇宙本体性含义，但医学毕竟是一门实用的学问，《黄帝内经》及后世医家所说的"道"多指医学方面的规律、理法。总之，道是中医药理论普遍而广泛采用的重要范畴，不仅仅指天地自然、社会人事的规律，凡与医事活动有关的理法规则，都可称之为道。

（五）道与气、理、德

气、理、德也是古代哲学的重要范畴，在道家哲学中，由于道是宇宙万物的本体，是最高的哲学范畴，因此，气、理、德都是由道所派生出来的，在内涵上都与道密切相关。

1. 道与气

道是先时空而存在的最原始本体，是构成宇宙万物的本原。气则是由道所化生的无形有质的精微物质。《庄子·至乐》说："察其始而本无生，非徒无生也，而本无形，非徒无形也，而本无气。杂乎芒芴之间，变而有气，气变而有形，形变而有生……"其中所言之"无生""无形""无气"者就是道，气是由道所派生出来的。《道德经》谓"道生一"，"一"指的就是"气"。《淮南子·天文训》说："天地未形，冯冯翼翼，洞洞灟灟，故曰太昭。道始生虚廓，虚廓生宇宙，宇宙生气。气有涯垠……"在古代道家心目中，道是绝对的，不受时空的限制；气则存在于宇宙中而具有一定的时空限制，气是极精微的、不可凭感官直接感知的无形物质，弥漫、充满于宇宙时空。因此，道是第一性，气是第二性。道家有一派把"道"解释为"无","无"为宇宙本体,"气"是"道"派生出来的,是"无"中生"有"。另有一派认为"道"也是"有",是无形无象无质的"有","气"则是无形无象有质的"有";"道"生"气"指最为原始的"有"化生稍稍具体的"有"。

2. 道与理

道与理,亦是古代哲学中的一对重要范畴。理的本义是加工玉石,引申为事物的条理、性质和规则,又引申为世界的真理、规律。先秦道家提出了"理"这一哲学概念,《管子·心术上》说:"理也者,明分以喻义之意也。故礼出乎义,义出乎理,理因乎宜者也。"《庄子·知北游》说:"万物有成理而不说。"战国后期著名法家韩非对理的含义及道与理的哲学关系做了深刻阐发,《韩非子·解老》说"凡理者,方圆、短长、粗靡、坚脆之分也。故理定而后可得道也","短长、大小、方圆、坚脆、轻重、白黑之谓理。理定而物易割也"。可见,理是指事物性质;理又指事物的法则和规律。

对道与理之间的关系,《韩非子·解老》说:"道者,万物之所然也,万理之所稽也。理者,成物之文也;道者,万物之所以成也……物有理不可以相薄,故理之为物之制。万物各异理而道尽。稽万物之理,故不得不化。"就是说,"道"是宇宙本原,是万事万物之"所以然",是一切规律之所以法,是宇宙最根本的总规律;"理"是道在万物的具体表现,指宇宙间万物的具体规律。各种不同的事物,各有其特殊的理。但各种事物的特殊的理,又共同取法并共同体现了作为宇宙根本规律的道。所以先秦《韩非子》认为理从属于道,是道的具体化,后世亦因此而将两者合称为"道理"。中医药理论所说的"理",指在医道统领下的医学原理。

3. 道与德

德,是在道论基础上形成的哲学范畴。"德"的本义为"德行修养",《道德经》说:"上德不德,是以有德;下德不失德,是以无德。"同时特指依道而行的修养,"生之、畜之,生而不有,为而不恃,长而不宰,是谓玄德"。"德"亦寓有"得"之义,故《管子·心术上》说"故德者得也,得也者,其谓所得以然也,以无为之谓道,舍之之谓德","德者道之舍"。意谓得到了"道",便是有"德"。《韩非子·解老》中也有"德者道之功"之说,认为德就是道所表现出来的功效。

道是天地万物的本原。天地万物得到了道,体现道生长、化育万物的功能就是德。《道德经》说:"故道生之,德畜之;长之育之;亭之毒之;养之覆之。生而不有,为而不恃,长而不宰,是谓玄德。"说明道无为而无不为,其最伟大、最深远幽微的"德"就是生长养育万物,同时并不据万物为己有。《灵枢经·本神》说"天之在我者德也",与道家思想相近。

人之有得于道,亦称为德。道家基于清静无为的思想,以天真淳朴的禀性为德,《老子乙德经》说:"含德之厚者,比于赤子。"《庄子·天地》说:"德人者,居无思,行无虑,不藏是非美恶。"亦以淡朴谦下的修养为德,《德经·同异》说"上德若谷,大白若辱,广德若不足;建德若偷",而儒家主张仁孝为本,礼乐为用,实践内圣外王之道,因而认为人之德就是对社会伦理、三纲五常、四端五伦的掌握和实行,并作为对一个人的良好品行以及对社会的积极作用的说明,如《周易·乾·文言》所说"君子进德修业",《礼记·中庸》所说"君子尊德性而道问学"。后世亦将"道德"并称以概括社会伦理规范。中医一贯所重视的医德,亦是指医者在医事活动中所必须遵循奉行的伦理道德。

二、天道

"天"的含义在老庄道家之中,主要是指"物质之天",但并不仅仅指天空,从含义上讲与地相对,如用于"天行健""地势坤"等。天地并提可泛指一切外界自然环境或是宇宙。天道通常与人道并提,并泛指自然而然或是自然规律。"道"在古代本意是人所行走的路,当与天和人并称时,也沿用了此种含义,"天道"是天的运行规律,"人道"是人的行事规律,此时的"道"更多是指道在天、人身上的体现。将天道与人道并提是因为天道常自然,而人道多人为。《道德经》说:"人法地,地法天,天法道,道法自然。"自然是道家重要的概念之一,老庄皆提倡一切顺其自然。

(一)天论

天、人是中国哲学的一对重要范畴,可以说,天人之际是中国哲学的思维起点,是先秦两汉哲学论争的中心。天人关系同样是中医药理论探讨的核心问题之一。中医药学作为具有中国特色的生命科学,并不是只论人不论天的,而恰恰是从天研究到人,从人探讨到天,天人互参,天人相应。因此,中医药学又可以看成天人一体的生命科学。

"天"的概念可追溯至周初以来的思想,《尚书·周书·吕刑》说:"乃命重黎,绝地天通,罔有降格。"这突显了"天"所具有的超越意义与最高信仰。殷商时期,"天"的观念得到了发展,统治者认为君王代替"天帝"来统治人间,故君王的政权是由"天帝"所赋予的。西周时代,虽然保留了"天"的权威性,但是弱化了"天"的人格化形象。此时"天"虽为最高主宰,但"以德配天"的出现使"天"与人之间产生关联。《论语·阳货》说:"天何言哉? 四时行焉,百物生焉,天何言哉?"这既表达了孔子对"天"的崇敬,又说明了他以理性的方式来看待"天"。孔子以"仁"作为媒介将"德"加以普遍化,故此时的"德"不仅是一种约束君主的力量,更是一种所有人必备的道德。在孔子看来"天"多了一层道德特质,即人潜在的道德行与价值观,他使"自然天"转化为"形上天",并表明了"天"与道德之间是一种内在而直接的关系,这为《中庸》对"天"的诠释提供了契机。

最初的"道"是指道路、途径,如《周易·小畜》说:"复自道,何其咎。""道"在发展过程中逐渐抽象化,它包括两个方面:一是规律之"道",二是道德之"道"。在规律之"道"方面,《周易·系辞上》的"形而上者谓之道"与"一阴一阳之谓道"都肯定了"道"的形上特质,认为它是一种抽象的规律。《周易》认为阴阳调和才使万物得以化育。调和是一种不偏于阴、不偏于阳的状态,故"一阴一阳"也就是指"中"。因而,通过"中"的概念可以知晓"道"。《尚书·虞书·大禹谟》说"人心唯危,道心唯微",此处的"道"指的是万物之初,即万事万物的运行规律。因《尚书》是一部主要讲述上古时代执政方略的著作,所以将"道"视为治国为政的方法。在道德之"道"方面,《周易·说卦》说:"立地之道曰柔与刚,立人之道曰仁与义。"此处柔、刚的地道与仁、义的人道既显示出"中"的状态,又蕴含着道德的特质。《论语·里仁》说"夫子之道,忠恕而已矣",这表达出孔子对于忠恕之"仁"的重视,因"仁"是一种道德,故此处的"道"蕴含道德的意味。

天道思想最初是指一种自然宗教意识。夏代时,由于受到生产力水平的限制,许多自然现象无法得到解释,人们对"天"盲目崇拜且认为"天"具备一种神秘的自然力量。《论语·泰伯》说"菲饮食,而致孝乎鬼神",此处通过禹对于鬼神的重视可以知道这一时期对天神是极其崇拜的。殷商时期,人们将天帝视为神秘的主宰力量,认为"天"是至高的人格神,天帝所拥有的人格神特质来自"天"。西周时期,天道思想的发展进入了一个新的阶段,由对天神的崇拜转变为对"天"的崇拜,这一转变使"天"的人格神特质逐渐得到淡化。此外,"敬德保民,以德配天"的出现使"天"具有了道德的特质。东周时期,天文历法的发展使人们对"天"产生了浓厚的兴趣。随着自然科学的不断发展,"天"的神秘面纱也逐渐被揭开,人们开始对"天"进行观测并将天象的运行规律当作"天"的意志与要求。因而,最初的天道也就指的是天象的周转运行。因为人们对天象进行了深入的了解,所以消解了"天"的宗教意味。此时的天道具备规律性,它是一种自然的变化规则。春秋时期,"天"的人格神特质得到了彻底淡化,天道被视为宇宙万事万物的最高准则。《论语·为政》说"五十而知天命",这表明人的地位得到了提升且人与"天"之间是可以建立联系的。

《中庸》所讲的"道"包含规律与道德两个方面。它是建构《中庸》天道人道思想的基础。在《中庸》中，天道与人道是相互关联的，天道是人道的来源，人道是天道的体现。

"天"字在《黄帝内经》中共出现一百九十九次，大致有三种含义：一指宇宙自然；二指人体部位；三指自然的状态。中医药理论的天道观是建立在中国古代哲学、古代天文学和古代医学基础之上的关于宇宙本体、宇宙演化、天地结构以及天人关系的系统观念。其特征为宇宙天地与人体生命同构互动，其论理思路是以自然法则为基础，以生命法则为归宿，其核心要点是天人合一学说和五运六气学说。中医药理论中的天道范畴主要是"天""天地"，其论述在先秦两汉天文观测、人事感应、数术应用的天道观基础上，着重强调天道与生命之道的相合，强调天之法度与人之气数的相合。中医药学的天道观一方面具有以人为中心和出发点来观察天、以自然来解释天的中国哲学特性；另一方面具有综合天文、历法、气象、物候、医学等理论为一体的自然科学的特性，更强调其自然科学与人文哲学思想相融合的实践应用。

（二）天地生成

1. 宇宙本原

宇宙的本原不是一具体事物，看不见，更摸不着。人类对它的探索从未止步，所取得的成果不过源于经验性的猜测，可其中部分猜测实际已经接近真理。依人类的认识而言，最接近本原的事物是物质和精神，当这两者必须做出选择时便有了第一性之争，由此分为了唯物主义和唯心主义两大阵营。"宇宙"二字最早见于《尸子》。"上下四方曰宇，往古来今曰宙。"张衡更进一步提出："宇之表无极，宙之端无穷。"他提出宇宙无限的思想，这种无限时空的概念成为现代科学中"宇宙"一词的东方渊源。中国古籍对自然界的描述多用"天地"二字，广义的天地古人认为与宇宙含义相同，但狭义的天地主要指日月、星辰、天空与山河、大地，侧重于自然界空间的内涵，而宇宙有自然界空间与时间统一的内涵。

对于宇宙本原，中国古代有两种说法：一种是将"无"作为宇宙的本原；一种是将"有"（气）作为宇宙的本原。这实际上源于中国古代宇宙演化理论的两种认识：一是《道德经》的"无生有"论，其后的《庄子》《淮南子》是对这种学说的深化发展，它们都在宇宙生成之前提出了一个"无"的阶段，作为宇宙产生的本原。二是直接从"有"（气）展开对宇宙生成历程的论述，主要是《管子》的"精气"化生万物说，其后的《鹖冠子》更是深化发展了这一学说：

"有一而有气,有气而有意,有意而有图,有图而有名,有名而有形,有形而有事,有事而有约。约决而时生,时立而物生。""莫不发于气,通于道,约于事,正于时,离于名,成于法者也。"认为"天地成于元气,万物乘于天地","天者气之所总出也"。元气是天地万物的本原,天本身就是气。《黄帝内经》中没有"宇宙"一词,而是通过对"太虚"与"气"等内容的论述,表达了对宇宙本原的看法。

2. 演化过程

宇宙演化指研究宇宙万物生成演化的历程及其规律、秩序、法则。无生宇宙说是以"无"为宇宙生成本原,以"无"解"道",无中生气,气化生天地万物。《列子·天瑞》说:"太易者,未见气也;太初者,气之始也;太始者,形之始也;太素者,质之始也。""太易"为气尚未产生的无形阶段,太初、太始、太素即为气、质、形分别具备的阶段,此三阶段"气形质具而未相离,故曰浑沦",又称为之为"太极"。这一宇宙演变的四阶段实际上就是:无(无气、无形、无质)—气—形—质。这是先秦道家对于宇宙从无到有、由道化生万物的演变过程的感悟。而有生成宇宙说是以"气"为宇宙生成本原,以"气"解"道",气又称为"精气""元气",气化成天地万物。《管子·内业》说"精也者,气之精者也,气道乃生"。

《黄帝内经》中"太虚"大气化生宇宙观的基础是由阴阳五行的圜道特征所决定的。圜道即循环之道,是从观测天象入手对天象周期性运动规律的一种描述。《素问》中对五行圜道的形象表述有:"五运之始,如环无端。""太虚寥廓,五运回薄。"五行循序而生,相间而克,终而复始。终而复始的圜道是天道的纲纪,是宇宙万物运动的普遍形式。

推动五行周期性循环的正是阴阳盈虚消息。古人对季节气候的推移用阴阳消长理论进行诠释,如制定历法既要注重日月星辰的运行,又要结合气的阴阳消长,将天度与气数的相应视为历法的关键。

形与气交感是天地万物生化不息的依据,形气交感转化的基本规律就是阴阳消息、五行圜道规律。其中,五行的圜道特征侧重于整体联系,阴阳的消息理论侧重于运动变化。阴阳消息生出五行,五行按顺序发生作用,而生出四季,四季划分二十四节气,二十四节气又分属风、火、暑、湿、燥、寒之六气,六气恰恰对应木、火、土、金、水之五行,是为五运六气。五运六气交互配合生成宇宙万物,万物又生生不已,变化便无穷无尽。《素问·天元纪大论》说:"寒暑燥湿风火,天之阴阳也,三阴三阳上奉之。木火土金水,地之阴阳也,生长化收藏下应之。天以阳生阴长,地以阳杀阴藏。"

（三）宇宙假说

中国古代关于天地结构的思想，主要有盖天说、浑天说和宣夜说三家。其中，盖天说的产生最为古老并最早形成体系，这个学说基本上是在战国时期走向成熟的，在《周髀算经》中记载和保留了这一学说。盖天说、浑天说和宣夜说在中医药理论中均有体现，中医更注重宣夜说，强调"气"在宇宙中的作用。

1. 盖天说

盖天说起源于殷末周初，早期的盖天说认为天圆地方，穹隆状的天覆盖在呈正方形的平直大地上，但圆盖形的天与正方形的大地边缘无法吻合。于是有人提出，天并不与地相接，而像一把大伞一样高悬在大地之上，地的周边有八根柱子支撑着，天和地的形状犹如一座顶部为圆穹形的凉亭。共工怒触不周山和女娲补天的神话正是以持这种见解的盖天说为依据的。

最早的盖天说记录出现在《大戴礼记·曾子天圆》中，单居离问于曾子曰：天圆而地方者，诚有之乎？曾子曰：如诚天圆而地方，则是四角之不掩也。有人认为，良渚文化时期的代表器物"玉琮"就是盖天说的一种象征，"琮"的形制是外方内圆。

《晋书·天文志》记载："其言天似盖笠，地法覆盘，天地各中高外下。北极之下为天地之中，其地最高，而滂沲四陨，三光隐映，以为昼夜。天中高于外衡冬至日之所在六万里。北极下地高于外衡下地亦六万里，外衡高于北极下地二万里。天地隆高相从，日去地恒八万里。"按照这个宇宙图式，天是一个穹形，地也是一个穹形，就如同心球穹，两个穹形的间距是八万里。北极是"盖笠"状的天穹的中央，日月星辰绕之旋转不息。盖天说认为，日月星辰的出没，并非真的出没，而只是离远了就看不见，离得近了就看见它照耀。

完整盖天说远在《黄帝内经》成熟之前就已经存在。"天不足西北""地不足东南"，这种来自《素问》的说法是起源于"天塌西北，地陷东南"的盖天说。而在《黄帝内经》成熟的时候，同时有了更为科学的浑天说。《黄帝内经》中的不少篇章，都受到"旧盖天说"的影响。如天圆地方、天覆地载、阳左行阴右行等。"新盖天说"中的"七衡六间"说对中医药理论"三阴三阳"说影响最大。《周髀算经》是建立在圭表测影的观测基础之上，而其建构的宇宙天地模式是七衡六间。七衡是七条太阳在不同月份的运行轨道，所以"七衡"看起来是七个同心圆，相邻两圆间有一道间隔，故称"六间"。这七个同心圆最内的一个圆称为"极内衡"，最外的一个圆称为"极外衡"。"极内衡"是夏至时太阳的运行轨道，"极外衡"是冬至时太阳的运行轨道。《周髀算经》给出的"极内衡"的直径为二万三千八百里,而"极外衡"的直径为四万七千六百里,即外衡直径恰好是内衡直径的一倍,因而可以据此求得七衡间的平均距离为三千九百六十六里。由夏至的极内衡日道起算,第二衡为大暑(六月中气)时的日道,第三衡就是处暑(七月中气)时的日道,然后是秋分(第四衡)、霜降(第五衡)、小雪(第六衡)及最外衡冬至(第七衡)时的日道。也可以反过来推,即从冬至日道的最外衡起算,第二衡就是大寒(十二月中气)时的日道,第三衡就是雨水(正月中气)时日道等,一直推到最内衡的夏至日道。第四衡为中衡,正是春分、秋分。它指出每个月太阳都有自己的轨道,并由此推导出十二个月气温的不同,将日月运行与阴阳结合,指出太阳运动是阴阳转化的根本原因,也是阴阳量化的根本依据。这种力图定量地表述盖天说宇宙体系的七衡六间式几何图形模式,对中医药理论中的三阴三阳模型的建立不无启发。

2. 浑天说

当盖天说盛行之时,浑天说也在发展之中。古人只能在肉眼观察的基础上加以丰富的想象来构想天体的构造。最初的浑天说认为,地球不是孤零零地悬在空中的,而是浮在水上;后来又有发展,认为地球浮在气中,因此有可能回旋浮动,这就是"地有四游"的朴素地动说的先河。浑天说认为,全天恒星都布于一个"天球"上,而日月五星则附于"天球"上运行,这与现代天文学的天球概念十分接近。

浑天说可能始于战国时期。屈原在《天问》中记载:"圜则九重,孰营度之?"这里的"圜",有的注家认为是天球的意思。西汉末的扬雄提到了"浑天"这个词,这是现今所知的最早的记载。《扬子法言·重黎卷第十》说:"或问'浑天'。曰:'落下闳营之,鲜于妄人度之,耿中丞象之。'"这里的"浑天"是浑天仪,实即浑仪的意思。扬雄是在与《天问》对照的情况下来说这段话的。由此可见,落下闳时已有浑天说。张衡提出的"浑天说"认为"天之包地,犹壳之裹黄"。在一些人的想象中,地球就像一个蛋黄。

浑天说提出后并未能立即取代盖天说,但浑天说在宇宙结构的认识上要比盖天说进步得多,能更好地解释许多天象。浑天说还有两大法宝:一法宝是当时最先进的浑天仪。借助浑天仪,可精确观测事实来论证浑天说。依据这些观测事实制定的历法具有相当的精度,这是盖天说所无法比拟的。另一法宝是浑象。利用它可以形象地演示天体的运行,使人们不得不折服于浑天说的卓越思想。浑天说因此逐渐取得了优势地位。到了唐代,盖天说被否定,使得浑天说称雄上千年。

浑天说为《黄帝内经》的"天人合一"学说提供了依据。由于天球旋绕运转,必有旋绕转运之轴,这个天球旋转轴与天球的交点就是南北两天极,通常人们观测到的只有天北极,而天南极恒在地平之下,人们看不见,因而提到天极都是指天北极。天极是天球旋绕运动的标志点。众所周知,天球的旋绕运转是地球绕日旋转的反映,所以天球的极正是地球的极在天球上的投影,或者说是地球自转轴无限延伸与天球的交点。这也是天人感应最本质的理论基础之一。天体就是这样以北极和看不见的南极为轴来旋转,永远不会偏离中心,四季交替,寒暑相代,万物因此而有节制地生长。浑天说也为五运六气学说的确立打下了基础。

3. 宣夜说

与浑天说和盖天说相类似,宣夜说也是中国古代的一种宇宙学说。按照盖天说、浑天说的体系,日月星辰都有一个依靠,或附在天盖上,随天盖一起运动,或附缀在鸡蛋壳式的天球上,跟着天球东升西落。宣夜说主张"日月众星,自然浮生于虚空之中,其行其止,皆须气焉",创造了天体飘浮于气体中的理论,并且在它的进一步发展中认为连天体自身、包括遥远的恒星和银河都是由气体组成的。这种十分令人惊异的思想,竟与现代天文学的许多结论相符。

宣夜说可以上溯至战国时代的《庄子·逍遥游》:"天之苍苍,其正色邪?其远而无所至极邪?"这里用提问的方式表述了自己对宇宙无限的猜测。战国时代,道家宋钘和尹文一派就提出了朴素的元气学说,把宇宙万事万物的本原归结为"气"。这"气",可以上为日、月、星、辰,下为山、川、草、木。同时,名家的惠施又提出了"至大无外,谓之大一;至小无内,谓之小一"的朴素的无限大和无限小的思想。这就为宣夜说的宇宙无限观念奠定了基础。宣夜说的进一步发展认为,日月星辰也是由气组成的,只不过是发光的气,如《列子·天瑞》说:"日月星宿,亦积气中之有光耀者。"作为一个宇宙结构体系,宣夜说没有提出自己独立的对于天体坐标及其运动的量度方法,它的数据借自浑天说,这是宣夜说未能得到广泛发展的重要原因。

《黄帝内经》中后期的"七篇大论"采用了宣夜说。宣夜说突出的特点是:宇宙天体中充满了大气,日、月、众星浮生于虚空之中,其行其止都依赖大气。《黄帝内经》以此为基础进行对周天之气的推步,在推步过程中,对大气的阴阳和五行特性都做了其特有的处理,即引入了五行相生作为季节变化的内在机制。

（四）天象历律

1. 天象

天象是指日月星辰在天幕上有规律的运动现象。古天文学家为了研究天体的视位置和视运动，假想天球上存在一些点和圈。他们把地球轴线无限延长的线与天球的交点称为天极，其中在北方上空与天球的交点称为北天极。地球赤道无限延展的平面与天球相交的大圆圈称为天赤道；地球公转轨道平面与天球相交的大圆圈称为黄道；地平面与天球相交的大圆圈称地平圈。地平圈被十二地支划分为十二个方位，就是十二辰。十二辰以正北为子，向东、向南、向西依次是丑、寅、卯、辰、巳、午、未、申、酉、戌、亥。其中正东为卯，正南为午，正西为酉。汉代人对各种天象、气象的观察与探索更加系统而缜密，《淮南子·天文训》《史记·天官书》《汉书·天文志》《汉书·五行志》等形成了中国古代天文学的基本骨架。

《黄帝内经》吸收了当时的天文学成果，并运用于生命科学的构建中。《黄帝内经》所涉及的天体在天球上呈两类运动：一类是天体的周年视运动，二十八宿在赤黄道带、北斗七星在恒星圈内自东向西左旋，日、月、五星在黄道自西向东右旋；一类是全部天体的周日视运动，自东向西左旋。《灵枢经》所说的"子午为经，卯酉为纬"，采用了地平圈十二辰说。由于地球自西向东自转和公转，二十八宿的周日视运动、周年视运动则自东向西出没在地平圈上，《黄帝内经》引用了天文学的二十八宿运行规律与人体经脉相配合，并以之推算经气的运行。

《黄帝内经》论述太阳的运行，完全与人体联系起来，它认为太阳一昼夜环行二十八宿一周，而人体的血气流行周身五十周，其中白天行二十五周，黑夜行二十五周。太阳每行一宿，血气行身约一点八周（50/28）。平人血气行身一周，人二百七十息，气行十六丈二尺（平人一息，气行六寸）。太阳每经过一宿，人呼吸四百八十六息（270×1.8），据此推算，人一昼夜有一万三千五百息（50×270）。

《黄帝内经》认为，天道的运动变化虽玄远，但又呈现了有序的规律性，并用"象"与"数"的形式进行表述，于是有了"天文""天纲""天周""天信""天期""天数""天度""气数""五运六气"等概念。"五运六气"涉及《黄帝内经》对"天地之至数"的描述。《黄帝内经》天地数格局是"天六地五"而不是"天五地六"。《素问·天元纪大论》一再强调："天以六为节，地以五为制。""至数之机，迫迮以微，其来可见，其往可追，敬之者昌，慢之者亡，无道行私，必得天殃，谨奉天道，请言真要。""天六地五"说的理论根基是"六气"

无形故为天，"五行"有质故为地。

2. 历律

历律就是历法的意思。历法就是将年、月、日、时等时间周期做适当的组合，形成一定的时间系统，以适合社会生产或生活的需要。古人发现，地球特有的时间周期与地球在太阳系的特定位置相关，如昼夜、二十四节气、四季、年等。昼夜是地球自转的周期，月是月亮绕地球公转的周期，年是地球绕太阳公转的周期，节气和四季变化是由地轴与公转轨道的夹角造成的。中国古代历法中有"斗建纪月""律吕纪月"等纪月方法。

（1）斗建纪月　中国古代用北斗七星斗柄的指向，作为定季节的标准。《史记·天官书》说："斗为帝车，运于中央，临制四乡。分阴阳，建四时，均五行，移节度，定诸纪，皆系于斗。"北斗所指之辰，谓之斗建。春秋战国时，人们将地面分成十二个方位，按顺时针方向，分别以十二地支表示：正北为子，正东为卯，正南为午，正西为酉等。夏正冬至所在的十一月黄昏时斗柄指北方子，十二月指丑，正月指寅，二月指卯……此即古历法中所说"十一月建子，十二月建丑，一月建寅……十月建亥"的十二个月建。一年之后，斗柄回寅。

（2）律吕纪月　律吕纪月法是用古代音乐方面的律调名称来纪月的方法。《礼记·月令》中对此有系统的记述。律和吕都是指古代音乐的音调，因为律吕共十二个调，正好与历法中的十二个月相同，古人便把两者联系起来，用于纪月。十二律的排列次序由低到高，就把最低的音调配以正月，接下去依序配合，形成一套固定的纪月名称。古代天文学在制定历法过程中需要数学运算，便借用律数来说明这一过程，因而产生了律与历的结合。古代以"同类相动"理论推想互相感应的事物之间通过气传递其相互作用，从而把五音六律与"气"密切联系起来。汉代有"候气之法"，据《后汉书·律历志》记载，古人将十二根律管插入地下，按照不同的方位排列组成圆周，然后在律管内放入草木灰，并用薄绢盖住。还利用温度变化感知节气，如果温度升高，律管内的草木灰就会飞出来，然后看是从哪个律管飞出来的，就可以确定是哪个节气到了。这种把律管的长短和天地之间节气变化联系起来的实验，对理解五气、五脏与五音相应，十二律与十二辰、十二月、十二辟卦、二十四节气相应等问题也是至关重要的。中医药理论不仅吸收了古代历法、音律的学术思想，而且将其运用于解释人体生命现象。律历一体思想首先是与古代气论紧密相关的，反过来又促进了《黄帝内经》对"气"的规律性研究和人体生命节律的研究。中医药理论认为，天地四时之气运动变化与人体生命运动变化有着一致性，人体生理机能节律随天地四时之气运动变化而改变。

《黄帝内经》多用夏历,《素问·脉解》说:"正月太阳寅,寅,太阳也。"《灵枢经·阴阳系日月》说:"寅者,正月之生阳也,主左足之少阳。"在夏历基础上,《黄帝内经》的七篇大论依据天地同律的原则创建了独特的"五运六气历"。这种历法特别注意气候变化、人体生理现象与时间周期的关系,从非常广泛的时空角度反映了天地人之统一,反映了人与天之间存在着随天而动和制天而用的统一,是《黄帝内经》学术中时空合一观念的集中表达。

《黄帝内经》采用四分历,并独创发明了五运六气历。《黄帝内经》运气历采用十天干与十二地支相配以记年、月、日、时的方法,以十天干配合五运推算每年的岁运,以十二地支配合六气推算每年的岁气,并根据年干支推算六十年天时气候变化及其对人体生命活动的影响。五运六气历划分的原则是"分则气分,至则气至",表示气数与天度相对应。五运六气历将一年分为六步,也称六气。每一步气占二十四节气中的四个节气。每年的六步气是:第一步气始于大寒,历经立春、雨水、惊蛰;第二步气始于春分,历经清明、谷雨、立夏;第三步气始于小满,历经芒种、夏至、小暑;第四步气始于大暑,历经立秋、处暑、白露;第五步气始于秋分,历经寒露、霜降、立冬;第六步气始于小雪,历经大雪、冬至、小寒。然后又进入次年第一步气大寒。由上述六步气中二十四节气的分布可以看出,各步气的起始点均为中气,第二步气和第五步气正是春分和秋分。春分是第一步气与第二步气的分界,秋分是第四步气与第五步气的分界。若将第一步气至第三步气看作上半年,第四步气至第六步气看作下半年,则第二步气和第五步气分别为上半年的中间和下半年的中间,春分和秋分二分点就分别是上半年和下半年的分界线,这叫作"分则气分"。二十四节气在六步气的分布中上半年阳气当令时,阳气鼎盛的极点是夏至;下半年阴气当令时,阴气鼎盛的极点是冬至。夏至和冬至分别为阴气生长和阳气生长的起点,说明"至"是阴阳气到了极点。这叫作"至则气至"。至点不在第三步气和第六步气的最后,而居于中间,这表示了这两步气是阴阳二气由小至极而又返还的标志点。五运六气历揭示了日地月三体运动的最小相似周期为六十年,其中嵌套着五年、六年、十年、十二年、三十年多种调制周期;阐明了六十甲子年中年度、气数、气候、物候、疾病及疾病防治的变化规律,因而从非常广泛的时空角度反映了天地人的统一、天度与气数的统一。

三、人道

"人道"是中国古代哲学中与"天道"相对的概念,一般指人事、为人之道或社会规范。人生于天地之间,天道决定人道。天道主要探索宇宙自然之道,最终关注人与自然的和谐;人道主要探索人的生命规律、人性、人伦与为人之道,最终关注人与人之间的和睦。

（一）人性论

人性是人类天生就具有的为人处世的共同属性。《孟子·告子上》说:"人性之无分于善不善也,犹水之无分于东西也。"人性包括自然属性、社会属性及思维属性。人的自然属性是人在生物学和生理学方面的属性;社会属性指人在社会交往中形成的特性;思维属性是人的心理、意识活动的特性。人与其他动物的区别在于:人是自然属性、社会属性与思维属性的统一体。中国传统哲学对人性的研究主要有儒家和道家两种:儒家侧重于把人置于社会背景之下进行分析考察,重点探讨人的社会属性,讲如何处世做人;道家侧重于把人放在天地自然的背景下加以探讨,重点阐述人的自然属性,讲如何顺应自然。中医药理论受儒、道两家的双重影响,把人放在天地自然与社会人事的双重背景之下,在一个宏阔、开放、整体的参照系下对人进行全面考察、综合分析,主要揭示天地自然背景下人的禀性,同时阐明社会背景下人的生活及心理变化对养生、治病的影响。

1. 情性说与情波说

情性说源于先秦。《荀子·正名》说:"性者,天之就也;情者,性之质也。"意即人的本性是天生就有的,而情感则是本性的表现。关于情是性的本质表现,《礼记·乐记》说:"人生而静,天之性也;感于物而动,性之欲也。"意即人初生时是平静的,这是天赋的本性;感应外界刺激,使内心的情感活动起来,这是人本性的一种表现。

情波说最早是由南朝经学家贺玚提出来的。《礼记正义》说:"性之与情,犹波之与水,静时是水,动则是波;静时是性,动则是情。"此后的程颢、程颐及朱熹也认为,人的情感是心理的一种波动状态,认为情是在外物感动心理的情况下产生的,是"感于外而发于中"的,并且还比喻道:"湛然平静如镜者,水之性也;及遇砂石,或地势不平,便有湍急;或风行其上,便为波涛汹涌。"

2. 哲学语境下的"性"

古代思想家把性分为自然本性和社会本性两类:自然本性是由生长而来的;社会本性则是人出生以后由学习而来的,可以称之为习性,亦即人的获得本性。

荀子认为,人的自然本性是一块天生的材料,人的社会本性就是在这块材料基础上形成的;如果没有社会本性,自然本性也不能得到完美的发展。《荀子·礼论》说"性者,本始材朴也;伪者,文理隆盛也。无性则伪之无所

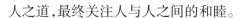

加,无伪则性不能自美"。此处的"性"即指自然本性,"伪"则指社会本性,也就明确地肯定人的心理乃是"性伪合",亦即先天因素与后天因素的结合,认为只有把自然本性与社会本性结合起来,才能使人心智得到健全的发展。

人性之争是中国哲学的一个亮点。孔子说"性相近,习相远",认为人性非善非恶。这种"性习论"在中国古代起源很早。孟子提出了人性本善的观点,《孟子·告子上》说"人性之善也,犹水之就下也。人无有不善,水无有不下"。孟子认为,人人都有天生的善性,"人皆可以为尧舜",但他并不是说人人都是天生的道德高尚者,所以反复提醒人们要注意保存和培养善性,并提出了一系列"修身""养性"的方法,如"寡欲""养浩然之气"等。《荀子·性恶》则提出了"察乎人之性伪之分"的观点,把人性分为"性""伪",认为"人之性恶",强调必须加强后天的教化,通过后天人为的努力和环境的影响,使之由"恶"转"善",这就是他的"化性而起伪"。

董仲舒在荀子理论的基础上,更加强调社会的道德教化对社会本性形成的重要作用。《春秋繁露·实性》说:"性者,天质之朴也;善者,王教之化也。无其质则王教不能化,无其王教则质朴不能善。"这里的"善"系"王教之化"的结果,亦即人的社会本性;没有"王教之化",人的自然本性就不能发展为真正的"善"。董仲舒认为,人的自然本性只包含有"善质,而未能善",人的社会本性则是出于善质而已成善。所以他主张在具有"善质"的自然本性的基础上,去发展真正善的社会本性,即用后天的社会本性,去提高先天自然本性。

3. 中国语境中的"情"

中国古代思想家关于"情"的观点们主要有三种:一是六情论,认为人的情志主要有喜、怒、哀、乐、爱、恶六种,汉代的《白虎通义》便主张此说。此说最早见于《左传·昭公二十五年》"民有好恶喜怒哀乐,生于六气"。二是七情论,是在六情的基础上多了一个"欲",即喜、怒、哀、乐、爱、恶、欲。三是情二端论,认为情的根本形式不外两种,即好(爱)和恶(憎),称为情感的两大端。《礼记·礼运》说:"饮食男女,人之大欲存焉;死亡贫苦,人之大恶存焉。故欲恶者,心之大端也。"《礼记集解》认为,情虽有七,而喜也爱也皆欲之别也,怒也哀也惧也皆恶之别也。故情七而欲恶可以该之。《春秋繁露·保位权》说:"民无所好,君无以权也。民无所恶,君无以畏也。"情二端论说明了人的情感虽有种种不同的形式,但都不外乎好和恶这两端或两极的变化。它符合情感的两极性原则,情感应是两两成对的。六情论正好是由三对情感所构成,而其中一对又是最基本的。

中医药理论对人性的认识在《黄帝内经》时代已经较为深刻，并按照"天人相应"的模式建立了一套独立完整的人学体系。中医药理论不太关注人性善恶以及人性是否可以改变等问题，探讨人性的目的也不是解释道德现象或提供治国方略的理论根据，而是为养生治病提供理论依据。

（二）人伦

人伦是封建礼教所规定的人与人之间的关系，特指尊卑长幼之间（如君臣、父子、夫妇、兄弟、朋友）的关系。《孟子·滕文公上》说："圣人有忧之，使契为司徒，教以人伦：父子有亲，君臣有义，夫妇有别，长幼有序，朋友有信。"以伦理道德来规范人们的言行，讲修养，讲做人，是中国传统文化的重要特点之一。纵观中国古代伦理思想的发展过程，儒家的人伦思想始终占有主导地位，其核心理念和理想境界是"仁"。按照"仁"的要求，人首先应从血缘亲属之间本能的孝亲之爱出发修养身心，并向外拓展，以仁爱之心，互相关心，彼此扶助，"老吾老以及人之老，幼吾幼以及人之幼"，最终实现"天下为一家，中国犹一人"的大同社会。中国传统伦理道德对中医药理论影响最大、最主要的是"孝"与"仁"。医学本身最突出体现的伦理道德也是"孝"与"仁"。可以说，从"孝"以达"仁"，构筑了中医药伦理道德思想的基本框架。中医药理论的人伦观具体就体现在孝道与仁爱的医德上。

1. 知医为孝，因孝习医

"孝"是中国传统文化中伦理道德的基础。《论语·学而》说："孝悌也者，其为仁之本与！"孔子把对父母的敬爱与遵从称为"孝"，对兄弟的亲情友爱称为"悌"。他将"孝悌"视作最根本的伦理道德规范，认为是社会秩序的最基本保障。孝是诸德之源，是立身之本。遵孝道、奉孝心、履孝行是做人最起码的要求，这一基本理念对中医药理论有着非常重要的影响。

百善孝为先，孝道最根本的要求就是要敬爱父母，而敬爱父母最好要懂得医药卫生知识。《孝经·开宗明义》说："身体发肤，受之父母，不敢毁伤，孝之始也。"将自己的身体保养好，让父母放心，这是实践孝道。父母若有病，仅仅做到日夜服侍于床前是不够的，面对父母受疾病折磨甚至安危所系之时，自己若束手无策，则难尽孝道；而万一医生庸腐误人，有妨于父母的健康甚至生命，那更是孝行不周。所以孝道不仅是引发学医的动机，也是习医的动力。

在中国传统伦理观念中，除了孝亲之外，还有一条重要内容就是"忠君"，即"孝以事亲，忠以事君"，古人将"忠"看作"孝"道的扩展。一般认为，忠君的最佳选择是为官，既可光宗耀祖，又可忠君报国。然而为官并非易事，很多人科场或官场失意后转而习医、行医。行医虽不是直接的忠君之道，然由治国安邦转而济世救人，从某种意义上说也是忠君之举。从历史上看，由儒而医、亦儒亦医、弃儒从医的现象非常普遍，这与忠君观念的影响是有密切关系的。

2. 医乃仁术，济人为本

古称医术为仁术，是说医学是一种活人救命的方法技术。作为医生，首先必须对"人"、对"生命"具有崇高的仁爱精神，由此引发对事业衷心热爱的感情，这是作为一名医生必须具备的最基本也是最核心的德行修养。"仁"不仅是儒学的道德准则，也是医者的道德根本，儒与医在对待人的态度上是完全一致的。中医药理论的"仁爱"原则表现有二：一是强调尊重人的生命；二是强调同情、关爱患者。中医药学以生生之具，助人生生之气，其基础是"病为本，工为标"的医患关系，行医治病、施药救人，一切以患者的需要为根本出发点。"医乃仁术"不仅反映了医方技术是"生生之具""沽人之术"，而且表达了中医药学非常重视医学的伦理价值。中医药学始终把仁与术的和谐统一作为最高追求。

明代裴一中在《言医》中说："医何以仁术称？仁，即天之理、生之源，通物我于无间也。医以活人为心，视人之病，犹己之病，凡有求治，当不啻救焚拯溺，风雨寒暑勿避，远近晨夜勿拘，贵贱贫富、好恶亲疏勿问，即其病不可治，亦须竭心力，以图万一可生。是则此心便可彻天地、统万物，大公无我而几于圣矣。不如是，安得谓之医而以仁术称？"没有仁爱之心，难操活人之术。仁爱之心是习医、业医的前提。仁爱在医业的一个重要表现就是对患者的恻隐同情之心。恻隐仁爱，是儒家的为人之道；慈悲平等，是佛教的基本教义；慈善积德，是道教的修炼基础。在儒家正统思想之外，佛、道二教慈悲为怀、悯人之苦、救人之急、做善事、积阴功等思想，对中医药学仁心立术的医德观也均有深刻的影响。

医学的根本任务在于以术济人。医生仅仅有仁爱之心还是不够的，若医术不精，不仅不能救人，反倒可能害人甚或杀人。医生有仁爱之心的同时，必须具备精深的医理及精湛的医术，只有医术精湛才能济人于危急。要精通医术，首先应具备较好的传统文化基础和医学理论基础。

济世是儒家人生观的重要理想，实现这一理想必须通过一定途径和方式，以医术济世即是其中之一。中医药理论的道德信念，可通过行医施药来实现仁者爱人、济世救人的理想。

（三）生命观

从古至今，人类莫不关注自身的生命，而最难揭示的也莫过于生死的奥秘。就哲学而言,如何认识、理解、把握和完善自身的生命,是人类世界全部文化与文明的根本问题,这是哲学思考的核心。就医学而言,人从生到死的生命过程就是医学研究的基本对象。

1. 生死的含义

生、死是哲学也是医学的永恒话题之一。《说文解字·生部》说:"生,进也。象草木生出土上。"刘巘在《易义》中说:"自无出有曰生。"从没有生命到出现生命,这是一个寂静星球上划时代的改变,生命的历史亦从此开始,故《周易·系辞下》赞叹道:"天地之大德曰生。"死亡指机体生命活动和新陈代谢的终止,"死"的含义基本固定在生命的终结上面。

从对生、死含义的认识、理解出发,人类自然引发出对生死关系的认识,对生死的态度,对人生意义的看法,以及对保生、避死方法的探求等,从而构成了生死观的内容。面对生存本能、死亡焦虑,医学从无回避的余地,而是要直面生命的脆弱与坚强。生死问题不仅仅是一个医学问题,也是一个哲学问题。

2. 中国古代的生死观

在中国古代,"灵魂不死"的观念促进了原始宗教的产生。对痛苦的人生而言,死亡不啻为一种解脱,但人性的贪痴还要为灵魂找到一个归宿。"灵魂"二字可以说是人类尊严与梦想的一种体现。它使人类有别于处于生物链上的其他动物,它使人类不再局限于四季与风花雪月的轮回中,而是去思索永恒,时空也不再是毫无意义的伸展与延续,它关系到人的生命理念的日益成熟。

《论语·颜渊》说"死生有命,富贵在天",认为人的生死是受天命支配的,但在对待生死问题上已经有了现实主义态度,孔子说:"未能事人,焉能事鬼……未知生,焉知死?""志士仁人,无求生以害仁,有杀身以成仁。"《孟子·告子上》提出"舍生而取义",都表达了道义高于生命的儒家生死观。荀子认为,人是自然界的一部分,死亡使人们回归自然,所以没有什么可怕的,也不神秘。《周易》认为"生"是天地最根本的功能,"天地感而万物化生"对于死亡的看法也比较豁达;"原始反终,故知死生之说"认为生死与其他事物有始则有终一样,是自然变化之常理。儒家认为,尽管个体的自然生命有限,理性的生命则可以长存,非分的物欲是实现"自我"永恒价值的束缚,因而个体需要用毕生的精力来培养、完善自己的德行,在道德、理性方面实现精神生命的永恒。同时以追求立德、立功、立言来超越个体自然生命的有限性,把自我融入群体之中,以实现精神生命的永恒价值。

道家的生死观是建立在其对生死现象的认识上，"生"者，由于道、由于气；"死"者，归于道、归于气。因此，生、死和宇宙万象都只是现象，在本质上是一样的。只要对"道"有认识、有体悟，达到"与道同一"的境界，就能重返生命之本真状态，就能完成对生死的超越。老子在对生命价值的认识上，崇尚自然、主张重返生命的本真，反对"生生之厚"，认为用人为的方法去促进自我生长是一种灾祸。《庄子·知北游》说："人之生，气之聚也，聚则为生，散则为死。"人的生死即气的聚散，生命不过是暂时的存在，因而是无足轻重的。庄子主张"死生为一""死生同状"，人的生和死是相同的事情，甚至认为死是一种回归、一种解脱。相对于儒家的理性平实，道家则将生生死死推衍得有声有色。死亡不再是一场令人震惊、无法理喻的噩梦。不以生为喜，不以死为悲，人生不过是从无气到有气，从无形之气到有形之气，从无生之形到有生之形这样一个生命的有序过程，而死亡则是这种演化的回归，生命的辩证就在其中。

3. 中医药理论中的生死观

中医药理论中的生死观处处体现着对生命的崇拜，对健康的渴求，对长寿的希冀。中医药理论认为，天地之气是人类生命的最初本原，取法于天地阴阳的思维方式，为人的生命赋予了天地意义、宇宙精神。

（1）生命的来源　其一，天地合气。《素问·宝命全形论》认为，气是天地万物的本原，也是人类生命的本原。"人以天地之气生，四时之法成。"人是禀受天地之气而产生的。"夫人生于地，悬命于天，天地合气，命之曰人。"其二，男女媾精。《黄帝内经》认为，人类个体生命的直接来源是父母之精气，是由父母分别提供阳精与阴血，才构成一个新的阴阳统一体。生命是由父母精气的结合而产生的，故《灵枢经·本神》曰"生之来谓之精，两精相搏谓之神"。这里的"神"，指具有生机的、形神俱备的新生命。同时，只有男女之精相结合，才能构成一个新的阴阳统一体。

（2）生命的本质　第一，气为根本。元气是生命的最初根本之气。人之生，赖于元气之存；人之死，在于元气之散。《黄帝内经》中本无"元气"一词，但提到了"真气"，真气是自然界的清气。天地阴阳之气相互作用产生了生命，生命来源于天地阴阳之气；生命的本质是由阴阳二气构成的统一体。因此，每一个生命存在，都是气的存在；生命体内部的阴阳双方统一于气。具体地说，父母媾精形成的精气，是生命的本原，它带有生命的全部信息，由此精气自身的展开与复制，就形成了脏腑组织、四肢百骸。因此，全身上下，无一处不存在"气"。这就是《黄帝内经》所说的"气合而有形"。第二，命门为基。

《道德经》称"玄牝之门"为"天地之根",《周易》以"乾坤"为"易"之门户。脏象理论认为,人体内部也有一个开启生生之机的生命之门,借用《黄帝内经》中的词汇称之为"命门"。人最初的生命来源、存活基础都靠命门之真水真火。第三,相火为根。《黄帝内经》指出,"相火"为六气之一,即"少阳相火"。人禀自然之道,以动为常,而动的产生,是由于"相火"的作用。"相火"即为人体生命的"动"和"生"的根本所在。第四,肾脾皆本。自宋以后,脾、肾二脏日益为医家重视。明代李中梓集各家之说,明确提出肾脾先后天根本论,《医宗必读》说:"先天之本在肾,肾应北方之水,水为天一之源;后天之本在脾,脾应中宫之土,土为万物之母。"

(3)生命的养护 中医养生观是根据中医药理论,研究人类生命规律,探索衰老机制,以及健身防病、抗老延寿的理论和方法的学问。中医药理论认为,生命的存在与自然界、与自身阴阳的平衡协调、与人类所营造出来的环境有密切关系,所以护养、保养生命就要注重这些因素。战国时期的《行气玉佩铭》记载:"行气,深则蓄,蓄则伸,伸则下,下则定,定则固,固则萌,萌则长,长则退,退则天。天几春在上;地几春在下。顺则生;逆则死。"记录了当时的行气养生法。中医养生理论的建立与中医对宇宙、生命本质的认知是一脉相承的。《黄帝内经》倡导顺应自然界阴阳消长规律来养生的原则,提出了"春夏养阳,秋冬养阴"的基本养生原则。

(4)寿夭之因 "生"总是联系着"死"。中医药理论中讨论"死亡"的实质、原因、征象等,其根本目的在于更好地防病治病、保健养"生"。因为人类认识、掌握了"死亡"规律,可以更好地遵循"生生之道"的规律,发挥"生生之术"的优势。对生命的重视及对延生的希冀,是中医药学最基本的价值取向。然而,人的寿夭取决于很多因素,诸如先天禀赋、后天调养、疾病防治、生活环境等。

四、天人合一

天人合一是中国古代哲学中关于天人关系的一种学说,指天与人的关系紧密相连,不可分割,强调天道与人道、自然与人为的相通和统一。《礼记·中庸》指出:"诚者,天之道也;诚之者,人之道也。"人只要至诚,就可以达到"天人合一"的境地。

(一)人与天地相参

人体生活于自然界,时刻与自然环境相接触。古人在长期生活和医疗实践中,逐渐认识到人与外界自然环境有着不可分割的密切关系,从而确立了"天人相应"的整体观。《素问·宝命全形论》说:"天覆地载,万物悉备,莫贵于人,人以天地之气生,四时之法成。"《灵枢经·岁露论》说:"人与天地相参也,与日月相应也。"这些都说明"人与天地相参"的整体观思想,在《黄帝内经》成书时已基本形成。中医药学对人与自然关系的认识,主要反映为人与自然同源、同构、同道的关系。

1. 人与自然同源

天地自然界是人类生命进化之源,又为生命延续提供必要的条件。天地由气构成,《素问·阴阳应象大论》说:"清阳为天,浊阴为地。"人则由天地阴阳之气的交互作用而生成,《素问·宝命全形论》说:"夫人生于地,悬命于天,天地合气,命之曰人。""人以天地之气生,四时之法成。"《灵枢经·本神》说:"天之在我者德也,地之在我者气也。德流气薄而生者也。"这些均说明人与天地自然同源于气。《素问·天元纪大论》说"太虚寥廓,肇基化元,万物资始……生生化化,品物咸章",认为宇宙充满了具有生化能力的元气,元气是宇宙的本原,一切有形之体皆依赖元气的生化而生成,明确阐明了宇宙万物均由元气生成,论证了世界的物质统一性。此外,人类生存于自然界,自然界存在着人类赖以生存的物质基础。五气、五味入于脏腑,达于肌表,使脏腑的功能协调、气血旺盛,人体生命活动方能正常。

2. 人与自然同构

人与自然的同构,指人与天地自然有着相同或相似的结构。在此方面,《黄帝内经》受天人相应思想的影响,虽有"天圆地方,人头圆足方以应之。天有日月,人有两目;地有九州,人有九窍;天有风雨,人有喜怒;天有雷电,人有声音;天有四时,人有四肢;天有五音,人有五脏;天有六律,人有六腑……天有十日,人有手十指"等论述,但《黄帝内经》主要论述的是人与天地自然共同具有阴阳五行之结构。如《素问·金匮真言论》说:"故曰:阴中有阴,阳中有阳。平旦至日中,天之阳,阳中之阳也;日中至黄昏,天之阳,阳中之阴也;合夜至鸡鸣,天之阴,阴中之阴也;鸡鸣至平旦,天之阴,阴中之阳也。故人亦应之。"说明人体具有与自然相同的阴阳时空结构。同时,具体阐述了人与自然具有相同的五行时空结构:"天地之间,六合之内,不离于五,人亦应之,非徒一阴一阳而已也。"因此,人与自然界万物以阴阳五行之同构为中介而相通相应,五脏的阴阳属性反映了五时之气的盛衰消长,由此构成"四时五脏阴阳"理论。

根据浑天说理论,九州之中有东、西、南、北四海,人体之中则有髓、血、气、水谷四海;天地间河流注于海,中原有清、渭、海、湖、汝、渑、淮、漯、江、济、河、漳十二条主要河流,人体相应地也有十二条经脉注于四海,这是以大地结构与人体结构相类比。

《灵枢经·脉度》把人体气的运行与水的流动、日月天体的运动相类比，得出"气之不得无行也"的结论。《素问·三部九候论》以人形血气与"天地之至数"相参，形成诊脉的三部九候方法，"岐伯曰：天地之至数，始于一，终于九焉……故人有三部，部有三候，以决死生，以处百病，以调虚实"。《素问·离合真邪》则借用气候变化对江河之水的影响，推论六淫邪气对经脉气血的影响。

3. 人与自然同道

正由于人与自然同源于一气，具有相同的阴阳五行结构，因此人与自然万物之间也具有相同的阴阳消长及五行生克制化规律，自然界的阴阳消长及五行运转势必对人体的生理、病理造成影响。如就季节变化而言，《素问·脉要精微论》提出"四变之动，脉与之上下"，而呈现出春弦、夏洪、秋浮、冬沉之象。就一天来说，人体的疾病往往随昼夜阴阳消长而进退。《灵枢经·顺气一日分为四时》说："朝则人气始生，病气衰，故旦慧；日中人气长，长则胜邪，故安；夕则人气始衰，邪气始生，故加；夜半人气入藏，邪气独居于身，故甚也。"《素问·四气调神大论》提出"春夏养阳，秋冬养阴"，以顺应四时变化而调养形神的原则与具体方法。《黄帝内经》反复强调对疾病的治疗也要考虑自然界阴阳之消长及五行之运转，以因时制宜，所谓："圣人之治病也，必知天地阴阳、四时经纪。"《黄帝内经》对天的认识也主要侧重于四时及其运行规律，以及在四时框架内运行的各种自然和人体生命现象。

《黄帝内经》汲取了战国至秦汉之际"人与天地相参"的方法，人以天地为参照物，进行参验、比较，来认识人体的生理、病理，把握诊断及治疗用药，发现了许多天地自然规律与人体生命规律之间的内在联系。换言之，即以天人合一为推论的大前提，采用类比思维的方式构建或阐释理论体系。如《灵枢经·刺节真邪》说："请言解论，与天地相应，与四时相副，人参天地，故可为解。下有渐洳，上生苇蒲，此所以知形气之多少也。"这种类比方法在认识次序上显示了从"整体"到"局部"，以大测小的思维特征。

（二）人与天地合德

天人合一观从天、地、人一体，天人合德，天人合道的角度，规定着人生的价值取向和人生境界。人作为天地万物的一部分，应该与其他物类一样，遵循天地之道。因此，效法天地，从天地之道中引出立人之道，就成了中国哲学各流派共同的价值取向。

天人合德的思想首先由孔子在春秋末年提出，《论语·泰伯》说：天人关系应是"唯天为大,唯尧则之",即尧能符合天的标准,尧的伟大也像天那么大。天有高尚的德,圣王能够效法天之德而与天合德。《周易》提出"夫'大人'者,与天地合其德,与日月合其明,与四时合其序,与鬼神合其吉凶,先天而天弗违,后天而奉天时"的思想。这里的"天地之德",即《周易·系辞下》中所说的"天地之大德曰生",认为天地的德是生生不息地生长发育万物,圣人所追求的基本价值也是从珍惜生命出发,大力促使生物"生生不息"。只有按照"生生"之德而成就"盛德大业",才能达到"先天而天弗违,后天而奉天时"的人与自然和谐的境界。

天有好生之德,圣人法天,也有好生之德。孔子从"仁爱"思想出发,提倡"不时不食",反对竭泽而渔、覆巢毁卵的行为。孟子对此进行了发挥,《孟子·尽心上》中提出:"君子之于物也,爱之而弗仁;于民也,仁之而弗亲。亲亲而仁民,仁民而爱物。"在孟子看来,道德系统由生态道德和人际道德两大部分构成,这是一个依序上升的道德等级关系。

道家的宗旨是"道法自然",后来道教提倡"贵生、乐生",但都强调"去知""忘我""清静无为""淡泊寡欲",以此达到人与自然大道的合一。一般来说,完全达到天人合一境界者即是圣人,次之则是贤人,又次之则为君子,再次之者是庶人,最低一级的完全不合天道与人道,人则沦为禽兽。不同的境界也标志着不同的存在价值。

《素问·上古天真论》根据不同养生方法及其所获得的养生效果,将养生所达到的境界划分为真人、至人、圣人、贤人四个层次。由天人合一观所形成的人道效法天道,追求天人合一的最高境界的价值观,在《黄帝内经》中也得到了充分的体现。《黄帝内经》认为,人体的生理状态应是"阴平阳秘""内外调和",所以,养生和治疗的目的即在于维持或恢复上述生理状态。另外,《黄帝内经》还依据天人合一的规律,提出了"法天则地""和于阴阳""顺四时而适寒暑""合人形以法四时五行而治"等一系列原则,并将之运用于养生和治病的具体实践之中。

五、医道

医道,既指医学之道,又指医者之道。医学之道谓之术,指治病的本领;医者之道谓之德,指济世救民之仁心,谨慎负责之品质,毕生钻研之精神。医道是中国文化最集中的体现,阴阳五行、天人相应等观念在医道中尽显。

(一)《黄帝内经》中的医道

从古到今,医学都是建立在科学的基础上的,没有领会《黄帝内经》中的"医道",会使中医药理论从"医道"的层面跌入"医术"的层面,形成理论上的退步和退变。

《黄帝内经》从以研究人体体表形象现象的变化规律入手，以解剖认识为脏、腑、血、气、经、络、津、液等一切功能组织定名、定位，以研究人的形象表象的变化规律，来探索人体内脏、腑、血、气、津、液的运行状态和运行规律，以针刺治疗疗效结果，验证确定脏腑功能。这种从人体体表形象现象变化辨证、论症，以解剖认识定名、定位，以针刺治疗疗效验证，确定其五脏、六腑及其他功能组织功能形成的形象现象医学理论体系，无论是其观察方法和过程，验证的方法和程序，还是其理论结构的形成，同样是科学的。医学必须建立在科学的基础上，合乎科学规律，符合科学逻辑，才能治病救人。脏象学说医学理论体系，如果不是建立在科学的基础上，就诊断不出病，也治不好病，更不要说能出现那么多望而知病、闻而知病、手到病除的神医、圣医。

《黄帝内经》是建立在解剖认识与针刺治疗疗效学说理论基础上的脏象学说，是一个系统的、完整的医学理论体系。《黄帝内经》是帝王宰辅以医学发展战略思想为指导方针的论"道"之作，其理论思想散发着一种自然形成的帝王之气和宰辅智慧。《黄帝内经》的理论思想的修为境界及医道医术理论水平，属于帝王宰辅医学发展战略理论的层面，非一般"术论"塞满头脑的医家及知识分子所能为。

《黄帝内经》医学理论体系的理论纲领是脏象学说。阴阳学说在脏象学说理论体系中，用的是其属性；五行学说在脏象学说理论系统中，用的是其动态原理。唐代药王孙思邈说"不知《易》，不足以言太医"，将后世医家研究《黄帝内经》的思路引入《易经》的歧途。明代医学家张介宾受孙思邈以《易》解医的影响，著《类经》，肢解、割裂了《黄帝内经》的脏象学说医学理论体系。

按照《黄帝内经》的医学理论思想的逻辑，疾病处于萌芽时期医治比发展成小病再医治的医学思想修为境界高，得小病时就抓紧时间治疗比发展成大病时才治疗的医学思想修为境界高。能悟通保持永不生病、长命百岁以终天年的"医道"者，其"医道"与"医术"的修为则达到了医学理论思想的较高境界：能达到、能抓住天地自然四季交替的规律，顺四时而适寒暑；控制自己的情绪和喜怒而安居处；节制自己的嗜欲，节阴阳而调刚柔，达到上知天地自然的数理，避开六淫侵袭造成的"外感"；中通人和，避开世俗纷扰，以使精神聚会、清心寡欲，避免血气波荡而"内伤"脏腑；下精医道，"不治已病，治未病，不治已乱，治未乱"，达到"治病于未病"之时的修为水平时，就进入了真人、至人、圣人的医学修为境界。

《黄帝内经》将圣人们分为真人、至人、圣人、贤人四个层级，并以"圣人不治已病,治未病,不治已乱,治未乱"为标准,"治病于未病"者是"圣人",而"救病于萌芽"者只能算是"上工"。

(二)佛学与医道

印度医学传入中国时,中医已经形成了一套比较固定的理论和完整的体系。这与印度的医疗体系并不相同,所以很难互相融通。但是,因为佛医与中医有着共同的医学之道——祛病救人,所以这也是魏晋南北朝世人之所以接受佛教医术的原因之一。

1. 医药为用,人命所系

古人认为"人"和"生命"有着至关重要的价值,天下万物中生命最可贵。"圣人深虑天下,莫贵于生。""天地之性,唯人为贵,人之可贵,莫贵于生。"自然界中人类最可宝贵,人的生命最需珍惜。

医学的前提就是尊重生命,医生的道德基础也是立足于尊重生命。中医药学研究的对象是人体生命。敬畏生命,尊重生命,这是医者人文素养的根本点。《素问·宝命全形论》说:"天覆地载,万物悉备,莫贵于人。"万物皆在天地覆载之中,只有人超乎万物之上,天地人合而论之,生活于天地之间的人最为珍贵。古人将生命视为"至贵之重器","天地之中,唯人最灵,人之所重,莫过于命"。王叔和说:"夫医药为用,性命所系。"孙思邈认为:"人命至重,有贵千金。"

佛教珍视生命,以普度众生为宗旨。佛经中常说,"人身难得""人身是宝"。不杀生为佛教最基本戒律"五戒"中第一戒,而且把杀生作为"十恶"之首。对于生病的比丘,佛陀则格外宽待,只要是医生开具的处方,只要是能医好比丘的病痛,一律准许,不算破戒,体现了对人生命的尊重与珍视。

2. 济世救人,仁爱为怀

西晋杨泉提出医学人才的三条标准:"夫医者,非仁爱之士不可托也;非聪明理达不可任也;非廉洁淳良不可信也。"仁爱的品格成为医家的首要条件。古称"医乃仁术",把"仁爱救人"作为医家所应追求的价值目标。医学不仅仅是医疗技术的运用,更赋予医学以道德属性。历代医家秉承"大慈恻隐之心,誓愿普救含灵之苦"的信念,以仁爱之心祛病救人,此乃中医之道。把"仁术"渗透到学医习业、行医施治、同道之间、医患之间、义利观念等之中,构成了传统医德的思想体系。孙思邈说:"凡大医治病,必当安神定志,无欲无求,先发大慈恻隐之心,誓愿普救含灵之苦。若有疾厄来求救者……一心赴救,无作功夫行迹之心,如此可做苍生大医,反之则是含灵巨贼。"

慈悲观是佛教教义的核心。"慈"是慈爱众生并给予快乐;"悲"是悲悯众生，被除痛苦。慈悲就是"与乐被苦"。《观无量寿经》称"佛心者，大慈悲是"，慈悲也就是说要有怜爱、怜悯、同情之心。佛教从佛祖释迦牟尼开始，即以慈爱为怀，以悲悯为情，以拯救众生脱离苦海为任，建立佛家的人间净土为目标。

佛教提倡"大慈大悲""普救众生"。佛法慈心广大，僧医基于慈悲心来救护病患，受到社会大众的尊敬。医道与佛法的精神非常吻合，都是一种发自内心的慈悲。佛教将疾病之苦列为人生八大痛苦之一。佛典中有丰富的关于医疗疾病的思想。

佛教慈悲普渡、利乐众生与中国传统的"医者仁术"有着异曲同工之妙。佛教的慈悲思想对许多医家产生了深远的影响，在其言论和人格之中到处渗透着济世怜生、慈悲为怀的精神，其中以孙思邈最具代表性。据《旧唐书·孙思邈传》记载，他弱冠之年，"兼好释典"。他的言论之中，洋溢着佛教的慈悲为怀、利乐众生的精神。他认为"不读《内经》，则不知有慈悲喜舍之德"。其在《千金要方》第一卷《大医精诚》中说："凡大医治病，必当安神定志，无欲无求，先发大慈恻隐之心，誓愿普救含灵之苦。若有疾厄来求救者，不得问其贵贱贫富，长幼妍媸，怨亲善友，华夷愚智，普同一等，皆如至亲之想。亦不得瞻前顾后，自虑吉凶，护惜身命，见彼苦恼，若己有之，深心凄怆，勿避险巇，昼夜寒暑，饥渴疲劳，一心赴救，无作功夫行迹之心，如此可做苍生大医，反之则是含灵巨贼。"可见孙思邈深受慈善怜悯、推己及人的佛教伦理思想的影响。

3. 济世活人，无欲无求

《医学源流论》说，医道"乃古圣人所以泄天地之秘，夺造化之权，以救人之死"。济世活人、治病救人是医学的宗旨。张仲景在《伤寒杂病论》中说："怪当今居世之士，曾不留神医药，精究方术，上以疗君亲之疾，下以救贫贱之厄，中以保身长全，以养其生。但竞逐荣势，企踵权豪，孜孜汲汲，唯名利是务。崇饰其末，忽弃其本，华其外而悴其内。皮之不存，毛将安附焉？"张仲景在《伤寒杂病论》中所说的"爱人知人"精神就是"仁爱救人"的精神，他反对"孜孜汲汲，唯名利是务"的不良作风以及瞻前顾后、见病不救的"含灵巨贼"。医学乃是"仁术"，医者不仅要有高超的医术，而且要有高尚的医德、有一颗"仁爱"之心。据史料记载，西汉名医淳于意以病家为家，不辞辛劳地为老百姓解除疾苦。东汉时著名医家郭玉，"仁爱不矜，虽贫贱厮养，必尽其心力"，"乞食人间，见有疾者，时下针石，辄应时而效"。他不愿意为权贵诊治："贵者处尊高以临臣，臣怀怖慴以承之。""重以恐惧之心，加以裁慎之志，臣意且犹不尽，何有于病哉！""凡为医者，须略通古今，粗守仁义。绝驰骛利名之心，专博施救援之志，如此则心识自明，神物来相，又何戚戚沾名，龊龊求利也？如不然，则曷止姜抚沽誉之惭，华佗之矜能受戮乎。"

佛教以"普渡众生"脱离苦海为宗旨，要求佛教徒"舍身渡众"，要"无有疲厌"地"为众生供给使"，"布施得福"。佛说："自今已去，应看病人，应作瞻病，人若欲供养我者，应先供养病人。"并认为"若佛子，见一切病人，常应供养，如佛无异。八福田中，看病福田是第一福田。若父母、师僧、弟子病，诸根不具，百种病苦恼，皆供养令差。而菩萨以嗔恨心不看，乃至僧坊、城邑、旷野、山林、道路中见病不救济者，犯轻垢罪。"见病不救是犯戒行为，并要求佛教僧人应该像对待佛那样对待一切有病的人。

佛典要求僧侣具有医疗疾病的知识。医方明是五明之一，是僧人修行的一种，是僧人把"明六度以除四魔之病，调九候以疗风寒之疾"当作一种自利利人的大善行。魏晋之际诸如怀度、僧惠、佛图澄都研习医学，具有很高明的医术，被人们称为"神医"。佛教徒为人医治好各种病痛，是缘于"自利利人"精神的发扬。

佛教宣扬的慈悲为怀、珍视生命，对其医德也提出了要求。佛教医学中除了对从医者的医术有一定的要求，《佛说医喻经》对医者水平做了明确划分："如世良医，知病识药，有其四种，若具足者，得名医王。何以为四？一者识知某病，应用某药；二者知病所起，随起用药；三者已生诸病，治令病出；四者断除病源，令不后生。"与中医"上工不治已病治未病"之说有异曲同工之妙。

总之，无论是传统的中医还是佛教医学，都以人为本，以祛病救人、健康长寿作为医学之道。同时，佛教的慈悲思想与传统的医家仁术相似，这就便于佛教医学的传播以及当时医家接受佛教医学。

（三）道学与医道

中华医道文化源远流长，易学思想和道家文化是其重要思想来源。易学思想和道家文化崇尚"生生"的伦理精神，"生"首先是万物生命现象的生成。易学思想和道家文化把万物的生成归因于天地，天地有着万物生存的自然空间含义，"天无不覆，地无不载"，天地之间，日月星辰运行、昼夜四时运转、人类和万物孕育生长。《道德经》阐述了"生之、畜之、长之、育之、成之、熟之、养之、覆之"八个环节。这是生命体从出生到成熟的运行流程。天地赋予万物生长孕育的合适条件，故道家有"天地者，万物之父母也"之说。《周易》说"天地之大德曰生"，天地生生万物，滋养生灵，通过华夏人文精神的提炼，转化为"生"之"大德"的伦理范畴。"生生"之德是华夏文明仁民爱物、爱护自然生态环境的思想源头。

1. 生生之道

中医药理论在形成和发展过程中受到了中国传统文化的深刻影响,具有明显的科学与文化双重内涵。在中国传统文化的影响下,中医药理论的本质与中国传统文化有着密切的渊源关系,这是中医药学有别于其他医学的根本所在,也是中华医道的本质所在。中国传统文化从总体上说是以人为核心展开的,人与天地相应,"天地之大德曰生",人的根本意义也在于"生"。从本质上说,中国传统文化是生命文化,中国哲学是生命哲学,中华医道就是生生之道,中医药就是体现生生之道的生命科学。

"生生"是一个生而又生、连续不断、没有片刻停息的生成演化过程。自然界浩浩茫茫,无边无际,至著至微,至显至隐,处于无限的运动变化之中。自然界本身不断地生长、成熟和化育的过程就是"生生","生生"不仅是大自然的基本存在方式,而且是一切变化的根本。自然界的不断生成、不断创造、不断变化,其意义就在于使生命生生不息。在自然万物中,人不仅是自然界"生生之德"的产物,而且最能体现自然界的"生生之德",最善于利用自然界的"生生之德",所以《素问·举痛论》说:"善言天者,必有验于人。"

中医药从根本上讲始终都在体现"生生之德",其基本原理就是循生生之理,用生生之具,助生生之气,最终达生生之境。

2. 医道相通

中医药学与中国传统文化有着密切关系。一方面,中国传统文化是中医药学的思想基础,中医药学在理论与实践的各个方面,均大量吸收和借鉴了中国传统文化的内容,并渗透到脏象、治则、理法方药、临床等各个领域。另一方面,中医药学是中国传统文化的重要组成部分,而且在中国传统文化中占有极其重要的地位,并对中国传统文化的各个方面产生了重要影响。中医药学与中国传统文化之间相互渗透、相互融合,大大丰富和发展了中国传统文化的内容和内涵,这是中医药学文化特征形成的基础。因为中医药学与中国传统文化的联系十分广泛,内涵极其丰富,所以中医药学的文化特征也表现为不同形式和内容,概括起来,主要有两个特点:一是医道不分;一是医儒不分。儒、道两家共同构成了传统文化的一大景观——外用儒术,内用黄老。

"医道相通"表现为医理与"道"学相通。由于中国哲学是本体论、认识论和方法论的统一,因此中医药学必然表现出与中国哲学同样的形式和原理。"道"是中国古代思想的一个最基本、最重要的范畴,具有十分深刻的哲学含义。所谓医道相通,也即医学与哲学相通、医学与哲学一理。代表中医药理论形成的《黄帝内经》，其基本思想即以"道"为主。《黄帝内经》以太虚之气、阴阳之道为基础，具体落实到天地日月四时、人体上下内外、脏腑经络气血、生理病理变化，以及药物气味厚薄等内容，以此指导医生临床诊治、养生康复等所有实践。

道家是秦、汉以前形成的一个哲学流派。道家思想是中国知识分子的思想主流之一，而道教则是汉、魏以后把"道"人格化为神，并将老子神化的一种宗教。二者有本质不同，但它们都对中医药学有重大影响。道家的视点是放在对生命本质和人性的明晰的洞察上，讲天道、人道、王道，总之是在闻道、悟道和证道，对医学的内证体系有指导意义。标志着中医药理论体系形成的《黄帝内经》明显受到道家思想的影响，大量内容体现了道家理论。

道家、道教与中医药的密切结合、相互为用，不仅促进二者的共同发展，而且还形成了一个特殊的医生群体"道医"。

（四）儒学与医道

中华医道将"仁"作为行医之德，妙术为体，仁心为用，推动儒学的仁爱精神在医学领域发扬光大。中华医道与儒学有着密切的关系。"仁"是儒学思想的核心主题，"仁"包含了对他人以及自然万物的关爱，"仁者爱人"。"仁"的本义是果仁，儒学赋予"仁"以"亲亲""仁民""爱物"的伦理内涵，孟子还将"恻隐之心"作为"仁"的发端。大医精诚，行仁心仁术，笃志于仁，重义轻利，心无旁骛，专心于患者之病，至于酬劳，则富贵人家不贪其钱财，贫穷人家不收其药钱，"只当奉药"，再遇贫而难者，医者还量力微赠。

1. 仁义与精诚

"仁"是孔子对古代道德观念的反思。"仁义"是儒学思想的核心。"精诚"是古代医家为医之道的总结，也是做医生的准则。

孔子认为，对人的评价标准应是其道德品质的高低，而不是论其地位贵贱。儒学以"仁"是最高的道德品质，具有这种道德品质的人则称为"仁"人，作为医者更应如此。孔子有关"仁"的论述可分为三类：一是"仁"的基础，即是为"仁"的人所必具有的素质；二是"仁"的内容，即处事接物、待人待己要达到"忠信"；三是为"仁"的方法，即"诚朴"。

孔子认为，一个人须具有真情实感。这是"仁"的主要基础。《论语》说"刚毅、木讷，近仁"，"巧言令色，鲜矣仁"。"刚毅木讷"与"巧言令色"成为鲜明对比，前者以自己刚毅之性，但语言朴实而有真情实感，而后者则是隐瞒自己的本质，做事待人专以讨人喜欢的虚伪作风。因而，前者"近仁"，虽未达到"仁"，但接近于"仁"；而后者则"鲜矣仁"，这样的人难以成为"仁"。由

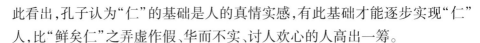

此看出,孔子认为"仁"的基础是人的真情实感,有此基础才能逐步实现"仁"人,比"鲜矣仁"之弄虚作假、华而不实、讨人欢心的人高出一筹。

"博施济众"须有一定的修养和坚实的医学理论及丰富的临床经验。这是作为一名医生所具备的条件,按儒家学说也就是达到了为"仁"的素质。

儒与医密切相关,行"仁"之术,须具为"仁"之道,故称"医乃仁术"。医当"精诚",精是诚的基础,诚是精的目的。所谓精,须博极医源,恒心不倦,勤求古训,博采众方,用心精微,潜心经典医籍,集众家之长于一身,不耻下问,且不可自矜;须以至精之术,以仁爱之心,拯救病厄,博施济众,唯有如此,始能达到"智圆、行方、心小、胆大"的医疗作风。

2. 中庸与平衡

《论语》记载,尧在临终时,把帝位让给了舜。尧不但传给了舜统治的政权,并传给了舜统治的秘诀"允执其中"。后来,舜把帝位传给了禹,也传给了禹这个"秘诀"。儒家有一个"道统"观,其中心思想是一个"中"字。

《中庸》原是《礼记》中的一篇,相传为子思所作。子思是孔子的孙子,其内容肯定"中庸"是道德行为的最高标准,并指出"诚者,不勉而中,不思而得,从容中道,圣人也",把"诚"看作做人的根本。同时提出"博学之,审问之,慎思之,明辨之,笃行之"是诚的学习过程和认识方法。《中庸》引用孔子的话说:"执其两端,用其中于民。"此话比《论语》多了"执其两端"几个字,但其意义是一致的。"允执其中"的"其"字很明显指"两端","其中"即两端之中。

医学与中庸有不可分割的联系。清代张志聪在《侣山堂类辩》中指出了医道与中庸之关系:"中者不偏,庸者不易。医者以中庸之道,存乎衷,则虚者补,实者泻,寒者温,热者凉,自有一定之至理。若偏于温补,偏于凉泻,是非中非庸矣。夫医道,上通天之四时六气,地之五方五行,寒热温凉,升降浮沉,信手拈来,头头是道,急者急治,缓者缓治,若仅守平和之橘皮汤者,又执中无权也。溯观古今,多有偏心,偏于温补者,唯用温补,偏于清凉者,惯用清凉,使病患之宜于温补者,遇温补则生,宜于凉泻者,遇清凉则愈。是病者之侥幸以就医,非医之因证以治病也,岂可语于不偏不易之至道哉!"张志聪所论之医学"中庸"当以客观病情为标准,不可有偏,即"不偏不易""执中有权","权也者,不偏也,不易也"。在"不偏不易"中还要根据患者的具体情况,使药物配伍恰当,在祛病的同时而不伤正气。

"权"的含义,在《论语·子罕》中有解释:"可与共学,未可与适道;可与适道,未可与立;可与立,未可与权。"这是说"中"虽是讲不偏不倚、权衡轻重,但"中"也不是固定不变的,它是随事物的不同而变动的,并不一定在与"两端"等距离的中心点上,也不是永远在同一个点上。因此"中"有"时中"之谓。此"时中"有协调平衡之意;就"平衡"的含义来说也不是绝对的、静止的,而是相对的动态平衡。如中医药理论之阴阳学说,也是在消长过程中建立起来的平衡,在这种平衡被破坏之后,即所谓阴阳失调。孔子所说的"可与立,未可与权",就是说不能把"中"看作固定的,要达到"中"的"可立",必须"可与权"。以"权"而趋平衡不是僵死的、不变的,有"权"始能平。因此,阴阳的平衡也是动态的平衡,若是这种平衡被破坏,在人体即是病态,治疗时当据其偏而调之,使其"以平为期"。作为一个医生,千万不能在主观上有所偏,不要主观上习用凉泻,一切病证都用凉泻,习用温补不论何病而用温补,这就是"执中无权"。可见,儒学之"中庸",对中医学在理论上起着支配作用。

孔子将"中"和"庸"联在一起是有一定意义的,《论语·雍也》说:"中庸之为德也,其至矣乎! 民鲜久矣。"在论语中讲"中庸"只有这一条,朱熹在《中庸章句》下做了说明:"中者,不偏不倚,无过不及之名。庸,平常也。"又引程子曰:"不偏之谓中;不易之谓庸。中者,天下之正道;庸者,天地之定理。"

儒学思想对医道影响深远,历史上有儒士通医,医为儒士,故其著书立说在理论上必然有儒学思想对医学的渗透,但是在具体学术内容上,儒学思想也吸收和利用了不少的医学成果。同时,儒学论述人的思想,人与人及人与社会之间的关系,而中医学则论述人体生理、疾病及诊治等内容,两者所论述的都是人,都论述了人与自然、人与社会等。因此,儒学与医道关系密切。

第三节 生命观

生命观是人类关于如何对自然界生命物体的一种态度,是世界观的一种,包括对人类自身生命的态度。从人类历史发展整体看,生命观反映社会的文明程度和人类对自身的认识程度。

一、先秦两汉道家哲学的生命观

(一)道家生命观的理论渊源与文化背景

道家生命观的渊源大致包括三个方面:一是上古神话中的生命意志;二是原始宗教中的生命崇拜;三是古代典籍中的生命关怀。《汉书·艺文志》载"道家者流,盖出于史官,历记成败存亡祸福古今之道,然后知秉要执本,清虚以自守,卑弱以自持"。史官文化注重历史经验的传承,这种历史经验既有社会性的一面,也有个体性的一面。社会性的历史经验主要是国家存亡之道,而个体性的历史经验主要是个体生存之道和事业成败之道。老子对这些历史经验进行高度的抽象概括,将其凝练为"道"。比较老子思想与古代典籍的关系,他受《周易》《尚书》《诗经》的影响最大。从生命哲学、生命观的角度来看,对老子影响最大的是《周易》。同时,作为史官,老子的历史感特别强。他对远古文化极为留恋,远古神话传说和原始宗教对他的影响都很大,这在其生命观中的反映尤为突出,这些构成了道家生命观的理论渊源。

春秋战国时期的时代特征决定了人们身如浮萍、命如草芥,在思想上几乎没有安宁的精神家园,也找不到生命的皈依处。面对如此混乱无道的社会,如何建设精神家园,让人们生命有所皈依,正是思想家、哲学家的历史责任。老庄认为,要拯救社会,必须先拯救生灵、拯救灵魂。因此,就必须从生命的本原开始考察,通过追究生命的本原来揭示人性的本质,进而引导人们守住自己的本质。人们一旦把握住了自己的本质,主宰了自己的灵魂,明白了生命的究竟,那么人人都会有一个合理的生存方式,都不会去为身外之物而相互残杀,整个社会也就能相安无事。道家认为,救世的关键在救人,救人的关键在救心。因此,道家诸子首先是致力于拯救生命、拯救人心。

(二)先秦两汉道家生命观的主题嬗变与基本特征

从春秋末年老子开创道家理论之先河,到魏晋时期郭象等人终结玄学,道家的发展先后经历了四个阶段,表现出四种形态,即春秋时期的老庄道家、战国中后期到秦汉时期的黄老道家、东汉时期向玄学和道教演变中的道家以及魏晋时期的玄学新道家。

1.老庄道家

郭沫若的《十批判书·庄子的批判》对先秦道家有如下论述:从庄子的思想上来看,他只采取了关尹、老聃清静无为的一面,而把他们的关于权变的主张扬弃了。庄子这一派或许可以称为纯粹的道家吧?没有庄子的出现,道家思想尽管在齐国的稷下学宫受着温暖的保育,然而已经向别的方面分化了:宋钘、尹文一派发展而为名家;田骈、慎到一派发展而为法家;关尹一派发展而为术家。道家本身如没有庄子的出现,可能已经归于消灭了。然而,就因为有他的出现,他从稷下三家吸收精华,而维系了老聃的正统,从此便与儒、墨两家鼎足而三了。庄周自己并没有存心以"道家"自命,他只是想折中各派的学说而成一家之言,但结果他在事实上成了道家的马鸣、龙树。

先秦老庄道家生命观的主题是生命-自然。先秦老庄道家生命观强调天人之间、物我之间、自然与人类之间的统一与融合,是中国哲学史上各家各派共同遵循的思维方式。然而,在肯定与追求这种统一与融合的前提下,各家各派的价值取向却有着重大差异。就以儒、道两家来说,在自然与人文的关系上,儒家的价值取向是重人文,而道家的价值尺度是法自然。当然,这并不是说孔孟不重自然,老庄不重人文。只是孔孟思考问题的立足点总是人文,以致纯自然的存在物在他们那里也被人文化了;而老庄总是以自然为尺度来看待一切、衡量一切,只有合自然的人文才被认为是合理的人文,否则便予以否定。

在老庄勾勒的生命图景中,只有生命与自然,任何人文的东西在这里都没有立足之地。生命不仅源于自然、根于自然,而且也以自然为本质、以自然为条件。总之,自始至终与生命发生联系的只有自然。所以,老庄生命观的主题是突出生命与自然的联系。但是,人的生命存在不仅与自然发生联系,更与他人、与社会发生联系,这才是生命存在的真实状况。老庄生命观否定了生命与社会的联系,从而使其生命观陷于偏颇,不能全面揭示生命存在的真实状况。当然,道家生命观在老庄那里只是开始,老庄生命观所留下的缺失正是其后继者的理论出发点,其后继者就是黄老道家。

2. 黄老道家

黄老道家的历史发展经历了战国和秦汉两大阶段。战国是黄老学的形成时期,而秦汉是黄老学的应用时期。战国时期的黄老道家分别以楚国和齐国为中心形成南、北两大支派:以楚国为中心形成的南方黄老道家的代表作是长沙马王堆 3 号墓出土的《黄老帛书》和《鹖冠子》;以齐国为中心形成的北方黄老道家的思想资料则集中在《管子》中的《心术上》《心术下》《白心》和《内业》四篇文章中。南、北黄老道家同具兼采众长之特点,但具体所吸取的思想有所不同。南方黄老道家以吸收法家思想为主,表现出道、法结合的特点;北方黄老道家以吸收儒家思想为主,表现出道、儒结合的特点。南、北两个黄老学支派的思想以及整个黄老道家与老庄道家的思想在先秦杂家《吕氏春秋》中得到了第一次综合与融合,在秦汉时期的《文子》、陆贾的《新语》、贾谊的《新书》、司马谈的《论六家之要指》,以及在《淮南子》中得到了第二次提升和总结。

汉初黄老道家和先秦老庄道家的异同在于,老庄道家既是道家发展史上最早形成的一种理论形态,也是真正与儒、墨、法诸家相抗衡的一般意义上的正宗道家或纯粹道家。其"正宗"或"纯粹"之处就在于,老庄道家受当时其他学派的影响最小,其思想个性最强,特色最鲜明。更重要的是,老庄道家的思想不同于黄老道家或玄学道家，具有原创性。黄老道家的思想特征，一是以老子为宗，主要是发挥老子的道论和自然无为学说；二是兼采众长，能以包容的态度去对待诸子学说，吸取各家之长。兼采众长则是黄老学不同于老庄学、从而使道家得以区分为老庄道家与黄老道家的根本点。这一特征决定了黄老道家与老庄道家虽同为道家，但在许多问题上的价值取向有很大甚至根本的不同。

黄老道家生命观的主题是生命－自然－社会。首先，黄老道家也肯定人与自然的本原性、天然性联系，认为人与万物一样必须置身于大自然即"天"之中，必须在"天道"的支配下生存，人的衣食住行都依赖于自然万物的给养。其次，黄老道家在此基础上，对老庄道家以自然排斥人文的价值取向进行了调整，将儒、墨、法诸家重人文的价值观念吸收过来，安置于道家法自然的价值体系中，建构了一个既法自然也重人文、既尚天道也重人道的较为全面的价值体系，表现在生命观上则构建了不同于先秦老庄道家的以生命－自然－社会为主题的黄老道家生命观。

为了解决生命与社会的关系问题，黄老道家对老庄道家确立的人道必须完全效法天道的价值取向做了修正，认为人道与天道有同也有异，如此，人就不能完全单纯地效法天道，而是在法天道的同时，要循人道，即既要遵循自然规律，也要遵守社会法则。《黄老帛书》说"天地之恒常：四时、晦明、生杀、輮（柔）刚。万民之恒事：男农、女工。贵贱之恒立，贤不宵（肖），不相放"，即说明了天道、人道的异同。其次，黄老道家对老庄道家提出的生命只须依赖自然、不须依赖社会的观念进行了修正。黄老道家在继承原始道家自然无为思想传统的同时，更多地强调了人的能动性在贯彻自然无为原则中的作用。《文子·精诚》言"无为而治者，为无为，为者不能无为也，不能无为者，不能有为也"，这种对无为与有为关系的辩证论述，也体现了对先秦老庄哲学的改造和发挥。

"身国同构""身国同治"是黄老道家"生命－自然－社会"的集中体现。道教认为，人体是个小宇宙，而人体之外又是个大宇宙，两个宇宙之间即天人之间构造相同、互相对应、互相作用，这在很多典籍中有反映。《吕氏春秋·执一》中"为国之本在于为身，身为而家为，家为而国为，国为而天下为。故曰以身为家，以家为国，以国为天下"将治身看作治国的根本，而治身的目的又在于治理家、国、天下。

黄老道家在生命观上的主要贡献是致力于解决生命与社会的矛盾，并创造出"身国同构""身国同治"的理论来解决这一矛盾，从而达到珍惜生命、和谐社会、提倡社会关怀的目的。

（三）生命本原观：道

道家将生命产生的终极根源归结为"道"，将生命存在的直接依据归结为"德"。所以，道家生命本原观与本体观的基本内容就体现在其道德论中。

1. 老子的生命之"道"

在《左传》《国语》中被上升为哲学范畴的"道"在老子那里得到了再一次的升华，"道"被提升为天地之本、万物之原，获得了宇宙论、本体论的意义。"道"在《道德经》中出现七十七次，大部分均是指宇宙万物的创生者、根源者。《道德经》说："道可道，非常道；名可名，非常名。无名天地之始；有名万物之母。"老子的"道"为万物之母的思想中内含着生命源于"道"、"道"为生命本原的观念。又"道者万物之奥"，说明了"道"是万物生机和生命的含藏者，而"道"之所以能成为万物生命的含藏者，其原因主要在于"道冲而用之或不盈。渊兮似万物之宗。"如老子说"道"是"万物之母"，还将"道"称为"谷神""玄牝"，"谷神不死，是谓玄牝。玄牝之门，是谓天地根。绵绵若存，用之不勤。""玄牝"本意是女性生殖器，是生命所从出者，为母性生命力的集中体现，以"玄"说"牝"，是赞叹女性生殖器的神秘玄妙，而女性生殖器的神秘玄妙正在于其生命创生功能。老子将"道"比作"玄牝"，正是突出了"道"对于万物生命的创生性、根源性。

2. 庄子的生命"本根"说

庄子以"道"作为万物及生命的本原和根据，这一思想源自老子，但经过了庄子的理性思考，将老子视为生命本原的"道"向着本体的方向提升了一步，强调了"道"对于万物及生命产生的根据性，提出关于生命的"本根"说。如《庄子·知北游》说："今彼神明至精，与彼百化，物已死生方圆，莫知其根也，扁然而万物自古以固存。六合为巨，未离其内；秋毫为小，待之成体。天下莫不沉浮，终身不故；阴阳四时运行，各得其序。惛然若亡而存，油然不形而神，万物畜而不知。此之谓本根，可以观于天矣。"这里不仅提出了万物皆有本根的问题，而且指出了这个"本根"造化万物的特点。庄子视"道"为万物"本根"的思想，可在《庄子·大宗师》中得以体现："夫道，有情有信，无为无形；可传而不可受，可得而不可见；自本自根，未有天地，自古以固存；神鬼神帝，生天生地；在太极之先而不为高，在六极之下而不为深；先天地生而不为久，长于上古而不为老。"这段话不仅明确指出了"道"生天生地的本根性，而且对"道"何以能生天生地、孕育生命做了比较具体的说明。可见，生命本原的"道"在庄子这里已是比较明朗化了。

3. 黄老道家的生命"道"本原观

道家以"道"为生命本原的观点在黄老道家中也"一以贯之"，且黄老道家有更为具体的发挥。如较早的黄老著作《管子》中就有"道"生万物的思想。《内业》说:"万物以生,万物以成,命之曰道。"《心术上》说:"道也者,动不见其形,施不见其德,万物皆以得,然莫知其极。"这都是将"道"视为万物得以产生和形成的内在根据。《管子》直接继承了老子的思想,认为"道"的根本特征是虚而无形,即"天之道,虚而无形"。虚而无形便具有无限性,内含着无限的生命力,正是这种生命力使"道"成为万物产生的本根,万物万形均是"道"的生命力发动流行的结果。"道之在天者日也";"道"之在地,则"藏之无形,天之道也";"道"之在人,"道者诚人之姓也。非在人也。而圣王明君,善知而道之者也"。此外,《吕氏春秋》《黄老帛书》《淮南子》等也有相关论述,对老庄之道有了更为全面而具体的阐释和发挥。可见,道家诸子关于生命本原于"道"的观点是一致的,但对"道"的体悟、阐释、发挥则有所不同,如此形成了道家生命观既有在"道"上的统一,又有从"生命－自然"到"生命－自然－社会"主题的嬗变。

二、道家生死观对中医药理论的影响

"生"的本义为草木从土里生长出来、向上滋长。从没有生命到出现生命,这是一个荒寂星球上划时代的改变,生命的历史亦从此开始,故《周易·系辞下》赞叹道:"天地之大德曰生。""死"的字形表示人空余残骨,魂魄已散,精神消亡,本义为生命终止。《列子·天瑞》"死者人之终也"统指人的死亡。从对生、死含义的认识、理解出发,人类自然引发出对生死关系的认识,对生死之主体的态度,以及保生、避死的方法等,从而构成了中医药理论的生死观。

儒家生死观主要体现在社会属性上,强调在社会伦理中彰显其价值,而对生死观的自然属性论述不多。但是,医学是直接以生命为研究对象的,或者说研究的主体是生命,如此决定了道家以自然哲学为主的生命观构建了中医生死观的主体。

道教思想是中医药理论的哲学思想,道家生死观对中医药学的影响极其深远,作为实践、体现"生生之道"的中医药理论,其生命观受道家生命观影响最大,并有所发挥。《神农本草经》中"不老神仙""神明不老""延年不老""轻身不老"等记载充纸盈篇;《黄帝内经》中"寿敝天地""益其寿命而强""亦可以百数""长生久视"的境界通书崇尚。在祛病强身、追求健康长寿的医疗保健活动中,中医药理论形成了独具特色的对生命生长壮老已规律的认识。

道家生死观对中医药理论的影响体现在多个方面。就生命的本原而言,《黄帝内经》说"人以天地之气生,四时之法成";"人生于地,悬命于天,天地合气,命之曰人";"天之在我者德也,地之在我者气也。德流气薄而生者也"。此"德""气"等概念明显受道家思想影响,说明了生命来源于"道""气"。"气"不仅是人生命的来源,而且是人体生存的本质。《黄帝内经》说:"生之本,本于阴阳天地之间,六合之内,其气九州九窍五脏十二节,皆通乎天气。""真气者,所受于天,与谷气并而充身也。"《难经》说:"命门者……原气之所系也。""脐下肾间动气者,人之生命也,十二经之根本也,故名曰原。""人有原气,故知不死。"《道德经》称"玄牝之门"为"天地之根",这个"玄牝之门"与中医的命门关系非常密切。

就生命的过程而言,《灵枢经·经脉》描述了孕育胎儿的过程:"人始生,先成精,精成而脑髓生,骨为干,脉为营,筋为刚,肉为墙,皮肤坚而毛发长,谷入于胃,脉道以通,血气乃行。"《灵枢经·天年》说:"血气已和,营卫已通,五脏已成,神气舍心,魂魄毕具,乃成为人。"更明确指出了五脏与生、长、壮、老、已的关系。这其实也是庄子"道生万物"在生命过程中的具体应用。

最能体现道家生命观对中医药理论影响的是养生观。中医养生与先秦诸子养生说关系密切,但主要是受道家养生思想影响。《行气玉佩铭》记载:"行气,深则蓄,蓄则伸,伸则下,下则定,定则固,固则萌,萌则长,长则退,退则天。天几春在上;地几春在下。顺则生;逆则死。"这与其说是中医养生学,不如说是道家养生学。《黄帝内经》倡导顺应自然界阴阳消长规律来养生的原则,《素问·四气调神大论》详细论述了在一年四季的起居作息、精神调摄,并提出了"春夏养阳,秋冬养阴"的基本养生原则。中医药理论还认为"形与神俱"才能"尽终其天年",注重形神兼养,提出精神上要"恬惔虚无""志闲而少欲,心安而不惧",如此方能"真气从之"。在形体上,生命活动要以中和为贵,具体操作为举凡行事,不论饮食起居、待人接物,还是劳作运动、娱乐房事,均以平衡协调、无太过、无不及为法度,注重事物的均衡性,行为的适度性,如《黄帝内经》关于养生的论述,"形劳而不倦","食饮者,热无灼灼,寒无沧沧","食饮有节,起居有常","节阴阳而调刚柔"等,这些都明显渊源于道家养生学,在哲学上亦明显受道家哲学、道家生命观的深刻影响。

道家、中医的生命观还有一个共同点,都把长寿当作一种境界。《黄帝内经》把人的自然寿命称为"天年""天命""天寿",它的时间跨度是"百岁"。《庄子》说:"人上寿百岁,中寿八十,下寿六十。"这是人作为一种自然生物,自然界所赋予人类应有的寿限,也是人类所追求的长寿目标。能够达到这样理想寿限的人为数很少,而能够超越这个寿限的人更是少之又少。《黄帝内经》称为"道者"的人,保全形体,虽已百岁,仍有生育能力,"夫道者能却老而全形,身年虽寿,能生子也"。《黄帝内经》还有许多关于"真人""至人"的论述,真人"提挈天地,把握阴阳,呼吸精气,独立守神,肌肉若一,故能寿敝天地，无有终时"，是上古时期"道生"之人。至人"淳德全道，和于阴阳，调于四时……益其寿命而强者也"，是中古时期"亦归于真人"之人。此"真人""至人"都是道家术语，且判断真人、至人的标准，又把长寿放在第一位，这可谓道家生命观对中医药理论影响深远的典型体现之一。

道家对死亡的态度是既重视养生，又豁达地面对死亡，这对中医药理论也有影响。《灵枢经·寿夭刚柔》记载了通过观察形气等判断寿夭的方法："形与气相任则寿，不相任则夭。皮与肉相果则寿，不相果则夭。血气经络胜形则寿，不胜形则夭。"《素问·上古天真论》批评了不善于养生的人："以酒为浆，以妄为常，醉以入房，以欲竭其精，以耗散其真，不知持满，不时御神，务快其心，逆于生乐，起居无节，故半百而衰也。"这些关于寿夭之因的论述都带有明显的道家生命观的烙印。当阴阳和谐时，生生化化，生命运动不息；当阴阳离决时，生化机息，运动停止，人的生命就终止了。《黄帝内经》中还有许多关于"死期之决"的论述，即如何推断病理性死亡的死期，如阴阳时日法、五行生克法、平脉测机法、察色望形法、脉症合参法等。

总之，先秦两汉道家哲学对中医生命观影响非常深刻。中医药理论因为直接以生命为研究对象，所以是道家生命观的具体体现，对生命观更有深入阐释和深刻的发挥。

第四节　整体观

整体观指从整体角度考虑问题的观念，是观察事物、解决问题都着眼于全局的一种思维能力。整体观最早来源于原始人类的天人一体观，将自然界本身视为一个整体，人和所有生命体都是其中的一部分。整体观包括了人体自身，人与自然、社会环境及心理因素等各方面的平衡与统一。若任何一部分受到损害，则整体也因之破坏。人与天的关系问题在中国传统哲学中一直受到普遍关注和重视，中国传统文化在一定程度上可以概括为天人之学。中医药理论的整体观将生物机体与自然环境统一起来，将人的五脏、六腑等身体器官这些不同层次的系统、组织看成统一的整体，承认人的整体层次的存在，承认整体层次有自身的生命规律，认为人体是一个有机的整体，构成人体的气、血、津液、脏腑、经络等组织、器官在结构上是不可分割的、在生理机能活动中是相互协调的、在病理变化中相互影响的。人与自然之间也是一个整体，人的生命个体受到环境影响，自然间的变化如气候、昼夜、晨昏、地域等因素对于人体的生理、病理都会产生一定影响。中医临床首先把患者作为一个"整个的"人对待，诊断是先着眼于人的整体形态，然后再考察人体种种分散的体征,使诊治具有整体性、有机性、连续性。这种整体性原则指导研究中医药学的诊断治疗和研究的显著特征。

一、天人之际

天人关系是一个复杂的问题。由于对天和人内涵的歧解,中国哲学史上所说的天人关系,至少含有三种不同层次的意义:一是指神(主宰之天或意志之天)与人的关系;二是指自然与人的关系;三是指客观规律与人的主观能动性的关系。在探索天人关系的过程中,先后提出了天人合一、天人相分、天人相胜三种天人关系的模式。

(一)天人相分

天人相分的观念发端于春秋末期,后为先秦荀子、东汉王充和唐代柳宗元等人所发展,是作为天人合一模式的对立面而提出来的。

"天行有常"是荀子天人理论的中心观念。荀子吸收了道家的天道自然无为思想,坚持天道运行有自己的客观必然性和规律性的基本立场。天指无形而又能成就万物的客观自然界,是"不为而成,不求而得"的。"天地合而万物生,阴阳接而变化起",一切都是自然而然的过程。天道属于必然,人道却是有为。天人有分在荀子,就是阐明天与人、自然与人事各有自己的职分和规律,天有天的运行规律,人有人的活动规律,不能互相代替。"天能生物,不能辨物也;地能载人,不能治人也。"正因为如此,人们应当自己为其所从事的活动负责。荀子认为,人与自然相分主要不是表现在与万物的对立,而是在于对万物的超越上。人在自然界面前,绝不只是消极的适应,而是应该发挥主观能动性,在认识和掌握自然规律的基础上,利用和改造它。

柳宗元上承荀子、王充的思想传统,坚持"明于天人之分",反对韩愈的天命论,认为天是客观存在的自然物,而非有意志的人格神。上自高深幽远的苍天,下至浑厚色黄的大地,以及充满天地之间健运不息的元气、寒暑交替的阴阳变化,虽巨大无比,但都是自然之物、自然现象。天既然是自然物,也就不可能赏功罚罪。人类社会中的兴衰治乱、吉凶祸福都是自己造成的,与天没有关系,说天能赏善罚恶是非常错误的,呼天怨天,希望得到天的保佑,更是大错。他认为,天与人是两种不同性质的客观存在,自然界的生长消亡、凶歉丰裕,社会中的治乱安危、存亡得失,各有自己的规律和特点,互不干涉,其间不存在什么神秘的"感应"关系。

柳宗元的理论涉及宇宙空间的无限性,特别是宇宙没有中心的认识。这是非常难能可贵的。这些思想,既否定了董仲舒的"天人感应"的神学目的论,亦是对荀子"明于天人之分"思想的继承与复归。

（二）天人相胜

庄子主张"天与人不相胜"，认为天是自然而然，知"天与人不相胜也，是之谓真人"，因而"不以心捐道，不以人助天"。荀子以"天人相分"的思想，批评庄子"蔽于天而不知人"。刘禹锡认为"天人相分"思想存在着简单化的缺点，提出了"天与人交相胜，还相用"的著名学说，力图辩证地阐明天人关系。

刘禹锡从天人关系入手，提出了天地万物"乘气而生""各乘气化"的理论，反对魏晋玄学把"无"作为世界的本原，明确把物质性的"气"作为世界的本原。他认为宇宙间原来充满了无穷无尽、不生不灭、细微难见的物质性的"气"，阴阳二气的相互作用造成了世界万物的生成变化。《天论》说："乘气而生，群分汇从，植类曰生，动类曰虫。倮虫之长，为智最大，能执人理，与天交胜。"这是说气生万物，各依其类而分化，产生了植物、动物、人类，人类是最有智慧的，能够制定典章制度，利用和改造自然界。天地万物的产生及其变化，都是气变化的结果，并非有意识、有目的的创造。

刘禹锡反对韩愈把"天"说成是有意志、能赏罚的神。他进一步修订了柳宗元"天人不相预"的思想，提出了天与人"交相胜，还相用"的理论。自然界的规律和特点是生长繁育万物，作用于万物，则有强有弱；人类社会的规律和特点是有意识地制定礼法制度，作用于社会，以判别是非。天与人各有所能所不能，"天之能，人固不能也；人之能，天亦有所不能也"。因此，天道与人道"交相胜，还相用"，各司己长，又互补作用。

刘禹锡从天人关系问题入手，深入地探讨了有神论思想产生的根源。首先，他提出"人道昧而信天"的论点，剖析了有神论信仰的社会基础。其次，他提出"物理昧而信天"的论点，指出当人们不明白事物运动变化的规律时，就可能把事物运动变化的原因神秘化，从而相信天命鬼神。刘禹锡把人的思想意识倾向和社会政治制度联系起来，把有神论信仰和政治制度败坏、社会秩序混乱联系起来，从中揭露出有神论思想产生的政治原因，这比前人和同时代人对有神论的认识深入了一步。

（三）天人合一

在中国哲学史上，对天人合一的含义有多种不同的阐述，但主要是讲天人的一致性、统一性，天人可以统一于道，也可统一于气，统一于高尚的道德，从而使天与人具有了同源、同道乃至包括时间、空间结构相类同的关系。天人合一也讲天人感应，即天与人能够进行精神方面的相互感应。因此，天人合一，既包含神秘的神学目的论的内容，又包含人与自然和谐关系的意思，其中也有人应该顺应自然界的养身之道。

天人合一思想对中国哲学的不同流派最后形成共同的价值取向具有促

进作用。中国儒家思想就认为伦理离不开社会,上天安排好人的位置后,同时赋予其职责、权力和义务。人必当有应遵守履行的权力和义务,脱离不开周遭的干系,也免不了对周围事物造成影响。此外,儒家提倡的修身、齐家、治国、平天下,强调的是人的道德修养,通过"养浩然之气"等途径,达到人与道德意义的义理之天的合一。但是,道家与儒家有着明显的不同,儒家推崇"仁",道家推崇"命"。只有这种"命"的存在,人生才有意义和价值。

按照人与天地同德的理论,可将人划分为几个等次。一般来说,圣人是没有执着的无为之人,天地宇宙,因为无心,才能平等孕育并且养育一切众生;贤人是执着行善的有为之人,心善、言善、身善,与自然界众生皆为善,能够吸引周围人们的亲近与赞誉;君子是严以律己、宽以待人的人,宽待他人、严于律己,让周围接触到的人皆尊重与畏惧;小人则是苛薄他人、放纵自己的人,只寻求周遭他人的错误,忽略自身的原因,甚至利用与他人的关系损害别人的利益。《黄帝内经》对由天人合一观所形成的人道效法天道、追求天人合一的最高境界的价值观进行了充分的论述。

《黄帝内经》中虽然未曾出现"天人合一"这一明确的提法,但确实蕴含着这一思想,大致包括:第一,人是天地合气的产物,天地本为气的积聚。归根到底,天、地、人同出一气,是气演化过程中的不同存在形态。第二,人与天地不仅同源,而且遵循共同规律,即阴阳、五行变化之道。第三,人体及一切生物体的内环境与外环境是统一的。人被古代思想家视为"小天地""小乾坤""小宇宙"。"小"相对"大"而言,"大"即指整个自然界。"小"与"大"不仅同源同理,而且其形象、内涵、变化相互对应,息息相关。就是说,若把人体作为宇宙的部分,则这个部分含有宇宙整体的信息。第四,人们可以通过天地认识人体,亦可通过认识人体的生理病理规律从而认识天地;或以天地自然验证关于人体的认识,以人体验证关于天地自然的认识。此即"参验"。中医药学借用和发挥了天人合一的哲学观,以此作为自己的世界观、方法论和价值观,来建构中医药理论体系并指导中医临床实践。

二、中医药理论之整体观

在中医哲学中,整体性思维始终居于主导地位。从中医哲学的视角来看,中医基础理论中具有奠基性和哲学指导意义的理论主要有气一元论、阴阳理论和五行学说,此外有与中医临床密切相关的经络理论、脏象学说等。"气""阴阳""五行""经脉""证""象"等都是中医哲学特有的基本范畴,它们都经历了从哲学到医学的演变过程。在这些基础理论中,整体观同样具有十分突出的地位。《黄帝内经》作为中医药理论的奠基经典,以天人相应的整体观,构建了一套完整的整体医学模式。

首先,肯定了人体自身的整体性。人体是由多个器官及生理结构组成的一个具有高度的统一性和完整的性的整体,其特性是:①结构不可分割;②功能相互协调;③病理相互累犯;④器官相对独立又相互影响。五行相贯、阴阳互根的脏象学说,以五脏为阴,主藏精气,宜盈满,求藏而不泻,满而不实;以六腑为阳,主运化水谷,宜畅通,求泻而不藏,实而不满,强调人体五脏六腑各自的整体性。同时一脏一腑又构成一对表里阴阳,如肝与胆、脾与胃、肾与膀胱等。以这种脏腑之间的表里阴阳关系明确脏腑之间存在的整体性联系,再以心开窍于舌、肝开窍于目、脾开窍于口等思想强调五脏与人体外在肢体官窍之间的整体性,还以表里器官的相互联系说明人体自身的整体性,强调人体的形质与精神活动之间的整体性,认为人的喜、怒、悲、忧、恐由五脏精气化生,以心为统帅,司人的精神活动,情志的正常生发是五脏功能和谐的外在反应,大怒大喜等异常情志也可以直接伤及与之相应的脏腑,造成脏腑功能的失衡从而引发疾病。

其次,人体是个有机体,但并不能独立存在,而是存在于万事万物中。这个特殊的有机体与外界环境的关系是独立而不孤立的。人体各项机能都因外界环境的变化而改变,我们无时无刻不在做着机体的自我调节、自我适应、自我改变,从而维护自身原有的各项生理和心理活动。以木、火、土、金、水五种物质的五行学说,构筑了以五脏为中心的五个生理病理系统。将人体的心、肝、脾、肺、肾五个系统与外部自然界的五方、五时、五气、五化、五色、五味相融合,强调身体五脏的功能与外界环境变化协调统一性。

中医药理论以整体观为指导,遵循调整阴阳(损其有余,补其不足)、扶正祛邪(恢复被损的正气,祛除入侵的邪气)、治病求本(明晰标本缓急,本在解决主要矛盾)、三因制宜(节令气候、地理环境、个体差异都将影响疾病的发生和变化,要考虑不同的特点)的治疗原则,无不打上了中国传统哲学的烙印。

三、诊断治疗中的整体观

(一)辨证诊断与整体观

中医的"辨证诊断",包括"审证求因""辨证识机"两个方面内容。无论是望闻问切四诊合参,还是单纯的寸口脉诊、明堂面诊、手诊、耳诊等,都体现了全息性的整体观。"审证求因"思维的立足点主要放在六淫、七情等致病因素对人体作用后所引起的机体整体反应状况上,由此来认识病因的性质和特点,予以相应的本草、方剂、针灸或按摩治疗。如中医的外感"六淫",可以看作人体患病时整体反应规律的六大类型。对于内伤疾病的论述,同样是通过分析患病机体的整体反应情况来确定和推求发病的本质原因。中医病因学说的分析方法——从机体的整体性反应来推导病因是有很大实际意义和临床优势的。因为人所处的环境条件是极其复杂的,致病往往是多种因素综合作用的结果。对于每个人的个体差异来说,即使是相同的病因在不同的人身上也会产生不同的反应,而且原因和结果在一定条件下是可以相互转化的。在疾病发展过程中,经常看到原因和结果交替的现象,即原是疾病的结果反成了病情发展的原因。单一地强调某个实体病因(如细菌、病毒等)是远远不够的,往往不能解释临床出现的大量功能性疾病。因此从认识病因对人体作用后引起的整体变化规律出发,就能够更全面、更直接地把握住疾病的发生、发展规律。

由于五脏六腑、经络百骸在生理、病理上的相互联系和相互影响,决定了中医在辨证识机诊断疾病时,通过观察分析五官、形体、色脉等外在征象表现,借以揣测、判断其内在脏腑的病机变化,从而对患者的病机状况做出正确的诊断。尽管病因多种多样、机体状况各不相同、病机改变千变万化、症状表现千差万别,但是中医在长期的临床实践基础上,总结整体联系的最一般的病变规律,宏观地概括出六经、八纲、脏腑、卫气营血等最基本的辨证方法,千百年来,面对临床过程中出现的千奇百怪的疑难杂症,做出了符合中医治疗需要的合理诊断。

(二)对证治疗与整体观

中医药理论不仅从整体上探索正常人体的生命活动规律、分析疾病的变化规律,而且用整体统一的思维方式针对病证采取相应的治疗调节。

"证"的概念是对疾病过程中各种变化的综合分析而产生的,是对机体在疾病发展过程中某一阶段多方面病理特性的总体性本质概括,即是在多种相互关系的综合上,对疾病本质的总体论断。"证"是一个整体变化的概念,它包括了病因、病位、病性、病机、疾病演变的趋势、治疗的原则要求等许多内容。证候是机体在病因作用下,机体与环境之间以及机体内部各系统之间紊乱的综合表现,是一组特定的具有内在联系的反映疾病过程中一定阶段本质的症状和体征,是揭示了病因、病性、病位、病机和机体的抗病反应能力等的综合概念。

中医药治病不仅着眼于"病"的异同,更主要的是从"证"的区别入手。对证治疗就是针对机体在患病过程中整体反应情况的差异而采取不同的治疗方案,即"同病异治""异病同治""证同治亦同""证异治亦异"。中医药理论的对证治疗,其实质是从整体变化的相互联系上达到整体调治之目的,是整体治疗观的集中体现。诸如"从阴引阳,从阳引阴,以右治左,以左治右,以我知彼,以表知里""病在上者下取之;病在下者高取之;病在头者取之足;病在腰者取之腘",都是在整体观指导下而确定的治疗原则。

在治病方法上,以中药、方剂为例,对证治疗整体调节的运用表现在中医使用中药治病,根本在于依据中医药理论的指导进行临床用药。中药的四气、五味、升降、沉浮、归经、主治、特效,都是中药整体水平的性能、功用,只有在中医药理论的指导下,针对人体阴阳气血偏颇予以相应治疗,才能发挥中药整体调节的优势。方剂应用更是如此。对证施治时,首先要审证求因,其次结合病机具体特点,做出符合实际的诊断,然后依据证候诊断有针对性地立法,或滋阴、或壮阳,或清热解毒、或疏风散寒等。在此基础上,或是选用能够胜任整体治疗功效的成方,并根据具体情况,三因治宜进行加减施治,或是以"君臣佐使"的关系为基础,选择相应性味归经主治的药物自己组方。方剂应用既要充分考虑"七情合和"相互作用,揣摩玩味各味药在方剂内的地位,形成一个有机的整体,通过整体水平所特有的功效,进行对证治疗,又要根据患者体质、病情需要采取丸、散、膏、丹等不同剂型及考虑冷服热服、晨服夜服等。如朱砂安神丸用于心血失养、虚火扰心之证。朱砂微寒重镇,既能安心神,又能清心火,为君药;黄连苦寒,清心除烦以安神,为臣药;佐以当归、生地黄养血滋阴,补其被灼之阴血;使以甘草和中调药。合而用之,则火得清而神自安。丸者缓也,适用于常年失眠、阴血暗耗者。

如果从现代科学方法论的角度来看,中国哲学的整体统一观念把现实事物看成一个自组织的有机系统,整体不可以还原为部分;对每一个部分的认识都要把它放入与其他部分、与整体的联系中予以考察。因此,构建起来的中医药理论,所要把握的不是机体的器官实体,更重要的是人体作为活的整体的功能结构关系,注重的是从整体上调治疾病。

从中医药理论赖以形成的历史条件和研究方法来看,中医药学在当时较少或不可能对人体在具体的细节上有等同于现代医学的研究认识。但是,通过自然观察、取象类推、直觉感受,在整体统一的思维方式指导下进行临床实践和理论概括,中医药理论正确地把握了生命现象和疾病过程的整体性、恒动性和宏观规律。也就是说,中医药学的整体统一思维具有西医还原论及微观思维所不可及的全局视野,能够从宏观上发现和把握用分解方法所不能及的客体的一些属性和特点。经过几千年临床实践的检验,疗效证明了中医药学这一思维方法的进步性和有效性。

中医药学整体统一思维方式与现代生物-心理-社会医学模式的基本精神极为契合。中医药学以天地人三才一体的整体观指导临床实践,以人为中心,从人与自然、社会的关系去探讨人的生命过程及防治疾病的规律,强调从人与自然、社会的系统整体关系的角度,去理解、解决生命健康和疾病的问题。这恰好是现代生物－心理－社会医学乃至"人医学"模式的最佳蓝本。中医药学两千年前建立的医学模式与现代医学模式虽存在巨大的历史差距，但本质上是一致的，其理论和方法的基本精神是契合相通的。

由于中医药学不仅有数千年绵延不断的临床实践，而且有世代相继的理性思考和理论总结，更由于中国传统的整体思维对中医的渗透和推动，因此中医药学不但确确实实地认识和掌握了人的一系列整体系统的特性和规律，而且在理论上达到了相当的深度，在临床应用上取得了相当有效的成果。但是，由于历史时代的局限，以阴阳五行学说为基础的中医整体统一思维特征，只在宏观的层面上说明人体气化、药物功效的某些总体性规律，而在揭示事物微观的物质构成和生物机制方面尚显不足。

第五节　辩证观

辩证观是中医药学的指导思想，是中医药学术特点的集中表现，体现中医在看病过程中着重透过现象抓住本质，出现了如"同病异治""异病同治"等的方法。对于中药的认识、使用也是辩证观思维进行操作的，比如李时珍在梳理、辨析、匡正、修订历代本草药物失误，以及对药物的性状重新建立一整套的认识，都是以辩证观为指导的，只是对象一个是人的生命体，一个是植物、矿物的生命体而已。

一、中医辨证

证是机体在疾病发展过程中的病理概括。它包括了病变的部位、性质、原因、邪正关系，反映出疾病发展过程中某一阶段病理变化的木质。中医辨证就是分析、辨别疾病的证候，即在四诊、八纲的基础上，把疾病过程中具有规律性的一系列证候系统地进行叙述，作为识别疾病、探求病因、审察病机、确定病位和疾病发展趋势的一种诊断方法。在辨识证候过程中涉及诸多环节，具体而言，主要包括症状、体征、病因、病性、病位、病势等方面。

中医辨证有三焦辨证、六经辨证、八纲辨证、脏腑辨证、气血津液辨证、卫气营血辨证、病因辨证等。论治也称"施治"，即根据辨证的结果，确定相应的治疗方法。通过辨证论治的效果可以检验辨证论治的正确与否。辨证论治的过程，就是识疾、去病的过程。辨证和论治，是诊治疾病过程中相互联系、不可分割的两个方面，是理论和实践相结合的体现，是理法方药在临床上的具体运用。

同一疾病在不同的发展阶段，可以出现不同的证型，而不同的疾病在其发展过程中又可能出现同样的证型。因此在治疗疾病时就可以分别采取

"同病异治"或"异病同治"的原则。"同病异治"即对同一疾病不同阶段出现的不同证型采用不同的治法。例如,麻疹初期,疹未出透时,应当用发表透疹的治疗方法;麻疹中期通常肺热明显,治疗则须清解肺热;至麻疹后期,多有余热未尽,伤及肺阴胃阴,此时治疗则应以养阴清热为主。这种针对疾病发展过程中不同质的矛盾用不同的方法去解决的原则,正是辨证论治实质的体现。

二、整体意识下的辨证

辨证论治是置于整体观之中的,这就使中医思维方式具有了哲学意义。整体与局部结合,时间与空间结合,辨病与辨证结合,人证与药证结合,形成了丰富而细密的中医思维。中医药理论中的辩证观与马克思主义哲学不谋而合。中国现有的哲学体系中的"阴阳动静辩证法""物极必反"即中医药理论中所说的"阴平阳秘,精神乃治""重阴必阳,重阳必阴"。

中医治病还有一个特色即"中病即止",即症状消失,就要停药止疗。中医治病不能过之,着重于培养人体自身对疾病的抵抗能力。中医治病应之于中国传统文化就是中庸之道的哲学。以感冒为例,在中医看来,感冒是人体受到外界的风邪入侵而致,人体感冒初期、中期、晚期与外界环境存在有很大关系,有内感、外感、风寒、风热、暑湿等情况,只有辨清了证型,才能正确选择不同的治疗原则,使用辛温解表,或辛凉解表,或清暑祛湿解表等治疗方法给予适当的治疗。

三、以病机为核心的中医辩证观

中医辩证过程中需对辨证内容进行分析,察其优势及其不足,进而分析并确立以病机为核心的中医辩证观。

1. 辨症状及体征需以病机为核心

"症"一般为症状和体征的统称,指患者自身觉察到的各种异常感觉,或由医生的眼、耳、鼻、指等感觉器官所直接感知的机体病理变化的外部表现。"症"是疾病过程中,人体某一解剖部位或某一功能方面的异常表现。症状及体征是辨证的主要参考因素,是辨证的主要依据。但是,症状及体征是表现于外的,疾病本质则是需要通过理性思维才能发现的,即要分析产生这种症状及体征与其疾病本质的联系,也就是其病机为何。中医临床实践证明,可由两种截然相反的病机而产生相同的外观表象。若顾此失彼、病机辨识错误,则施之治法方药相反。例如,寒象是疾病反映于外的单个症状和体征,但其仅是表面现象,可反映疾病本质,也可能出现假象并掩盖疾病本质,从而出现寒象主热证。若不以辨识病机为关键,仅以症状及体征对号入座,则辨证错误,治法方药无疑南辕北辙。

2. 辨病因需以病机为核心

病因指导致人体发生疾病的原因。一般将病因分为六淫、七情、饮食劳逸以及外伤四个方面。宋代陈无择在《三因极一病证方论》中说:"凡治病,先须识因;不知其因,病源无目。"由此可见辨识病因对诊断疾病的重要性。在此过程中要把握住关键环节,即疾病的外在表象是不是其病因的真实体现,这需要辨析病机。依症见面赤肢红,其病因是否一定是感受热邪呢?大多可能由于感受热邪所引起,但同样可由于感受寒邪而引起。因此,辨病因有可能出现偏差,必须通过辨析病机才能反映疾病的本质。所以说,病因是辨证过程中的一部分,可以为辨证提供依据,但仍须围绕病机进行辨证。

3. 辨病需以病机为核心

病机指由各种致病因素作用于人体引起疾病的发生、发展与变化的机制。《素问·至真要大论》说:"审察病机无失气宜。"审证求机是根据"有诸内必形诸外"的理论,在收集四诊(望、问、闻、切)资料的基础上,采用取象比类的思辨方法,通过辨析疾病内在病变的外在表现,把握疾病的本质,获得辨证的结论。从临床实际的临证过程来看,病机是辨证的依据、论治的基础,是理论联系实际的纽带、通向论治的桥梁。对症状的分析、证候的判断皆以病机分析为依据。"审察病机"是辨证论治的前提,"谨守病机"则是论治必须遵守的原则。"求机"的过程是辨证的过程,而"审证求机"是辨证的基本要求。病机对临床立法组方有着直接的指导作用。

脏腑病机在辨证论治中起着主导作用,临证必须熟练掌握,准确运用,尤应明确常用脏腑病机的基本概念、类证之间的联系和鉴别,治疗才有较强的针对性。如肾病病机中的肾气不固与肾不纳气,肾阳不振与肾虚水泛,肾阴亏虚与肾精不足,肾阴亏虚与水亏火旺或相火偏旺等概念的鉴别。认识脏腑病机,应从生理机能和特性入手,结合脏腑相关理论等加以归纳,从而指导临床治疗。如肺主呼吸,肃肺勿忘宣肺;心主血脉,养心勿忘行血;脾为后天之本,补脾宜加运化;肝体阴而用阳,清肝勿忘柔养;肾司封藏而主水,有补还要有泻。

辨析病机是通过整体审察、参合诸法、结合四诊,分析其症状体征、病因、病性、病势,综合收集病情资料,运用中医辨证方法进行辨证,从而综合归纳出病机。需要说明的是,病机是在不断变化的,所得出的病机只是当前的病机,反映的是当前最主要的矛盾。故此,在进行临床辨证过程中,必须始终以辨识病机为关键和核心内容。仅有病因、病性、病位等因素或者证候因素均不能确切地说明疾病的最本质的东西,因而也不能确切地指导临床。

第五章 | 中医思维方式

思维方式指人们用以处理信息和感知周围世界的一种思维习惯,反映了处在不同文化中的个体和群体在看待和处理问题时的认知特性。中医药理论的精髓是其特有的思维方式,这种思维方式又是中医临床方法论的灵魂。中医药理论是在中国哲学指导下的独特思维方式的阐发,是中国传统文化的重要组成部分。中医药思维方式具有情感思维的升华、经验思维的总结以及形象思维的智慧。

第一节 中国传统思维方式

思维方式是一个民族或一个区域的人们在长期的历史发展过程中所形成的一种思维定式或思维惯性,是一种相对定型化的思维活动样式、结构和过程。中国传统思维方式是世界上独一无二的思维方式,它有自己特殊的构造体系,是在特定的历史背景、文化条件下产生的。中国古代光辉灿烂的文化与中国传统思维方式存在着密不可分的关系,可以说没有中国传统思维方式就不会有中国的古代文明,而且直到现在,中国传统思维方式中的优长之处仍在发挥着巨大作用。

一、整体思维

所谓整体思维,是以普遍联系、相互制约的观点看待世界的思维方式。整体思维方式将整个世界视为一个有机的整体,认为构成整个世界的一切事物是相互联系、相互制约的,并且每一个事物又是一个小的整体,除了它与其他事物之间具有相互联系、相互制约的关系之外,其内部也呈现出多种因素、多种部件的普遍联系。今人所说的"系统思维",实际上就是"整体思维"。

注重整体统一的整体思维,是中国传统思维方式的显著特征之一。整体思维从整体原则出发,强调事物的相互联系和整体功能,探讨天与人、自然与人为、主体与客体、人与人、人与自我的相互关系,以求得天、地、人、我的和谐统一,即注重"天人合一""天人和谐"。这种整体思维方式,在道家、儒家以及中华传统医学中表现得十分突出。

西周时期，"天人合一"思想就已经萌生。"推天道以明人事"，"天人合一"思想是《周易》整体思维观念立论的基本依据之一，其目的在于揭示人与天地、自然的相互关系，从而合理指导人之所作所为。在《周易》看来，人与天地"同声相应，同气相求"。因此，人应当随顺天地之道而为，方可"先天而天弗违，后天而奉天时"。

东周以后，道家的列子、庄子以及儒家的孔子、孟子、荀子、董仲舒、张载等不但合理继承了"天人合一"思想，而且有所发展和创新。道家认为，天、人同类而合一，"天地万物，与我并生类也"，"天地与我并生，而万物与我为一"。董仲舒对天、人问题做了详细的论述："以类合之，天人一也"，即天人本来合一，故"天人之际，合而为一"。至宋代之时，张载正式将"天人合一"作为一个专有名词明确提了出来，"儒者则因明致诚，因诚致明，故天人合一，致学而可以成圣，得天而未始遗人，《易》所谓不遗、不流、不过者也"。张载在《正蒙·乾称》中提出了"民胞物与"思想，为合乎德行的实践行为提供了一种观念阐释，将儒家的天人观、物我观、知行观提升至新的境界和层次。

"天人合一"思想既是一种宇宙观或世界观，又是一种伦理道德观，代表着一种人生追求、一种精神境界。中国传统文化以"天人合一""天人和谐"为根本特点的整体思维观念和思维方法，对于保持人类的生态平衡，促进社会的协调稳定具有重要意义。

中医药理论以"天人合一""天人感应"等思想观念为立论依据，并且将这一整体思维观念具体化、实践化。中医药理论将人体看成一个有机联系的统一整体，认为人体内部各个组成部分及各个组成要素之间既是相互联系的、不可割裂的，又是互相制约的、互为作用的，并且"人与天地相参也，与日月相应也"，因此养生应合乎天地之道、日月之行。在临床治疗中，反对单纯的"头痛医头，脚痛医脚"，强调整体而观、全面诊断、辨证论治，正如《素问·阴阳应象大论》所说"治病必求于本"。中医药理论不仅认为人体是一个有机整体，而且认为人与自然、人与社会也是一个统一体。

二、直观思维

直观思维指生活中外界事物在人们大脑中产生的感觉，它是触发人们产生创意的基础，人们往往通过观察思考产生创新性。大多数人都是根据对方说的话、做的事情得出一种结论，然后再同对方沟通。这是最基本的一种沟通式思维。

直觉思维是倾向于感觉、感知和体验的思维，主体在当事者自身。与以知识为工具的理智思维相比，直觉思维用的是直观的感觉，即直觉，不需要逻辑的思维，遇事只要当下随感而应，全凭体悟，是个性和主观的，如对客观事物的寒热、上下、酸苦甘辛咸等层面的认识过程不是客观和量化的，而是依据人的主观体验，它们是一种状态。在直觉思维中，我与外物的关系是"一体"的关系。如言手足与我一体，是因为我在当下能自然而然地感知手足，能感知手足的寒热、痛痒。至于手足痿痹不仁或不仁不用，则不能感知手足，好像手足是额外的、与我无关的血肉，不能感知手足与我的一体。事实上，手足也是一物。我与手足的状态，即是直觉思维决定的"一体"的状态。这种关系建立在感知中，即我能在直觉地感知中体察外物，我能自觉手足寒冷，则欲温之；自觉手足瘙痒，则欲搔之。其中的寒冷、瘙痒，是自然而然的直觉体验。

东汉名医郭玉说"医之为言意也"，即是强调医生对药物、对患者疾病状态的认知，也来自这种直觉的体验。这种方式使医生在诊疗中与所使用的药物、患者个体为一体。例如，对干姜的认识来自诸多感官的感知，以鼻嗅之则觉无明显气味；以口尝之又有辛辣、温热之感。遂使人自觉干姜之热藏于形体中而不外散，且其辛辣不如辣椒之走窜、燥烈，使人或饮水或大口喘息，干姜口感上偏于热胀感，且热感更甚，如炉中之火，温暖而不流窜。患者胃中寒者，或见胃中疼痛，或觉胃中不温，凝滞而不畅快，如四季之寒冬，一派寒冷、凝滞之象，脉象亦如冬日之消沉，或沉入筋骨，或迟而无生机。此时，干姜之温热，如炉中之火，如雪中之炭，其暖胃中之寒霜，如以水解渴，以手搔痒，是彻底直觉的而非隔绝了医者对干姜与胃寒的直觉体验进行的额外的推理与论证。

三、类比思维

类比思维是根据两个具有相同或相似特征的事物间的对比，从某一事物的某些已知特征去推测另一事物的相应特征存在的思维活动。类比思维是在两个特殊事物之间进行分析比较，不需要建立在对大量特殊事物分析研究并发现它们的一般规律的基础上。因此，类比思维可以在归纳与演绎无能为力的一些领域中发挥独特的作用，尤其是在那些被研究的事物个案太少或缺乏足够的研究、科学资料的积累水平较低、不具备归纳和演绎条件的领域。

类比法在中医药学中也叫作援物比类法或取象比类法。中医药学从整体观念出发，常以自然界或社会的事物与人体内的事物相类比去探索和认证人体生命活动的规律、疾病的病理变化以及疾病的诊断防治等，对中医药理论体系的形成和发展起到了重要作用。

四、辩证思维

辩证思维是反映和符合客观事物辩证发展过程及其规律性的思维，是对客观辩证法和认识过程辩证法的一定程度的认识和运用。客观辩证法是客观存在的规律,比如水往低处流(这是客观存在的事实)。主观辩证法是对水都往低处流进行抽象分析,上升到理性(引力作用于世间万物引起各种自然现象)。它们都是对客观规律的把握,本质是一样的,只不过表现形式不同。

辩证思维的特点是从对象的内在矛盾的运动变化中,从其各个方面的相互联系中进行考察,以便从整体上、本质上完整地认识对象。辩证发展的过程是一个实践、认识、实践,反反复复的过程。从认识的主体来看,人们对客观事物的认识总要受到主观条件的限制。从认识的客体来看,客观事物是复杂的、变化着的,其本质的暴露和展现也有一个过程。

辩证思维是对客观世界及其规律的反映,就是用联系的发展的观点思考问题、解决问题,就是用唯物辩证法的对立统一规律、质量互变规律、否定之否定规律思考解决问题。辩证思维是一分为二地看待事物,既看到好的一面又看到坏的一面,既看到数量又看到质量,既看到变的一面又看到不变的一面,在做出利弊得失成败衡量之后,做出最佳选择。

中医辩证思维的方法源于《黄帝内经》,奠定于《伤寒杂病论》,经过两千多年的发展,形成了独特的和固定的模式,其中整体辩证的方法广泛运用,指导着中医临床实践。

五、中国传统思维方式的特征

(一)以"人本"为逻辑出发点

"人文精神"指以人为一切价值的出发点与源泉,以人为尺度与标准去疏解、衡量一切价值的精神。由于中国几千年封建社会以血缘关系为主的家国一体的社会结构方式奠定了家族本位、人伦本位的文化基调,因而反映在思维方式上就表现为以"人本"为逻辑出发点,即以人为万物之本,从自身的特点出发去考察万物,于是在认知方式上必然把一切"人化",由人的价值体悟物的价值,以人的规律来取代物的规律。因而,中国传统思维方式带有浓厚的人文色彩,它表现在价值判断上,就是以善代真,以情代理。这种思维特征的优势是注重对人类自身的求索,推动社会伦理道德、社会治理、人文学科等方面的发展,能促进人际关系的沟通与融合,易于形成强大的民族凝聚力和强烈的社会责任感。弊端是忽视对外界的探索,思维易于走向封闭化,即将主体自身作为认识的出发点、对象乃至目的,在某种程度上抹杀了对象的客观性,具有泛情感化的倾向,因而不具备很强的发展后力,在一定程度上束缚了人们向科学的深度和广度进军。这也是近代以来中国科技落伍的重要文化原因之一。

（二）注重整体统一

注重整体统一是中国传统思维方式最显著的特征之一。它从整体原则出发,强调事物的相互联系和整体功能,以求得天、地、人、物的和谐统一,即注重"天人合一""天人和谐",而不太注重事物的内部结构。这种思维方式视天道与人道、自然与人事为有机整体,使人能下化万物、上参天地,并通过自己的行为制天命而用之。这就能使人们从整体上、全局上把握客体。这一独特的思维方式对于保持人类的生态平衡,促进社会的协调稳定具有十分重要的意义。中国的医药、军事、农业、艺术四大实用文化之所以能领先于世界,无不受益于中国传统思维的整体性。但是,这种笼统的整体直观是主、客体不分的,客体的形象与属性、特征与主体的主观体验和神秘的情感融为一体,这就限制了主体对客体的客观描述,且这种整体缺乏对部分的精确分析、缺乏科学实验的基础,因而具有明确的模糊性和笼统性,在一定程度上限制了科学技术的发展。

（三）偏重直觉体验

由整体性思维方式所决定,中国传统思维把体验视为高于理性思辨的一种认识本体的主要方式。它在本质上是一种直觉思维,不须概念、判断、推理等逻辑形式,不须对外界事物进行分析,也不须经验的积累,而是完全凭借主体的自觉认可、内心体验,在瞬间把握事物的本质。老子的"涤除玄览",庄子的"以明""见独",孟子的"尽心""知性"乃至佛教的"顿悟"和后来程、朱的"格物致知",陆、王的"求理于吾心"等,都具有直觉思维的特点。直觉思维的本质和规律是知、情、意的高度统一,是悟性、意志和情感的内在联系。直觉思维较之逻辑思维的一个优势是,它能够有效地突破认识的程式化,为思维的发挥提供灵活的想象空间,对于伦理学、美学和文学艺术等人文科学的发展具有积极的影响。弊端是容易导致思维的模糊和不严密,不利于思维向形式化、定量化发展,妨碍自然科学的发展,容易导致经验主义、教条主义。

（四）崇尚中庸调和

中国传统思维强调矛盾双方的联系和统一。如老子的"有无相生,难易相成,长短相较,高下相倾","祸兮福之所倚,福兮祸之所伏",程颢的"物极必反",朱熹的"一中生两"等论述都表明,任何事物都包含着相互对立的两个方面,所有对立的两个方面都是相互依存、相互包含、相互转化的,体现了辩证法思想。但是,这种建立在唯心主义基础上的朴素辩证法思想存在缺陷,就是以追求和解、协调、统一为目的,讲求不偏不倚的中庸哲学,崇尚矛盾的调和统一,不注重矛盾对立面之间的差异、排斥、斗争。这种尚同不尚异、尚统不尚变的中庸思维的优势是,有利于人们和睦相处,促进社会和谐稳定和人类和平发展,使得古代中国人在政治、经济、军事、中医等方面取得了令人瞩目的成绩。弊端是从片面追求和夸大矛盾的同一性,忽视斗争性,不符合科学辩证法的精神,容易导致思想的封闭保守,阻碍新事物、新思想的成长和发展。

第二节　传统文化影响下的中医思维方式

中医药理论具有其独特的思维方式,这种特有思维方式是建立在中国哲学思维方式基础之上的。中医药理论的诞生推进了临床的发展,而每一次重大理论的创新都是在同哲学思想的整合中发生的。中医药学的生物医学属性是在天人合一观念、整体辨证理念、自然中和思想、自稳自律和机转规律、混沌思维、意象思维的中国哲学思想指导下结合了对人体病理生理的生物学认识而形成和发展起来的。因此,中医思维方式是建立在中国哲学思维方式基础上的。每一个中医药理论的产生大都受到中国古代哲学思想的指导,如脏象理论、肾命理论、枢机理论、四气五味理论、君臣佐使理论,以及治则治法理论、预防养生理论等。

一、整体系统思维

中医整体思维的内容丰富,下面仅就最突出、最容易体会的几点来加以论述。

(一)天人合一

"天人合一"的理论源头是老子所说的"人法地,地法天,天法道,道法自然",即一切应顺乎自然,天、地、人都必须顺乎这个"道",这个"道"是自然之道。庄子也提出过类似"天人合一"的思想,但是庄子的"天人合一"很具有虚幻色彩,就好像他提到的在梦中梦到自己变成了蝴蝶一样,提出的"天人合一"的概念更像是为了达到一种"物我合一",解放人性,摆脱肉体束缚,复归自然的境界。到了董仲舒的《春秋繁露》则言"天人之际,合而为一",实则是为提出皇权天授以助巩固皇权的,这正好迎合了出身平民的刘邦,于是这个"天人合一"的理论就被大肆推崇。佛家亦有相似的理论,他们的天就是佛,而人和佛是可以相互感应的,认为虔心修行的人会感受到佛祖的旨意,这也是一种"天人合一"。同时,佛家也讲究"自然而然",凡事不刻意,才可无意而得修为,以期达到"天人合一"的境界。

"天人合一"在中医药理论中的内涵要从《黄帝内经》说起。《灵枢经·邪客》中有一段"天人同构"的描述："天圆地方,人头圆足方以应之。天有日月,人有两目;地有九州,人有九窍;天有风雨,人有喜怒;天有雷电,人有声音;天有四时,人有四肢;天有五音,人有五脏;天有六律,人有六腑;天有冬夏,人有寒热;天有十日,人有手十指;辰有十二,人有足十指,茎垂以应之,女子不足二节,以抱人形;天有阴阳,人有夫妻;岁有三百六十五日,人有三百六十五节;地有高山,人有肩膝;地有深谷,人有腋腘;地有十二经水,人有十二经脉;地有泉脉,人有卫气;地有草蓂,人有毫毛;天有昼夜,人有卧起;天有列星,人有牙齿;地有小山,人有小节;地有山石,人有高骨;地有林木,人有募筋;地有聚邑,人有腘肉;岁有十二月,人有十二节;地有四时不生草,人有无子。此人与天地相应者也。"这段话表明人体类似一个小的宇宙,就像是自然的缩影。所以,在观察人体的结构和学习医理时可参考自然界中相类似的结构来理解。比如,在学习经络腧穴时,可以看到其命名大多与山川河流有关,还有以鸟兽命名的;还有中医诊断学中对色泽的描述,也是类比于自然的,如有华的患者,青如翠羽则主生为善色,无华的患者,青如草兹则主病危为恶色,以此来判断病情的深重,有时甚至可以用来预测生死。

"天人同律"是人体的生理和病理规律,是类似自然天地的。比如,自然界有生长化收藏,人体有生长壮老已。《素问·阴阳应象大论》说:"故清阳为天,浊阴为地;地气上为云,天气下为雨;雨出地气,云出天气。故清阳出上窍,浊阴出下窍;清阳发腠理,浊阴走五脏;清阳实四支,浊阴归六腑。"这里是将人体的"清阳"和"浊阴"类比为天地之气,而人体的阴阳之气也好,天地之气也好,二者的升降运动特征是相同的。虽然云雨是常见的自然现象,以此来描述却十分形象,可以很直观地被感知到和观察到。古代的哲人们也喜欢将这种观物感知的直觉思维用于很多事物和道理的解释中去。典型的代表就是庄子,他说:"不知周之梦为蝴蝶与,蝴蝶之梦为周与? 周与蝴蝶,则必有分矣。此之谓物化。"庄子用心良苦地想用这看似荒诞的神话故事告诉人们什么是"物化"。其实,中医药理论中也有很多与"物化"有关的,就好像我们最直接的感受就是当外界环境发生强烈改变,人体正气又不足,就会生病一样,产生病理改变,与原来的体质能一样吗? 这也就是发生了一种"物化",而庄子的"物化"思想形成就是来自观物感知的直觉思维。

"天人感应"指人类在生活劳作过程中必然受到自然环境和社会环境的影响,而人类的活动亦会反作用于自然和社会。"天人感应"同时是一种人与社会、自然之间信息的传递,而传递的介质就是古代哲人认定的无形的

中国古代科学瑰宝 中医药文化智慧

"气"。虽然在最初，"天人感应"用来描述天意和人事之间的相互感应，但这就涉及"人定胜天"还是"天定胜人"的争论。不论是人定还是天定，都是在讨论谁是主宰，但是人是自然的人，亦是社会的人。如果将自然看作"天"，社会看作"地"，以《周易》中"求和"的理念，那么"天、地、人"必须融洽相处，才能达到一种"生生不息"的境界。古人大多认为"天人感应"的最高境界就是"天人合德"，中医也有同样的要求。古代医家都是讲究医者"德性"发展的，对于医生的要求是大医精诚。对于想要达到一定修为的人，更是要求与天同德，就好比对于医师的评级，古代有上医、中医、下医的评价标准，如果德行境界不高，是无法参透宇宙和生命奥秘的。相对于中医治已病、下医治大病，大医则治未病，这种治未病的标准，更是注重"以德润生"，而对德行的"修炼"，其实有点类似于道家的内丹功，通过"炼精化气、炼气化神、炼神还虚、炼虚合道"来完成"性命双修"，以期延年益寿。

（二）五脏一体

"五脏一体"观所涉及的内容并不是单纯的"脏象学说"。从表面上看，"五脏一体"是人体的机能活动建立在心、肝、脾、肺、肾这五个生理系统上，并通过经络系统相互联络、相互协调，维持机体的协调平衡。然而，脏腑和经络的功能，因古代的医家方士没有任何仪器，故只能依靠简单的解剖学知识和直觉思维来揣摩和解释人体的生理病理。但是，这种看起来很感性的直觉思维也是通过理性地观物感知而来的，并非凭空捏造。《素问·八正神明论》说："神乎神，耳不闻，目明心开，而志先，慧然独悟，口弗能言，俱视独见，适若昏，昭然独明，若风吹云，故曰神。"这里说的是心悟法，而心悟也是中医药理论中所特有的直觉思维，在诊断时多是在这种思维的引导下，静息思虑，体察病情，司外揣内，并以四诊合参来辨证论治。这种"心悟法"是基于"内景返观"折射出的整体思维，是古代医家方士将"天人感应"的宇宙和生命宏观认识运用到对人体自身的感应。通过这种"内景返观"，他们发现了脏与腑之间的联系，脏腑与经络之间的联系，甚至与诸窍百骸都形成联系而合为一体。面对浩瀚宇宙时，人类充满了疑问和好奇，希望通过一种方式来解答和解决，于是无数智者反复思量"上穷天纪，下极地理，远取诸物，近取诸身"。在构建医学理论时，更是应用了这样的思维，由宇宙这个外而看到了人体这个内，并且发现如果从人体表面的一些变化，如舌、色、脉等的外在之象，也能判断内在脏腑经络的变化异常。这就是对中医哲学思维中"司外揣内"的运用。它是以整体思维为基础而产生的，也是中医辨证论治的基础，更能从宏观上全面直接地把握人体和疾病的规律。

（三）形神一体

中医药理论的形神观不仅包含对人体整体生命活动状况的阐释，还包括对机体与所处的外界环境（自然和社会）之间关系的分析，是一种物质与精神的辩证统一。对于"形"的理解，除了包括脏腑、经络腧穴、官窍百骸及精气血津液等外，还有就是"形"这个字的本义。它不仅可作为名词，也可作为动词，如"有诸内必形诸外"。对于"神"的理解，《说文解字注笺》说"天地生万物，物有主之者，曰神"，即天地所生之万物皆有灵，都受到神的主宰。不过中医药理论里的"神"不是有超能力的神明，而是"神气"，由"神气"来主宰人体生命活动，故而生命活动的基础之一就是"精神内守"。此外，神也可产生思维意识感觉，并藏于五脏之中，如"心藏神，肺藏魄，肝藏魂，脾藏意，肾藏精志也"。这句话表现了最典型的"形神一体"观。

《周易·系辞上》说："阴阳不测之谓神。"这里"神"之本义为"申"。"申"，"电"也，古人以此来描述自然界中变化莫测的现象，也可以看作对"神"的特性的描述。那么"形"和"神"要如何一体呢？其一，"神"是必须依附形体来主导生命活动的，同时"形"的生命活动变化受到神的作用，《素问·上古天真论》说："故能形与神俱，而尽终其天年。"其二，形神要和谐统一，即人的情志活动和形体劳作要协调，才能维持机体正常运作，对这一点的理解有助于理解"情志致病"，对自身情绪调节亦有启发。其三，"形气"和"神气"是可以相互反映的。《素问·移精变气论》提出："得神者昌，失神者亡。"这是一种精神调摄治愈法。在诊断时，对人体"神"的判断是十分有助于对病情的预测的。"形神一体"也提示在关注病患形体疾病的同时要顾及患者的情绪变化，形与神要结合起来调养。

二、取象比类思维

中医药理论侧重于取象比类思维。先人将事物的共同属性进行抽象和概括，就形成了形象思维中的观念形象——意象。形象与意象共同构成了取象比类思维方法中的"象"。在思维过程中，以"象"为工具，"取象"是为了归类或比类，以达到认识、领悟、模拟客体的目的。取象比类是在观察具体事物和意象的基础上，将动态属性、功能关系、行为方式相同相近或相互感应的"象"归为同类，通过认识、领悟、模拟客体的方法，由具体事物或意象分析推知抽象事理的思维方法。取象比类的思维方法是中医基础理论形成的关键所在，也是中医思辨的基础。阴阳五行学说将五脏与六腑、五官、五体、五志、五华、五声、七情相互联系，创造了独特的中医脏象学说，依天象、卦象、脉象、舌象、声象等象的一致性，获得表象与抽象的表达匹配，类推人体内在的生理情况和病理变化的深层关系及内涵。

（一）阴阳之象

"阴阳"最初的含义指日光的向背。在《说文解字》中，阴阳已经具备了天地、上下、明暗的引申义。春秋战国时期，阴阳学说逐渐形成，《周易》提出"一阴一阳之谓道"，《道德经》说"万物负阴而抱阳，冲气以为和"，阴阳成为具有对立统一含义的哲学概念。阴阳是事物普遍存在的相互关联、相互对立的两种属性，阴阳相反相成是事物发生、发展、变化的规律和根源。阴阳表示宇宙间一切事物和现象的对立统一关系，它不仅存在于两种互相关联而性质相反的事物上，而且可以阐释同一事物内部互相对立的两个方面。阴阳之间具有阴阳交感、阴阳对立、阴阳互根、阴阳消长、阴阳转化等多重关系。

中医药理论运用阴阳学说对生命体的形态结构、功能活动、病理变化、诊断辨证、预防治疗进行阐释和指导。人体上下、左右、内外、表里相互关联又相互对立的部分都可以用阴阳属性来表示。机体内部及机体与环境间保持阴阳平衡表现为人体的生理状态，阴阳失衡则为病理状态。《素问·阴阳应象大论》说："阴阳者，天地之道也，万物之纲纪，变化之父母，生杀之本始，神明之府也……善诊者，察色按脉，先别阴阳。"将阴阳失衡作为疾病总病机，将调和阴阳作为治则的最高法度。临证之时，阴阳便被具体化为脏腑之阴阳、病因之阴阳、病证之阴阳、药性之阴阳、施治之阴阳等，继而在调和阴阳思想的指导下，求病因，察病机，辨证候而审因论治。

（二）五行之象

"五行"一词最早出现在《尚书》："五行：一曰水，二曰火，三曰木，四曰金，五曰土。水曰润下，火曰炎上，木曰曲直，金曰从革，土爰稼穑。"《尚书》对五行属性和特征进行比类，经过后人的演变和发展，逐渐形成具有哲学内涵的五行概念，用木、火、土、金、水五种元素及其运动变化来表征各种事物和现象的基本属性，并研究事物之间相互作用的方法和原则。五行之间具有相生、相克、相乘、相侮、母子相及、制化的不同状态。相生相克代表事物的平衡状态；相乘相侮和母子相及则是失衡状态；制化是相生相克间的调节机制，以维持协调状态。中医药理论认为，人体的组织结构可以用五行归纳，人体的生理机能可以用五行阐明，人体的病理变化可以用五行总结，疾病的诊断和预后可以用五行判断，而疗治和预防疾病亦可以用五行指导。《周易》认为，阴阳之气在东、南、西、北、中五个方位运行，配以四时变化，形成时空合一的五行学说。中医药理论继承《周易》思想，认为天地阴阳之气相互感应，在一年之中，冬至为阴之极，夏至为阳之极，春夏阳气升浮且生长，万物萌发至生长,至秋冬阳气沉降而杀藏,万物丰收至枯萎,以长夏土气居中央,为阳气生长收藏的枢纽,故而应"同气相求,同类相应"之则,认为自然界五色、五行、五气等与脏腑具有配属关系。《素问》提出:"五脏之象,可以类推","东方生风,风生木……在脏为肝,在色为苍","南方生热,热生火……在脏为心,在色为赤"等。肝为木之象,旺于春。肝主疏泄,性喜条达。木具生发之性,性喜冲和条畅,且以枝青叶绿,郁郁葱葱为健壮标志。二者有共性之处,故取木类比肝,归肝为苍色。心为火之象,旺于夏。心阳主温煦,火性炎热,其色赤,故以火类比心而归心为赤色。脾为土之象,旺于长夏,肺为金之象,旺于秋,肾为水之象,旺于冬。这里的"五脏"并非指五种脏器的实体器官,而是与五行相对应的五种功能系统。

(三)六气之象

《黄帝内经》把正常气候总结为风、寒、暑、湿、燥、火六种类型,称为六气,进而采用取象比类的方法,以自然界的六种气候模式来命名病变的类型和机理,最终构建出六气病机学说。《素问》提出:"风胜则动,热胜则肿,燥胜则干,寒胜则浮,湿胜则濡泻。""病机十九条"中"属于火""属于热""属于寒""属于风""属于湿",都说明人体在致病因素作用下,出现与自然界风、寒、暑、湿、燥、火气候现象相类似的六种病理变化和病变类型。例如,在自然界中,风具有善变、游走、主动的特性,因此当荨麻疹临床表现出团块骤起、奇痒、起病急、消退快、往往并发关节游走性疼痛的症状时,中医都将其归为风邪所致。此外,眩晕、抽搐、震颤、半身不遂等证,病理表现也有风动数变之象,虽与外界风邪无关,但仍属于"风",称为内风或肝风。因此,风、寒、暑、湿、燥、火不仅指六种自然现象,更是对六种临床表现和病理变化类型的抽象概括,而概括的方法就是取象比类。在对疾病的认识上,有些病的病因、症状相同,却分属不同的"证";有些病的病因、症状不同,却归为同一"证"。辨证的关键不在于症状或病因,而取决于是否具有相同的病机,如脱肛、慢性腹泻和子宫下垂,这三种疾病的症状不尽相同,发病的原因也不同,但从病机角度来说,它们都有可能属于"中气下陷",故可归为同一"证",采用补中益气汤法加以治疗。所以说,中医"同病异治""异病同治"的原则就是根据动态功能之"象"类比为"证"而制定的。

三、顺势思维

中国传统文化中天人合一的整体观、阴阳五行的哲学观念及气一元论的生命观念决定了中医药理论的顺势思维方法。顺势思维既考虑了疾病过程中机体的各种反应性,又考虑了各种内外因素对机体反应性的影响。顺势思维作为中医药理论常用指导思想,实际上穿插于临床诊疗的各个方面。顺势思维充分体现出中医药理论的整体观、生命观、功用观和运动观,体现出道家尊重自然、顺应自然的原则,以其别具一格的思维特色继续指导中医药发展和临床疾病诊疗。

(一)顺势思维是中医药理论的哲学基础

中国传统文化以"究天人之际,通古今之变"为己任,所以"天人合一"的整体观就成了中国古代哲学的突出特征,自然会形成因循天道的思维方法。《周易》是中国古代哲学的源头之一,其中即蕴含着天地人一体的整体观。《说卦》说:"昔者圣人之作《易》也,将以顺性命之理,是以立天之道曰阴与阳,立地之道曰柔与刚,立人之道曰仁与义。兼三才而两之,故《易》六画而成卦。"《文言》说:"夫'大人'者,与天地合其德,与日月合其明,与四时合其序,与鬼神合其吉凶,先天而天弗违,后天而奉天时。"可见《周易》中即有丰富的顺势思维,其中的顺所指有三,即顺时、顺天地之道和顺性命之理。道家的老子则认为"人法地,地法天,天法道,道法自然",并有"辅万物之自然,而不敢为"的认识。也就是因势利导、因性任物、因民随俗,给外物创造良好的条件,使其自然化育、自然发展、自然完成,这也是顺势思维的很好体现。儒家孟子则认为,孔子是"圣之时者也",因为他"可以仕则仕,可以止则止,可以久则久,可以速则速",意思是说圣人会顺势因时而采取行动。

顺应变化之势、自然规律、人伦常理,突出时间要素,即"顺势因时"是中国古代哲学思维的普遍特征。这一思维特征无疑对中医药学思维方法的形成和发展产生了重要的影响。中医药理论十分重视顺势因时的思维方法,具体表现为治疗疾病和养生防病方面。

(二)顺势思维与中医养生

1.顺应自然,四时养生

传统中医非常重视顺应自然四时的养生观念,正如《素问·四气调神大论》所说:"故阴阳四时者,万物之终始也,死生之本也,逆之则灾害生,从之则苛疾不起。"同时强调人要主动适应自然环境和四时气候的变化,积极调整自我的心神、起居、饮食、情志,保持与自然界的平衡,以避免外邪的入侵,从而达到保养身体、减少疾病、增进健康、延年益寿的目的。如针对四季养生,《黄帝内经》说:"夫四时阴阳者,万物之根本也。所以圣人春夏养阳,秋冬养阴,以从其根,故与万物沉浮于生长之门。逆其根,则伐其本,坏其真矣。"张介宾则说:"春应肝而养生,夏应心而养长,长夏应脾而变化,秋应肺而养收,冬应肾而养藏。"可见,自然界的一切生物都受到四时春温、夏热、秋凉、冬寒气候变化的影响,并形成了春生、夏长、秋收、冬藏的自然规律。因此,养生中也要顺应四季的不同气候特点,调节日常的衣、食、住、行,从而达到保养身体、延年益寿的目的。

2.顺应个体,体质养生

体质是秉承父母遗传,同时主动适应自然和社会环境所形成的相对稳定的个体固有的特性。它以机体的精、气、血、津液为物质基础,以形体四肢百骸为形态架构,反映机体阴阳运动的偏性。正如《灵枢经·寿夭刚柔》所说:"人之生也,有刚有柔,有弱有强,有短有长,有阴有阳。"在中医药理论中,人体体质主要分为阳虚体质、阴虚体质、气虚体质、血虚体质、气郁体质、痰湿体质。养生的根本目的是采取各种措施来调理体质,以达到"阴平阳秘,精神乃治"的状态。其中重要的方法是采取饮食调养。如怕冷的阳虚体质者,应当温补脾肾,适量进补壮阳之品,同时注意不要过食生冷;体瘦的阴虚体质之人,应顾护阴液,饭菜宜清淡,少吃肥腻、辛辣的食物;肥胖的痰湿体质者,要少吃肥甘油腻,少饮牛奶、饮料及酒类,多吃些健脾利湿化痰的蔬菜和水果,如白萝卜、冬瓜、芹菜、扁豆、薏苡仁、枇杷等;气血亏虚体质者,应多食益气养血之品,如大枣、桂圆、赤小豆、龙眼、蜂乳等,同时应忌凉拌菜、冰淇淋等冷饮;气郁体质的人,情绪低落易生气,可少量饮用红酒,以活血行气,同时多食些行气的食物,如萝卜、橘子、柚子、刀豆、香橼等。除饮食方面,其他的养生方法亦当顺应人体体质差异,因人而异。

3.顺应气质,变异养生

气质是一个人生来就具有的典型的、稳定的心理活动方面的自然特征。气质特性与人体心身健康及疾病关系密切,因此很早就引起了医家的重视。如绮石在《理虚元鉴·论气质与发病》中说:"人之禀赋不同,而受病亦异。顾私己者,心肝病少;顾大体者,心肝病多。不及情者,脾肺病少;善钟情者,脾肺病多。任浮沉者,肝肾病少;矜志节者,肝肾病多。"因为不同的气质类型对人的心身健康影响不同,所以养生防病当中要顺应不同的气质特点,对身体进行调理。音乐是养性要法之一,《礼记·乐记》在肯定这一点的同时,更强调了要用音乐来娱心养性,顺应不同个体的气质特征。如著作中讲到的:"宽而静、柔而正者宜歌《颂》。广大而静、疏达而信者宜歌《大雅》。恭俭而好礼者宜歌《小雅》。正直而静、廉而谦者宜歌《风》。肆直而慈爱者宜歌《商》。温良而能断者宜歌《齐》。"从现代音乐养生的角度来说,一般认为节奏明快、旋律流畅的乐曲可以开畅胸怀,缓解郁闷情绪;旋律缓慢轻悠、曲调低沉、柔绵婉转、清幽和谐的乐曲多有宁心安神、镇静催眠的效果;节奏明快

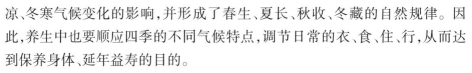

多变、音色优美的乐曲使人有轻松、欣喜的感觉,能消除悲哀忧思郁怒的情节。因而平常可以根据不同气质特点来选听不同作用的乐曲,以愉悦身心,促进健康。

(三)顺势思维与中医诊治

在疾病诊治的过程中,"势"主要体现为"正邪交争"中的"证"的表现。"证"反映出病程中截面的状态,同时是细化的治疗方法的具体指导方针。根据患病机体的表现,对特定的"势"包含的位置(表、里、半表半里)、性质(寒、热、虚、实等)、量(各种体征指标的强弱)和趋向(身体状态的转变)等属性进行揣测性的评估。顺势思维在疾病诊治方面的直接体现就是"辨方证",诊断治疗时需要先从阴阳勾勒轮廓,从病位辨别六经,再从八纲及其他子目逐步细化,直至选用符合"证"的具体药物组成、剂量和制剂服法。可见,中医诊断中对"势"的把握是非常具体和明晰的,体现了顺应疾病过程中"正邪交争"的客观变化规律。

1. 顺应正气,抗邪之势

疾病的过程就是正邪斗争的动态变化过程,而人体的正气具有抗御邪气入侵,祛邪外出,免于机体发病的功能。健康的目标模式是"正气存内,邪不可干"的自我稳定的生态平衡,在治疗疾病时注重顺应患者体内正气抗邪之势,采用切中病情的治法方药来加强人体正气,祛邪外出,用最省时、省力的办法达到治愈疾病的目的。张仲景在治疗伤寒疾病时,就很擅长运用这种因势利导、扶正祛邪的方法。如在伤寒初期,人体正气抗邪于表,表实证就用麻黄汤发汗解表,表虚证则用桂枝汤解肌调和营卫,使邪从汗解;当邪深入里,化热化燥,肠内积滞,正气尚盛时,就选用承气汤通里攻下,排毒泻热。这些治则治法都是张仲景顺势治疗的很好体现。此外,温病的治疗当中也多顺应正气抗邪之势,因势利导。清代医学家叶天士根据邪从外来、由浅入深的发展规律,提出针对卫气营血四阶段的"汗、清、透、散"治法;清代医学家吴鞠通根据外感病的三焦传变规律,提出"轻、平、重"的治法,都是根据温病上下浅深阶段,正邪斗争之势,并结合脏腑特性确立的顺势治则。此外,本草中的归经理论,针刺治疗时爪、切、循、弹等手法的应用等,都可以看作顺应正气抗邪之势的具体应用。

2. 顺应人体,气机之势

《素问·宝命全形论》说"人以天地之气生",可见气是构成人体生命的基本物质,中医药理论以"气一元论"为生命观,所以我们在临床治疗中要顺应人体气机之势。人体的健康源自人体内气机升降出入的正常与平衡。清代医学家周学海在《读医随笔》中说:"升降出入者,天地之体用,万物之橐籥,百病之纲领,生死之枢机也。"人体由五脏六腑构成,然而每一个脏腑的气机运动都有着自己独特的个性。如五脏之气以贮藏为主,而六腑则以通为用。脾宜升则健,胃宜降则合,肺主宣降而宜乎降,肝主疏泄而宜乎升,心肾水火阴阳升降交通。因此,在治疗不同脏腑的疾病时,我们要充分考虑各脏腑气机运行的自然趋势,顺其性而治之。如脏虚偏于静补,腑虚则宜于通补。治疗脾病时以益气升提为主,治疗胃病时则以降逆和胃为法,治疗肺病以宣散肺邪、降气宽胸为主,治疗肝郁患者则以疏肝理气为要。这些都体现了顺应脏腑气机升降之势来治疗疾病的特点。

3. 顺应天时,日月盈昃之势

研究表明,人体的阴阳消长变化与一年及一日内太阳、月亮的运动具有明显的一致性,所以中医临床治疗中往往顺应四时、昼夜及月相的时间变化规律选方用药,以取得好的治疗效果。在顺应四时治疗疾病时,讲究"春夏养阳,秋冬养阴,以从其根"。如在治疗哮喘和慢性支气管炎的阳虚患者时,多采用冬病夏治的方法,即在每年三伏节气里服用温补药或用温性药物敷贴背部的肺俞等穴位,会取得很好的疗效。顺应昼夜阴阳消长节律治疗疾病,主要体现在服药时间的选择上,一般凡治阳分、气分的病变,用具有温阳益气作用的方药适合清晨、上午服用,因为上午阳气渐旺,补气温阳药可借助人体阳气渐盛之势,发挥药物的作用;凡治阴分、血分的病变,用具有滋阴养血作用的方药适合在黄昏、夜晚服用,因为此时阴气逐渐强盛,用滋阴养血类药物可借人体阴气欲盛之势,提高药物的疗效。此外,针灸治疗中的子午流注法,也是很好地顺应昼夜不同时辰人体气血变化规律,调理身体,恢复健康的体现。治疗中还应顺应月相盈亏、气血盛衰变化,《素问·八正神明论》说:"月生无泻,月满无补,月廓空无治,是谓得时而调之。"《素问·缪刺论》指出,要根据月相生盈亏空的周期变化,决定针刺穴位的多少及针刺次数,月亏至月满时,针刺次数、穴位逐渐递增,自月满至月亏时,则逐步递减。

四、辨证论治

中医药理论把辨证论治作为其认识和治疗疾病的基本原则。中医辨证是在长期临床实践中形成的,方法有多种,主要有八纲辨证、病因辨证、气血精津辨证、脏腑辨证、卫气营血辨证、三焦辨证、六经辨证等。所谓辨证,是将望、闻、问、切所收集的资料、症状和体征,通过分析、综合,辨清疾病的原因、性质、部位和邪正之间的关系,概括、判断为某种证。论治,则是根据辨证的结果,确定相应的治疗方法。辨证是确定治疗方法的前提和依据,论治是辨证的目的,通过辨证论治的效果,可以检验辨证论治是否正确。辨证和论治,是诊疗疾病过程中相互联系、不可分割的两个方面。同一疾病的不同证候,治疗方法就不同,而不同疾病,只要证候相同,便可以用同一方法治疗。这种针对疾病发展过程中不同质的矛盾用不同的方法去解决的法则,就是辨证论治的精神实质,真正体现了传统哲学中朴素的辩证法思想。

(一)八纲辨证

八纲辨证是在《黄帝内经》八纲理论的基础上,以脏腑、经络、气血津液、病因等理论为依据,对通过望、闻、问、切四诊所搜集的症状、体征等资料进行综合、归纳、分析、推理、判断、辨明其内在联系,以及各种病变相互之间的关系,从而认识疾病,做出正确的诊断。

辨证是认识疾病,而论治是针对病证采取相应的治疗手段和方法。辨证是治疗的前提和依据,而论治是辨证的目的和检验辨证正确与否的客观标准。疾病的表现尽管极其复杂,但基本都可以归纳于八纲之中,疾病总的类别,有阴、阳证两大类;病位的深浅,可分在表在里;阴阳的偏颇,阳盛或阴虚则为热证,阳虚或阴盛则为寒证;邪正的盛衰,邪气盛的叫实证,正气衰的叫虚证。因此,八纲辨证就是把千变万化的疾病,按照表与里、寒与热、虚与实、阴与阳这种朴素的二元论来加以分析,将病变中各个矛盾充分揭露出来,从而抓住其在表在里、为寒为热、是虚是实、属阴属阳的矛盾,这就是八纲的基本精神。

表、里是说明病变部位深浅和病情轻重的两纲。一般来说,皮毛、肌肤和浅表的经络属表;脏腑、血脉、骨髓及体内经络属里。表证,即病在肌表,病位浅而病情轻;里证,即病在脏腑,病位深而病情重。辨别表证与里证,多依据病史的询问,病证的寒热及舌苔、脉象的变化。

寒、热是辨别疾病性质的两纲,是用以概括机体阴阳盛衰的两类证候。一般来说,寒证是机体阳气不足或感受寒邪所表现的证候;热证是机体阳气偏盛或感受热邪所表现的证候。也就是"阳盛则热""阴盛则寒""阳虚则寒""阴虚则热"。辨别寒热是治疗时使用温热药或寒凉药的依据,也就是"寒者热之,热者寒之"。

虚、实是辨别人体的正气强弱和病邪盛衰的两纲。一般来说,虚指正气不足,虚证便是正气不足所表现的证候;实指邪气过盛,实证便是由邪气过盛所表现的证候。《素问·通评虚实论》说:"邪气盛则实,精气夺则虚。"若从正邪双方力量对比来看,虚证虽是正气不足,而邪气也不盛;实证虽是邪气过盛,但正气尚未衰,表正邪相争剧烈的证候。辨别虚实,是治疗是采用扶正

（补虚）或攻邪（泻实）的依据，也就是"虚者补之，实者泻之"。

阴、阳是辨别疾病性质的两纲，是八纲的总纲，即将表里、寒热、虚实再加以总的概括。《类经·阴阳类》说"人之疾病……必有所本。故或本于阴，或本于阳，病变虽多，其本则一"，指出了证候虽然复杂多变，但总不外阴、阳两大类，而诊病之要也必须首先辨明其属阴属阳。因此，阴阳是八纲的总纲，一般表、实、热证属于阳证，里、虚、寒证属于阴证。阴证和阳证的临床表现、病因病机、治疗等已述于表、里、寒、热、虚、实六纲之中。但临床上阴证多指里证的虚寒证，阳证多指里证的实热证。

八纲辨证是把千变万化的疾病，按照表里、寒热、虚实、阴阳的朴素二元论加以分析。八纲中的表、里、寒、热、虚、实、阴、阳各证候都不是孤立的，而是相互交错、互相联系的。如表证和里证，既有寒、热的区别，又有虚、实的不同；寒证与热证，既有表、里的差异，又有虚、实的分别；虚证与实证也必须与表、里、寒、热相联系。阴阳既是八纲辨证的总纲，又可表现为具体病证，仍有寒、热、虚、实、表、里的区别。除此以外，在一定条件下，表里、寒热、虚实之间是可以相互转化的，如由表入里，由里出表，寒证化热，热证化寒，虚证转实，实证转虚等。在疾病发展到严重阶段，病势趋于寒极或热极的时候，还会出现与疾病本质相反的假象，即所谓真寒假热证或真热假寒证等。

（二）脏腑辨证

脏腑辨证是以《黄帝内经》脏腑学说为基础，根据脏腑的生理机能和病理特点，辨别脏腑病位及脏腑阴阳、气血、虚实、寒热等变化，为治疗提供依据的辨证方法。脏腑辨证的理论依据在于各脏腑的生理机能不同，病理反应也各不相同，因此能够根据脏腑的生理和病理反应来推断病证。掌握各脏腑的生理机能，熟悉各脏腑的病变规律，是掌握脏腑辨证的基本方法。人体是一个有机的整体，各脏腑的生理机能和病理变化也是相互联系和影响的。在进行脏腑辨证时，必须注意这种联系和影响的规律性，从而抓住支配疾病的主要矛盾，做出准确判断。

心、肝、脾、肺、肾为五脏，其特点为实质性器官，其主要功能是化生和贮藏气血精津液。小肠、胆、胃、大肠、膀胱、三焦为六腑，其特点是为空腔性器官，其主要功能是受纳和腐熟水谷，传化和排泄糟粕。正如《素问·五脏别论》所说："所谓五脏者，藏精气而不泻也，故满而不能实。六腑者，传化物而不藏，故实而不能满也。"此外，将脑、髓、骨、脉、胆、女子胞称为奇恒之腑，"奇"是异的意思，"恒"是常的意思，因其形同于腑，功同于脏，故有其特殊性。其中胆，有一般腑"泻而不藏"的共性，故为六腑之一，但其排泄的胆汁，并非糟粕,而是精汁,又与一般腑有所不同,故又属于"奇恒之腑"。

(三)经络辨证

经络辨证源于《黄帝内经》,是以经络学说为理论依据,对患者所反映的症状、体征进行分析综合,以判断病属何经、何脏、何腑,并进而确定发病原因、病变性质及其病机的一种辨证方法。在经络学说看来,经脉内属脏腑,外络肢节,沟通内外,贯串上下,将人体的组织、器官联结成为有机整体,并通过运行气血、营养全身,使人体的功能保持协调平衡。因此,经络与脏腑在生理上相互为用,病理上也相互影响。当外邪侵袭时,病邪可以通过经络传入脏腑,引起内脏功能失调,而内脏发生病变,也同样会循着经络影响体表,使体表呈现异常。

划分病变所在的经络病位,源于《黄帝内经》,后世多有发挥。《灵枢经·经脉》记载有十二经病证,奇经八脉病证则以《素问·骨空论》《难经·二十九难》和李时珍在《奇经八脉考》中的论述为详。经络分布周身,运行全身气血,联络脏腑关节,沟通上下内外,使人体各部相互协调,共同完成各种生理活动。当人体患病时,经络又是病邪传递的途径,外邪从皮毛、口鼻侵入人体,首先导致经络之气失调,进而内传脏腑;反之,如果脏腑发生病变,同样可循经络反映于体表,在体表经络循行的部位,特别是经气聚集的腧穴之处,出现各种异常反应,如麻木、酸胀、疼痛,对冷热等刺激的敏感度异常,或皮肤色泽改变等。如此便可辨别病变所在的经络、脏腑。经络辨证是对脏腑辨证的补充和辅助,特别是在针灸、推拿等治疗方法中,更常运用经络辨证。

(四)气血津液辨证

气血津液辨证是运用脏腑学说中气血津液的理论,分析气血津液所反映的各科病证的一种辨证诊病方法。由于气血津液都是脏腑功能活动的物质基础,而它们的生成及运行又有赖于脏腑的功能活动。因此,在病理上,脏腑发生病变,可以影响到气血津液的变化,而气血津液的病变,也必然要影响到脏腑的功能。所以,气血津液的病变与脏腑密切相关。

(1)气病辨证 《素问·举痛论》"百病生于气也"指出气病的广泛性。外感内伤最先波及的便是气,导致气的异常,由此再影响到血、津液、脏腑、经络。因此气病也就最广泛。气病临床常见的证候概括为气虚、气陷、气滞、气逆、气脱、气闭六种。

(2)血病辨证 血是人体维持生命最宝贵的物质。它必须有规则的在脉管内循环运行而布散全身。血的病证表现很多,因病因不同而有寒、热、虚、实之别,其临床表现可概括为血虚、血瘀、血热、血寒四种证候。

（3）气血同病辨证　气血同病辨证是用于既有气的病证，同时兼见血的病证的一种辨证方法。气和血具有相互依存、相互滋生、相互为用的密切关系，因而在发生病变时，气血常可相互影响。既见气病，又见血病，即为气血同病。气血同病常见的证候有气滞血瘀、气虚血瘀、气血两虚、气不摄血、气随血脱等。

（4）津液病辨证　津液是体内一切正常水液的总称，具有重要的生理机能。津液的化生输布和排泄是维持人体生命不可缺少的代谢活动。津液病辨证，是分析津液病证的辨证方法。津液病证一般概括如下。①津液不足证：由于津液亏少，失去其濡润滋养作用所出现的以燥化为特征的证候。多由燥热灼伤津液，或因汗、吐、下及失血等所致。②水液停聚证：反指水液输布、排泄失常所引起的痰饮水肿等病证。凡外感六淫，内伤脏腑皆可导致本证发生。

（五）病因辨证

病因辨证指在病因学说的指导下，对症状、体征、病史等进行辨别、分析、判断、综合，找出患者发病原因的辨证方法。南宋陈言根据张仲景《金匮要略》中的"千般灾难，不越三条"，将病因区分为外因、内因、不内外因三类。凡外邪由表入里，侵及脏腑为外因；内脏有病，自内部表现于外为内因；饮食劳倦、虫咬外伤等引起病变，则属不内外因。这种三因分类方法至今仍被人们采用。病因辨证就是根据患者的发病情况和疾病产生的症状加以分析，推断疾病究竟是由三因中哪个原因所引起，然后进行治疗，设法消除致病因素，以求治愈。

即使病因相同，发病情况也往往因人而异。徐灵胎说："夫七情六淫之感不殊，而受感之人各殊，或气体有强弱，质性有阴阳，生长有南北，性情有刚柔，筋骨有坚脆，肢体有劳逸，年力有老少，奉养有膏粱藜藿之殊，心境有忧劳和乐之别，更加天时有寒暖之不同，受病有深浅之各异。"因此，辨证时必须审慎。

（六）六经辨证

六经辨证是以太阳、阳明、少阳、太阴、少阴、厥阴来划分疾病的深浅及邪正盛衰的辨证方法之一，由张仲景在《素问·热论》等篇的基础上，结合伤寒病证的传变特点总结而成。六经病证是经络、脏腑病理变化的反映。其中三阳病证以六腑的病变为基础；三阴病证以五脏的病变为基础。所以说六经病证基本上概括了脏腑和十二经的病变。运用六经辨证，不仅仅局限于外感病的诊治，对肿瘤和内伤杂病的论治也具有指导意义。运用六经辨证能正确地掌握外感病发展变化的规律,在治疗上其有重要的指导作用。六经病证的治疗原则是,三阳病重在祛邪,三阴病重在扶正。

《伤寒杂病论》将外感疾病演变过程中的各种证候群进行综合分析,归纳其病变部位、寒热趋向、邪正盛衰,而区分为太阳、阳明、少阳、太阴、少阴、厥阴六经病。几千年来,它有效地指导着中医辨证论治。

六经病证即太阳病、阳明病、少阳病、太阴病、少阴病、厥阴病,是六经所属脏腑经络的病理变化反映于临床的各种证候。六经辨证即以六经病证作为辨证论治的纲领,概括脏腑、经络、气血的生理机能和病理变化,用以说明病变部位、性质,正邪的盛衰,病势的趋向,以及六经病之间的传变关系。

从病变部位来说,太阳病主表,阳明病主里,少阳病主半表半里,而三阴病统属于里。三阳病证以六腑的病变为基础,而三阴病证以五脏的病变为基础。因此说六经病证实际上基本概括了脏腑和十二经脉的病变。但由于六经辨证的重点在于分析外感风寒引起的一系列的病理变化及其传变规律,因而不能等于内伤杂病的脏腑辨证。从病变的性质与邪正的关系看,三阳病多热,三阴病多寒;三阳病多实,三阴病多虚。可见,六经辨证也寓有八纲辨证的思想。

六经病证是经络脏腑病理变化的反映,而经络脏腑是相互联系的整体,故某一经的病变,很可能影响到另一经。所以六经病有相互传变的证候。其传变规律有传经、合病、并病、直中等。

病邪从外侵入,逐渐向里传播,由这一经的证候转变为另一经的证候,称为传经。传经与否,主要取决于受邪的轻重、病体的强弱和治疗得当与否。传经的一般规律如下。①循经传:按六经次序相传,如太阳—阳明—少阳—太阴—少阴—厥阴,或太阳—少阳—阳明—太阴—少阴—厥阴。②越经传:不按上述循经次序,而是隔一经或隔两经相传,如太阳病不愈,不传少阳而传阳明或太阴。③表里传:互为表里的两经相传,如太阳传少阴。

两经病或三经病同时发生的为合病。如太阳病伤寒证或中风证与阳明病同时出现,为"太阳与阳明合病"。凡一经之病,治不彻底,或一经之证未罢,又见他经证候的,称为并病。如太阳病发汗不彻,因而转属阳明,为太阳阳明并病。凡病邪初起不从阳经传入,而经中阴经,表现出三阴经证候的为直中。尚有里邪出表,由阴转阳的传变方式,为正气渐复、病有向愈的征象。

(七)卫气营血辨证

卫气营血辨证,是叶天士借用《黄帝内经》中的卫、气、营、血的名称首创的一种论治外感温热病的辨证方法。卫气营血辨证是在实践的基础上不断完善和发展起来的,虽确立于清代,但其间经历了一个漫长的历史过程。卫气营血辨证的创立适应了外感热病新领域,扩展了外感热病证候范围,弥补了六经辨证的不足,形成了六经辨伤寒、卫气营血辨温病的证治格局。

四时温热邪气侵袭人体,会造成卫气营血生理机能的失常,破坏了人体的动态平衡,从而导致温热病的发生。温热病按照卫气管血的方法来辨证,可分为卫分证候、气分证候、营分证候和血分证候四大类。四类证候标志着温热病邪侵袭人体后由表入里的四个层次。卫分证主表,病变部位多在皮毛、肌腠、四肢、头面、鼻喉及肺;气分证主里,病变部分多在肺、胸膈、脾、胃、肠、胆、膀胱等;营分证是邪热深入心营,病在心与心包;血分证则多侵及心、肝、肾。

(1)卫分病 卫分病是温热病的初期阶段,其特点是发热,微恶寒,头痛身痛,舌苔薄白,脉象浮。由于发病季节、病邪性质以及人体反应性的不同可以出现不同的表现。常见证候有风温表证、湿温表证、秋燥表证。

(2)气分病 气分病是温热病的第二阶段,它的特征是发热较重不恶寒,口渴,苔黄,脉数。病邪侵入气化,邪气盛而正气亦盛,气有余便是火,故出现气分热证。除湿温外,各型卫分病传入气分后都化热化火。因邪犯气分气所在的脏腑、部位有所不同,感邪性质及轻重不一,故所反映的证候有很多类型。常见证候有气分热盛证、肺胃蕴热证、邪热壅肺证、胸膈郁热证、胃肠实热证、气分湿温证。

(3)营分病 营分病是温热病邪内陷的较重阶段。多由气分病不解,内传入营;也可由卫分不经气分而直入营分,即"逆传心包";或温邪直入营分。营是血中元气,为血的前身,内通于心,故营分病以营阴受损、心神被扰的病变为其特征。临床表现为身热夜甚、心烦不寐、斑疹隐隐、舌绛无苔、脉细数等。营分介于气分和血分之间,若营转气,表示病情好转;若由营入血,则表示病情深重。常见证候有热入营分证、热入心包证、热动肝风证、营卫同病证、气营同病证。

(4)血分证 血分证是温热病发展过程中最为深重阶段。血分证的病变以心、肝、肾为主。临床表现除证候较为笃外,更以动血、伤阴为其特征。其主要表现有发热夜甚,伴有神志表现,尚有出血、斑疹、舌质红绛、脉细数。热入血分来源有二:一为由气分直入血分;二为由营分传来。常见证候有气血两燔证、血分实热证、伤阴虚证。

病邪由卫入气、由气入营、由营入血,标志着病邪步步深入,病情逐渐加重的深、浅、轻、重不同的四个阶段。温热病的传变顺序一般自表入里,从卫分开始,渐次顺序传至气分、营分、血分,由表及里,由轻到重,此种情况称为顺传;如有卫分之邪不经气分,直传心包或营血,称为逆传;若一发病就在气分、营分、血分,为伏邪内发;传变过程中,卫分之邪不解,又兼见气分或营分证,为卫气同病或营卫同病;气分之邪未解,而在营分或血分之见证,则为气营同病或气血两燔。传变与否,取决于病邪的类别、感邪的轻重、体质的强弱及治疗护理是否恰当。

(八)三焦辨证

三焦辨证是外感温热病辨证纲领之一,为清代医家吴鞠通所倡导。三焦辨证根据《黄帝内经》中关于三焦所属部位的概念,大体将人体躯干所隶属的脏器,划分为上、中、下三个部分。从咽喉至胸膈属上焦;脘腹属中焦;下腹及二阴属下焦。三焦辨证是在《伤寒杂病论》六经分证和叶天士卫气营血分证的基础上,结合温病的传变规律特点而总结出来的。

三焦所属脏腑的病理变化和临床表现,标志着温病发展过程的不同阶段。上焦主要包括手太阴肺经和手厥阴心包经的病变,多为温热病的初期阶段。中焦主要包括手阳明大肠经、足阳明胃经和足太阴脾经的病理变化。脾、胃同属中焦,阳明主燥,太阴主湿。邪入阳明而从燥化,则多呈里热燥实证;邪入太阴从湿化,则多为湿温病证,其中足阳明胃的病变多为极期阶段。下焦主要包括足少阴肾经和足厥阴肝经的病变,多为肝肾阴虚之候,属温病的末期阶段。

上焦病证指温热病邪,侵袭人体从口鼻而入,自上而下,一开始就出现的肺卫受邪的证候。温邪犯肺以后,它的传变有两种趋势:一种是"顺传",指病邪由上焦传入中焦而出现中焦足阳明胃经的证候;一种为"逆传",即从肺经而传入手厥阴心包经,出现"逆传心包"的证候。中焦病证指温病自上焦开始,顺传至于中焦,表现出的脾、胃证候。若邪从燥化,或为无形热盛,或为有形热结,表现出阳明失润、燥热伤阴的证候。若邪从湿化,郁阻脾、胃,气机升降不利,则表现出湿温病证。因此,在证候上有胃燥伤阴与脾经湿热的区别。下焦病证是指温邪久留不退,劫灼下焦阴精,肝肾受损,而出现的肝肾阴虚证候。

三焦病的各种证候,标志着温病病变发展过程中的三个不同阶段。其中,上焦病证候多表现于温病的初期阶段;中焦病证候多表现于温病的极期阶段;下焦病证候多表现于温病的末期阶段。其传变一般多由上焦手太阴肺经开始,由此而传入中焦,进而传入下焦为顺传;如感受病邪偏重,抵抗力较差的患者,病邪由肺卫传入手厥阴心包经者为逆传。

三焦病的传变,取决于病邪的性质和受病机体抵抗力的强弱等因素。三焦病的传变过程,虽然有自上而下,但这仅指一般来说,也并不是固定不变的。此外,还有两焦症状互见和病邪弥漫三焦的,这与六经的合病、并病相似。

上述辨证方法,各有其特点和适用范围。八纲辨证是从各种辨证方法的个性中概括出来的共性,是各种辨证的纲领,适用于外感病和内伤杂病的辨证。它概括了疾病证候发生、发展及其复杂的临床变化规律,是辨证的核心理论,但在指导临床治疗方面不够具体,应与其他辨证方法结合运用。气血津液的病变与脏腑经络病变密切相关,故气血津液辨证、脏腑辨证、经络辨证是互相补充的辨证方法,主要应用于内伤杂病。六经辨证、卫气营血辨证和三焦辨证多应用于外感病,外感病中属伤寒者用六经辨证;外感病中属温热者用卫气营血辨证和三焦辨证。

第三节 中医思维方式的特点

中国传统文化最基本的思维方式是"气 – 阴阳 – 五行 – 神"。这一思维方式被中医药理论用来说明人体生命的生成与活动、功能与结构、人体病理变化、疾病的诊断与治疗,从而形成独特的思维方式。

一、具有情感思维的升华

情感思维是在人类与自身生存"环境"交互作用的过程中形成的一种特殊思维方式。在思维的过程方面,情感思维并不具有逻辑思维那样明确的思维规则、思维程序和思维方法;在思维的结果方面也不具有逻辑思维那样的清晰性、准确性和可传达性,而是体悟式的、隐晦的,甚至是只可意会不可言传的。在情感思维中,主体与客体不是对立的,而是互相交融、彼此渗透的。主体从自己的经验和情感出发,将自己的体验、情感不自觉地赋予并加在客体上。

由于中医药形成初期所在的社会环境没有发达的科技水平和文明,先人所感知到的现象、形式也就是事物的全部。由于现象或形式就是事物的全部,任何符号、标记与那一实在的事物相等同,所以任何画像、任何再现都是与其原型的本性、属性、生命"互渗"。由于原型和肖像之间的神秘结合,由于那种用互渗来表现的结合,肖像就是原型。

中医药理论产生于生产力并不发达的社会背景下,古人通过自身与环境间的沟通体悟,产生了粗疏的哲学理论和世界观,并将此推演到生活的各个方面。朴素的阴阳五行哲学将古人的生活环境归纳为几个方面,同时古人将对自身的认识与朴素的哲学相结合,如在掌握了简单知识的基础上,将脏腑器官、季节气候、昼夜晨昏、时间方位等与五行相对应,从而出现五脏六腑、五时、五方、五运六气等。这类知识具有浓厚的民族文化特点,如果缺乏对中华文化的了解,中医药理论中的相当部分内容都会给人晦涩、神秘甚至难以理解的感觉。

二、体现经验思维的总结

经验思维始于古代人类的生产、生活活动,并在他们的生产、生活活动中占有十分特殊的地位,发挥着重要作用,在今天的人类生产、生活和交往活动等一切人类的活动中仍然起着其他思维所不可替代的作用。因为人的生活是不断从"历史"出发而前行的,而"经验思维"的价值就在于能够为人们的思维活动提供一个坚强的经验事实参照,从而为人建构、规划新的生活方式提供了经验保证,使得人类每前进一步的生活都与历史具有可感的联系性。但是,由于经验思维依赖于经验知识,以经验知识为基础,也就不可避免地要受到经验知识本身的特点的限制。因此,经验思维本质上是一种面向过去的思维,是一种典型的后馈思维,带有明显的局限性。

古代医家对人体生理、病理、中药性味、诊疗方法的认识都是在不断的实践过程中积累而成的。与现代医学的从实验室走向临床的道路截然不同,古代中医药学家没有任何可供借鉴的经验和实验的条件,所有诊疗经验均是建立在探索的基础上的,其中不乏经典,沿用千年而历久弥新。

三、反射形象思维的智慧

形象思维是一种寓于形象的思维,即用形象来思维,"形象是其材料的基础"。在思维活动中,输入大脑的是一些形象化的信息单元,如颜色、形状、线条、图形和符号等,有时,甚至是一些现实中根本不存在的幻影和情节,而"每一个形象"都成为一个界限分明的单位。

中医药理论中最典型的形象思维代表就是"阴阳"。它代表了医家对于人体相反相成两面作用的理解。脏腑的功能也根据相应的阴阳、五行类属而推想为与其对应物质的相类作用;至于由外界环境改变而联想至内在脏腑生理、病理变化,以及身体发肤外窍等的改变推知内在脏腑的状况,亦是形象思维的功劳。

四、与社会历史环境不可分割

中国古代哲学在发展上具有明显的相承性,它所体现、反映的诸多观点为中医药理论提供了前期的建立依据。在古代哲学影响下,所建立的世界观和方法论也相应地被借鉴入中医药的具体诊疗原则和措施。如阴阳观点、五行分类、五运六气等朴素哲学观点均在中医药理论中与人体生理、病理情况相对应,这便是社会哲学在医学理论上留下的痕迹。因而,哲学发展的相承性也会带来医学理论发展的相承性。在指导思想的一脉相承下,没有出现理论的断裂和裂变,从而形成了中医药学几千年来系统而有序的发展史,使之没有在历史长河中被淹没,这正是中医药学几千年来长盛不衰的主要原因。这样一来,就很容易理解中医药学与西医之间为何有如此明显的差异,是在社会历史、文化诸多方面共同影响下产生的结果。

既然中医思维方式是构建于中国古代哲学的基础之上的,那么对于它的研究,就应放在更宏观的角度:社会历史的变迁和思维方式的演变,都应纳入研究者的研究范围;同时要明确中医的传承也受到社会环境的影响,对于中医接班人的培养,更应以培养中国古代哲学、中国传统文化为基本点,只有保证中国文化的土壤肥沃,才能让中医的种子生根发芽、成长壮大。

第四节　建立现代中医思维方式

一、中医思维方式的现状

传统中医的学习,在当代遭遇了现代教育的尴尬。学中医的大学生在中小学接受的都是现代科学教育,中医药理论与他们从小建立起的现代科学思维格格不入。所以,中医药能提供给学生的仅仅是"以方治病"的"技",而对此"技"赖以产生的"道"则置之勿论。

20世纪70年代末,中医开始有了研究生教育,以肾、脾的研究、瘀血与活血化瘀研究为样板,纷纷建指标、造模型、统计对比、深入微观、追逐分子水平和基因水平……在这些中医药博士与硕士的思想中,现代科学的思维方式无疑得到进一步加强,而传统的观念则日渐式微。

推究其原因,首先是在观念上隐含的"科学一元论",否认传统科学之"体",进而在教学与研究,甚至在临床上用西医的理论和方法规范中医,以西医诊断用中医之药,"以牛之体,致马之用"。这就是传统文化与现代文化的冲突在当代中医教育中所表现出来的胜负强弱之势。

二、建立现代中医思维方式的对策

中医药理论有自己的原理,即自己的"体"——"整体论";现代医学也有自己的"体",即"还原论"。以还原论的方法规范整体论的中医,中医必然消亡,而要保存和发扬中医,则必须强化中医对自身"体"的认识和应用。要继承和发展中医药,就必须从中国传统文化中寻求根本,了解古人的思维方式,掌握并建立起中医思维方式。所以除了采取为中医立法、改革人才培养格局、培植中医重点学科、强化科研意识等措施外,更要重视中国传统文化的教育和传播。

一是要树立民族自豪感,克服民族虚无主义。中医作为优秀的传统文化,具有强大的生命力。中医自成体系,可以解决现实中的诸多医学难题,诸如各种慢性病、病毒感染性疾病、肿瘤康复、亚健康状态等的治疗和保健。

二是要掌握开启中华民族文化宝藏的金钥匙。此处主要指思维方法和古汉语基本功:以中医的宏观整体调节思维方法,与现代医学微观切割还原思维方法的互补;以中国古代文言文阅读能力的提高,与现代电脑技术相得益彰,以消除以古文为载体的中医药理论犹如"天书"的障碍。

三是要拓宽中国传统文化传播渠道。要营造氛围,培育兴趣,搭建平台,让中国及世界人民熟识中医文化背景、底蕴和作用,复兴优秀传统文化,使赖以生存的中医文化土壤越来越肥沃。

第六章 │ 中医与伦理道德

第一节 传统医德的内涵与特点

传统医德的核心观念是"医乃仁术",其内涵特点深受儒家"仁爱"思想影响。传统医学中的"尚德"是"医儒相通"的根本体现,也是传统医德的具体要求。

一、传统医德的主要内涵

(一)仁

儒家"仁爱"内涵之广,范围之大,是传统文化中的核心与精髓。"医儒相通","仁爱"思想亦成为传统医德的核心内涵。在古代诸多医家名著里均有体现,明代龚廷贤在《万病回春》中说"一存仁心,乃是良箴,博施济众,惠泽斯深";龚信在《古今医鉴》中说"今之明医,心存仁义"。

(二)智

作为医家,区别于其他职业从业者的主要特点是不仅掌握精湛的医学技术,还要具备学习技术的能力和刻苦钻研、开拓创新的精神与勇气。这是医家之所以为医家的一个根本标志。无论是神农尝百草日遇七十二毒而不辍,还是伏羲味百药而制九针,以及孙思邈"七岁就学,日诵千余言",无不彰显了古代对医者智慧及勇气的要求。

(三)廉

作为医生,能拯病疗疾,起死回生,其价值是巨大的,同时蕴含了巨大的潜在利益。古代医家强调"廉"的品质,杜绝将行医作为网利的途径。在医德史上,西晋时期的哲学家杨泉在《物理论》中首先明确地提出了这一观点:"夫医者,非仁爱之士不可托也;非聪明理达不可任也;非廉洁淳良不可信也。"这一点在《简明医彀》里再次被强调:"是必其德仁浓,其学淹通谙练……每临病,务以济人自矢,勿重财利。"

(四)不欺

古代社会,受时代因素影响,医者在行医施治过程中处于绝对权威的地位,病家在某种程度上几乎是完全被动的。这一地位不对等的特点,对古代医者诚实守信、实事求是的要求成为医者最基本道德标准和底线要求。要求诊脉、辨病、用药各个环节必须做到"寸心不欺",杜绝任何形式的欺骗。

二、传统医德的主要特点

(一)以人为本

以人为本是传统医德中最为重要的主导思想和最为突出的人文特点。如孙思邈"天覆地载,万物悉备,莫贵于人"的理念,张介宾"医之为道,性命判于呼吸,祸福决自指端,诚不可猜摸尝试,以误生灵"等。古代名医大家反复强调作为一名肩负使命的医生,应该对人和生命倍加珍惜、尊重,要做到"济世活人"。

(二)以诚守信

诚信是人类生存之根本,是人立足于社会的基本道德要求。古代医家明确反对各种形式的不良用药和不诚信行为。《活幼心书》说"为医先要去贪嗔,用药但凭真实心",明代李梴说"欺则良知日以蔽塞,而医道终失;不欺则良知日益发扬,而医道愈昌",深刻表明医者应以诚实守信为根本。

(三)以仁立业

医学道德属于伦理范畴,李时珍在《本草纲目》中说"君子用之以卫生,而推之以济世,故称仁术",将医生的德行内化为仁心,鼓励更多医务工作者以仁爱之心尊重生命,认真工作,成就事业。《大医精诚》中把"仁爱"作为评判医生的基本标准。是否为心存仁心的仁爱之人,关乎他能否能将医学发展为以济世救人为终极目标的"仁术"事业,同时成就自身事业。

(四)以义为贵

重义而轻利,是传统医德的重要特征,一直以来,传统医德对行医动机要求非常明确且严格。从元代名医李杲与前来拜师学生的对话中可见一斑:"汝来学觅钱医人乎？学传道医人乎?"学生回答:"亦传道耳。"李杲欣然收其为弟子。清代医学家夏鼎更是提出"贪婪之人必以此网利,不可学"。无论是李梴"听其所酬",还是扁鹊"不受金帛绘彩之赠",以及范彬"无偿医穷苦病患",都彰显了古代医者贵义贱利的特点。

(五)以律为行

"医儒同道""医出于儒"要求医者道德修养的方式与儒家一致。儒家文化强调个体道德的自我修养——"修身、齐家、治国、平天下","我"为主体,自律为其行为方式。外在规则方面,法制性的他律相对较少。故而医德的形成亦是以儒家"仁爱"思想为基准的自律行为,是个人品德修行的一部分,也是古代医学道德的形成方式。

第二节　儒家仁爱思想对传统医德的影响

儒家提倡的仁爱思想有利于道德人格的塑造。"仁"是儒家思想体系中一以贯之的核心理念。在孔子的《论语》中，关于"仁"的表述有一百零五次之多；而在《孟子》一书中，提到"仁"这个词更有一百五十七次之多。儒家不厌其烦地教化人们：做一切事情都要遵守"仁"这一最高道德原则。对这一思想的最通俗的理解就是，要求人承认于己以外，还有与己相对的他人，不能只想到自己，还要多为他人着想。克服一己私利而多为他人着想，就是"仁"。

"仁爱"，最为根本的理解就是指宽厚待人，对人慈爱、爱护、同情的感情。由此可见，"仁"指的是人与人之间的一种关系与情感，同时是一种关爱他人的美德。"爱"包含喜欢、热爱、关心与爱护他人的意思。医学是"仁学"，儒家核心思想是"仁爱"。儒家思想与传统医学在"仁"方面有着内在的同一性。古代医家强调"仁心，仁术"，表明了"仁心"是一切医疗活动的基础，知儒理是对医生的基本要求，历代医学大家如张仲景、孙思邈、李时珍等，其身份都是名医。此种情况在古代屡见不鲜。儒学为医学提供了伦理道德准则，医学为儒学搭建了实施平台。

中国古代医者以儒家"仁爱"思想为核心发展、弘扬传统医德，以"医者仁心，医乃仁术"为指导，进行了一系列成功的医疗实践。"仁者爱人"的思想也深深根植于传统医德之中。它包含三个方面："医者仁心"；"医者仁术"；"济世活人"。三者是逐步递进的关系。要想成为一个好医生，首先要修炼"仁心"，其次学习"仁术"，二者兼备之人，才能"济世活人"。

古人将仁爱、廉洁、淳良即"德"，聪明达理、用心精微、宜畅曲解即"智"，静而有恒、质实无伪、专志即"性"，作为医者素质的基本要求，认为非此不能"习医""作医"。又以"仁恕博爱"之德为中心，提出"无恒德者，不可以作医"。有了仁爱清廉之德，方能博施济众，把患者的疾苦当作自己的疾苦，一心赴救，成为以救人活命为乐的苍生大医。把患者的疾苦当作自己的疾苦，一心赴救就是儒家推崇的"仁"的表现，孟子说："恻隐之心，仁之端也。"他还举例说，人突然看到小孩子要落到井里去，会立刻去抢救。这样做不是因为和小孩的父母有交情，也不是为了获得好名声，而只是出于一种"不忍之心"。这种"不忍之心"便是传统医德最朴素的观点。还是在这一起点上，升发了对医者"德、智、性"的素质要求，成为医者自我修养的信条。

医学的目的是仁爱救人，是儒家实现仁者爱人的重要途径。这种"救人济世"的"仁爱"思想，是中国古代医者践行传统医德的基本要求。张仲景提倡"仁爱"思想，强调人的主体地位，重视人的尊严和生命，医者唯有在对患者充满仁爱之心的基础上，才能够施展医术，治病救人。因此，后世医疗工作者将"仁者爱人""济世救人"作为医疗职业的最高理想。张仲景还认为，作为医生，把患者的利益放在首位，态度端正，以"仁爱"思想为基本要求，不谋取私利，真正做到"上以疗君亲之疾，下以救贫贱之厄，中以保身长全"的行医理念和基本要求，这不仅是医者尊崇的道德典范，更是社会衡量医者品行的重要标尺。

古代医者"不避酬""不图利"，并以"行医图利"为耻为戒。明代寇平说："千钟之禄不可费其志，万钟之贵不可损其心，不为其财而损其德，不为其利而揭其仁。"清代费伯雄在《医方论》中说："欲救人而学医则可，欲谋利而学医则不可。"不仅如此，古代医者对于地位低下以及贫难者，免费施药，甚至量力微赠。处处彰显古代医家"重仁义轻己利"的价值观。随着时代的变迁，当今社会对个人合理利益的追求以及维护自身的合法利益不受侵犯已成了普遍共识。古代医者对道德修养的追求贯穿于医者行医过程，乃至其生命历程。不可否认的是，古代医者强调修身的同时，亦是对儒学的高度认可与尊崇。儒家的自律意识、慎独意识无不对医者修身提供了丰富的思想养料与环境。

在中国传统医学史上，孙思邈最早系统地提出了"医德规范"，《大医精诚》中列出了医生的职责有：①救死扶伤，无所求。他说："凡大医治病，必当安神定志，无欲无求，先发大慈恻隐之心，誓愿普救含灵之苦。"②热情服务，一视同仁。他说："若有疾厄来求救者……皆如至亲之想。"③不畏艰难，一心赴救。他说："见彼苦恼，若己有之，深心凄怆。"④勿嫌脏臭，照常诊治。他说："其有疮痍下痢，臭秽不可瞻视，人所恶见者，但发惭愧凄怜忧恤之意，不得起一念蒂芥之心。"⑤详察诊治，勿逞俊快。他说："省病诊疾，至意深心，详察形候，纤毫勿失，处判针药，无得参差，虽曰病宜速救，要临事不惑，唯当审谛覃思，不得于性命之上，率尔自逞俊快，邀射名誉。"⑥急患者病痛，勿自欢娱。他说："夫一人向隅，满堂不乐，而况病人苦楚，不离斯须，而医者安然欢娱，傲然自得，兹乃人神之所共耻，至人之所不为。"⑦勿违医德，勿矜己德。他说："不得多语调笑，谈谑喧哗，道说是非，议论人物，炫耀声名，訾毁诸医，自矜己德，偶然治瘥一病，则昂头戴面，而有自许之貌，谓天下无双，此医人之膏肓者也。"

明代陈实功在《外科正宗·医家五戒十要》中具体提出医德规范的条例。《五戒》"戒怠慢"中指出，"凡病家大小贫富人等，请视者便可往之，勿得迟延厌弃，欲往而不往，不为平易，药金毋论轻重有无，当尽力一例施与"；"戒轨篇"中指出，"凡视妇女及孀妇尼僧人等，必候侍者在旁，然后入房诊视，倘旁无伴，不可自看，设有不便之患，更宜真诚窥视，虽对内人，亦不可谈"；"戒贪利"中指出，"不得出脱病家珠珀珍贵等，送家合药，以虚存假换"；"戒失职"中指出，"凡救世者，不可行乐登山，携酒游玩，又不可非时离去家中，凡有抱病至者，必当亲视用意发药"；"戒见戏"中指出，"凡娼妓及私伙家请看，亦当正己，视如良家子女，不可他意见戏，以取不正，视毕便回"。在中国古代医籍中，有关医德规范的条例有"医律""医戒""医失""医过""医要"等很多。将古代到近代医者提出的医德规范要求加以概括可以归结为以下几个方面：①医心淳良慈善；②医志乐道遗荣；③医风正派廉洁；④医术精通专博；⑤医表端庄有度；⑥医言温雅有礼；⑦医举安和热情；⑧医著谨严求实；⑨医教尊师重道。

第三节 当代医德教育

医德水平是医疗行业的道德体现，更是公民道德水平的一种反映。医者是人类健康所系、性命相托之人，这一群体的道德水平关乎社会乃至人类的健康、和谐发展。近年来，医德失范现象值得我们去深思。医学是"人学"，更是"仁学"，"医乃仁术"是古今对医学本质的共识。其根本内涵与儒家"仁爱"思想在内涵与实践上有着天然的相通相融之处。儒家"仁爱"思想是儒家文化的精髓，其"仁者爱人"的本质虽历久而弥新。将传统"仁爱"精神与时代主题结合，可提升整个社会的公民道德素质，进而达到医德水平提高的效果。

一、开展社会主义核心价值观教育

习近平总书记指出："培育和弘扬社会主义核心价值观必须立足中华优秀传统文化。牢固的核心价值观，都有其固有的根本。抛弃传统、丢掉根本，就等于割断了自己的精神命脉。"可以看出，中华优秀传统文化是社会主义核心价值观的基础。中华优秀传统文化在继承和发展的过程中必须切实践行社会主义核心价值观。

所有公民的发展离不开国家的发展，国家的富强、民主、文明、和谐是个体公民自身发展的必要前提。有国才有家，国强则业旺，每个公民都应为国家的富强、民主、文明努力奉献,只有这样,才能真正意义上谈及个人的价值实现。同时这是社会和国家对公民提出的思想道德要求。

医务人员的发展不仅是其个人的发展,而且是整个社会医疗体系乃至全社会的发展。同样,医德医风建设不仅是个体医者的自我修养,更是医疗体系的医德,乃至全社会公民道德的建设。一个体系的发展需要有良好的社会环境、人文气息,以及相关法制保障。法制约束下的个体自由发展、平等待人、公正处事,是践行社会主义核心价值观的社会实践层面。

医务人员是整个医疗体系的主体,是一定时期内医疗体系能否健康稳步发展的内因,社会主义核心价值观影响下这一群体的个人素养,能够培养出自强不息的向上精神。中国传统医德优秀文化当中的"仁者爱人""济世救人"等思想都对提高医学生的爱民情怀和高尚医德有着关键性的引导和滋养。"刻苦学习""大医精诚"思想,培养了医学生精益求精、敬业爱岗的职业品质。"求实不欺",为医学生诚实守信的道德品格起到指导作用。"忠恕之仁",提高了医学生友善合和的高尚道德情怀。

二、将优秀传统文化与道德教育相结合

《论语·为政》说:"道之以政,齐之以刑,民免而无耻;道之以德,齐之以礼,有耻且格。"在社会法治的大背景下,道德应该被赋予更广泛、更深远的内涵,发挥更大的积极作用。爱国守法、明礼诚信、团结友善、勤俭自强、敬业奉献是社会主义公民基本的道德规范。要把法制建设与道德建设、依法治国与以德治国紧密结合起来,建立道德建设的长效机制。要通过提高和深化包括医生在内的所有公民的思想道德建设来发展与社会主义市场经济相适应的社会主义思想道德体系。《公民道德建设实施纲要》说:"从我国历史和现实的国情出发,社会主义道德建设要坚持以为人民服务为核心,以集体主义为原则,以爱祖国、爱人民、爱劳动、爱科学、爱社会主义为基本要求,以社会公德、职业道德、家庭美德为着力点。"全体公民的思想道德素质得到提高,医德失范现象会逐步减少,医德水平必然提高。

三、坚守"悬壶济世"职业定位

医务人员要始终恪守为人民健康服务的宗旨,发扬"敬佑生命,救死扶伤,甘于奉献,大爱无疆"的崇高精神,让卫生健康事业改革发展成果更多更公平地惠及全体人民。当代医德医风建设应以历史唯物主义为指导,实行社会主义人道主义,自觉扛起救死扶伤的核心道德责任。继承和弘扬传统医德"悬壶济世"思想,有助于帮助医务工作者以拯救人类疾苦为崇高理想,自觉遵守职业道德,履行救死扶伤神圣职责。医者应充分借鉴传统医德思想之精

髓,坚守"悬壶济世"职业定位,将外在规范转化为内在道德品质,构建符合现代医学职业精神要求的医学道德规范体系。

德医交融是对中华优秀传统医德的继承与发展。医学人文精神养成与传统文化的心性修养学说有许多相通之处,都是将道德养成看作以"人"为出发点、通过道德践履而形成的内外融合的过程。

四、开设医德教育课程

大学思政教育是培养合格中医药人才的关键因素之一。当代大学生思政教育的关键在于教育学生"做什么样的人,怎么做人"。中国传统医德思想与传统文化相互影响、相互融合,传统医德思想包罗万象,其中不乏为人处世、立志立德方面的优秀思想,至今仍能为当代大学生提供有益启迪。学校对学生关于中华优秀传统文化的教育和灌输,能够提高学生的思想道德水平和综合素质,开启学生富有创造性的思维,对提高学生在未来医学道路上的竞争力有重要作用。

传统医德思想与现代医学教育有机融合,既是传统教育思想的延续,也是医学教育的发展与升华。借鉴、吸收传统医德思想与当前加强医学生德育是相契合的,也是进一步加强文化自信,全面推进医学教育创新发展的有效途径。当代医学生教育要将中国传统医德融入医德医风教育过程,要不断提高医学生的医德修养,使其牢固树立"以人为本"理念,形成仁心仁术、省察克己的优秀品质,使其自觉按照医德规范约束自身行为,以在复杂多变的社会环境中始终保持高尚医品,投射出更多人文色彩与人性关照,真正将其塑造成为中国医疗卫生事业发展所需要的高素质卓越医学人才。

第七章 中医药养生文化

中医药吸取了中华文化的精华,符合国人的文化传统,贴近普通百姓的日常生活。中医养生是建立在中华文化的基础之上的。中医养生其实就是一种健康的生活方式,就是要人们养成良好的生活方式,使之成为一种生活习惯。

第一节 音乐养生

中国的传统音乐指运用本民族固有方法、采取本民族固有形式创造的、具有本民族固有形态特征的音乐,不仅包括在历史上产生、流传的古代作品,还包括当代作品。可见,传统音乐包括"国乐"但不包括"新音乐",它们都是"中国音乐"。传统音乐是中国民族音乐中一个极为重要的组成部分,而传统音乐与新音乐的区别并不在于创作时音的先后,而是在于其表现形式及风格特征。

中国传统的音乐养生是一门涉及音乐学、心理学、医学、哲学、美学等多门学科的综合性科学,而从源远流长的中国文化中溯源音乐养生之旨更能体验"乐者,心之动也""乐者,德之华也"之妙。音乐养生适宜具有气血不足、肝郁气滞、心脾两虚、心肾不交等证的亚健康人群,尤其是老年人、孕妇、婴幼儿、术后康复人群等。

催眠可听《二泉映月》《平湖秋月》《烛影摇红》《军港之夜》《出水莲》《春思》《银河会》《仲夏夜之梦》等。

镇静可听《塞上曲》《春江花月夜》《平沙落雁》《高山流水》《仙女牧羊》《西江月》《小桃红》等。

舒心可听《喜洋洋》《春天来了》《渔舟唱晚》《莫愁啊莫愁》《悲痛圆舞曲》等。

消除疲劳可听《娱乐生平》《步步高》《狂欢》《彩云追月》《金蛇狂舞曲》等。

激发灵感可听《广陵散》《平沙落雁》《渔樵问答》《帝舜楚辞》等。

337

促进食欲可听《花好月圆》《欢乐舞曲》《飞花点翠》等。

当人们欣赏音乐时，音乐产生的美感可以调节人的喜、怒、哀、乐、悲、恐、忧等情志的变化，进而可以改变人的情绪，使人产生愉悦，而达到呼吸、脉搏、血压、新陈代谢等的和谐。当人欣赏音乐艺术时，往往精神专注，身心放松，这样有利于呼吸功能的调节，增加肺活量，进而使气血畅通，调节大脑功能，延缓衰老。

第二节　情志养生

情志属于人的精神活动，指人们在外在环境的各种刺激下引起的心理状态，即个体受客观事物刺激后所做出的一种内心反应。中医将人的情志活动归纳为喜、怒、忧、思、悲、恐、惊七种，简称为"七情"。七情的变化既可以改变人的行为活动方式，又可以改变人的脏腑机能状态，从而导致人体发生相应的生理、病理变化。因此，中医养生主张形神俱养。

早在春秋战国乃至更早以前，诸子百家就对情志养生的重要性和方法有了精辟的论述，其中《管子·内业》可以说是最早论述心理卫生的专篇。《黄帝内经》认为，精神情志是生命活动的基本体现。精神情志由五脏所产生，同时能通过反作用于五脏而影响人体脏腑的功能活动。书中强调人们必须要"积精全神""形神合一"，才能达到"精神内守，病安从来"。

中医将人体不同的情绪变化归纳为喜、怒、忧、思、悲、恐、惊七种，并认为五脏生五志，其中喜为心志，怒为肝志，忧（悲）为肺志，思为脾志，恐（惊）为肾志。喜为心志，心能表达人的喜悦之情。怒为肝志，肝能表达人的愤怒之情。怒是当个人的意志和活动遭到挫折或某些目的不能达到时所表现的以紧张情绪为主的一种情志活动。忧（悲）为肺志，肺能表达人的忧愁、悲伤之情。思为脾志，脾能表达人的思虑之情。思是精神高度集中的思考或谋虑的一种情志活动。恐（惊）为肾志，肾能表达人的惊恐之情。恐（惊）是人对外界突发刺激的一种应激反应。

情志过激或情志刺激过久容易危害健康。旧时有"四喜"：十年久旱逢甘露，万里他乡遇故知，和尚洞房花烛夜，童生金榜题名时。像这种突然的狂喜，即为喜的异常情志，可导致"气缓"。"气缓"即心气涣散，常出现心慌、心悸、失眠、多梦、健忘、汗出、胸闷、头晕、头痛、心前区疼痛，甚至神志错乱、喜笑不休、悲伤欲哭、多疑善虑、惊恐不安等症状，可导致一些精神、心血管方面的疾病，严重者还可危及人的生命。如大喜时造成中风或突然死亡，中医称之为"喜中"。

大怒、过怒易伤肝，表现为肝失疏泄、肝气郁积、肝血瘀阻、肝阳上亢等病证，出现胸胁胀痛、烦躁不安、头昏目眩、面红目赤，或闷闷不乐、喜太息、嗳气、呃逆等症状。现代研究表明，人发怒时可引起唾液减少、食欲下降、胃肠痉挛、心跳加快、呼吸急促、血压上升、血中红细胞数量增加、血液黏滞度增高、交感神经兴奋等，长此以往会使人患上高血压病等心脑血管疾病。患有心脑血管疾病者，发怒可导致病情加重，并诱发中风、心肌梗死等，危及性命。

肺开窍于鼻，故当人因忧愁而哭泣时会流涕。肺主气，为声音之总司，忧愁悲伤而哭泣过多会导致声音嘶哑。肺主皮毛，故忧愁会使人面部皱纹增多、斑秃、神经性皮炎、银屑病、早生华发。人在悲伤忧愁时，可使肺气抑郁、气阴耗散而出现感冒、咳嗽等疾病。俗话说，"多愁多病，越忧越病"，"忧愁烦恼，使人易老"。

思为脾志，过思则易伤脾。脾主运化，故当人过于思考或焦虑时，往往会出现饮食无味、食欲下降、嗳气、恶心、呕吐、腹胀、腹泻等消化道疾病的一系列症状。脾统血，故有的妇女可因为工作紧张、思想高度集中导致月经量少、经期紊乱等。脾伤还可以表现为气血不足所致的乏力、头昏、心慌、贫血等症状。

肾主前后二阴、司两便，《素问·举痛论》中有"恐则气下"，故人受到剧烈惊恐时，会出现大小便失禁、遗精滑泄。肾藏精，生髓充脑，故人受到惊恐后，会突然昏厥、不省人事，惊恐过度还会导致猝死。恐（惊）伤肾，精气不能上承，则心肺失其濡养，水火升降不交，可见心神不安、不寐等症状。

中医认为"得神者昌，失神者亡"。调神摄生，首贵静养。《素问·痹论》说："静则神藏，躁则消亡。"静养指使人的精神情志活动保持在淡泊宁静的状态。若做到摒除杂念，内无所蓄、外无所逐，即"清静则肉腠闭拒，虽有大风苛毒，弗之能害"，既有利于防病祛疾、促进健康，又有利于抗衰防老、益寿延年。宜做到少思寡欲，须赖于正确的思想，克服个人主义、利己主义，提倡知足常乐，保持乐观的处世态度，避免无原则的纠纷。

中医根据情志及五脏间五行生克的理论，用互相制约的情志来干扰和转移对机体有害的情志，达到协调情志的目的，即为以情制情法。如喜伤心者，以恐（惊）胜之；思伤脾者，以怒胜之；忧（悲）伤肺者，以喜胜之；恐（惊）伤肾者，以思胜之；怒伤肝者，以忧（悲）胜之。以情制情法作为传统中医疗法的重要组成部分，是中医心理治疗的一大特色，具有十分重要的临床意义。特别是对癫狂、郁证、瘿病、奔豚气，以及高血压病、冠心病、癌症等受情志影响尤为显著的疾病,精神疗法是重要的辅助治疗手段。

通过一定的方法和措施转移人的情绪以解脱不良情绪刺激的方法叫作移情法,又称为转移法。有些人患病后,整天围绕着疾病胡思乱想,陷入苦闷、忧愁,甚至紧张、恐惧之中。在这种情况下,要分散患者对疾病的注意力,使其思想焦点从疾病转移于他处;或改变周围环境,使患者避免与不良刺激的接触,这就是"移情易性"的意疗方法。清代吴师机《理瀹骈文》亦云:"七情之病者,看花解闷,听曲消愁,有胜于服药者矣。"因此应在烦闷不安、情绪不佳时,听一听音乐,欣赏一下戏剧,观赏一场相声或幽默的哑剧,使自己捧腹大笑、精神振奋,紧张和苦闷的情绪也会随之消散。平时应根据各自不同的兴趣和爱好,分别从事自己喜欢的活动,如书法、绘画等,用这些方法排解愁绪、寄托情怀、舒畅气机、怡养心神。

升华超脱法指用理智战胜不良情绪的干扰,并投身到事业中去,也就是常说的"化悲痛为力量"。最典型的例证是西汉司马迁在惨遭腐刑后仍以坚强不屈的精神完成了《史记》的撰写,通过升华超脱法把身、心的创伤等不良刺激转变为奋发向上的行动。

暗示不仅影响人的心理与行为,而且影响人体的生理机能。暗示法一般多采用语言,也可采用手势、表情、暗号或药物等。"望梅止渴"的故事即是暗示法的典型例证。

开导法用解释、鼓励、安慰、保证的方法解除患者的思想顾虑,提高战胜病痛的信心,从而配合治疗、促进康复。心理开导最常用的方法是解释、鼓励、安慰、保证。解释是开导法的基础,它是向患者讲明疾病的前因后果,解除其思想顾虑,从而达到康复的目的。鼓励和安慰则是在患者心理受到创伤、情绪低落之时实行的康复方法。保证则是在患者出现疑心、忧愁、不解之时,医者以充足的信心做出许诺、担负责任以消除患者的紧张与焦虑。

《吕氏春秋》说:"欲有情,情有节。圣人修节以止欲,故不过行其情也。"这里讲的就是节制法,即通过节制欲望,防止七情过激,从而达到心理平衡。《医学心悟》归纳的"保生四要"中,"戒嗔怒"即为其中一要。

疏泄法可使人从苦恼、郁结的消极心理中解脱,并尽快恢复心理平衡。中医药认为"郁则发之"。当情绪不佳时,千万不要把痛苦、忧伤闷在心里,一定要使之发泄出来。现已证实,结肠炎、消化性溃疡病、过敏性结肠、忧郁症、神经衰弱、失眠及一般性胃疼等均与情绪压抑有关。因此当你想哭时,不必强力压抑自己,尽可使泪水流淌排放。

第三节 志趣养生

志趣养生，又称为休闲养生或者情趣养生，是通过培养兴趣爱好达到养心怡神的目的。古人云："人生不能无所适以寄情意。"可见，志趣养生是人们生活中怡情养性、调节身心健康的重要方法。每一种志趣养生的方法都存在优点和不足。当我们选择一种方法进行养生时，要掌握适度的原则，不可过于沉溺于某一志趣。人们可根据自己的体质状态、情绪状态、疾病性质、季节气候、生活环境等不同情况，选择适合自己的养生方法，从而达到心理和生理状态的补偏救弊、协调平衡。

孔子主张"通习六艺，臻于三德"，"五音贵和，形神并修"，认为礼、乐、射、御、书、数等都可强身健体、修身养性。明代书画家董其昌在《画禅室随笔》中说："画之道，所谓宇宙在乎手者，眼前无非生机，故其人往往多寿。"

琴棋书画作为传统四艺，历史源远流长，文化底蕴精深，随着时代和人类物质文化生活水平的提高和发展，志趣养生的方法也逐渐多样化。琴为四艺之首，自古是文人用来陶冶性情的圣洁之器，可以用来寄托理想，会友时互通心趣，独自一人时修身养性。琴远远超越了音乐的意义，成为养生修行的象征。棋与琴、书、画并列称为中国四大娱乐和陶冶情操的瑰宝。古人说，"善弈者长寿"。下棋是一种静中有动、外静内动的活动，需要凝神静气、全神贯注，神凝则心气平静，专注则杂念全消，谋定而动，谈笑之间定胜负，性情亦得到陶冶。弈棋对于因孤闷无聊引起的神情损伤及老年退休者最为适宜。弈棋还是一种智力训练方法。因弈棋时二人相对，又有胜负之分，故须注意不要计较输赢，不能耗神过度。

书法家与画家多长寿，故有"书画人多寿"之说。书、画既练静功，又练动功，静中有动、动中有静，既调心神，又动身形，神志畅达，气血流通，对心身健康大有裨益。要从事书、画活动，必须要在安静的环境下，以静谧的神情、愉悦的心境构思作品的结构、立意及设计用笔、用墨的路数，在潜心静思中寻求艺术的灵感，孕育创作的激情。

戏剧是中国富有地方、民族特色的传统娱乐项目，有京剧、昆剧、越剧、评剧、豫剧、沪剧、黄梅戏、赣剧、秦腔、粤剧、川剧、吕剧、湘剧等，剧种丰富多彩。影视不同于戏剧，影视在荧幕上多体现大型的场面，使人看了富有身临其境的感觉。看电视时要有正确的姿势，每隔半小时应起来活动一下颈部或做颈部养生功，不要让颈部长时间处于屈曲状态，这样可以预防颈椎病的发生。

花是大自然的馈赠，是美的化身。赏花能够给人以乐趣，焕发青春，增强活力，陶冶情操。若再学会养花，其间的乐趣绝非单纯赏花可比。养花之乐，远胜赏花之乐。

在河边垂钓，青山绿水，两相辉映，清风拂拂，微波荡漾，使人心旷神怡。当鱼儿未上钩时，全神贯注，"意守"鱼钩，凝神静气，严肃以待；一旦鱼儿上钩，欢快轻松之情不禁油然而生。

邮票，色彩缤纷，图案绚丽，千姿百态，妙趣横生。集邮可以获得知识，是乐趣。欣赏邮票可以获得美的享受，更是乐趣。集邮之乐还有助于疾病的康复。

学习烹调也是生活的一大乐趣。在配菜、切菜、炒菜、烹调的每一个环节中，菜色的搭配、刀法的粗细、佐料的投放、火候的掌握，处处皆有学问。邻里亲友之间相互讨教，能增添许多有趣话题。有心之人的每次新创造、新体验，更是次次均有乐趣。把色香味美俱佳的菜肴端上菜桌，全家品尝，更是天伦之乐。因此，品赏美味佳肴是美的享受；从事饮食烹调，则是美的创造。

篆刻又名刻印、治印，俗称刻图章。因为刻印一般用篆体字，大多先篆（章法）石刻，故称"篆刻"。通常备一把刀、数方石章，以及毛笔、黑墨、砚台、宣纸、印泥等，加上写篆字的工具书，印稿作品参考书，即可练习篆刻。篆刻所需工具材料较简单，费用不大，小天地中即能获得艺术大趣味。如果生性娴静，视力和腕力都还不错，可以把练习篆刻作为自己的一项文化休憩活动。

摄影是一项很有趣味的文化娱乐活动，不仅可以丰富日常生活，更能陶冶高尚情操，提高美学修养，培养观察和反应的灵敏性，有益于身心健康。

第四节 色彩养生

色彩养生，是通过颜色对人的心理和生理的作用，达到防治疾病的目的。色彩疗法主要是用采光照明、涂刷彩色墙壁及顶棚、布置色彩环境和彩色光直接照射等方法进行。在日常生活中创造一个科学的、适宜的色彩环境，不仅有益于人的身心健康，而且是许多慢病患者治疗疾病的一个重要措施。

色彩养生法适宜于所有人群，但在运用时要注重五色与五脏之间的生克制化关系，并且要符合色彩使用的基本原则。例如，在运用存想五方之气色滋养人体、养生防病时，不应刻意追求"气如青云""赤气如火光"等状态。又如，性格内敛、性情压抑之人，所处环境中应尽量少用黑色；经常情绪不稳、容易激动，则应该避免使用红色，尤其是高血压病、心脏病患者，更应该慎用。

中医药对于色彩及其医疗养生作用的认识及应用源远流长。《吕氏春秋·孟春纪·本生》记载:"是故圣人之于声色滋味也,利于性则取之,害于性则舍之,此全性之道也。"它指出了颜色对人"性"利与害的影响。"夫气由脏发,色随气华。"色为脏腑气血的外荣,故五脏各有所主之色。《灵枢经·五色》明确指出:"以五色命脏,青为肝,赤为心,白为肺,黄为脾,黑为肾。"《素问·五脏生成》曰:"生于心,如以缟裹朱;生于肺,如以缟裹红;生于肝,如以缟裹绀;生于脾,如以缟裹栝楼实;生于肾,如以缟裹紫。此五脏所生之外荣也。"古人按五行学说将人的体质分为金、木、水、火、土五种类型,以五脏配五行五色,所以金形人肤色稍白,木形人肤色稍青,水形人肤色稍黑,火形人肤色稍红,土形人肤色稍黄,此即为主色,主色即正常之色也。《素问·经络论》云:"心赤,肺白,肝青,脾黄,肾黑,皆亦应其经脉之色也……阴络之色应其经,阳络之色变无常,随四时而行也。寒多则凝泣,凝泣则青黑;热多则淖泽,淖泽则黄赤。此皆常色,谓之无病。"临证察色,察的不是正常之色,而是病色。进一步把不同的颜色与脏腑功能联系起来,相应的五色入五脏,即"白色入肺""赤色入心""青色入肝""黄色入脾""黑色入肾"。五色配五脏的理论,后世一直卓有成效地用于指导临床辨证诊断和用药治疗。李时珍在《本草纲目·十剂》中说:"故天地察形,不离阴阳,形色自然,皆有法象……空青法木,色青而主肝。丹砂法火,色赤而主心。云母法金,色白而主肺。磁石法水,色黑而主肾。黄石脂法土,色黄而主脾。故触类而长之,莫不有自然之理。"张介宾在《景岳全书·传忠录》中肯定道:"以五色分五脏,其理颇通。"以药物的归经效用为例,翻开《中国矿植物药物图谱》可以发现,几乎所有的红色药都入心经、入血分,都可以用来治疗心和血脉诸候。如红花,色鲜红,入心经、肝经,有活血化瘀、通经之效。

由于不同的颜色会使人产生不同的情绪,因此从古至今人们对利用色彩进行养生的研究就从未间断过。这其中既有国内的五色治疗养生理论,又有国外的色彩养生疗法。

第五节　香薰养生

香薰养生是利用天然植物的芳香挥发油或精油,通过闻香、按摩、沐浴、敷涂、室内熏香等多种方式来舒缓压力与增进身体健康的一种养生方法。其原理是通过香料中的芳香物质(精油)来调节人体的各大系统,包括呼吸系统、神经系统、内分泌系统、免疫系统、消化系统和循环系统等,激发人类机体自身的治愈、平衡能力及再生功能,诱导人的身心朝着健康方向发展,起到调

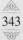

节机体新陈代谢、加快体内毒素排除、消炎杀菌、保养皮肤等作用。

中国的香薰疗法历史悠久，源远流长。不同于西方国家的精油，中国古代主要以熏香为主。早在殷商甲骨文中就有关于熏疗、艾蒸和酿制香酒的记载，至周代就有佩戴香囊、沐浴兰汤等习俗。古人很早就已知晓，香薰能够养生、祛病杀虫、护肤美容、消除疲劳、排解抑郁。焚香大约是在春秋时代开始出现的。《拾遗记》记载，燕昭王二年（前585），波弋国（波斯）进贡"荃芜之香"。不过，在秦汉以前，中国还没有沉香之类的香料传入，当时焚烧的是兰蕙一类的香草。直至汉武帝时代，岭南逐渐与中原交通。由于武帝好道，南方诸郡纷纷贡献珍奇，香料自此传入中原。由于其神奇的疗效和香味，熏香在中国古代帝王宫廷和富贵人家的起居生活中是不可缺少的组成部分。每年端午节，熏燃各种芳香植物来杀灭越冬后的各种害虫以减少夏季疾病的习俗一直沿用至今。

香薰的使用方法主要有吸入、经皮（如按摩或局部给药）、内服等途径。从安全角度看，以吸入和局部皮肤给药的方式较为安全有效，其原因是吸入和局部皮肤给药时体内吸收量有限，容易控制。

吸入法是使香薰进入人体最快的方法，通过鼻腔将芳香植物精油分子吸入，使精油分子通过鼻从咽喉后部传到鼻腔上部的由嗅觉细胞组成的鼻上皮，再作用到大脑的嗅觉区，促发神经化学物质的释放，然后经由大脑中枢神经发出指令，去调控和平衡自主神经系统，从而产生镇定、放松、愉悦或兴奋的效果。研究指出，通过嗅吸，香气对情绪的影响效果直接且副作用少，可弥补内服情绪性药物的缺点。通过呼吸，精油分子也可以进入肺部，在肺部进行气体交换，从而进入血液循环系统，达到相应的疗效，常用于呼吸道的养生及疾病防治。吸入法又可以归纳为雾化法、加热法、常温释放法、直接吸入法等。

最有代表性的经皮吸收法是按摩、涂敷、沐浴。按摩是芳香疗法中最舒适的一种疗法。精油的分子结构较小，极易渗透皮肤，再加上按摩的手法和按摩介质能促进精油分子渗入体内，加速吸收，使身心松弛，同时保养肌肤，并且能活络血液，促进淋巴循环，增强免疫力。涂敷是将精油直接涂抹患处的一种方法，比如用于伤口的清洁、消炎，以及瘢痕的修复等。沐浴法是将芳香物质加入水中，将身体全部或局部浸入水中的方法。如全身沐浴、足浴、臀浴等。

大多数植物精油都有杀菌作用，在喷雾器里加入适当的植物精油进行喷洒，可杀菌消毒、去除异味，余味还可被人体吸入。如柠檬精油喷洒衣物可去除衣物的异味。

第六节　旅游养生

　　人们在旅行、出游的过程中，通过对景物和事件的观察、参与，获得良好的感受和体验，从而达到身心健康、延年益寿的养生方法称为旅游养生。欧美学者提出，养生旅游是指以维护健康或促进健康为主要需求动机的空间移动活动所引起的各种关系和现象的总和，是以追求身体、感情、精神、灵魂平衡和谐为目的的旅游活动。旅游养生是一种以现代养生理论为指导，以生态环境和民俗文化为依托，以维护健康为目的，以观赏、娱乐、体验等活动为主要操作方式，达到延年益寿、强身健体的效果的旅游活动。

　　古人有逸游的传统。《庄子》曰："黄帝游乎赤水之北，登乎昆仑之丘而南望，还归，遗其玄珠。"孔子带领学生周游列国，"登东山而小鲁，登泰山而小天下"，并得出"智者乐水，仁者乐山"的结论。寄情山水，雅好自然，也是魏晋时期的社会风尚。陶渊明"少无适俗韵，性本爱丘山"，以《归去来兮辞》表明自己寄情山水、自得其乐的情志。

　　从养生学的角度而言，流水之声可以养耳，青禾绿草可以养目。跋山涉水、寻奇探幽，陶醉于山川湖泊之间，能令人心旷神怡，疲惫、闷郁等负面情绪自然烟消云散。儒家"智者乐水，仁者乐山"的山水理念，与道家所倡导"人法地，地法天，天法道，道法自然"的理论，均是人亲近自然山水，从中参悟大仁和大道的思想认识。正是基于这种认识，使许多士大夫有志于"读万卷书，行万里路"的旅行求学，以期获得"原天地之美而达万物之理"的精神境界。加之在悠然自得的旅游、出行过程中，观赏大自然的姹紫嫣红，聆听泉水叮咚、溪流潺潺、莺啼婉转，轻嗅花卉的芳香，品尝甘甜的泉水、诱人的果蔬，沐浴于清爽的空气……人的身心得到休息和放松。临水使人开朗，游山使人幽静。旅游漫步带给人们的是多层面的享受，而旅游漫步的休逸养生功效也逐渐被人们所重视。

　　人的身心与天地自然的变化是相应相和的。人的活动顺应天地，才会健康长寿，如《灵枢经·本神》讲："顺四时而适寒暑，和喜怒而安居处，节阴阳而调刚柔。如是，则僻邪不至，长生久视。"旅游时人们处在相对原始的自然风光中，更容易感受到天地的自然气息，如若较好地安排旅游方案，那么普通的旅游也会成为一个调养身心、起到养生作用的过程。《黄帝内经》为中医药的基础之作，认为人是禀赋天地而生，中医整体观里面也有人与自然相互统一的观点。按照旅游过程中存在的外在因素，旅游养生可分为四季旅游养生、形神旅游养生、情志旅游养生、地域旅游养生等。

第七节　饮食养生

饮食是一个广泛的概念,既指饮料和食物,又包含与吃喝相关的文化和行为,如烹饪、饮食艺术等。人体通过饮食补给机体赖以生存的营养物质,维持人体正常生长、发育,完成各项生理机能,保证生存。中国自古就有"民以食为天"的说法,也说明了饮食对人体的重要性。与其他养生方法和技术相比,饮食养生更加重要。

中医饮食养生在中医药理论指导下,研究饮食与增进人体健康的关系,通过合理选择食物,改善饮食习惯,注意饮食宜忌,科学摄取食物,以达到促进健康、预防疾病、益寿延年的目的。经过几千年的发展和探索,中医饮食养生已积累了丰富的经验,形成一门实践性较强、体系完整、具有中医特色的学科,成为传统中医药的一大特色和优势。中医饮食养生以亚健康人群为研究对象,用饮食调理亚健康人群,具有安全无毒副作用,简、便、验、廉、效,以及易为人们认识和接受的特点。尤其对当今高发的慢性代谢性疾病,孕妇、小儿和老年性疾病患者等具有不可替代的作用。即使须以药物疗法为主,也要注意饮食,保证充足的营养支持,同时减轻药物的毒副作用,即"无使过之,伤其正也",真正做到"食养尽之"。

饮食养生具有悠久历史,最早可以追溯到蒙昧的上古时代。《淮南子·修务训》载:"古者,民茹草饮水,采树木之实,食蠃蠬之肉。"饮食是人类赖以生存的物质基础,也是人类养生的首要方法。从历史上来看,饮食养生活动是随着人类的诞生而产生的。尽管最初的人类饮食养生活动主要表现为"生吞活剥""茹毛饮血"的原始状态,但是从其根本意义上来看,仍然属于养生活动,即供给营养,维持生存,预防营养缺乏性疾病发生。

用火熟食是人类饮食养生历史上一次巨大进步。《礼纬·含文嘉》记述:燧人氏始钻木取火,炮生为熟,令人无腹疾,有异于禽兽。上古时代,火的发现和其在烹饪上的利用,是人类进化史上的一个里程碑。人类学会利用火加热食物,一方面增进了食欲,促进了食物的消化,提高了食物的生物利用率;另一方面高温加热,杀虫灭菌,减少了胃肠道疾病的发生,增强了人类体质,促进了脑的发育,推动了人类的进化。

自然界除了某些食物能够被人们直接食用(生食)外,大部分食物需要通过一定的烹饪加工才能食用。食物的烹饪方法很多,不同的烹饪方法对食物的色、香、味、形、效都可产生不同的影响。加工方法得当,则饮食功效加倍;相反则可对食物的性能产生不利的影响,甚至对人体有害。如现代研究证明,畜禽肉类经高温油炸或者熏烤之后,会产生大量的有毒有害物质,长期食用会导致癌症的发生。饮食养生过程中,对食物的烹饪加工必须十分重视。常用的食物烹饪方法要有蒸、煮、炖、焖、煨、炒、烧、熬、卤等方法。

早在两千多年前的春秋战国时期,医家就十分重视膳食的搭配和平衡,如《素问》曰:"五谷为养,五果为助,五畜为益,五菜为充,气味合而服之,以补精益气。"这是人类历史上最早的膳食指南,这与《中国居民膳食指南》对于平衡膳食结构的要求如出一辙。平衡膳食结构强调食物多样化,以谷类为主,粗细搭配,多食蔬菜水果,适当吃鱼禽蛋肉,少吃油脂类高能量食物。中医认为谷类、豆类、蔬菜水果类、畜禽肉类的四气五味、功效作用都有差异,健康膳食应该根据中医理论合理配伍,使之与机体的需要保持平衡,人体才可以获得全面均衡的营养,使其水谷精微充足,气血充盈,脏腑安和,精力旺盛。

"食饮有节"的提出,最早见于《素问·上古天真论》:"法于阴阳,和于术数,食饮有节,起居有常,不妄作劳,故能形与神俱,而尽终其天年,度百岁乃去。"其核心内容是指人们每日的饮食应有一定的节制,根据各人的实际情况做到定时、定量。如果不加节制,往往会危害身体健康。营养过剩和营养缺乏都会加速衰老,影响健康和寿命。

中医饮食养生十分重视脾、胃对饮食物消化吸收的重要作用。中医药认为,胃主受纳腐熟水谷,脾主运化水谷,饮食的营养必须依赖脾、胃运化才能转化为人体能够利用的水谷精微物质,再与清气化合成为精、气、血、津液,以营养全身,滋养五脏六腑。因此,脾、胃的功能对于维持正常的生命活动至关重要,是人体利用食物的关键所在。顾护脾、胃,就要保护好脾、胃,增强脾、胃之气。一方面,对于脾、胃功能较薄弱者,首先要恢复脾、胃功能,平时经常选择一些具有健脾益胃功效的饮食物来增强脾、胃之气。常见的食物有糯米、谷芽、大枣、山楂、茯苓、山药、薏苡仁、白扁豆、陈皮等。另一方面,要根据脾、胃的特点、喜好,从食物质地、饮食温度、进食速度等方面护脾养胃。

中医认为,各种食物有不同的味,可分为酸、苦、甘、辛、咸五类。有关五味调和的中医养生作用早在《黄帝内经》中就有很多论述。如《素问·生气通天论》曰:"阴之所生,本在五味。"说明内在五脏精气的生成,都源于一天的饮食。遵循"谨和五味"的饮食搭配原则,充分发挥饮食的正常营养作用,便能够使人身体健康,获得应有的寿命。饮食五味对五脏虽有滋养作用,但若过于偏嗜某一味,导致五味失衡、营养失调,就会对身体产生损害。因此,五味调和是饮食养生的基本法则。

寒温适度系指饮食的寒热应该适合人体的温度。关于适度的标准,孙思邈对此做过很好说明:"热无灼唇,冷无冰齿。"饮食调养之所以要强调寒温适度,因寒饮食易损胃阳,使胃阳不足;热饮食则易伤胃阴,致胃阴虚耗。

第八节　四时养生

四时养生,就是按照时令、节气的阴阳变化规律,运用相应的中医养生方法,达到健康长寿的目的。人体依靠天地之气提供的物质条件而生存,同时要适应四时阴阳的变化规律才能发育成长。"春夏养阳,秋冬养阴"是四时养生的基本原则。四时中的立春、立夏、立秋、立冬、春分、秋分、夏至、冬至八个节气是季节气候变化的转折点,体弱多病者在节气交替之时易感到不适,甚至发病。因此,平素应注意节气变化,慎避虚邪。四时养生的操作方法如下。

春季指从立春到立夏前一天,包括立春、雨水、惊蛰、春分、清明、谷雨等六个节气。《素问·四气调神大论》曰:"春三月,此谓发陈,天地俱生,万物以荣。"故春季养生必须掌握春令之气升发舒畅的特点,注意保护体内的阳气,避免耗伤阳气及阻碍阳气的情况发生。这一养生的原则应贯穿于精神、饮食、起居、运动调养和防病养生五个方面。春属木,与肝相应。肝主疏泄,在志为怒,恶抑郁而喜调达。为顺应春季阳气升发和肝主疏泄的需要,春季饮食应适当食用能够温补阳气、辛温升散的食物,如葱、蒜、韭菜等,但上述食物不能过用,过于辛辣和发散会使腠理开泄过度,发生疮毒热病。春季人体阳气趋向于表,皮肤腠理逐渐舒展,肌表气血供应增多而肢体反觉困倦,故春季应晚睡早起。晨起披散长发,舒缓形体,在庭院中漫步,以顺应春季生发之气,克服倦懒的状态。春季气候变化较大,人体肌表腠理变得疏松,对外邪的抵抗能力减弱,过早脱去棉衣容易感受风寒之邪,导致呼吸系统疾病发生。因此,春季需注意保暖御寒,随气温变化而增减衣服,使身体适应春天气候变化的规律。为了适应春季阳气升发的特点,还应加强锻炼。春天天气转暖,致病的微生物易于繁殖,因此要讲究卫生,消灭传染源;多开窗户,加强室内空气流通;还要增强养生锻炼,提高机体的免疫力;易感人群尽量避免到公共场所活动。

夏季指从立夏到立秋前一天,包括立夏、小满、芒种、夏至、小暑、大暑六个节气。《素问·四气调神大论》曰:"夏三月,此谓蕃秀,天地气交,万物华实。"意思是说夏季是一年里最热的季节,雨水充沛,万物生长茂盛。夏季同样是人体新陈代谢的旺盛时期。因此，夏季养生在精神、饮食、起居、运动等各方面的调养都要顺应夏季阳盛于外的特点，并注意养护阳气。夏属火，与心相应，火热炎上，蒸迫汗液外泄，汗为心之液，故夏季心气最易耗伤，心神易扰。因此，夏季精神调摄，重在调畅情志、保养心神以保证人体机能的协调旺盛。夏季情绪要有节制，切忌急躁发怒，要保持神清气和、快乐欢畅，要培养乐观的情绪，有利于气机的宣畅。夏季气候炎热，暑热当令，出汗较多，饮食以清热解暑、养阴补津为原则，常选用寒凉泻火之品，如西瓜、苦瓜、绿豆等。夏季人体阳气在外，阴气内伏，脾、胃的消化功能减弱，暑热湿盛，更易损伤脾、胃，导致脾、胃运化失司、升降失常，出现纳呆、肢体困倦、大便溏薄等症状。因此，夏季饮食要清淡、易消化、少油腻，适当食用芳香祛湿之品，切忌因贪凉而暴吃生冷瓜果等导致脾、胃功能受到影响。夏季微生物易繁殖，是肠道疾病的高发季节，因此要注意饮食卫生，经常清洗、消毒餐具，谨防"病从口入"。夏季作息宜晚睡早起，以顺应夏日昼长的变化。外出时为防止阳光曝晒，要打遮阳伞、戴帽子、戴墨镜以避免过量的紫外线照射。夏季天气炎热，最好在清晨或傍晚天气较凉爽的时候运动。夏季气温高、空气湿度大，易发生中暑，故要注意通风、散热。当出现乏力、头晕、胸闷、恶心等症状时，应将患者立即移至阴凉通风处休息，解开衣服，进行头部冷敷或冷水擦澡，饮用淡盐水或服用十滴水；有高热者，给予物理降温；对症处理未见好转者，应立即送医院救治。小暑到立秋，即我们平常所说的"三伏天"，是一年中阳气最旺盛的时节。对一些每逢冬季发作的慢病，如慢性支气管炎、慢性阻塞性肺疾病、支气管哮喘等属于阳虚证型的，此时是"冬病夏治"的最佳时机。

秋季指从立秋到立冬前一天，包括立秋、处暑、白露、秋分、寒露、霜降六个节气。《素问·四气调神大论》说："秋三月，此谓容平，天气以急，地气以明。"意思是说秋季由热转寒，阳气渐收，阴气渐长，是万物成熟收获的季节。此时人体的生理活动，随"夏长"到"秋收"而相应改变，故秋季养生在精神、饮食、起居、运动等各方面的调养都要顺应"收养"这一原则。秋季日照逐渐减少，气温逐渐降低，深秋草枯叶落，万物萧条，易使人触景生情，产生凄凉之感和忧郁、悲伤等情绪变化，甚至可发生或加重抑郁症。《素问·四气调神大论》说："使志安宁，以缓秋刑，收敛神气，使秋气平，无外其志，使肺气清，此秋气之应养收之道也。"说明保持神志安定是秋天精神调养的具体原则。因此，秋季精神调养，要尽量避免或消除季节变化带来的不良影响。在秋高气爽之日，最好参加户外活动或发展兴趣爱好，通过"移情法"来排解心中的不良情绪，使心情豁然开朗。在饮食调养方面，酸味收敛补肺，辛味发散泄肺,而秋季宜收不宜散,故饮食要少食葱、姜等辛味之品,适当多食一些酸味果蔬。多食一些滋阴润燥的食物,以防秋燥伤阴,如蜂蜜、百合、芝麻、银耳等。秋季瓜果大量上市,食用时应有所节制,避免寒凉性质的水果损伤肠胃。秋季应早卧早起,早卧以顺应阴精之收藏,早起以顺应阳气之舒展,使肺气得以宣肃,避免秋天肃杀之气对人体产生不良的影响。秋季天高气爽,是开展各种运动锻炼的好时期。由于自然环境处于"收"的阶段,阴精阳气需要收敛内养,故运动养生也应顺应这一原则,即不要选择运动量大的项目,防止汗液流失、阳气耗伤,可选择慢跑、散步、体操及太极拳等运动。秋季也是肠道疾病的多发季节,要做好预防工作,搞好环境卫生,注意饮食卫生,避免使用腐败变质的食物。

冬季指从立冬到立春前一天,包括立冬、小雪、大雪、冬至、小寒、大寒六个节气。《素问·四气调神大论》曰:"冬三月,此谓闭藏,水冰地坼,无扰乎阳,早卧晚起,必待日光……去寒就温,无泄皮肤使气亟夺,此冬气之应养藏之道也。"冬三月草木凋零、冰冻虫伏,是自然界万物闭藏的季节,人体的阳气也要潜藏于体内。因此,冬季养生的基本原则是避寒就暖、敛阳护阴,以收藏为根本。精神内守是冬季调养情志的一条重要原则,即人们在冬季要自我调控意识思维活动及心理状态,使之与机体、环境保持平衡协调。此外,在冬季还要预防季节性抑郁状态的发生,多进行户外运动以延长光照时间,调整情绪抑郁、嗜睡肢懒的状态。冬季饮食调养应选用滋阴潜阳、热量较高的食物。冬季外界寒凉且脾、胃功能健旺,适宜进食温热食物和血肉有情之品以温阳化热;同时应进食养阴之品,尤其是素体阴亏者,进食如龟肉、鳖肉、鸭肉、银耳等,使阴阳协调平和,生化无穷。冬季虽是饮食补养的最好季节,但进补之前应根据自身体质、年龄、性别等情况辨体施食。阳虚之人应多食温阳食品;阳盛者宜适当食用水果、蔬菜,忌牛、羊、酒等辛热之品;阴虚者给予养阴之药食,达到滋阴的目的;气虚者应多食人参、山药、大枣等补气之物;慢病患者亦应根据节令进行调理。冬季起居应注意"养藏",即早睡以保证充足的睡眠时间,晚起待日出后活动,以免扰动阳气。冬季气候寒冷,起居调养重在防寒保暖,要适时增添衣服、围巾、帽子、手套,对于好生冻疮者应入秋时就按摩局部,并予冷水浴,促进血液循环,提高抗寒能力。冬季新陈代谢下降,机体藏精多于化气,但适度运动可增加身体的抗寒能力,增强对疾病的抵抗力,故要选择合适的运动项目,运动量不宜大。运动时注意防寒保暖,晨起待日出半小时后再外出,避免在大风、冰冻、大雪、雾露天气中运动。冬寒会诱发并加重呼吸系统疾病、心脑血管疾病、关节疾病等,还容易导致颜面、四肢冻伤,故要注意防寒保暖。在阳光充足的天气里,做户外活动能起到壮阳、温通经脉的作用;睡前用热水泡脚,并用力揉搓足心,能御寒保暖、补肾强体、解除疲劳、促进睡眠,尤为冬令养生要点。

第九节　起居养生

中国传统养生强调人与自然界的关系,认为人应顺应自然环境、四时气候的变化,主动调整自我,养成良好的起居习惯,保持与自然界的平衡而达到养生目的。

《素问·生气通天论》说:"故阳气者,一日而主外,平旦人气生,日中而阳气隆,日西而阳气已虚,气门乃闭。是故暮而收拒,无扰筋骨,无见雾露,反此三时,形乃困薄。"意即人体中的阳气与自然界的阳气在一日之中的节律是同步的,因此人要随着自然界阳气的消长而动,日出阳气渐生可起床活动,日落阳气渐衰就要减少活动。《素问·四气调神大论》根据季节变化制定了与之相应的作息制度:春季"夜卧早起,广步于庭";夏季"夜卧早起,无厌于日";秋季"早卧早起,与鸡俱兴";冬季"早卧晚起,必待日光"。人们只有起居有常,才有助于身体健康,减少疾病的发生。《素问·生气通天论》说:"起居如惊,神气乃浮。"孔子在《论语·乡党》中也对日常生活起居提出了健康要求,"寝不尸"是说睡时身体微蜷曲并侧卧,不宜采取仰天挺尸状的姿势;"居不容"是说平时不像做客或接待客人时那样庄重严肃,不需要那么讲究仪容。孔子还认为"居无求安",即居住的条件不必过于讲究舒适安逸;"士而怀居,不足以为士矣",主张生活起居要有规律,劳逸结合。葛洪在养生方面也多有见地,特别是他提出的养生要领"卧起有四时之早晚,兴居有至和之常制,调利筋骨有偃仰之方,杜疾闲邪有吞吐之术,流行营卫有补泻之法,节宣劳逸有与夺之要,忍怒以全阴气,抑喜以养阳气",更是有得之言。古人有"卧不当风","避风如避箭"。北宋诗人张耒曰:"大抵养生求安乐,亦无深远难知之事,不过起居寝食之间尔。"明代高濂在《遵生八笺》之《起居安乐笺》卷首曰:"知恬逸自足者,为得安乐本;审居室安处者,为得安乐窝;保晨昏怡养者,为得安乐法;闲溪山逸游者,为得安乐欢;识三才避忌者,为得安乐戒;严宾朋交接者,为得安乐助。加之内养得术,丹药效灵,耄耋期颐,坐跻上寿,又何难哉?"清代医家张志聪说:"起居有常,养其神也;不妄作劳,养其精也。"清代著名养生家曹廷栋在《老老恒言》中指出:"寒暖饥饱,起居之常,唯常也,往往易于疏纵,自当随时审量。衣可加即加,勿以薄寒而少耐;食可置即置,勿以悦口而少贪。"

《黄帝内经》指出"起居有常,不妄作劳",能"度百岁乃去"。反过来,若"以妄为常",则"半百而衰"。生活作息与自然界阴阳消长的变化规律相适应,也就有益于健康。一年之中也一样,要根据季节的变化和个人的具体情况拟制出符合生理需要的作息制度,并养成按时作息的习惯。"顺四时而适寒暑","虚邪贼风,避之有时"。建立科学而有规律的作息制度,选择良好的生活方式,把生活安排得井井有条,是起居养生的基本要求。

人与自然相应,作息也应根据四时变化而变化。同时起居的时间性,是与气有关系的。例如,每日凌晨是大地阳气回升的时间,五至七时正是阳气最盛的时候,此时起床,外出散步或做些轻微的运动,就自然而然地补充了阳气;睡觉时间一般在晚上十一时以前为好,因为十一时至次日一时是子时,这个时辰是养肾的时辰,此时睡觉正好补肾。

起居养生要求劳逸有常有节,主张中和适度、劳逸结合。经常合理地从事一些体力劳动,有利于活动筋骨,通畅气血,强健体魄,增强体质。但是,劳累过度,可内伤脏腑,成为致病原因。同样,适当休息是生命活动的需求,适度安逸,能消除疲劳,调节心身,恢复体力和精力。若过于安逸,同样可以致病。贪逸无度,气机郁滞,人体功能活动就会衰退。

明代著名医家张介宾说:"天下之万理,出于一动一静。"中国古代养生家一直很重视起居养生的动静相宜,主张动静结合,刚柔相济。养生名著《老老恒言》提到闲暇"散步所以养神",睡前"绕室行千步,始就枕",即以动求静,有助于快速入睡。这就是起居养生中动静相宜的具体体现。又如,晨起的站桩静养,睡前的摩腹擦足,一静一动,调气敛神。

第十节　沐浴养生

浴养,即沐浴养生。《说文解字》云:"沐:濯发也。""浴:洒身也。"中国古代,沐是指洗发,浴是指洗身。狭义的沐浴养生是用清水或加入含药物的浴液熏、蒸、擦、抹、洗人体全身或局部,用以疏通经络、调和气血、扶正祛邪、解毒化瘀、强身健体、防治疾病的养生方法。广义的沐浴养生则泛指利用水、中药汤液、日光、空气、泥沙等天然物理介质来达到防病健身的方法。

中医药认为,沐浴不仅可使皮肤清洁,气血调畅,神志安适,还能防病养生,延年益寿。如《千金翼方》所说:"身数沐浴,务令洁净,则神安道胜也。"《老老恒言》云:"浴后阳气上腾,必洗面以宣畅其气。""枸杞煎汤具浴,令人不病不老。"

中国沐浴历史悠久,早在殷商时代,人们已经形成了良好的卫生习惯,对沐浴能洗尘净体、润肤养身已经有了一定认识。据考证,其时人们已有洗脸、洗手、洗脚、洗澡等行为,甲骨文中就有"沐浴"的记载。,字形像双手掬水沐发状,会意为沐,是洗发之义;,字形像人置身于器皿中,并在人的两边加锅内水滴,会意为浴,是洗澡的意思。

到了周代,《周礼》中也有"王之寝中有浴室"的记载。当时,诸侯朝见周天子,天子赐以王畿以内的"汤沐邑",供沐浴、斋戒和住宿,后引申为封赏可收取赋税的私邑。沐浴逐步深入社会方方面面,与人们生活的行为规范和礼仪密切联系在一起。《礼记·内则》云:"子事父母……五日,则燂汤请浴,三日具沐……面垢,燂潘请靧。"指孝亲要奉其沐浴。《礼记》还指出,沐浴是当时社会生活的重要礼仪,不仅祀神祭祖之前要沐浴净身,在诞生、往来等活动中,沐浴都是不可缺的礼仪。

至秦汉,人们逐步固定了三日一沐、五日一浴的习惯。在《汉律》中规定有"五日一赐休沐,得以归休沐出谒"的制度。汉代,皇宫中的浴池已十分考究。汉昭帝造"淋池",长、宽各一千余步,栽有荷花,红花绿叶,香气袭人。东汉时期,沐浴在民间已成为一种礼仪,每年农历三月都有沐浴节,之后,民间沐浴之风渐盛。南北朝时期有了浴堂,供佛庙僧徒洗浴。北魏杨衒之在《洛阳伽蓝记》中载"城西宝光寺园中有浴堂"。

到宋代,民间已广泛开设浴堂,并成为七十二行中的一种,名"香水行"。到明代,香水行又被称为"混堂",并且在大中城市盛行。一般以白石条为池,池后有大锅,有孔与池相通,辘轳引水,贮于壁穴,混成冷、温、热三种,亦有老少皆宜的淋浴。清代,民间的公共澡堂就更加普遍。

唐代孙思邈在《千金要方》中采用药浴治疗全身性疾病、皮肤病、眼科病、妇科病、儿科病等。如用青木香汤浴洗治疗小儿发热;当归汤浴洗外阴部治疗产后阴肿;以药浴洗目治疗目生翳障;以防风散洗手足治疗头风眩晕等。其中,以千金洗面药除面部褐斑并增白悦色,桃仁澡豆润泽肌肤,开创了药浴美容美肤的先河。《外台秘要》记载了较多药浴疗法治疗皮肤科、外科疾病如痈疮、瘾疹、白屑、丹毒、烫伤、冻疮、手足皲裂等的方法。第一部骨科学专著《仙授理伤续断秘方》不仅重视手法复位,而且重视药浴外洗,其所载方大多有浴洗方药。

宋代的《太平圣惠方》共收熏洗方一百六十三首,多为经过长期实践、行之有效的药浴方剂,可治疗许多皮肤、内科和眼科疾病。《圣济总录》作为官编方书,其中也收录了大量有效的药浴方,并对药浴机制进行了专门探讨:"治外者,由外以通内,膏熨蒸浴粉之类,借以气达者是也。""渍浴法,所以宣通形表,散发邪气,盖邪之伤人,初在肌表,当以汗解……以浴法治之,乃欲使邪毒外泄故也。"元代的《外科精义》不仅重视药浴渍渍的应用,还提出相关的治疗机制为"夫渍渍疮肿之法,宣通行表,发散邪气,使疮内消也。盖汤有荡涤之功……此谓疏导腠理,通调血脉,使无凝滞也"。《御药院方》是中国现存最早的一部宫廷处方集,除了有治疗各种疾病的浴洗方剂,在美容养颜方面有独到之处。

明代的《普济方》是中国历史上收方最多的方书,其中有许多浴洗方剂,用于洗面药的美容浴方就有六个。李时珍的《本草纲目》收载的药浴治法有沐浴、热浴、坐浴等,其治疗范围也有所扩大。《伤科补要》详细记载的熏蒸疗法与现代药液蒸浴法几乎相同。

清代,随着《急救广生集》《理瀹骈文》等中医药外治专著的出现,中医药浴疗法进入比较成熟和完善的阶段。吴师机在《理瀹骈文》问世时提出"外治之理,即内治之理;外治之药,亦即内治之药,所异者法耳。医理药性无二,而法则神奇变幻,上可以发泄造化五行之奥蕴,下亦扶危救急层见叠出不穷"。该书所载的药浴疗法突破了前人的应用范围,详细论述了洗、沐、浴、浸、渍、浇等法,辨证用药贯穿于整个临床药浴过程,理、法、方、药齐备。《疡科选粹》《疡医大全》《外科大成》等外科专著的问世,进一步充实和丰富了药浴疗法的内容。

现代药浴疗法有了进一步的发展,出现了一大批药浴治疗和养生专著及科普著作,使药浴疗法得到广泛应用与传播。在药浴机制研究方面,有学者结合现代科学技术,对药浴机制从中医和现代医学两个方面进行探讨,并进行了临床研究。

除了药浴外,各地民众在生活生产实践中发现采用泉水洗浴能够治病健身。汉代就有"有疾厉兮,温泉治焉"。一些著名的温泉地远近驰名。唐代的华清池就是著名的温泉汤池。沐浴养生方法种类繁多,其中水浴养生方法包括温水浴、冷水浴、冷热水交替浴、药浴、矿泉浴、海水浴,其他如蒸汽浴、日光浴、空气浴、泥浆浴等浴养方式在祖国传统医学养生及防治疾病的历史中也多有述及。

第十一节　药膳养生

中医药膳是在中医药理论指导下,将药物与食物进行合理搭配,采用科学的烹调和食品加工技术进行加工制作,具有独特色、香、味、形、效的特殊食品。"药膳"二字,最早见于《后汉书·列女传》:"母恻隐自然,亲调药膳,恩情笃密。"此处的"药膳"是指汤药和膳食,并非指当今广为流传的药膳。现代"药膳"在古籍中多称"食治""食养"。但从现代概念来说,"药膳"必须是中药和食物相结合来发挥治疗作用,而"食疗"指单纯利用食物或食物和药物相结合,实现防病治病、养生目的,其概念更为广泛。换句话讲,药膳是一种配伍更严格、针对性更强、功效更显著的食疗食品。

最早的药物本身都是食物,最早的医疗方法正是食物疗法,中医从一开始就与饮食结下了不解之缘。在人类社会的初级阶段,人们还没有区分食物和药物,这种将食物和药物的简单混合,就是药膳的雏形,虽然这是一种无目的、无意识的行为。在漫长的实践中,人类逐渐发现了一些植物既可充饥,又能治疗疾病,这些植物发展成了药食两用的食物,即食疗最早使用的原料,如流传至今的生吞蛇胆可以明目、生饮鹿血可以壮阳,就保留了上古时代食疗的痕迹。同时,通过反复的实践,将一些营养价值不高但治疗作用明显的植物和一般食物区分,称为药物,其中一些无毒且功效明显的药物与食物配伍即成了药膳。

在学会利用火之前,人类多疾而寿短。自燧人氏之后,人们开始有熟食,疾病逐渐减少,体质增强,智力提高,寿命延长。火的使用,使人类的食物谱得到了空前的扩大,也为药膳的制作开辟了全新的途径。

药食原料的发现和运用一般认为起源于神农氏。《淮南子·修务训》记载:"尝百草之滋味,水泉之甘苦,令民知所辟就。当此之时,一日而遇七十毒。"民间也有"神农尝百草"的传说。关于神农氏,考古学家认为并非实指某一个人,而是对古之民众在药膳原料认知方面的一个概括,借神农氏之名以便传世。但是,"尝百草"确实是早期人类认知药食原料的重要方法。面对千差万别的植物,除了那些气味刺鼻、外观怪异的容易排除之外,其余的都要亲口尝试才能甄别。例如,吃到生姜,感觉胃部温热,下次胃寒腹痛时就选食生姜;尝到薄荷叶,感觉清凉舒适,在遇到风热感冒的头疼、咳嗽时,就会特意选食薄荷叶以疏散风热,治疗感冒头疼症状;吃了大黄,会引起腹泻,就会在便秘时选用;有些有毒植物被人类摄食之后身亡,这些就被归于有毒不可食用范围。"尝百草"真实地反映了当时认识食物、药物、毒物的艰辛历程。这些来之不易的宝贵经验为后世药膳食疗的发展奠定了坚实的基础。

谈到早期药膳,自然离不开酒的酿造。酒,既是日常的饮料,又是治病的药。《战国策》说:"帝女令仪狄作酒而美,进之禹,禹饮而甘之……"《素问·汤液醪醴论》亦说："上古圣人作汤液醪醴。"古之民众饮食生吞活剥、茹毛饮血，食物属寒凉之性居多，饮酒以驱寒，所以最早的药物就是酒，故《说文解字》说："酒所以治病也。"同时酒作为一种溶剂，将各种中药放入酒中浸泡，药物借助酒通血脉、行药势之作用，能迅速通达全身，治病疗疾。药酒也成为药膳的重要剂型之一。

原始人类从"茹毛饮血"到有目的地选择食物，从"生吞活剥"到用火熟食，再到酒的应用，药膳已初具雏形。

从西周至春秋战国时期，药膳的基本理论已经形成。这一时期，药膳得到了广泛应用，并受到人们的高度重视。早在西周时期，宫廷中就设立了"食医"一职。据《周礼·天官》记载，周代分医学为四科，即"食医""疾医""疡医"和"兽医"。食医主要从事帝王膳食的调配，《周礼》还强调"以五味、五谷、五药养其病"。由此可知，食医是最早的药膳师，他们不仅指导日常饮食以养生，还会调理疾病，当然借助的工具就是"五味""五谷""五药"，实际就是将药物和食物搭配。药膳是当时治病养生的重要流派。食医这个职业的产生客观上促进了药膳实践经验的总结和基本理论的建立。这是药膳应用的基础理论。

《黄帝内经》是现存最早的中医典籍，它不仅创立了中医基础理论，同时开创了药膳理论体系。它创立了食物五味的概念、五脏相关理论、食物五类划分的原则，以及药食配伍原则与禁忌，确立了药膳理论的基本轮廓。《黄帝内经》强调饮食要做到"五味调和"，五味指辛、酸、甘、苦、咸，并认为五味分别具有辛散、酸收、甘缓、苦坚、咸软的特点。这是关于五味所代表的药物作用最早的总结和概括。《素问·金匮真言论》论证了五脏与五味的对应关系，如："东方青色，入通于肝，开窍于目，藏精于肝，其病发惊骇，其味酸，其类草木，其畜鸡，其谷麦……南方赤色，入通于心，开窍于耳，藏精于心，故病在五脏，其味苦，其类火，其畜羊，其谷黍……中央黄色，入通于脾，开窍于口，藏精于脾，故病在舌本，其味甘，其类土，其畜牛，其谷稷……西方白色，入通于肺，开窍于鼻，藏精于肺，故病在背，其味辛，其类金，其畜马，其谷稻……北方黑色，入通于肾，开窍于二阴，藏精于肾，故病在溪，其味咸，其类水，其畜彘，其谷豆……"五谷与五畜均有其性味特点，分别与五味、五脏功能相关，这在《素问·五脏生成》中称为"五味之所合"，即"心欲苦，肺欲辛，肝欲酸，脾欲甘，肾欲咸"，相应性味的畜、谷类食物对脏腑具有促进和维护作用。《周礼·天官冢宰》记载了五味的运用应为"春多酸，夏多苦，秋多辛，冬多咸，调以滑甘"，即药食调配的四时运用原则。

关于药膳的具体应用，先秦时期即有专书论及。《汉书·艺文志》收有《神农食经》，因已亡佚，后世无从知其详细内容。但从命名"食经"来看，显然是药膳食疗的专书，而其部分内容散见于其他书籍。《诗经》中有一些药食两用的植物的记载。《山海经》有食物功效的记录，如"嘉果，其实如桃，其叶如枣，黄华而赤柎，食之不劳""梨，其叶状如荻而赤华，可以已痔""鲔，其状如皂，青身而朱目赤尾，食之宜子""有兽焉，其状如禺而白耳，伏行人走，其名为狌狌，食之善走"等，说明该时期已对食物用于中医养生、改善体质等有了很多实际经验的总结。这一时期关于药膳疗效和重要性的总结也很多见。《素问·经脉别论》提到治病要"调食和药"，已明显地强调了治病必须药与食相结合，才能达到补精益气、治疗疾病的目的。《素问·五常政大论》曰："大毒治病，十去其六；常毒治病，十去其七；小毒治病，十去其八；无毒治病，十去其九。谷肉果菜，食养尽之，无使过之，伤其正也。"强调疾病的药物治疗必须与食物相结合，特别是康复时期，更需要药食结合，以防药毒伤正气，疾病才能痊愈。

长沙马王堆汉墓出土的医书也记录了大量药食结合的药膳方，如治外伤的"金伤毋痛方"，"取鼢鼠，干而冶；取蠡鱼，燔而冶，□□、辛夷、甘草，皆合挠，取三指最一，入温酒一中而饮之"；治性功能障碍的有春鸟卵入桑枝汁中蒸食、雀卵合麦粥服食等。全书用方接近一半都是药食相配而用。

历史原因，这一时期流传下来的文献并不丰富，但从《黄帝内经》与长沙马王堆医书等当时的专业医书内容来看，当时治疗疾病主要采用药食结合的方法。由此可见，药膳在先秦时期相当繁盛，只是在汉代以后，中药方剂的广泛应用才逐渐取代药膳而成为主要治病手段。

汉唐至明清时期，药膳理论和实践一直不断发展。汉代，传统医药获得长足发展，这一时期的代表巨著有《神农本草经》《伤寒杂病论》等。前者奠定了中药学基础，后者为张仲景所撰，创造了中药方剂临床辨证论治的典范。这一时期疾病的主流治疗方法逐渐由药食结合为主演变为中药方剂为主，药膳的发展因此而进入了缓慢发展阶段，但其作为中医药学的重要组成部分始终在不断发展。第一部药学专著《神农本草经》载药三百六十五味，属于日常食物的就有数十味之多，属于上品类的中药大多可作为药膳原料，久服延年，如茯苓、山药、枸杞子、人参、灵芝、黄芪等。故该书应属药食同用的药学著作。张仲景所著《伤寒杂病论》为"方书之祖"。后世对其进行统计发现，在《伤寒论》的一百一十二方中共用药八十七种，使用频率最高的前五味药分别是甘草七十次、桂枝四十次、大枣四十次、生姜三十七次、芍药三十次。

这五味药恰好组成桂枝汤的原方,除了芍药之外,其他四味全部是厨房调味常用原料,可见"桂枝汤"可称为药膳第一方。《伤寒论》中药食同用的方剂也有很多,如白虎汤用粳米、小建中汤重用饴糖、百合鸡子黄汤用鸡蛋等,都是药膳典型范例。

唐代,在药膳发展中起重要作用的当属药王孙思邈。晋唐时代,众多养生人士深受炼丹服石的危害,为了纠正这一陋习,孙思邈力倡食养,认为"不知食宜者,不足以全生;不明药性者,不能以除病","君父有疾,期先命食以疗之;食疗不愈,然后命药",其编撰的《千金要方》第二十六卷专门论述食养食治,涉及食治原料一百六十二种,其中谷米类二十四种,蔬菜类六十三种,果实类三十种,鸟兽类四十五种,为后世药膳发展提供了丰富的原料基础。孙氏对食治的推崇,大大推进了药膳在养生方面的发展。

孙思邈弟子孟诜撰成《食疗本草》,这是药膳学的第一部专著。该书重点讲解了食物的营养价值,重视食物的加工、烹调,对药膳的发展起到了承前启后的重要作用。其后,咎殷编撰《食医心鉴》、杨晔所著《膳夫经手录》、陈士良所撰《食性本草》均为药膳专著,记录了唐代以前各种食疗药膳的内容。这些专著的出现标志着药膳已经成熟,在中医养生方面已经应用广泛。

宋代,中医药得到朝廷的高度重视,政府专门组织了对中医药文献的整理校勘、注释工作,依次编写了《太平圣惠方》《太平惠民和剂局方》及《圣济总录》三部方书,其中收载了大量的药膳方,如耆婆汤,对药膳食疗给予了足够的重视。药膳学也因此得到了快速发展。此期,对药膳贡献最大的应数陈直,他编撰了《养老奉亲书》,上册介绍食养食治内容,在老年养生、老年病防治方面将食疗药膳作为首选。据统计,全书载方三百二十三首,药膳方占一百六十二首之多。在宋代,药膳得到了很好的继承和发展。

金元时期,医家都十分重视食疗食养。张从正强调食养,如精血不足当补之以食、养生当论食补,认为养生应该首选食物,而非药物,突出了食疗药膳在养生方面的重要性。补土派李杲强调饮食不当易引起"后天之本"脾、胃的损伤,其中饮食不节是致病的重要原因,并主张通过饮食、药膳来调理。

元代饮膳太医忽思慧则在药膳中医养生方面做出了划时代的贡献。他所著的《饮膳正要》为世界公认的第一部营养学专著,也是元代以前食疗药膳之集大成者。书中对药膳的制作、功效、宜忌、食品卫生及食物相反、食物中毒和解毒、过食的危害等均有详细记载。其中记载了许多实用的药膳方,如抗衰老药膳方二十九首,治疗疾病的药膳方一百二十九首,对中医养生药膳的发展起到了极大的推动作用。元代另一养生家贾铭也对药膳食疗情有独钟,自己寿至百余岁,明初进《饮食须知》八卷给明太祖,书内选饮食物三百二十五种。

到了明代,几乎所有的本草著作都注意到药疗与食疗的密切关系。著名的药学专著《本草纲目》中除了记载大量可供药用的食物外,还有不少食疗药膳方,其中卷三、四"百病主治药"中,对百余病证的治疗提供了药膳食疗方,如用酒煮食乌鸡治风虚;用怀香、赤小豆、豆类等十多种食物和猪脂为丸治疗劳倦;各种粥类治脾胃病等都是典型药膳。对食疗药膳的制作,也有新的发展,如《古今医统大全》中,载有各类饮食如菜蔬、肉、酪酥、茶、酒、醋、酱油、酱、鲜果、蜜饯等的制作方法,多符合营养要求。高濂的《遵生八笺》是养生学集大成者,记载的养生食疗药膳极为详尽,有粥类三十八种、汤类三十二种等,有的至今在临床上仍有较大的实用价值,是中医药膳的宝贵遗产。此阶段的药膳还有一个突出特点,就是提倡素食。

时至清代,药膳得到进一步发展和应用,具体表现在诸多各具特色的药膳著作的问世。如沈李龙所著《食物本草会纂》共八卷,载药二百二十种,详述各药性味、主治及附方。书后所附《日用家钞》卷载有救荒方、食物宜忌、解毒、食物调摄等内容;费伯雄和柴裔所撰《食鉴本草》,首论各种食物的功用、主治、宜忌,详述各种疾病适宜食物与治法;章穆所撰《调疾饮食辨》六卷,极为重视饮食与人体健康、疾病治疗的关系,认为"饮食得宜,足为药饵之助,失宜则反与药饵为仇";文晟著《本草饮食谱》一卷,所载食物分为十类,共收二百种,每种列述性味、采用、主治及宜忌等,内容简要;王孟英著《随息居饮食谱》一卷,颇重食养,收载很多药膳方。袁枚所著《随园食单》则记载了很多药膳制作的详细方法。曹廷栋的《老老恒言》尤其提倡老年人以药膳防病养生,对老年人食粥论述最详,提出"粥能益人,老年尤宜""老年有竟日食粥,不计顿,饥即食,亦能体强健,享大寿"等观点。

中医药膳内容丰富,源远流长。从蒙昧的药食同用到药膳理论奠基,从药膳的广泛运用至实用理论的不断完善,药膳作为中医药的一个重要组成部分,应当更好地为炎黄子孙乃至全人类的健康服务,在医疗养生事业上做出更大的贡献。

第十二节　中药养生

中药是中国传统药物的总称。中药养生就是按照中医理论,应用强身健体、延缓衰老类的中药保养生命的养生方法。中药养生作为中医养生的重要组成部分,其历史源远流长,经历代医家的不断充实,逐步完善了其理论和方法,成为中医养生中不可分割的内容之一,为人类的健康长寿做出了重要贡献。

中药养生与中医药一样,都经历了漫长的实践过程。早在西周战国时期,人们已将中药的五味应用到食物养生中,并有专门的营养医生指导六饮、六膳等多方面的饮食,《周礼》还阐述了"凡药,以酸养骨,以辛养筋,以咸养脉,以苦养气,以甘养肉,以滑养窍"的中药养生理论。《诗经》"八月剥枣,十月获稻。为此春酒,以介眉寿"说明当时人们就有服用春酒以养生长寿的习惯。《山海经》非药物专著,但书中却记载了动物、植物、矿物等一百二十六种药物,其中就有"櫰木之实,食之使人多力;枥木之实,食之不忘"等强壮身体、增强记忆、延缓衰老等作用的中药,反映了中国古代预防医学思想和养生思想的萌芽。

《黄帝内经》的问世,奠定了中国医学发展的理论基础,对中药养生也产生了一定的影响,在《素问·汤液醪醴论》《素问·血气形志》中专门论述了以汤液和醪醴防病祛疾的理论和方法。中国现存最早的本草专著《神农本草经》中的上、中品的二百四十种药物均以扶正补益养生为主,且显示有"延年"一类功效的药物有三十九种,有"不老"功效的四十五种,人参、黄芪、茯苓、地黄、杜仲、枸杞子等均为强身益寿之品。成书年代与《黄帝内经》同时或更早的长沙马王堆汉墓出土的《五十二病方》虽然并非药物专著,但载有医方二百八十多首,用药达二百四十余种,记载了不少补益、强身、延年的药物、医方,足见药物养生的思想在秦汉时期已有规模。另有张仲景创制的肾气丸成为后世补肾抗老化的祖方,所制的小建中汤、黄芪建中汤等名方均为后世补脾抗衰老的研究提供了制方思想,为养生中药的应用发展奠定了基础。

梁代陶弘景所著《本草经集注》载药七百三十种,其中记载有延年强身作用的就有二百多种,具有补益作用的有一百六十种之多。唐代由政府颁发的中国历史上第一部药典《新修本草》载药八百五十味,明确有强身延寿作用的药物有二百三十五种,记载有健脾养胃、补肾益肝等作用的药物分别有一百零九种、一百一十六种,充分显示了中药对脏腑的保养调理及对人生长发育、寿命延长的重要性。唐代孙思邈著《千金要方》和《千金翼方》,分别在《食治方》《养性》《退居》诸篇论述了他对老年养生及防治老年病的理论和经验,谓:"五十以上四时勿阙补药,如此乃可延年,得养生之术耳。"《千金要方·养性》列有许多养生方药,并提出了服长寿药物应根据季节特点,如:"春服小续命汤五剂,及诸补散各一剂。夏大热,则服肾沥汤三剂。秋服黄芪等丸一两剂。冬服药酒两三剂,立春则止。此法终身常尔,则百病不生矣。"这些服食中药的养生经验对后世养生中药的发展起了很大作用。

宋金元时期的养生中药研究在传承的基础上得到很大发展,本草专著中养生中药有了大量记载,如唐慎微的《经史证类备急本草》(简称《证类本草》)载药一千五百五十八种,附方三千余首。书中不仅介绍了数百种延缓衰老的药物和单方,还列举了很多服这些药而长寿的实例。该书出版后,有许多在其基础上稍加修订补充而成的官修本草著作,如《经史证类大观本草》(简称《大观本草》)、《政和新修证类备用本草》(简称《政和本草》)、《绍兴校定经史证类备急本草》(简称《绍兴本草》)、《经史证类大全本草》等。作为本草学范本的《证类本草》沿用至今,不仅为本草学的发展做出了重大贡献,也对养生中药的发展起了很大作用。

宋代著名方书《太平圣惠方》《圣济总录》《太平惠民和剂局方》等重大医籍问世,不仅在中医方剂、药学等方面取得重大成就,而且对中医养生学的发展起了很大作用。其中,既出现了许多养生的验方、偏方,又记载了摄生的内容,还将养生中药使用于汤剂、散剂、丸剂,用于制作方便的茶剂、膏剂、酒剂、药粥等,这些剂型的使用非常符合医疗养生的需要,对后世产生一定影响。如《太平惠民和剂局方》载方七百八十八首,其中具有补益作用的就有一百二十首之多,能强筋骨三十五首、益气血六十九首、轻身十六首、利腰膝三十六首、驻颜容二十四首。处方中实际制成的剂型就有七种,散、丸占据主要地位,其他尚有锭剂、雪剂、膏剂、煎剂、饮子、饼子、香剂等药剂,成品药占大多数,不仅为当时的"卖药所"和"太平惠民局"等发售成品药提供了极大的便利,更重要的是为人们的强身延年、防病治病提供了极大便利。

《养老奉亲书》是中国现存较早的一部老年养生专著,主要论述老年养生及防病治病的理论和方法。一是认为养老大法,先食治,后命药。鉴于老年人气血渐衰、脾胃虚弱、五劳七伤、虚损羸瘦的病理特点,在食疗诸方中每以药食混合,加入佐料,适当烹调,食养为主,药饵为辅,既保持药效,又味香可口,颇为高龄之人所接受。故食疗之方占全书方剂的三分之二。二是对老年人拟定了春、夏、秋、冬四时调摄之方,既可调整其人身节律,又可补益其脏腑气血,延年益寿。如老年人春时多昏倦,用细辛散(细辛、川芎、甘草组成),可明目、和脾胃、除风气、去痰涎。还提出老年人以顺治缓调,大忌虎狼之药猛泻。陈直这些养生理论与方法对元、明、清时期养生学的发展产生了重大影响。

宋元时期还有不少养生专著,如周守忠的《养生类纂》及《养生月览》、姚称的《摄生月令》、刘词的《混俗颐生录》、愚谷老人的《延寿第一绅言》、姜锐的《养生月录》等。这些专著不仅介绍了精神、饮食、起居、顺时的调摄养生方法，更介绍了中药养生的许多方法，为中医养生学的发展做出了不同程度的贡献。

金元时期百家争鸣，许多著名的养生家和医家在总结前人的基础上，各自提出了自己的观点，充实和完善了中医养生学的内容。如刘完素认为养生重在气、神、精、形的调养，强调"主性命者在乎人""修短寿夭，皆人自为"的思想，创制的天王补心丹、地黄饮子等名方被后世所推崇。张从正提倡用攻法防病治病，认为祛邪即所以扶正，邪去则正气自安，反对唯人参、黄芪为补的观点，创制了木香槟榔丸、禹功散等名方。李杲注重调理脾、胃，认为造成人早夭的根本原因在于元气耗损，而"元气之充足，皆由脾、胃之气无所伤，而后能滋养元气"。为此，创制了补中益气汤、当归补血汤等名方。李杲以顾护脾、胃而益寿延年的精辟理论独树一帜，为后世养生防病之实践所肯定。朱丹溪强调阴气保养，倡导"相火论"基础上的"阳常有余，阴常不足"之学说，并认为阴气"难成易亏"，为此创制了大补阴丸、虎潜丸等名方。综上，金元四家的学术观点虽异，然其养生调摄之目的则一。所得成果对中医养生产生了深远影响。

明清时期是养生中药发展的鼎盛时期，也是内容创新最多、发展速度最快的时期。明代的《救荒本草》将民间可供食用的救荒草木按实物绘图，标明出产环境、形态特征、性味及食用方法，既扩大了食物资源以供食疗养生，又丰富了植物学、本草学内容，具有一定科学价值。李时珍的《本草纲目》载药一千八百九十二种，改绘药图一千一百六十幅，附方一万一千零九十六首，新增药物三百七十四种，其中载有"耐老""增年"的药物二百五十多种，"轻身""益寿""延年"的医方六百多首，并强调了服用中药养生时的禁忌及注意事项，如仙茅等补肾壮阳药忌与香附同用，以利于肾虚老化的恢复。该书的出版为中药养生丰富了资料，对后世也产生了很大影响。清代赵学敏所著的《本草纲目拾遗》载药九百二十一种，即在《本草纲目》基础上又新增药物七百一十六种，补充了太子参、西洋参、冬虫夏草、银柴胡等既能养生又能治病的常用药，极大地丰富了本草学的内容，也充实了养生中药的内容。《普济方》是中国历史上至明代最大的方剂典籍，载方达六万一千七百三十九首，书中大量收录了明以前各家养生调摄的方剂，如能延年之方达二百多首，有不老、益气血、强筋骨等养生作用的方达一千多首，能久服调理的方有五百多首，极大地推动了养生中药研究的发展。

明清时期由于政局的稳定、统治阶级的需求,使人们对摄食、养身的意识尤为增强;先进的航海远洋技术丰富了中药材的品种;富商贵族凭借厚实的财力资本,资助和发展医学教育,医学得以迅速发展,医家辈出,涌现了一批重要的中医养生专著。如《寿世保元》系明代著名医学家龚廷贤所著,他对养生的主张是固肾气,保根本;调脾胃,养后天;饮食重在有节,气血贵在流通。他创制了多种益寿延年的药食处方,如山药粥、阳春白雪糕、延寿丹、八仙长寿丸等。龚廷贤对老年养生用药主张"温而不热,清而下寒",用药首推鹿茸、鹿角,配合人参、地黄、枸杞子、麦冬、天冬、黄柏等制方。这种以先后天立论的衰老理论虽不是龚廷贤的独创,但他对老年病病因病机的阐发有许多独到之处,且他用先后天理论指导养生防病及老年病防治的方法精辟实用,值得效仿。养生专著《老老恒言》为清代曹廷栋所著,其养生理论是在继承前人的基础上根据切身经验总结而成,认为养生之道应慎起居、节饮食,尤重脾、胃。为此制列粥方一百种,在养生发展史上具有一定影响。此外,明清时期的养生专著还有明代袁黄的《摄生三要》、胡文焕的《寿养丛书》、息斋居士的《摄生要语》、龙遵的《食色绅言》等,清代冯曦的《颐养诠要》、尤乘的《寿世青编》、黄兑楣的《寿身小补》等,这些专著中不仅记载了各种养生方法,也记载了养生中药的使用,均对养生做出了一定贡献。

明清时期,随着人们对养生的意识进一步加强,医学家也发现人们对食物类本草的使用还很不规范,频见临床误用养生类药物所产生的不利及副作用,为此撰写出版了许多食物养生类本草及食物本草的鉴别应用专著。《中国中医古籍总目》提示,明清食疗类本草达五十部之多,如《食鉴本草》《食物本草》《上医本草》《食物辑要》《食治养老方》《饮食须知》等,且明清同名《食物本草》的竟有七部,同名《食鉴本草》的有四部。这些专著不仅介绍了食物类本草的基本药性、功效、应用范围、有效验方等,还重点介绍了食物类本草该如何鉴别使用,告诫人们虽然食物类本草能养生治病,但也应谨慎使用,不能误用。这些用药思想的提示对中药养生起了很好的指导作用。

近现代时期,由于中药新著数量繁多且种类齐全,从各个角度将本草学提高到了新的水平。如最能反映当代本草学术成就的有各版《中华人民共和国药典》《中药大辞典》《中药志》《全国中草药汇编》《中华本草》等。这些著作也反映了养生中药的研究状况。随着人们生活水平的提高,对中药养生的需要进一步加大,对它的研究也相应增多,许多地方建立了养生的科研机构,如老年研究室、各种类型的康复机构、中医养生研究室等,全面研究养生以及中药养生的理论和方法,有效地指导人们的养生活动。各大城市开设了许多中药店，储备了许多中药养生之品，供人们选用。尤其近年来，随着现代研究的深入，养生中药已从传统的理论研究、临床使用扩大到现代实验研究，对许多养生中药从形态的鉴别、化学成分的提取、药理实验的证实等方面进行了深层的研究与探索。如人参的提取物能促进网状内皮系统的吞噬活性，促进抗体和补体的生成，促进淋巴细胞转化，提高人体抗病能力；丹参对致衰老的活性物质单胺氧化酶有抑制作用，且所含的维生素 E 可延缓细胞衰老。这些研究为养生中药的临床应用提供了科学根据。

补养中药一般多用于体质虚的人，如老年人和体弱多病之人。这些人的体质大多属"虚"，故宜用补益之法。体健无病之人一般无须服用。不能认为补益中药每人均能使用而盲目进补，如体内无虚而贸然进补，则易导致体内气血阴阳平衡的失调，不仅无益养生，反而有害身体，故不可盲目进补，需要在辨证的基础上使用，避免不当补而补。为此，不仅要辨虚实，还要辨清脏腑、气血、阴阳、寒热，否则不仅不能收到预期疗效，还可能导致不良后果。如阴虚有热者误用温热的补阳药，会助热伤阴；阳虚有寒者误用寒凉的补阴药，会助寒伤阳。只有辨证施补，方可取得益寿延年之效。此外，服用补养中药，还宜根据四季寒热温凉的气候变化、地域环境的不同合理地使用，否则，不但对健康无益，反而有害。

第十三节　按摩养生

按摩，又称为推拿，推拿一词最早见于明代著名儿科专家万全所著《幼科发挥》(1549 年成书)中，其文曰："一小儿得真搐，予曰不治。彼家请一推拿法者掐之，其儿护痛，目瞪口动，一家尽喜。"其后问世的小儿推拿专著纷纷采用。这一名称的演变，反映了手法的发展和变化，使按摩疗法更接近科学合理，是按摩发展史上的一次巨大飞跃。

按摩，是人类最古老的一种医疗养生技术，可能萌芽于人类的自我防护本能。在漫长的原始文明过程中，人类通过打猎开荒以充口腹，折枝垒石以筑巢居，缝革连衣以暖躯体，跋涉劳顿以寻生资，这些活动都可能造成骨骼和软组织损伤，人类本能地会用手按以止血、摩以消肿止痛等方法进行治疗，日积月累，从而总结出一些原始的按摩方法，使之成为人们治疗疾病和养生的常用方法之一。

据文献记载，战国时曾有不少医书流传于世，后因兵乱战火而遗失，因此对这一时期按摩成就的了解主要来自殷商废墟出土的甲骨卜辞和长沙马王堆汉墓医书的记载。甲骨卜辞中有多条按摩师用按摩治疗疾病的记载，说明当时除祭祀之外，主要治病手段是按摩，按摩比针灸、药物的使用更早。马王堆出土的医书中以《五十二病方》涉及按摩治病最多。该书中的按摩疗法有下列两个显著特点：一是记载了按摩发展史上最早的药摩和膏摩，但处于初创阶段；二是按摩时运用了许多富有特色的工具，最富特色的是一种"药巾"，用以治疗某些性功能障碍或进行养生，这应该是按摩养生史上的一大发明。其实，按摩最早最原始的工具是砭石。砭石有很多种，不同的砭石其功用也不同，故砭石并非仅用于针刺。按摩工具的使用，使按摩治疗效果更为显著。

秦汉时期是按摩发展的重要阶段。据《汉书》记载，中国按摩史上第一部按摩专著《黄帝岐伯按摩十卷》与《黄帝内经》同时问世。从现存有限的文字记载推测《黄帝岐伯按摩十卷》是以介绍养生为主，将按摩作为主要的养生方法。但这部篇幅长达十卷的按摩学巨著遗失于战火中，致使后人无法窥视西汉以前按摩学发展的全貌。然而，在《黄帝内经》中却记载了大量有关按摩的内容。综观《黄帝内经》全书可以看出，秦汉时期按摩独特的治疗体系已经形成，许多条文是对殷商以来按摩疗法的理论总结。《黄帝内经》指出，中国按摩发源于中原地区，相当于现今河南省洛阳市一带。《黄帝内经》充分肯定了按摩的治疗作用，认为按摩具有行气活血、散寒止痛、疏经通络、退热宁神等作用，同时提出按摩要注意补泻。其中记载的手法也很丰富，有按、摩、切、扣、循、拊、弹、抓、推、压、屈、伸、摇等方法，这些方法中以按、摩二法运用最多，故而当时以按摩称之。《黄帝内经》中还认为，从事按摩必须要有健康的体魄和强有力的双手，并提及练功测试方法。《黄帝内经》奠定了中医基本理论，其中的主要内容也都成为按摩学中最重要的指导原则。《金匮要略》首次将膏摩疗法列为中医养生方法之一。名医华佗倡导"五禽戏"，使导引按摩向仿生学靠拢，为后世提供了一套行之有效的养生方法，也是第一位将膏摩广泛用于临床的医家。至此，按摩自本能按摩行为，经历漫长积累过程，至《黄帝岐伯按摩十卷》和《黄帝内经》成书，终于发展成为一门具有独特治疗体系的临床学科，不仅在理论上得到总结和提高，在临床上也更成熟和广泛应用。因此，秦汉时期既是按摩独特治疗体系的形成时期，也是按摩发展史上第一个承前启后的鼎盛时期。

晋唐时期逐渐重视按摩疗法。隋代太医署首次设立按摩博士。唐代在太医署设立按摩科，将按摩医生分为按摩博士、按摩师和按摩工。按摩博士在按摩师和按摩工的辅助下，教按摩生导引按摩之法，开始了有组织的按摩教学。自我按摩在这一时期得到了广泛的重视,在葛洪的《肘后备急方》、孙思邈的《千金要方》中都记载了如老子按摩法等许多自我按摩方法。巢元方在《诸病源候论》的每一章节均附有养生导引法,尤其重视摩腹养生之术。自我按摩的广泛开展,说明按摩疗法开始注意发挥患者与疾病作斗争的主观能动性。葛洪十分重视膏摩的运用,是第一位系统论述膏摩,使膏摩证、法、方、药齐备的医家。这一时期按摩治疗范围也逐渐扩大,如《大唐六典》说按摩可除风、寒、暑、湿、饥、饱、劳、逸八疾。《外台秘要》说:"如初得伤寒一日,苦头痛背强,宜摩之佳。"按摩也正是在这一时期传入朝鲜、日本、印度、阿拉伯及欧洲国家。

宋金元时期,按摩的应用范围更加广泛,而且更为注重对手法的分析。《圣济总录》首列"按摩"专论,对按摩疗法进行总结和归纳,是现存最早最完整的按摩专论。首先,作者就按摩的含义及按与摩的区别进行了解释:"可按可摩,时兼而用,通谓之按摩。按之弗摩,摩之弗按,按止以手,摩或兼以药,曰按曰摩,适所用也。"其次,作者认为应当将按摩与导引分别开来:"世之论按摩,不知析而治之,乃合导引而解之……益见其不思也。"再次,作者对按摩治疗的机制进行了精辟的概括:"大抵按摩法,每以开达抑遏为义。开达则壅蔽者以之发散,抑遏则剽悍者有所归宿。"这一论断被认为是对按摩机制的精辟概括,多次为后世所引用。最后,作者以《黄帝内经》原文为基础,对按摩疗法的应用范围详加阐发,指出在何种情况下,"按之痛止""按之无益""按之痛甚""按之快然"。这一区分对于按摩疗法的临床运用有很大的指导意义。《圣济总录》中这篇按摩专论文字虽不长,但就按摩疗法中的几个重要问题分析透彻,结论准确,对按摩疗法的发展做出了重要的理论贡献,对于按摩疗法的临床运用具有很大的指导意义。这一时期的《太平圣惠方》最早记载了膏摩治疗眼病的方法,首次记载了摩腰膏,也是历代医书中记载膏摩方最多的医书。金元四大家之一张从正超越前人,在其著作《儒门事亲》中将按摩列为汗法之一。《世医得效方》中所载肩关节脱位的坐凳架梯法、髋关节脱位的倒吊复位法和脊椎骨折的悬吊复位法等都可以替代拔伸手法,是按摩史上的重大发明,开辟了中国医学史上以器械牵引治疗骨科疾病的新篇章。

明清时期是按摩发展史上的又一个鼎盛时期。首先,在小儿按摩方面,按摩专著实现了零的突破,小儿按摩专著纷纷面世。收录在《针灸大成》中的四明陈氏《保婴神术按摩经》乃现存最早的按摩专著;龚云林的《小儿推拿方脉活婴秘旨全书》(又称为《小儿推拿活婴全书》)属单行本流行最早者;周于蕃的《小儿推拿秘诀》描述小儿按摩八法最为精彩;熊应雄的《小儿推拿广意》附录儿科常用方药,被誉为清代最善之本;骆如龙的《幼科推拿秘书》最为详细,是小儿按摩之入门捷径;徐谦光的《推拿三字经》朗朗上口;张振鋆的《厘正按摩要术》博采众家之长,独创体例,成为一本集光绪十四年(1888)之前小儿按摩疗法大成之专著,该书标志着小儿按摩独特治疗体系的形成。成人按摩在这一时期也得到了很大发展,可谓百花齐放,流派纷呈,诸如正骨按摩、点穴按摩、一指禅按摩、内功按摩等流派开始萌芽。因此,明清时期是按摩发展史上一个较为全面发展、总结、创造的时代。

民国时期是按摩发展史上承上启下,形成流派的关键阶段。这些流派包括一指禅按摩、经络脏腑按摩、点穴按摩、腹诊按摩、内功按摩、掖法按摩等流派。这些按摩学术流派的发展多"以师带徒,口授心传"的方式继承和传授,并且有独特的见解。这一时期出版的一些按摩学术著作图文并茂,通俗易懂。如1933年出版的黄汉如所著的《黄氏医话》是目前见到的第一本按摩医话,该书记载了作者数十年间运用按摩治疗疾病的验案和心得,介绍了一指禅按摩的来源和特点。

中华人民共和国成立后,按摩学进入了一个全面发展的新时期。这一时期按摩发展的主要成就集中表现在下列五个方面。第一,按摩古籍得到全面的发掘和整理,并出版了大量按摩新著。这一阶段整理再版的按摩古籍除多部小儿按摩专著外,有内部刊物《二指定禅》《一指阳春》等,对古代按摩医籍的发掘做出了一定贡献。按摩新著有的以基础理论与临证知识相结合;有的以临证专科形式出现;有的以流派和独到经验见长;有专论手法、功法者,也有集大成之类的巨著,如《中国按摩大全》《中华推拿大成》等。综观这些著作,其共同特点是按摩理论的科学性和逻辑性增强,在按摩原理方面有所突破,增加现代研究的佐证,在疾病治疗方面多结合现代医学的诊断和解剖知识。第二,按摩实践及临床经验的总结日趋科学化。科学文化的进步,医药卫生事业的发展,使按摩实践也日趋科学化。医疗实践上丰富经验的积累和现代医学教育使按摩医师整体素质大大提高。如在诊断方法上,已不再局限于中医传统四诊,现代医学的 X 射线检查、超声检查、肌电图检查、CT 检查、磁共振成像等已为广大按摩医师所掌握;在治疗上,门户之见逐渐消除,按摩医师多掌握了一整套辨证论治的理论,理、法、方、术,择善而从之。第三,按摩教学体系日趋完善。自1956年10月上海卫生学校开办按摩训练班起,按摩教学就从过去师带徒形式走上学院教育的途径。按摩教学活动在全国各中医院校全面展开,对外交流日益加强,编写了各种不同体例、不同层次的教材。第四,按摩科研发展迅速。从 20 世纪 50 年代,按摩科研人员运用现代科学和现代医学知识对按摩作用机制进行了广泛的临床和实验研究。第五,总结和创造出许多新的按摩疗法,如耳穴按摩、足穴按摩、第二掌骨按摩、运动按摩、按摩麻醉等。总之,现代是按摩史上前所未有的黄金时期,按摩的临床、教学、科研、图书和杂志的出版和按摩队伍的建设、发展都出现了空前的繁荣。

按摩手法是以手或其他部位,按各种特定的技巧动作,在体表进行操作,用以诊断和防治疾病的方法。其形式有很多种,包括用手指、手掌、腕部、肘部的连续活动,以及肢体的其他部位如头顶、脚踩等直接接触患者体表,通过功力而产生治疗作用。按摩手法是一项专门的技能,是中医养生的主要手段。手法操作的质量及熟练程度直接影响疾病的治疗效果。按摩手法的基本要求是持久、有力、均匀、柔和、深透。持久,要求手法操作能持续一定的时间且动作规范不变形;有力,要求手法必须具有恰当的力度,力度的大小应根据患者的体质、病情和治疗部位的不同进行调整,切忌使用拙力、暴力;均匀,要求手法动作有节奏性,速度、压力在一定范围内维持恒定;柔和,要求手法轻柔缓和,不能生硬粗暴;深透,要求手法作用达到组织深层,只有符合持久、有力、均匀、柔和要求的手法才能深透。常用的按摩操作手法包括一指禅推法、攘法、揉法、摩法、推法、按法、捏法、拿法、搓法、捻法、拨法、擦法、抹法、掐法、点法、压法、拍法、击法、弹法、振法、抖法、背法、拔伸法、摇法、扳法、按揉法、拿揉法、推摩法等。

第十四节　足疗养生

足疗养生,简称"足疗",指运用各种物理或化学性刺激手段作用于足部的反射区或经络穴位,启动机体自我调节功能,激发各组织、器官、经络本身的潜能,使机体恢复阴阳平衡,从而达到预防、养生、强身、治病目的的一种自然疗法。有关足部养生治疗的称呼很多,如足部反射养生疗法、足部反射区健康法(足健法)、足反射疗法、足部按摩、足穴按摩、足底按摩、足道、足心道、足疗、捏脚、足趾按摩术等。足部养生的实施方法很多,如足部的按摩、针灸、敷贴(药、磁等)、药浴、电疗、运动等。

早在新石器时代,我们的祖先就已用砭石等器具按摩身体,以减轻和消除病痛,且古人多赤足行走,就是天然的按摩。此后,在中国最早的医学专著《黄帝内经》,以及华佗的《足心道》《素女真经》、司马迁的《史记》、葛洪的

《肘后备急方》等一些书籍中均有足疗法的记载。古代的足疗法是中医药的组成部分，尤其与中医按摩学、经络学有密切的关系。那么，中国的足疗法是如何传到国外的呢？有人认为可能在唐代昌盛时期传入日本等国家，也可能是在清代外敌入侵时，大量文献流失至国外，具体说法尚不一致。

20世纪70年代初，瑞士籍神父吴若石在一个偶然的机会下接触到了足疗，并治好了自己多年的关节炎，从此对这种治病方式产生了浓厚兴趣，后又回瑞士系统学习了足部按摩方法，最后回到台湾省潜心研究、实践、推广足部按摩，这为足疗的兴起和发展奠定了基础。1982年，吴若石与台湾省的陈茂松、陈茂雄兄弟成立了国际若石健康法研究会，致力于推广足疗事业，经研究把足部反射区由原来的五十六个扩展到六十二个。

人体各组织、器官在足部都有固定的相对应的反射区分布，经长期实践发现，若将一个人双足并拢，便可组成一个盘曲而坐的人的图像，人体各组织、器官在双足反射区的分布是按照机体各组织、器官的正常解剖位置排列的。

反射区具体分布规律可归纳为两句话：足底是内脏，足背是躯面，足内是脊中，足外是四肢，足跟是盆腔。上下对应，头部交叉，同左同右。第一句话的意思为：足底是内脏，即足底反射区代表脏腑器官，如心、肝、脾、肺、肾等；足背是躯面，即足背反射区代表躯体和颜面部，如肋、面部等；足内是脊中，即足内侧的反射区代表人体脊椎和分布于正中线上的器官，如鼻、膀胱等；足外是四肢，即足外侧代表人体的上肢和下肢；足跟是盆腔，即足跟代表人体的盆腔部分，如睾丸、卵巢、尿道、阴道、子宫、前列腺、臀部等。第二句话的意思为：上下对应，即从双足足趾到足跟，对应人体头部到臀部，即双足的拇趾对应头部，双足的脚掌对应胸部，足心对应腹部，足跟对应盆腔；头部交叉，即人体头部各器官的反射区都在脚趾上，但由于神经在颈部交叉向下，因此，头部左侧器官的反射区在右脚，右侧器官的反射区在左脚，如左眼的反射区在右脚；同左同右，即人体左边的器官，其反射区在左脚（如心、脾、降结肠、乙状结肠等），而人体右边的器官，其反射区在右脚（如肝、胆、盲肠、阑尾、升结肠等）；另外，人体左右对称的器官在双足都有反射区，也是同左同右（如肺、肾、输尿管等）。

运用足疗治疗疾病时，选择足部反射区的配伍原则是"基、症、关"，即足疗的反射区配伍可由基本反射区、症状反射区、关联反射区等组成。基本反射区如肾、输尿管、膀胱、尿道、大脑、肾上腺、腹腔神经丛等。除了高血压者肾上腺不能按摩以外，其他反射区不论养生还是治疗，要求在按摩开始和结束时均需要施以刺激。症状反射区即与病变器官或组织相对应的反射区。

如胃病应首先选择胃;膝关节疾病不论是炎症、骨质增生、软组织损伤等都可选择膝关节反射区等。关联反射区要根据中医阴阳五行学说、脏腑学说、病因病理学说等理论选择反射区。如便秘病位在大肠,可根据中医脏腑相表里的学说,肺与大肠相表里配伍肺反射区。对于过敏性疾病,应选配肾上腺、甲状旁腺等反射区;对于感染性疾病,应选配脾、各淋巴结、肾上腺等反射区;对于内分泌功能紊乱的疾病,如糖尿病、月经不调、生长发育迟缓等,应配伍整个内分泌系统的有关反射区。对于同一疾病出现不同症状或并发症,可配伍相应反射区,如颈椎病可引起头晕、臂部疼痛麻木等症状,则可配伍大脑、小脑、脑干、腕部、手部等相关反射区。

足部按摩的时间,因人而异。养生按摩的原则是全足按摩加重点按摩相对薄弱组织或器官的反射区,一般反射区每区三至五次,重点反射区每区十至二十次。治病按摩的原则是重点按摩病变器官反射区加大脑、肾上腺、腹腔神经丛、肾、输尿管、膀胱、尿道加与病变器官相关联器官的反射区,年老体弱者需要全足按摩加病变器官反射区,病变器官反射区每区五至七分钟,其他反射区每区十至二十次(年老体弱者三至五次)。无论是养生还是治病按摩,每次总时间(不包括蒸泡脚),成人以三十至四十五分钟为宜,一般不超过六十分钟,小孩(十四周岁以下)以十至二十分钟为宜。

早在《黄帝内经》中就提出"上工治未病""下工治已病""圣人不治已病,治未病,不治已乱,治未乱"。足疗是一种"治未病""治未乱"的好方法,足部相当于人体的"早期警报系统",因为当人体某一器官将要发生病变时,触摸足部相对应的反射区或穴位就会产生酸胀或麻痛感,皮肤色泽、纹路等也会发生异样改变,提示相应器官需要及早防治。此时如尽早对此反射区或穴位进行有效的刺激,就能使机体防患于未然。

第十五节　贴敷养生

贴敷疗法是中医外治法的重要组成部分,是中国劳动人民几千年来在同疾病作斗争中总结出来的一套独特的、行之有效的治疗和养生方法。贴敷疗法以中医理论为指导,在人体的穴位及病变局部等部位贴敷中药制剂,药物通过皮肤吸收后,刺激局部或相应的经络穴位,对局部产生直接效用或激发全身经气,以达到防治疾病和养生的目的。最常用的贴敷疗法为"穴位贴敷",即将药物贴敷于穴位处。若贴敷选择的是神阙穴(肚脐)则称为"敷脐法";若贴敷在穴位上的是带有刺激性的中药,并引起局部皮肤发泡,甚至化脓,则称之为"天灸"或"发泡疗法";若选择在夏季三伏天进行穴位贴敷以防治疾病,则称"三伏灸"或"三伏贴"。

早在《周礼·天官冢宰》中就记载了治疗疮疡常用的药物外敷法,如"疡医:掌肿疡,溃疡,金疡,折疡之祝药劀杀之齐"。这里的"祝药"也就是将药物外敷于患处的贴敷疗法。在长沙马王堆汉墓出土的《五十二病方》中也有大量的贴敷疗法的相关记载。此书中记载了大约三百个医方,而在现存较为完整的一百七十首医方中就有一百零六首用于外治的药方,其中大部分是使用贴敷剂的。当时,贴敷疗法多用于某些固定的局部刺激点,还没有关于穴位的记载。贴敷也主要应用于肿、痛、痈等局部皮肤外伤,仅有少数用于非患处。虽然直到春秋战国时期,贴敷疗法还没有形成完整体系,也未见专著出现,但其治疗思想已经形成。随着《针灸甲乙经》《黄帝内经》等关于经络和腧穴及其理论的发展,贴敷疗法已不仅仅是单纯的局部贴敷,更主要的是逐渐发展为与经络腧穴相结合的穴位贴敷。

隋唐时期,贴敷疗法的应用更为广泛。《肘后备急方》中就记载了大量的外治法,其中还包括了很多急救法。如首次记载了用生地黄或瓜蒌根捣烂外敷治伤,用软膏剂贴敷疗金疮,左右交叉敷手心以治中风口歪,以及用狂犬脑外敷伤口治疗狂犬病的方法,后者可以说是现代免疫学之先驱。孙思邈在《千金要方》中也记载了许多主要用于治疗瘀、肿、毒、疮的贴敷疗法。

宋金元时期是贴敷疗法发展的重要时期,这一时期的许多医学名著均对贴敷疗法做出了极大的贡献,如《证类本草》《卫生易简方》《普济本事方》《卫生宝鉴》《太平圣惠方》等。宋代的许多医家都已认识到药物可以通过人体皮肤吸收而治疗全身性疾病,所以穴位贴敷疗法在宋代已非常普遍,不仅常用神阙、囟门、涌泉等穴位,还常用背俞穴和腹募穴等。如南宋朱端章的《卫生家宝产科备要》提及催生方:"蓖麻子三个,巴豆四个。研细,入麝香少许,贴于脐心上,须臾间便下。"南宋杨士瀛在《仁斋直指方论》有关于贴敷法治衄血、吐血的记载:"以大蒜两颗煨熟,捶扁,贴敷于两脚心,少倾,自觉胸中有蒜气,其血立止。若下部出血,可以煨蒜敷两掌心。"北宋儿科医家钱乙还常采用贴敷疗法,尤以贴囟门最为常见,治疗儿科疾病,如所著《小儿药证直诀》就记载了涂囟法:"麝香(一字),薄荷叶(半字),蝎尾(去毒为末,半钱,一作半字),蜈蚣末、牛黄末、青黛末(各一字)。上同研,用熟枣肉剂为膏,新绵上涂匀,贴囟上,四方可出一指许,火上炙手频熨,百日内外小儿,可用此。"治疗鼻塞不通:"天南星大者,微炮去皮为细末,淡醋调,涂绯帛上,贴囟上,火炙,手频熨之。"元代朱丹溪《丹溪手镜》也提及:"乌附尖、茱萸、大黄同为末,

第七章 中医药养生文化

贴涌泉即脚底心也。"

明清时期是贴敷疗法发展的鼎盛时期。这一时期不仅继承了古代医家的经验,逐渐形成了较为完整的理论体系,而且治疗范围在不断扩大,特别是在一些疑难病证的治疗上发挥了更为重要的作用。其中,具有代表性的人物当属清代的吴师机。吴师机对于内病外治提出了个人独到的见解,也进一步促进了中医外治学的理论发展,并认为药物的外治运用与针灸治疗道理一样,需懂得经脉配穴,并独创了特有的贴敷配穴方法。他所著的《理瀹骈文》一书极大地丰富了贴敷疗法的理论及应用内容,并且初步完善了贴敷疗法的配穴规律和选穴特点,在贴敷疗法的穴位配伍应用方面有着非常大的贡献。书中提出:"外治之理,即内治之理;外治之药,亦即内治之药,所异者法耳。医理药性无二,而法则神奇变幻。""膏方取法,不外乎于汤丸,凡汤丸之有效者,皆可熬膏。"而清代医家徐大椿在《医学源流论》中也著有"薄贴论",并提出贴敷疗法既能治表也能治里。

贴敷药物常常选择芳香开窍、通经活络类或者味厚力猛及刺激发泡类的药物。这些药物一方面容易透入皮肤,还能促进其他药物的透皮吸收,起到由外达内之效;另一方面气味俱厚之品经皮透入后对穴位局部可起到针灸样刺激作用。芳香开窍、通经活络类药物能行滞通络,率领群药直达病所,但又易耗伤气血,故不宜过量使用。常用的药物有樟脑、冰片、薄荷、丁香、麝香、细辛、花椒、乳香、没药、肉桂、皂角、葱、姜、蒜等。味厚力猛类药物气味俱厚、药力峻猛,甚至有毒,故此类药物用量不宜过大,贴敷时间也不宜过长。常用的有巴豆、附子、生半夏、生南星、草乌、川乌、番木鳖、苍术等。发泡类药物对皮肤有一定的刺激性,主要通过使局部皮肤起泡来达到刺激经络穴位、调节脏腑的作用,常用的有白芥子、毛茛、甘遂、斑蝥、生姜、蒜泥、威灵仙草等。

药物贴敷时一般需要使用赋形剂,而且与贴敷疗法的起效密切相关。赋形剂即基质,也可称为调合剂,是用来帮助药物黏附和经皮渗透吸收的一类物质,常呈液态或膏状。常用的赋形剂有凡士林、醋、白酒或黄酒、蜂蜜、生姜汁、蒜泥、水等,而药物的浸剂也可作为赋形剂使用。

贴敷部位包括非穴位和穴位。非穴位贴敷一般应用于皮肤损伤局部或病患局部,而穴位贴敷的选穴原则与针灸疗法一致,包括局部取穴、循经远部取穴和经验取穴。

一般的贴敷疗法,其贴敷时间根据贴敷者的需要来确定,而贴敷持续的时间由药物刺激性的大小以及贴敷者体质的强弱而定,一般以贴敷者能够耐受为度。通常刺激性小的贴敷剂,可以每隔一至三天换一次;刺激性大的贴敷剂,则根据患者的反应和发泡程度确定贴敷的时间,数分钟至数小时不等。年老、体虚者或小儿的贴敷时间可适当缩短。如果需要再次贴敷,一般需在局部皮肤基本恢复正常后再进行。贴敷期间若出现难以忍受的瘙痒、疼痛或者皮肤过敏,应该立刻停止贴敷。

三伏贴则选择夏季三伏天来进行。夏季三伏天时自然界阳气旺盛,此时冬季易患疾病一般处于缓解期,病情也比较平稳。此时人体阳气盛于外而虚于内,皮肤腠理亦相对疏松,故通过辨证论治给予助阳之品,可达养其内虚之阳、治病求本的目的。夏至后第三个庚日为初伏,夏至后第四个庚日为中伏,立秋后第一个庚日为末伏。三伏实为"夏之阳盛之时",故选择三伏为治疗的最佳时机。肺五行属金,三伏第一天均为庚日,庚属金,金气旺盛,宜理肺(利于调治呼吸系统疾病),故多选择三伏的第一日为主要治疗时间。说明选择背俞穴为主的原因为脏腑之气血输注于背部的腧穴,故能调节所对应脏腑的机能状态。

第十六节　针刺养生

针刺养生是采用各种不同的针具刺激机体的一定部位(腧穴),以防治疾病的方法。各种在穴位进行针刺的方法也统称为刺。广义上的刺法还包括一些在穴位进行非针具刺激的方法。

针刺法的萌芽在远古时代。随着文明的进步、时代的发展,针具不断地改进,临床经验不断积累,针刺方法日趋多样化,刺法理论也相应地越来越丰富。最初的"针"出现在远古新石器时代,那时用来刺破的治疗工具是经过打磨的石器,称为"砭石",《说文解字》说:"砭:以石刺病也。""砭石"最初是用来划破痈肿、排脓放血的工具,后来逐渐发展成为针灸治疗的工具。为适合穿刺或切割的需要,砭石的形状亦多样化,或者有锋,或者有刃,故又称为针石或镵石。根据出土文物和文献记载证实,砭石发明于中国东部的山东一带,后来才逐渐推广到各地。古代还有骨针和竹针。中国大约在山顶洞人时期,已能用石刀等工具削制比较精细而坚韧的骨针,用来从事结网缝纫等工作,此时也有可能将骨针用于医疗。古代文字"针"有时写成"箴",说明当时的针具也有用竹制作的。

炼金术的出现使得金属材质的针开始应用,并大大地推动了针刺法的发展。中国铜器的铸造始于五六千年前,到商、西周达到高峰,但青铜针具的使用在战国以前还是不普遍的。随着冶铁术的发达,铁针也随之出现,后来还出现了金质针、银质针，但由于金银价格昂贵，故使用非常局限。金属针具的出现与使用，是刺疗工具发展史上的一次飞跃。

近现代以来，金属针具在材质和形状上得到了很大的革新和发展。民国时期，毫针的材质仍为铜、铁、金、银之类，形状也相对粗大。1953年，在承淡安（原名承澹盦）先生的倡导下，中国开始研制不锈钢质的针具。不锈钢针的针身更细，光洁度更高，刺入时减轻了患者的痛苦，一次多针，患者也能耐受，提高了临床疗效。

20世纪末至21世纪初，人们对医疗安全、无菌操作的意识日益提高，针灸操作的规范化与标准化受到重视，中国又推出了一次性无菌针灸针。一次性无菌针灸针是经过特殊方法灭菌的毫针，使用时无须再行灭菌、消毒，即拆即用，用后即弃。一次性针灸针的推广和使用受到了广大患者的欢迎，促进了传统针灸的国际传播。

针具的外形也随着制造技术的提高不断改进。同时，根据不同用途和操作方法，针刺工具发展出许多种类，表现在长短、粗细等外形的不同。《灵枢经》最早论述了九种不同形状和用途的针具，即"九针"，"九针之宜，各有所为，长短大小，各有所施也"。其名称为镵针、员针、鍉针、锋针、铍针、员利针、毫针、长针、大针，它们各有不同用途。近现代医家在九针的基础上，根据不同用途制造了三棱针、皮肤针、皮内针、挑治针、长圆针、火针、小针刀、刃针、浮针、粗针等针具，有的医家还创制了新九针，丰富了古今针具的内涵。

针刺理论随着针具发展及临床应用而发展。《黄帝内经》总结了上古以来的针刺方法，其论述非常精辟。在刺法方面提到九刺、十二刺和五刺等，根据不同病证采用不同治疗方法，也包括了取穴法的应用，并提到了补泻手法，如有徐疾补泻、呼吸补泻、捻转补泻、迎随补泻、提插补泻和开阖补泻等，为后世的针刺方法奠定了基础。大约成书于汉代的《难经》对针刺法又有所阐发，并强调了针刺时双手协作的重要性，对后世影响颇大。晋唐至宋在针刺手法方面一直遵从《黄帝内经》和《难经》之说。金元时期的医家提出了子午流注、按时取穴的时间针法学说。窦汉卿的《针经指南》创造了"针刺十四法"，目前大部分仍有实用价值。明代针刺法更加丰富。陈会的《神应经》提出了"催气手法"，现仍适用于临床。徐凤的《金针赋》又提出了一整套的复式补泻手法，对"烧山火"和"透天凉"也做了系统论述。其后，高武的《针灸聚英》、汪机的《针灸问对》记载的针刺手法都是在《金针赋》的基础上发挥而成的。杨继洲的《针灸大成》又采集明代以前有关针刺手法的精华提出"刺有大小"，有"大补大泻""平补平泻""下针十二法"和"八法"，临床上较为多用。清代中叶以后，针灸医学渐趋衰落，针刺手法亦无进展。

20世纪50年代后，针灸学有了很大的发展，针刺方法与现代自然科学、物理治疗和药物外用、注射等方法相结合，针刺工具也获得了新的发展。应用较广泛的有针刺与电结合的电针、电热针、穴位电兴奋、微波针灸，与光结合的红外线照射、激光针，与声结合的声波电针，与磁结合的磁疗仪、电磁针、穴位磁疗片，以及用小剂量药物进行穴位注射的水针和穴位埋线、结扎、割治，与药物外治法结合的穴位贴敷，借鉴"透皮给药"的穴位离子导入等。以特定部位为选穴范围的针法也有所发展，应用较广泛的有耳针、头针、腕踝针，其他有腹针、眼针、手针、面针、鼻针、舌针等。这些方法不仅扩大了针刺治疗的范围，而且推动了针灸医学的发展。

古代医家在长期的实践中，总结出针灸具有调和阴阳、疏通经络、扶正祛邪的作用。调和阴阳是指运用针灸等方法，通过经络、腧穴和针灸手法的作用，使阴阳之偏盛偏衰得以纠正。若因六淫七情等因素导致人体阴阳的偏盛偏衰，失去相对平衡，就会使脏腑经络功能活动失常，从而引起疾病的发生。"阴胜则阳病，阳胜则阴病。"针对人体疾病的这一主要病理变化，运用针灸方法调节阴阳的偏盛偏衰，可使机体转归于"阴平阳秘"的状态，恢复脏腑经络的正常功能，从而达到治愈疾病的目的。正如《灵枢经·根结》所载"用针之要，在于知调阴与阳。调阴与阳，精气乃光，合形与气，使神内藏"，阐述了针灸治病的关键在于调节阴阳的偏盛偏衰，使机体阴阳调和，精气充足，形气相合，神气内存。

疏通经络指运用针灸等方法，通过腧穴和针灸手法的作用，使经络疏通、气血畅达，达到治疗疾病的目的。经络"内属于腑脏，外络于肢节"，经络功能正常，气血运行通畅，则"内溉脏腑，外濡腠理"，各脏腑器官得以濡养，脏腑体表得以沟通，人体的机能活动相对平衡，从而维持人体健康不病。若经络功能失常，气血运行受阻，则会影响人体正常功能活动，进而出现病理变化，引起疾病的发生。针灸通过刺激某些经脉上的腧穴，可以使经络功能失常得以纠正，从而解除由此产生的病理反应。这就是针灸疏通经络、调和气血作用所产生的治疗效应。例如，"痛证"的基本病理机制是经脉的气血不通，针灸正是利用其疏通经络的作用，达到"通则不痛"的治疗效果。

扶正，就是扶助正气，提高机体抗病能力；祛邪，就是祛除病邪，消除致病因素的影响。疾病的发生、发展及转归的过程实质上是正邪相争的过程，正盛邪去则病情缓解；正虚邪盛则病情加重。因此，扶正祛邪是保证疾病趋向良好转归的基本法则。针灸治病，就在于能够发挥其扶正祛邪的作用。临床运用针灸手法中的补法,选配一定的腧穴,可以起到扶正的作用;运用针灸手法中的泻法,选配一定的腧穴,可以起到祛邪的作用。具体运用时还要根据邪正的消长、转化情况,区别病证的标本缓急,分辨针下得气是邪气还是正气,随机应用扶正祛邪的法则。

第十七节　艾灸养生

艾灸养生,以中医理论为基础,以三因制宜整体观和辨证论治为原则,以阴阳、脏腑、气血、经络等为基础指导,紧密结合临床医疗,秉其灸热特性,明辨适宜灸治的证候和灸法禁忌,达到保养身心治未病,增进健康,延年益寿的目的。艾灸养生最早记载见于《庄子·盗跖》"丘所谓无病而自灸也",认为用灸法疗疾健体以求长寿之观念是古今永恒的话题。《黄帝内经》则最早记载了灸法防病的思想和方法,《灵枢经·经脉》"灸则强食生肉"说明灸法有增进食欲、促进机体生长的作用。《黄帝内经》还称掌握针灸保健技术的医生为"上工",《灵枢经·逆顺》说:"上工,刺其未生者也。"灸法即是选用某些燃烧材料,熏灼或温熨体表一定部位,借助材料的药力与火的热力给机体以温热刺激,通过经络腧穴作用,调整脏腑功能,达到防病治病、强身健体目的的一种常用疗法。菊科植物艾叶气味芳香,辛温味苦,易燃烧且火力温和,因此多用艾叶作为原料,制成艾绒、艾炷或艾条进行燃烧,故一般称为艾灸。它具有温散寒邪、温通经络、回阳固脱、消瘀散结、防病养生、延年益寿的功效。

灸法的产生仰仗于火。古今中外,火是人类生活中不可或缺的,也是古人崇拜神灵进行巫术活动的象征。古代有炎帝神农氏以火德王、教民稼穑饲养,遂人氏钻木取火等崇阳拜火的神话记载。据考古研究,火的发明和利用至少可追溯到五十万年前的北京人时代。火为人掌握后,生活生产、饮食起居、耕作渔猎都离不开火,古人甚至发现烧灼热烫可以治病,这就是熏法、熨法、灸法等疗法的起源。这些医疗方法的产生和演变过程,火的作用和巫术的痕迹依稀可辨,因原始民族或部落有崇"火"之俗,在征战、狩猎、稼穑或祭祖等重大活动中,火成为沟通鬼神、祛邪消污去病的象征。

人类在使用火以后,就对火能够产生热量的作用有了了解,特别是针对疾病的预防。《周礼·夏官·司爟》记载了古代"改火"的礼俗。古代取火较之现代有许多不便,一般人家大概都保存火种,但古人认为燃烧过久的火易引起疾病,所以随着季节的变化而改火,据说目的是"救时疾"。另外,《管子·禁藏》载:"当春三月,萩室熯造,钻燧易火,杼井易水,所以去兹毒也。"

春季三月之时,要燃烧灶火熏烤房舍,更换钻燧取火的材料,淘井换水,这些时令禁忌的目的是消除其中的毒气。换言之,火与当时人的保健卫生有密切的关联。

在先秦时期,灸法就已经形成完整的理论体系,长沙马王堆汉墓出土的《足背十一脉灸经》和《阴阳十一脉灸经》指出经脉循行部位、所主疾病及其灸治所宜等,同时出土的《五十二病方》中,在配合药物治疗同时,还列举了灸法、熏蒸法、熨法等。《足背十一脉灸经》和《阴阳十一脉灸经》是首次记载灸疗的医学典籍,提到的各种经脉病证以及心痛、癫狂、瘕、咯血、耳聋等急难病证,均可采取灸其所属经脉之法进行治疗。在《阴阳十一脉灸经》中一些病甚至可以"久(灸)几(既)息则病已矣"。《黄帝内经》把灸法作为一个重要的内容,从灸疗的起源到各种灸法及其适应证进行了系统介绍。《素问·异法方宜论》记载:"北方者,天地所闭藏之域也,其地高陵居,风寒冰冽,其民乐野处而乳食,脏寒生满病,其治宜灸焫。"说明灸法的产生与中国北方人民的生活习惯及发病特点有着密切的关系。《灵枢经·经脉》说:"陷下则灸之。"《灵枢经·官能》指出,"针所不为,灸之所宜","阴阳皆虚,火自当之",说明灸疗的适应证很广,有些疾病应用灸疗更能取得治疗效果。《素问·骨空论》曰:"灸寒热之法,先灸项大椎。"《灵枢经·癫狂》曰:"治癫疾者⋯⋯灸穷骨二十壮。"对临床上治疗内脏疾病并有成效的背俞穴,《灵枢经》强调:"灸之则可,刺之则不可。气盛则泻之,虚则补之。"说明在《黄帝内经》成书前,针石和艾灸结合应用治疗多种疾病已经很盛行。《伤寒杂病论》虽以方脉见长,但对许多病证都有"可火""不可火""不可以火攻之"的记载,说明灸疗已有了适应证与禁忌证。《汉书·艺文志》综合中国古代治病方法为"箴""石""汤""火",火灼是古代治病四法之一。灸法在古代曾是帝王、诸侯、将相治病诸法之上乘。临床实践证明,灸效不亚于针效。

三国时期,曹操之子魏东平王曹翕著《曹氏灸方》七卷,为最早的灸疗专著。所载施灸孔穴增多,施灸的禁忌也较以前诸书具体,并申明禁灸原因。西晋皇甫谧所著的《针灸甲乙经》是中国现存最早的针灸专著,它汇集了《素问》《针经》《明堂孔穴针灸治要》三部书的内容,详尽论述了脏腑经络、脉诊理论、腧穴部位、针灸法及禁忌、病因病理及各类疾病的证候、针灸取穴,把针灸专门化、系统化,对针灸学的发展起了重要的推动作用。葛洪的《肘后备急方》对霍乱吐利,以及急救等亦注重灸疗。

南北朝时,灸法盛行,《南史·齐本纪第四》记载:"贵贱争取之,多得其验,二十余口都下大盛,咸云圣火,诏禁之不止,火灸至七炷而疾愈。"由此可见，当时灸疗在民间已盛行。

唐代，灸学已发展成为一门独立学科，《太平御览·太医令》记载："太医令掌医疗之法，丞为之贰。其属有四：曰医师、针师、按摩师、咒禁师，皆有博士以教之。"《新唐书·百官志》载："针博士一人，从八品上。"唐代建有医科学校，并设有针灸科，由针博士教授，唐太宗又命甄权等校订《明堂孔穴针灸治要》，做《明堂人形图》，足见唐代对针灸的重视。孙思邈在《千金要方》《千金翼方》中提倡针、灸并用，注重灸量，施灸的壮数多至几百壮。他还绘制了历史上最早的彩色经络腧穴图《明堂三人图》，"其十二经脉五色作之，奇经八脉以绿色为之"。《千金要方》中有关于艾灸和药物结合运用于临床的记载，如隔蒜灸、豆豉灸、黄蜡灸、隔盐灸、黄土灸等。《千金要方·七窍病下》中还有竹筒及苇筒塞入耳中，在筒口施灸以治耳病的"筒灸"，这是灸疗利用器械的鼻祖。唐代已有了"灸师"这一专门职称，说明在盛唐时期，中国灸疗学已正式发展成为一门独立的学科。

宋代的针灸书籍中还有"天灸"或"自灸"的记载。这是利用某些刺激性药物如毛茛叶、芥子泥、旱莲草、斑蝥等贴在有关部位，使之发泡的方法，它是不同于温热刺激的另一类施灸方法。《太平圣惠方》《普济本事方》《圣济总录》等医方书中收集了大量灸疗内容。窦材的《扁鹊心书》是以灸法治疗各种疾病的专著。书中还记载有"睡圣散"，使患者昏睡后施灸，这是灸法辅助麻醉的最早记载。《扁鹊心书·须识扶阳》指出，常灸关元、气海、中脘等穴，虽未得长生，亦可保百余年之寿。灸法在宋代皇宫中得到宠遇，宋太祖曾亲自为太宗皇帝施灸并取艾自灸，《宋史》："太宗尝病亟，帝往视之，亲为灼艾。太宗觉痛，帝亦取艾自灸。"

明代是中国针灸的全盛时期，其间针灸学家辈出，其中杨继洲的《针灸大成》对针灸学有着承上启下的作用，是颇有影响的针灸专著。徐凤的《针灸大全》、高武的《针灸聚英》、张介宾的《类经图翼》、汪机的《针灸问对》等，都对针灸学的发展做出了应有的贡献。明代医学家李言闻（李时珍之父）称赞艾叶"产于山阳，采以端午，治病灸疾，功非小补"。李时珍称艾叶"以蕲州者为胜，用充方物，天下重之，谓之蕲艾"。他在《本草纲目》中曾有三十五处提到艾和艾灸的用途及灸法，"艾灸用之则透诸经，而治百种病邪，其沉疴之人为康泰，其功大矣"。

清代吴谦等所著的《医宗金鉴·刺灸心法要诀》用歌诀的形式表达刺灸的功能、主治等，便于初学和记诵。清代吴亦鼎的专著《神灸经纶》是中国历史上又一部灸疗学专著，它标志着中国灸疗学发展到了一个新的高度。清代金冶田传、雷少逸编的专著《灸法秘传》对灸法的认识和应用更上一层楼。《清宫医案》里记载：光绪三十四年（1908），太医院的御医用蕲艾加以药物粉碎揉搓后，再用绫绢包裹制成六寸宽的腰带，给光绪皇帝系在腰间来治疗腰胯疼痛，以补汤药之不及。

中华人民共和国成立后，针灸在医疗、科研、教学等方面都得到了很大发展，各级中医院都开设了针灸科，综合医院及卫生院也开展了针灸医疗，全国及各省、市先后建立了一批针灸研究机构，一部分中医药院校还专设了针灸系。1984年，国务院正式批准筹建北京针灸学院。后来，为了继承发掘针灸疗法，原卫生部组织人力对一批古典针灸著作进行校勘整理。截至目前，针灸学又进一步得到了新生和发展。

为规范艾灸产业、加强养生保健类出版物管理，2010年12月23日中华中医药学会发布《中医养生保健技术操作规范：艾灸》，对艾灸适用范围、操作方法、注意事项及艾灸禁忌等进行了规范。

灸疗文化对世界医学也有较大影响。陈文帝天嘉三年（562）秋八月，吴人知聪携《明堂图》等医书一百六十卷越海东渡，将中国的针灸疗法传入日本。608年9月，日本推古天皇遣药师惠日、倭汉直、福因等来中国学习医学。中国医学传入朝鲜约在5世纪。692年，新罗以《甲乙经》《针经》《明堂经》等教授学生。朝鲜和日本把针灸作为他们传统医学的重要部分保留至今。之后，针灸又传到东南亚、印度以及欧洲国家。

艾灸养生方法主要有艾炷瘢痕灸、艾炷无瘢痕灸、温和灸、雀啄灸、雷火灸、隔姜灸、回旋灸等多种，其中以温和灸使用频度最高。现代灸法施灸材料广泛、灸法种类繁多，包括非艾类灸材、药物性发泡灸等非火热灸法及现代创新灸法、灸具等，但从灸法历史发展及艾灸临床实践考虑，以艾施灸是现今灸法养生的主流。艾灸类有艾炷灸、艾条灸、温针灸等，以艾炷灸和艾条灸最为常用，是灸法的主要部分。非艾灸类有灯火灸、黄蜡灸、药捻灸等。

艾灸养生的作用机制是：经络腧穴与艾灸物理、化学作用有机结合，产生了灸法的"温热""温补"和"温通"效应，可以增强人体特异性免疫和非特异性免疫功能，提高机体防病抗病能力，对人体各个系统都有良性的调节作用，达到强身健体、防病保健、延年益寿的作用。《素问·调经论》说："血气者，喜温而恶寒，寒则泣不能流，温则消而去之。"《素问·异法方宜论》曰："北方者，天地所闭藏之域也，其地高陵居，风寒冰冽……脏寒生满病，其治宜灸焫。"由此可见，灸法具有温通经络、祛湿散寒的作用。

不同的灸法适用于不同的人群，瘢痕灸能改善体质，增强机体的抵抗力，从而起到养生作用,适用于体质虚弱者、慢性胃肠病等人群的养生。无瘢痕灸性质温和,常用于虚证、寒证、阴证为主的疾病,如哮喘、眩晕、月经不调等病证。瘢痕灸施灸前须征得患者同意与合作,方可使用本法。在灸疮化脓期间,需注意局部清洁,避免感染,灸疮如护理不当,造成继发感染,脓色可由白色转为黄绿色,并可出现疼痛及渗血等,则须用消炎药膏或玉红膏涂敷。若疮久不收口,多因免疫功能较差所致,应及时治疗。无瘢痕灸后,灸处仅出现红晕,如出现小水泡,无须挑破,禁止抓搔,应令其自然吸收;如水泡较大,可用消毒注射针吸去泡液,龙胆紫药水涂抹,均不遗留瘢痕。

第十八节 刮痧养生

刮痧是在中医经络皮部理论的指导下,术者使用特制的器具,在体表进行相应的手法刮拭,出现皮肤潮红,使皮下出现点状或斑状出血点("痧象"),从而达到养生治病目的的一种外治疗法。刮痧是中医特色的非药物外治技术,多见于民间,尤其多见于南方地区。因其对某些病证有立竿见影的疗效,故在民间流传不衰。刮痧疗法多用于治疗中医药及民间所特指的"痧症"。广义的刮痧疗法包括持具操作和徒手操作两大类。持具操作包括刮痧法、挑痧法、放痧法。徒手操作又叫撮痧法,具体为揪痧法、扯痧法、挤痧法、焠痧法、拍痧法。

刮痧疗法的最初的适应证是痧症。"痧"字最早见于南宋张杲的《医说》,元代危亦林所著的《世医得效方》也有"痧症"的记载,明代张凤逵的《伤暑全书》首载"绞肠痧"一证。清初"痧症"开始流行,治痧方法也随之完善。"痧症"有广义与狭义之分。狭义的"痧症"是中医药及民间所特指的一种疾病,一年四季均可发病,但多发于夏秋季节,多因感受"瘴气"或秽浊之气所致。其主要症状为头痛或头昏脑涨,自觉视物昏花或昏暗,恶心欲吐,厌油,腹胀欲便,或欲吐不吐、欲泻不泻,手足发麻,全身困重,疲乏嗜睡,指甲、口唇青黑等。"痧症"又称为痧气或痧胀,民间俗称"发痧"。痧症的临床表现及刮后皮肤所出之出血点常被称为"痧象"。

刮痧疗法与砭石、针灸、热熨、按摩、拔罐、放血等方法源流相近、相互演变而产生。旧石器时代,人们患病时往往会本能地用手或石片抚摩、捶击体表某一部位,有时竟使病痛获得缓解,通过长期的发展与积累,逐步形成了使用砭石治病的方法。砭石是针刺术、刮痧法的萌芽阶段,刮痧疗法可以说是砭石疗法的延续、发展或另一种存在形式。

刮痧疗法的历史记载可以追溯到两千多年前的先秦时代,如《五十二病方·婴儿瘛》有"婴儿瘛者,目□□然,胁痛,息婴婴然,屎不□化而青。取屋荣蔡,薪燔之而□匕焉……以匕周(抿)揗婴儿瘛所"等描述,即以类似后世刮痧的钱匕刮法治疗小儿惊风,这是刮痧方法的最早记载。书里详细记载了刮痧的方法、工具、技术要领、步骤、医疗效果等技术特征,也说明刮痧在两千多年前已具雏形。此外,刮痧疗法还与《黄帝内经》中所载的砭石疗法或刺络疗法有更直接的关系。

刺络疗法亦称刺血法,或称放血疗法,与刮痧疗法关系最为密切,在刮痧法中原本就有刮痧与放痧两大内容,放痧法或亦可称为放血法。这些疗法均源自民间长期经验之总结,都具有简、便、廉、验的共同特质与各自特点。

明代张介宾的《景岳全书·杂证谟》记载了用刮痧治疗急性心腹疼痛、咽喉闭阻的医案:"乃择一光滑细口瓷碗,别用热汤一盏,入香油一二匙,却将碗口蘸油汤内,令其暖而且滑,乃两手覆执其碗,于病者背心轻轻向下刮之,以渐加重,碗干而寒,则再浸再刮。良久,觉胸中胀滞渐有下行之意,稍见宽舒,始能出声。顷之,忽腹中大响,遂大泻如倾,其痛遂减,幸而得活。"

清代论述痧病的专著日渐增多,其中比较重要的著作是郭志邃所著《痧胀玉衡》,该书完善了痧症辨证论治体系,从痧的病源、流行、表现、分类、刮痧方法、工具以及综合治疗方法等方面做了较为详细的论述,曰:"背脊、颈骨上下及胸前胁肋、两背肩臂痧,用铜钱蘸香油刮之,或用刮舌抿子脚蘸香油刮之。头额、腿上痧,用绵纱线或麻线蘸香油刮之。大小腹软肉内痧,用食盐以手擦之。"

刮痧疗法作为中医传统养生技术,在民间一直广泛流传并应用,作为中医适宜技术和职业技术工种,还制定了相关的技术标准。

古代民间刮痧多用牛角、苎麻、铜钱、瓷碗等,用锋利的瓷碗碎片作为"放痧"工具。目前最常用的刮痧工具是用水牛角、玉石及砭石经过精心制备的各种刮痧板。因背部体表面积较大,背部刮痧常采用拔火罐用的大玻璃火罐,也可采用瓷调羹、平口钢化玻璃杯。三棱针则常用于挑痧法和放痧法。

为了避免刮痧或扯痧时造成皮肤破损和增强疗效,刮痧时一般要求在刮拭部位涂上适宜的润滑剂,这些润滑剂称为介质。常用的介质有水剂、油剂、水油混剂、乳膏剂或凝胶,以及鸡蛋清等。

第十九节　拔罐养生

拔罐养生适用于亚健康状态、机体功能失调的慢性软组织损伤、慢性躯体及内脏疾病的各类人群。如风湿痹痛等关节炎、各种神经麻痹，以及一些急、慢性疼痛，如腹痛、腰背痛、痛经、头痛等均可应用，还可用于感冒、咳嗽、消化不良、胃脘痛、眩晕等脏腑功能紊乱方面的病证。此外，如丹毒、红丝疗、毒蛇咬伤、疮疡初起未溃等外科疾病亦可用拔罐法。

拔罐是以罐为工具，利用燃火、抽气等方法排除罐内空气，造成负压，使之吸附于腧穴或应拔部位的体表，使局部皮肤充血、瘀血，以达到防治疾病目的的方法。在民间广为流传这样一句话："扎针拔罐，病好一半。"古代中医文献中亦多有论述，常在治疗疮疡脓肿时，用以吸血排脓，以后又应用于肺结核、风湿等内科疾病。清代赵学敏在《本草纲目拾遗》中提到"火罐气"时说："罐得火气合于内，即牢不可脱……肉上起经晕，罐中有水出，风寒尽出。"

拔罐疗法最早称为"角法"。在远古时代，拔罐疗法用动物的角作为吸拔工具。关于角法，目前最早的文字记载见于长沙马王堆汉墓出土的帛书《五十二病方》记载角法用来治疗痔疾的方法，曰："牡痔居窍（肛门）旁，大者如枣，小者如枣核者，方以小角角之，如孰（熟）二斗米顷，而张角，系以小绳，剖以刀。"其中"角"即指兽角。

魏晋南北朝时期，角法的应用已经比较常见，但吸拔工具仍以动物的角为多。《肘后备急方》记载用角法治疗痈肿，即现代医学的软组织化脓性疾病（成脓期）。

隋唐时期，拔罐的临床应用已经比较广泛。唐代的政府机构医学教育系统中设立了"角法"专科，拔罐工具也有了较大改进，开始使用竹罐代替角罐、陶罐。唐代太医署设立"医""针""按摩""咒禁"四科，又将医科分为体疗（内科）、疮肿（外科）、少小（儿科）、耳目口齿（五官科）、角法五科。角法一科的学制定为三年，说明角法不简单为拔毒吸脓之法，而是医学五大分科之一。可见，角法在当时从理论、操作和临床等方面有了比较成熟的学术特点，并被独立为专科，得到了"太医署"的重视。《外台秘要》记载了竹罐的制作方法及水煮罐的吸拔方法："遂依角法，以意用竹做作小角，留一节长三四寸，孔经四五分。若指上，可取细竹作之。才冷搭得蜇处，指用大角角之，气漏不嘬，故角不厌大，大即朔急差。速作五四枚，锅内熟煮，取之角蜇处，冷即换。""以墨点上记之。取三指大青竹筒，长寸半，一头留节，无节头削令薄似剑。煮此筒数沸，及热出筒，笼墨点处按之。"同时指出应根据不同的部位选择合适大小的竹罐。吸拔工具和方法的改进，对后世产生了重要的影响。竹罐易于取材制作，质地轻巧，吸拔力较强，既提高了疗效，又推动了拔罐疗法的普及和发展。水煮方法的吸拔，为后世药物煮罐的发展奠定了基础。

宋金元时期,竹罐已完全代替兽角作为拔罐工具,拔罐由此被称为"吸筒法"。元代出现药罐法,以发挥吸拔和药物外治的双重作用。《太平圣惠方》《证类本草》记述了拔罐治疗的病种有发背、头未成疮及诸热肿痛,认为凡红肿高大,阳热实证为拔罐适应证;痈疽初期或阴寒虚证则为禁忌。元代萨谦斋在《瑞竹堂经验方》中记述了煮药罐的药方,并记载了药罐煮法和吸拔方法,如竹筒吸毒法:"吸筒,以慈竹为之,削去青。五倍子(多用),白矾(少用些子),二味和筒煮了收起。用时,再于沸汤煮令热,以筋箕(箸)筒,乘热安于患处。"此时医家开始将拔罐与药物结合,丰富了拔罐疗法的应用。

明代,拔罐法成为中医外科重要的外治法之一。当时一些主要的外科著作都记述有此法。拔罐法主要用于吸拔脓血,治疗痈肿。此时,人们多称拔罐法为"竹筒吸法""煮竹筒法",操作方法上药筒法较多,所以竹罐也被称为"药筒"。《外科正宗·痈疽门》、申斗垣的《外科启玄》《万病回春》均详细记载了"煮拔筒方"吸疮疡脓肿,即煮药罐法,将竹罐直接放在多味中药煎煮的药液中,煮沸后直接吸拔在患部。此外,在明代还出现了用拔罐法进行急救的记载,紧急情况下使用"代用罐"。方贤在《奇效良方》中记载用"坛"作为代用罐,"治溺水死,以酒坛一个,纸钱一把,烧放坛中,急以坛口覆溺水人脐上,冷则再烧纸钱,放于坛内,覆脐去水即活",这可能是用火力排气作为吸拔方法的较早记载。

至清代,陶瓷技术逐渐成熟,出现了陶瓷罐,拔罐法有了更大发展,工具和吸拔方法均有较大的革新。此时的吸拔方法主要为火力排气法。清代医家正式提出了沿用至今的"火罐"一词。同时,拔罐法治疗的病种也有较大突破,从外科病证发展到内科病证,如风寒头痛及眩晕、风痹、腹痛;拔罐部位也从患处局部发展到许多穴位。《本草纲目拾遗》详细记述了罐具及其形状、适应证、操作方法等,如"火罐,江右及闽中皆有之,系窑户烧售,小如人大指,腹大,两头微狭,使促口以受火气。凡患一切风寒,皆用此罐。以小纸烧见焰,投入罐中,即将罐合于患处。如头痛则合在太阳、脑户或巅顶,腹痛合在脐上。罐得火气合于内,即牢不可脱,须得其自落……肉上起红晕,罐中有气水出,风寒尽出,不必服药。治风寒头痛及眩晕、风痹、腹痛等症"。《理瀹骈文》中记述了风邪头痛、破伤瘀血、黄疸等内科病的治疗方法,如有若罐拔,如黄疸取黄用药筒,及风痛用火罐之类;有若瓶吸,如风寒用热烧酒空瓶覆脐上吸,取汗。亦吸瘰疬、破伤瘀血。《医宗金鉴·刺灸心法要诀》中还提到一种治疗疯狗咬伤的特殊拔罐方法,即在咬伤处急用大嘴砂酒壶一个,内盛干热酒,烫极热,去酒以酒壶嘴向咬处,如拔火罐样,吸尽恶血为度,击破

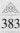

自落。

19世纪末,中国玻璃生产工业蓬勃发展,出现玻璃罐,并沿用至今。随着针灸学研究的发展,拔罐疗法经过辨证取穴、循经取穴以及罐具的不断改进和完善,得以继承和发展,并被广泛应用于临床。治疗病种发展到内、外、妇、儿、骨伤、皮肤、五官等科,治疗病种数以百计。在应用方面,由简单留罐发展为闪罐、走罐、针罐、药罐、电温罐、负压罐、磁罐、按摩拔罐、刺络拔罐、热敷拔罐、刮痧拔罐、理疗照射拔罐等。值得注意的是,罐的材质目前以玻璃罐、竹罐、陶罐、塑料为多,也有橡胶、硅胶材质的罐具;出现了一系列的新型拔罐器具,如抽气罐、真空抽气罐、电罐、橡胶罐、间歇式拔罐装置、多功能震动按摩拔罐器等拔罐器材。新型罐具使用方便安全,适用于家庭的自我养生医疗,为拔罐疗法的全民普及打下了良好而坚实的基础。

目前,拔罐的操作方法有煮水排气、燃烧排气,发展为抽气、挤压、电动排气等方法,这些方法减少了火的使用,使拔罐疗法更加安全、方便。在生活中,常用的拔罐法有留罐法、闪罐法、走罐法、刺血拔罐法、留针拔罐法等,人们可根据不同的养生需要,选用不同的拔罐法。